W0264043

HANDBUCH DER MIKROSKOPISCHEN ANATOMIE DES MENSCHEN

BEGRÜNDET VON
WILHELM v. MÖLLENDORFF

FORTGEFÜHRT VON
WOLFGANG BARGMANN
KIEL

SIEBENTER BAND
HARN- UND GESCHLECHTSAPPARAT

VIERTER TEIL

TUBE, VAGINA UND ÄUSSERE WEIBLICHE GENITALORGANE

ERGÄNZUNG ZU BAND VII/1

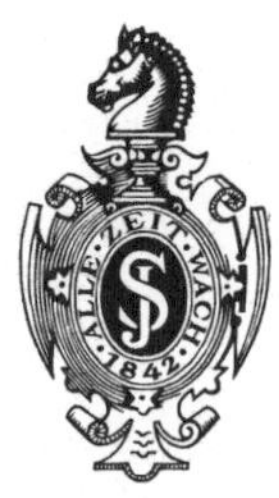

SPRINGER-VERLAG
BERLIN · HEIDELBERG · NEW YORK
1966

HARN- UND GESCHLECHTSAPPARAT

VIERTER TEIL

TUBE, VAGINA UND ÄUSSERE WEIBLICHE GENITALORGANE

ERGÄNZUNG ZU BAND VII/1

BEARBEITET VON

ERNST HORSTMANN UND **HANS-EGON STEGNER**

ANATOMISCHES INSTITUT
DER UNIVERSITÄT HAMBURG

FRAUENKLINIK DER
UNIVERSITÄT HAMBURG

MIT 121 ZUM TEIL FARBIGEN ABBILDUNGEN

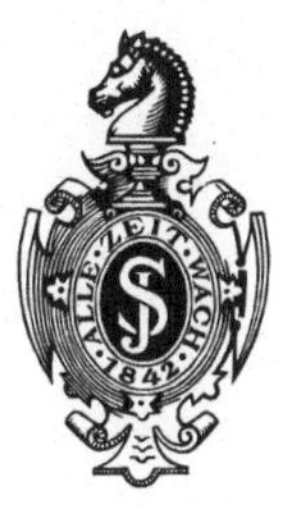

SPRINGER-VERLAG

BERLIN · HEIDELBERG · NEW YORK

1966

ISBN-13: 978-3-642-47984-7   e-ISBN-13: 978-3-642-47983-0
DOI: 10.1007/ 978-3-642-47983-0

Inhaltsverzeichnis

Seite

Einleitung 1

A. Die Entwicklung der weiblichen Geschlechtsorgane 1

   I. Die Frühentwicklung der Müllerschen und Wolffschen Gänge 1

   II. Der Sinus urogenitalis 4

   III. Die Keimdrüsenligamente und die Plica lata 5

   IV. Die Rückbildung der Urniere und ihrer Gangsysteme 8

   V. Die Gliederung des Uterovaginalkanals 12
      1. Die Entwicklung der Tuben 12
      2. Die Entwicklung des Uterus 14
      3. Die Entwicklung der Vagina 22

   VI. Die Entwicklung der äußeren Geschlechtsorgane 29

   VII. Die Wirkung oestrogener und androgener Hormone auf die Histogenese der
      Geschlechtsorgane 31

B. Der Eileiter 35

   I. Der Eileiter und das Ei 35

   II. Die Schleimhaut des Eileiters 35
      1. Das Epithel 39
         a) Flimmerzellen 39
         b) Zellen ohne Flimmerbesatz 46
         c) Die cyclischen Veränderungen des Epithels 51
         d) Das Eileiterepithel verschiedener Wirbeltiere 56
      2. Die Tunica propria 59

   III. Die Muskulatur des Eileiters und seiner Umgebung 63
      1. Die Motilität des Eileiters 63
      2. Die subperitoneale Muskulatur des inneren weiblichen Genitale 67
      3. Die subperitoneale Muskulatur des Eileiters 75
      4. Die Gefäßmuskelschicht 77
      5. Die autochthone Muskulatur 79

   IV. Innervation und Gefäße des Eileiters 82
      1. Innervation 82
      2. Blutgefäße 83
      3. Lymphgefäße 83

   V. Die Mesosalpinx und das Epoophoron 85

C. Die Vagina 88

   I. Das Epithel der Vagina 89
      1. Die mikroskopische Anatomie des Scheidenepithels 89
      2. Die Cytologie des Scheidenepithels 93
      3. Elektronenmikroskopie des Scheidenepithels 97
         a) Die Zellverbindungen 97
         b) Das Glykogenlager 100
         c) Die Basalmembran 101
      4. Histochemie des Scheidenepithels 102
         a) Glykogen 102
         b) Mucopolysaccharide 105
         c) Lipoide 105

Seite

d) Nucleinsäure 106
e) Alkalische Phosphatasen 106
f) Andere Fermente 108
5. Kornifikation und Keratinisation des Scheidenepithels 110
a) Cytologie und Cytochemie der Verhornung 110
b) Oestrogene Hormone und Verhornung 113
c) Vitamin A und Verhornung 114

II. Die Lamina propria mucosae 115

III. Die Tunica muscularis 117

IV. Die Nerven und Gefäße 121
1. Nerven 121
2. Blutgefäße 122
3. Lymphgefäße 123

V. Die Vagina im Neugeborenen- und Kindesalter 124

VI. Die Vagina während der Gravidität und im Wochenbett 125

VII. Die Vagina in der Menopause 126

VIII. Der Vaginalcyclus 127
1. Der Oestruscyclus der Mammalier 127
2. Der Vaginalcyclus der Frau und die klinische Kolpocytodiagnostik 136
a) Beurteilung der Hormonwirkung an den Zellen des Scheidenabstriches . 137
b) Die Veränderungen des Scheidenabstriches während des Cyclus 139
c) Der Scheidenabstrich beim Neugeborenen und in der Kindheit bis zur
Pubertät 141
d) Der Scheidenabstrich während der Gravidität und im Wochenbett . . . 143
e) Der Scheidenabstrich in der Menopause 144

IX. Die biologische Infektabwehr der Scheide 145

X. Die Resorptionsleistung des Scheidenepithels 148

D. Die äußeren Geschlechtsorgane 150

I. Labia majora pudendi und Mons pubis 150

II. Labia minora pudendi 152

III. Das Vestibulum vaginae 154

IV. Die Glandulae vestibulares majores (Bartholini) 156

V. Der Hymen 157

VI. Die Clitoris 158

VII. Die Urethra feminina 162

VIII. Altersabhängige Veränderungen der äußeren weiblichen Geschlechtsorgane . . 166

Literatur 170

Namenverzeichnis 199

Sachverzeichnis 211

TUBE, VAGINA UND ÄUSSERE WEIBLICHE GENITALORGANE

Einleitung

Die mikroskopische Anatomie der weiblichen Geschlechtsorgane wurde in diesem Handbuch 1930 von dem Gynäkologen R. SCHRÖDER dargestellt. Seither haben zahlreiche mikroskopisch-anatomische Untersuchungen viel neues Material erarbeitet, und durch die Histochemie und Elektronenmikroskopie wurden unsere Kenntnisse in neue Richtungen vorgetragen. Das Interesse des Frauenarztes an Fertilitäts- und Cyclusstörungen gab der Erforschung der gesunden Verhältnisse bedeutenden Antrieb. Die verfeinerten Methoden zur Funktionsprüfung (Salpingographie, Laparoskopie), zur Kontrolle der Hormonlage und zur Frühdiagnose des Carcinoms (Vaginalabstrich) waren ohne detaillierte Kenntnis des Normalen nicht zu entwickeln. Unsere Darstellung muß deshalb auch besonderen Wert auf die cyclischen und Altersveränderungen legen und andere, den Gynäkologen tangierende Fakten berücksichtigen. Darüber hinaus sind wir auch auf die Verhältnisse bei anderen Säugern eingegangen, nicht nur aus vergleichend-anatomischen Gründen, sondern deswegen, weil sich die experimentelle Forschung und die Testung von Hormonpräparaten zum großen Teil auf die histo- und cytologischen Veränderungen im weiblichen Genitale der Laboratoriumstiere stützen. Da die Mißbildungen und die Krebsforschung den Blick immer wieder auf die Entwicklung der Geschlechtsorgane lenken, haben wir eine ausführliche Darstellung der Embryologie des gesamten weiblichen Genitaltraktes den anderen Kapiteln vorausgeschickt.

A. Die Entwicklung der weiblichen Geschlechtsorgane

I. Die Frühentwicklung der Müllerschen und Wolffschen Gänge

Die Phase gleichartiger Entwicklung der Geschlechtsorgane männlicher und weiblicher Feten ist beim *Menschen* verhältnismäßig kurz. Vor der Differenzierung der Gonaden werden bei beiden Geschlechtern die sog. Müllerschen Gänge angelegt. Sie sind die paarigen Primitivanlagen der weiblichen Geschlechtswege. Ihre Differenzierung erfolgt in Abhängigkeit von einem weiblichkeitsbestimmenden Faktor. Im Tierexperiment können die Anlagen der Müllerschen Gänge auf hormonellem Wege zur Weiterentwicklung gezwungen werden und sich zu funktionierenden Eileitern umbilden (DANTSCHAKOFF 1941).

Die Entwicklung der Müllerschen Gänge des *Menschen* beginnt im 2. Embryonalmonat bei Keimlingen von etwa 10 mm Scheitel-Steißlänge mit einer rinnenförmigen Einsenkung des Cölomepithels am cranialen Ende des Wolffschen Körpers (HUNTER 1930, 1934: FRAZER 1935; GARDNER, GREEN und PECKHAM 1948: HAMILTON, BOYD und MOSSMAN 1962; STARCK 1965). Die als Müllersche Grube bezeichnete Einsenkung kann auch am dorso- oder ventrolateralen oder ventralen Umfange der Urogenitalfalte liegen, wobei die Lage auf den beiden Seiten des Embryos verschieden sein kann. Das Epithel in der Umgebung der Einsenkung ist hochprismatisch; es soll einem oder mehreren Nephrostomen der Vorniere

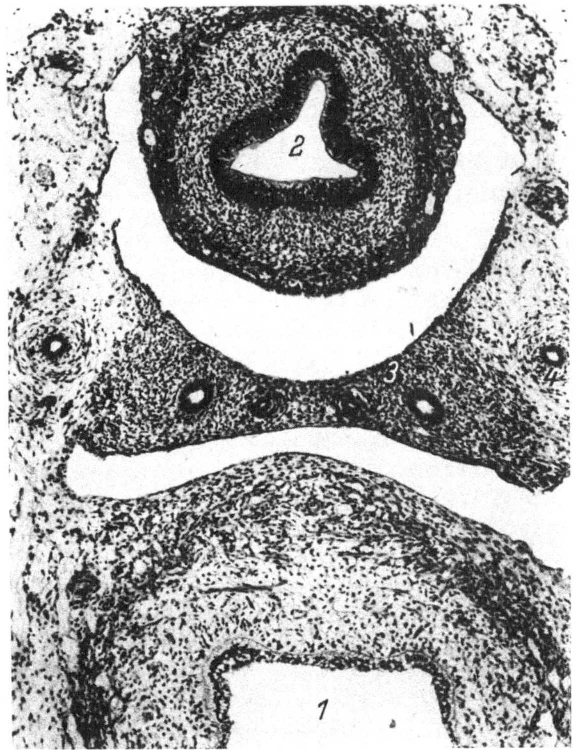

Abb. 1. Menschlicher Fetus, 40 mm lang. Querschnitt durch die Organe des kleinen Beckens. *1* Blase; *2* Rectum; *3* die zu einer frontalen Platte vereinigten Plicae genitales mit den Müllerschen Gängen (medial) und den Wolffschen Gängen (lateral); *4* Ureter. Hämalaun-Farbung. Vergr. 40fach

entsprechen (FAULCONER 1951). Die Anlage der Müllerschen Gänge liegt lateral von den Urnierengängen (Wolffsche Gänge), die in ihrer Entwicklung den Müllerschen Gängen vorauseilen und den Sinus urogenitalis bereits bei 4 mm langen Embryonen erreicht haben (GYLLENSTEN 1949). Nach GRUENWALD (1941) besitzen die mesonephrogenen Wolffschen Gänge einen induktiven Einfluß als Leitgebilde für die orts- und lagegerechte Entwicklung der Müllerschen Gänge. Bei experimenteller Durchtrennung der Wolffschen Gänge von *Hühner*embryonen wachsen die später aussprossenden Müllerschen Gänge nicht aus eigenen Impulsen über den Läsionspunkt an den Wolffschen Gängen hinaus. Beim *Menschen* lassen bestimmte Fehlbildungen des Urogenitalsystems auf ähnliche Beziehungen zwischen den

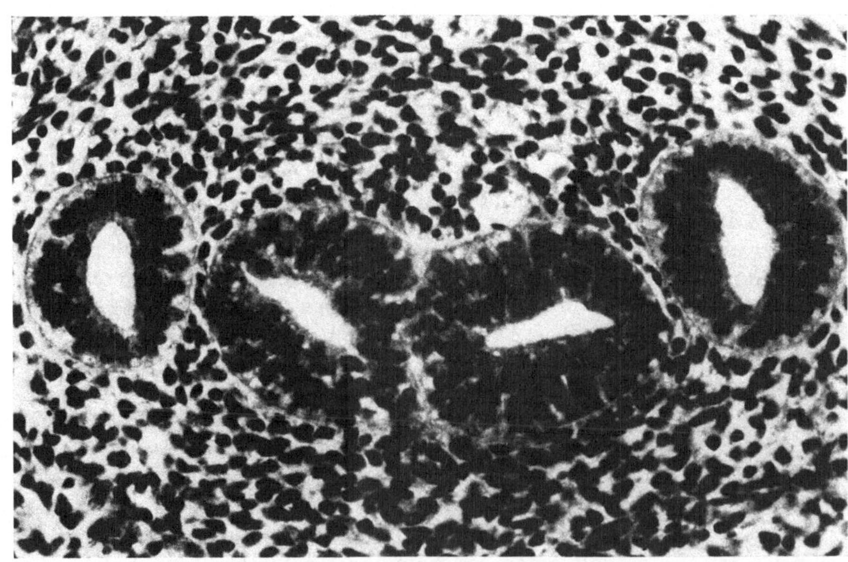

Abb. 2. Menschlicher Fetus, 40 mm lang. Beginnende Verschmelzung der Müllerschen Gänge, lateral die Wolffschen Gänge. Hämalaun-Farbung. Vergr. 400fach

genannten Gangpaaren schließen. Nach BRACHET, DALCQ und GERARD (1935) ist das Vorwachsen der Müllerschen vom Schicksal der Wolffschen Gänge unabhängig.

Die paarigen Müllerschen Gänge liegen im cranialen Abschnitt der Urogenitalfalte am weitesten lateral. In den mittleren und unteren Abschnitten schlagen die beiden Falten von rechts und links vor dem Rectum zusammen und vereinigen sich zu einer frontal stehenden Trennwand im Beckenteil der Leibeshöhle (Abb. 1). Mit dem Umschlagen der Falten gelangen die ursprünglich lateral liegenden Müllerschen Gänge unter spitzwinkliger Überkreuzung der Wolffschen nach medial. Beide Gangsysteme erreichen in enger nachbarlicher Beziehung die dorsale Wand des Sinus urogenitalis. Die nun median im Genitalstrang verlaufenden Müllerschen Gänge verschmelzen bei 22 mm langen Embryonen (Abb. 2, 3). Nicht selten sind sie schräg zueinander gelagert; bei der Vereinigung „verkantet" dann die Uterusquerachse (Abb. 4). Die Gänge können kontinuierlich oder diskontinuierlich verschmelzen. Caudal bleiben sie in vielen Fällen unvereinigt, so daß die Endabschnitte gabelartig auseinanderweichen, bevor sie am Sinus urogenitalis ansetzen.

Die Epithelzellen der Gänge sind auch im Kontaktbereich zunächst morphologisch

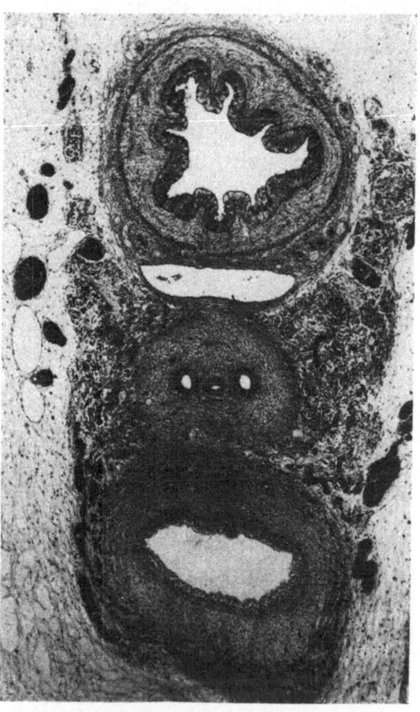

Abb. 3. Menschlicher Fetus, 40 mm lang. Vollendete Verschmelzung der Müllerschen Gänge zu einem einheitlichen Epithelrohr, lateral die Wolffschen Gänge. Hamalaun-Färbung. Vergr. 40fach

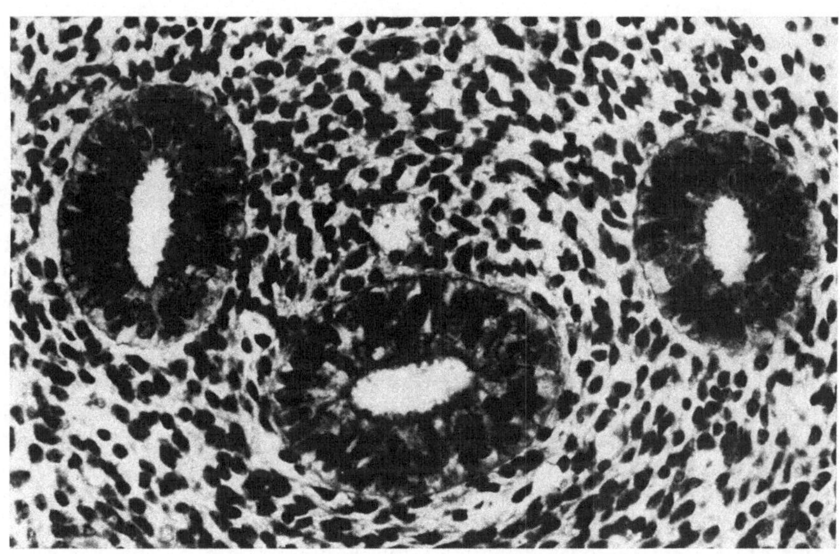

Abb. 4. Schnitt durch die Geschlechtsgänge eines 60 mm langen menschlichen Feten. Median die vereinigten Müllerschen Gänge mit schräg zur Frontalebene gestellter Querachse, lateral die Wolffschen Gänge. Hamalaun-Färbung. Vergr. 430fach

gut unterscheidbar. Während die Zellen des Wolffschen Ganges in einem hellen, wenig anfärbbaren Cytoplasma dunkle, chromatinreiche gerundete Kerne enthalten, besitzen die Kerne der Müllerschen Epithelzellen ein lockeres Chromatingerüst und mehr ovale Gestalt. Ihr Cytoplasma ist leicht oxyphil; die Zellgrenzen sind im Müllerschen Epithel undeutlich. Auch im Bereich der sog. „Endkeule" des Müllerschen Ganges, die sich beim Vorwachsen in einzelne, vorauseilende Zellen auflöst, ist nach BURKL und POLITZER (1952) eine Unterscheidung von den Zellen des Wolffschen Epithels auf Grund verschiedener Gestalt und Färbbarkeit möglich. Mit Ausreifung und Spezialisierung der Zellen ändert sich ihr morphologischer Charakter. Diese schrittweise ablaufenden Metaplasien erschweren in heterogenen epithelialen Proliferationsgebieten die Bestimmung ihrer Herkunft.

II. Der Sinus urogenitalis

Die entodermale Kloake ist das caudale blinde Ende der Darmanlage, das sich nach ventral und cranial in den Allantoisstiel fortsetzt. In die Kloake münden als primäre Harnleiter die Wolffschen Gänge. Hier erweitert sich der Allantoisstiel zur Harnblasenanlage. Die Kloake bleibt bei Vertebraten einschließlich der niederen Säugetiere *(Monotremen)* definitiver gemeinsamer Ausführungsapparat für die Verdauungsreste und Produkte des Urogenitalsystems. Der Verschluß der Kloake, die „Kloakenmembran", besteht aus den beiden dort unmittelbar aufeinanderliegenden Epithellagen des Ektoderms und Entoderms. Beide Epithelblätter sind jedoch nicht klar voneinander getrennt, sondern bilden eine epitheliale Zellanhäufung, in der die ektodermalen und entodermalen Zellabkömmlinge morphologisch nicht immer zu unterscheiden sind. Nach FELIX (1911) sind die ektodermalen Zellen quantitativ stärker als die entodermalen am Aufbau der Kloakenmembran beteiligt. Zahlreiche Autoren beobachteten übereinstimmend, daß der Primitivstreifen partiell in den Bereich der Urogenitalmembran einbezogen wird (LEWIS 1910, FELIX 1911, POHLMANN 1911, KEITH 1923, FRAZER 1931).

Bei höheren Säugetieren und beim *Menschen* wächst eine frontale Scheidewand, das *Septum urorectale*, von oben herab und erreicht die Kloakenmembran bei etwa 15 mm langen Keimen. Das Septum teilt die Kloake in eine enge dorsale Abteilung, das Rectum, und einen relativ weiten ventralen Abschnitt, den Sinus urogenitalis. Anschließend gehen die dorsalen Anteile der Kloakenmembran zugrunde, und das Septum urorectale erreicht die Körperoberfläche. Damit wird der spätere Damm zuerst von entodermalem Epithel bekleidet, das jedoch bald von den Seiten her durch ektodermales Epithel verdrängt wird (POLITZER 1931, 1932). Der Sinus urogenitalis ist der distal der Wolffschen Gänge gelegene ventrale Kloakenrest. In den Sinus münden die Wolffschen Gänge lateral oder etwas oberhalb der Ansatzstelle der Müllerschen Gänge, welche vorerst nicht in den Sinus durchbrechen. Von den Wolffschen Gängen nehmen die Ureterknospen ihren Ausgang; sie wachsen in dorsaler und etwas medialer Richtung auf das metanephrogene Gewebe zu. Von der Spitze des Teilungswinkels beider Gänge wächst ein Epithelsporn nach caudal und bewirkt eine zunehmende Abspaltung des Ureters vom Wolffschen Gang (CHWALLA 1927). Mit der Abspaltung ist eine schraubige Verschiebung verbunden, so daß die Uretermündungen mehr und mehr vom Mündungsgebiet der Wolffschen Gänge in cranialer und lateraler Richtung abrücken. Dadurch gewinnen die Ureteren ihre eigene Einmündung in die Blase. Nach GYLLENSTEN (1949) entsteht die getrennte Einmündung beider Gänge durch Einbeziehung des ausgeweiteten gemeinsamen Endstückes in die Kloakenwand. Die Lageverschiebung beider Gangmündungen ist nach seiner Ansicht Folge aktiver Wanderung und unterschiedlicher Wachstumsgeschwindigkeit beider Gangsysteme. Das dreieckige Feld zwischen beiden Ureteren und dem Abgang der Urethra, das *Trigonum vesicae*, zeichnet sich beim Erwachsenen durch eine besonders glatte Schleimhaut und charakteristische Muskelanordnung aus, die in diesem Bereich architektonisch eher der Uretermuskulatur als der der Blasenwand zuzurechnen ist. Die Muskulatur des Trigonum geht unmittelbar in den Sphincter vesicae über.

Beim männlichen Geschlecht schließt sich der Sinus urogenitalis zur Pars membranacea und Pars cavernosa urethrae. An den weiblichen Genitalien bleibt vom Raume des Sinus urogenitalis, der in der indifferenten Entwicklung dem Uterovaginalkanal nicht nachsteht, nur das *Vestibulum vaginae* erhalten, in dessen ventralen Winkel die Urethra einmündet.

In der Wand des Sinus urogenitalis entwickeln sich mehrere gegen das umlagernde Bindegewebe vorspringende Leisten: eine craniale und eine caudale Leiste in der Medianebene und zwei paramediane Leisten sowie mehrere Nebenleisten (MIJSBERG 1926, POLITZER 1932, R. MEYER 1934, 1936, 1937, 1938a, b). POLITZER faßt die Leisten als Materialreserve für die Formveränderungen auf, die durch das Tiefertreten von Urethra und Vagina bedingt werden. MIJSBERG vermutet eine phylogenetische Bedeutung der Falten.

R. MEYER nimmt Zusammenhänge zwischen den Leisten und den Drüsen des späteren Vestibulum an. Durch solide Epithelaussprossungen aus dem Sinus urogenitalis des weiblichen Embryos entstehen die *Glandulae paraurethrales* sowie die *Glandulae vestibulares minores et majores* (BARTHOLIN). Die erste Anlage der Bartholinschen Drüse soll bei 25—30 mm langen Embryonen zu beobachten sein (FELIX 1911, MIJSBERG 1924). Im 3. Schwangerschaftsmonat sind ihre Anlagen nach TOURNEUX (1889a, b), VAN ACKEREN (1889), MÜLLER (1892), THOMAS (1905) und DE SINÉTY (1906) mit Sicherheit erkennbar.

III. Die Keimdrüsenligamente und die Plica lata

Die „Keimdrüsenligamente" entstehen aus der Urogenitalfalte *(Mesonephridialfalte)*, die sich cranial und caudal der Gonaden zu einer bandartigen Leiste ausbildet, da die Urnierenanlage dort nicht voll entwickelt bzw. wieder zurückgebildet wird. In diesen Bändern verlaufen bei der erwachsenen Frau glatte Muskelzüge unter dem Peritoneum, die als Halteapparat für den Eierstock, die Tuben und den Uterus dienen (Lit. bei HANSEN 1957).

Die sagittal stehende *craniale Urogenitalfalte* zieht vom Zwerchfell gegen das Ovar, weshalb sie auch als Zwerchfellband bezeichnet wird, und spaltet sich entsprechend der Verbreiterung des Lig. suspensorium ovarii in das mediale Keimdrüsenband und das lateral gelegene Urnierenband, das später nicht mehr als besonderes Ligament imponiert. Doch weist die Doppelbezeichnung „Ligamentum infundibulo-pelvicum" und „Ligamentum suspensorium ovarii" darauf hin, daß bald die zum Ovar ziehende Kante, bald die zur Tube ziehende stärker in Erscheinung tritt (Abb. 5a, b). Nach WIEGER (1885), der unabhängig von MIHÁLKOVICS (1885) die Muskulatur des ehemaligen Keimdrüsenbandes fand, enthält das Zwerchfellband der Urniere beim 10 cm langen Embryo einen kräftigen Zug glatter Muskelfasern, der am tubalen Eierstockpol, am Wolffschen Körper und an der Tubenöffnung inseriert. Der dreieckige pyramidenförmige Ansatz wird durch Schwund des Wolffschen Körpers auf zwei Schenkel reduziert (Abb. 6).

Das *caudale Urnierenband* setzt sich als *Plica inguinalis* auf die vordere Bauchwand fort und stößt auf die dort entstandene *Crista inguinalis*, eine annähernd sagittal gestellte Falte über dem späteren Anulus subperitonealis des Leistenkanals. Die Gewebsverdichtung, die sich im caudalen Urnierenband und in der Crista inguinalis bildet, durchzieht als fortlaufender Strang, *Chorda gubernaculi*, von dem caudalen Pol der Gonade bzw. dem Beginn des horizontalen Verlaufes des Müllerschen Ganges an die *Chorda utero-inguinalis* und den Leistenkanal, um im Labium majus zu enden.

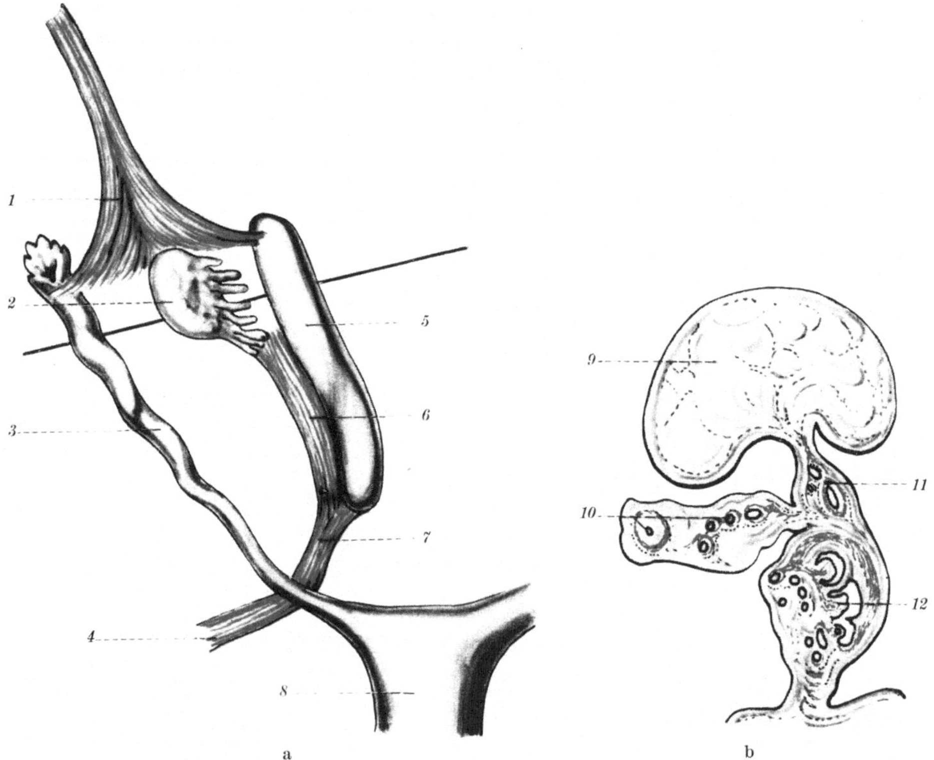

Abb. 5a u. b. Embryonales Keimdrüsenband nach Wieger (a) mit Querschnitt nach Nagel (b). *1* Proximaler Teil des Keimdrüsenbandes; *2* Epoophoron; *3* Tube; *4.* Lig. uteroinguinale; *5* Ovar; *6* distaler Teil des Keimdrüsenbandes; *7* Lig. ovarii proprium; *8* Uterus; *9* Ovar; *10* Tube, Mesosalpinx und Epoophoronkanäle, *11* Mesovar mit Vas anastomoticum; *12* Lig. latum mit Kanälen des Paroophoron. Der Querschnitt liegt in der bei a eingetragenen Linie. Aus Hansen (1957)

Das spätere *Ligamentum ovarii proprium* ist ein Schenkel dieses Keimdrüsenligamentes. Es vereinigt sich an der Uteruskante in Höhe des Tubenabganges mit den zerstreuten Zügen des Urnierenbandes, die von der Tube her kommen, zu dem gemeinsamen *Ligamentum utero-inguinale* (Ligamentum rotundum uteri). Der ganze Zug des cranialen und caudalen Urnierenbandes, der sich cranial von Ovar und Tube spaltet und sich caudal an der Tubeninsertion am Uterus wieder vereinigt, enthält bei der erwachsenen Frau kräftige Züge glatter Muskulatur (s. S. 68f.). Auch der von Grohe (1863) beschriebene Muskelzug an der Unterfläche des Mesovars, der *Musculus tensor sive adductor ovarii*, gehört der Muskulatur des Keimdrüsenbandes an. Im Bereich des beschriebenen muskulären Halteapparates entsteht zuerst — etwa im 7. und 8. Monat — im Ligamentum rotundum charakteristische Muskulatur. Diese ist noch zur Zeit der Geburt

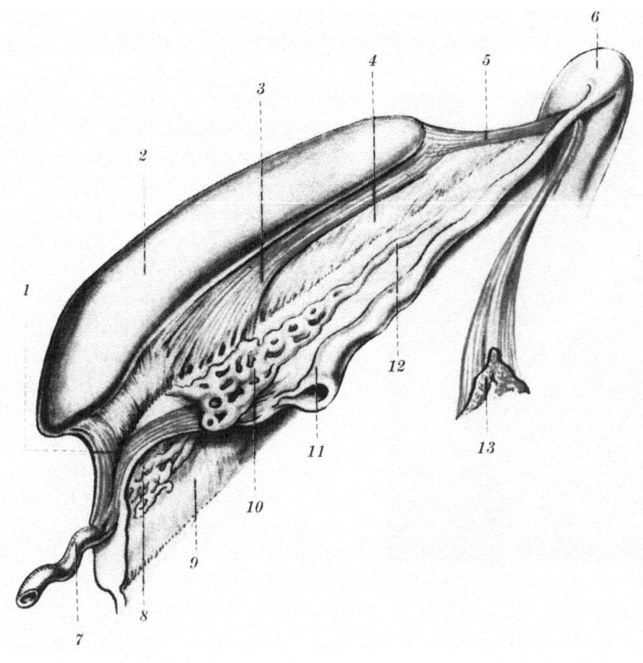

Abb. 6. Das innere Genitale eines 10 cm langen weiblichen Feten. *1* Proximales Keimdrüsenband mit Y-förmiger Aufteilung; *2* Ovar; *3* distales Keimdrüsenband im Mesovar entlang dem Hilus ovarii; *4* muskelfreier Anteil des Mesovars; *5* Lig. ovarii proprium; *6* Uterus; *7* A. ovarica; *8* Paroophoron im Lig. latum (*9*); *10* Epoophoron mit Ductus longitudinalis (*12*) in der Mesosalpinx; *11* Tube; *13* die glatte Muskulatur im Lig. uteroinguinale. Aus Hansen (1957)

mit reichlich Bindegewebe untermischt. Das Ligamentum ovarii proprium ist bis zur Geburt nahezu rein bindegewebig. Beim Neugeborenen ist dieses Blatt nur durch sehr schmale Muskelzüge im Bindegewebe unter dem hinteren Blatt der Plica lata angedeutet. Auch die *Ligamenta sacro-uterina* sind beim reifen Neugeborenen nur sehr schwach ausgeprägt. Ihr Ansatz an der Cervix liegt nach Bayer (1897) beim Neugeborenen wesentlich tiefer als später. Spärliche querverlaufende Muskelzüge strahlen aus der dorsalen Cervixwand lateral und dorsal in das lockere Gewebe unter dem hinteren Blatt des Ligamentum latum ein.

Wenn die horizontal verlaufenden Teile der primären Tuben in den Uteruskörper einbezogen sind, verlaufen die sekundären Tuben noch steil craniocaudal. Später erfolgt eine Verlagerung der Mesonephridialanlage nach caudal, da sich die ganze Rumpfwand im Vergleich zu den Eingeweiden cranialwärts streckt. Dadurch wird das Ovar, das in Höhe der Thorakalsegmente angelegt wird, schließlich in das kleine Becken verlagert (Anlage des Mesonephrons vom 1. Thorakal- bis 3. Lumbalsegment). Form- und Lageentwicklung der weiblichen Genital-organe stehen in Beziehung zur Entwicklung des Becken- und Bauchraumes. Blömer und Keller (1959) haben an Feten des 4.—6. Schwangerschaftsmonates vergleichende Messungen durchgeführt. Sie fanden eine stärkere Zunahme der Bauchlänge gegenüber der Sternallänge. Auch die Länge des Unterbauchgebietes (gemessen am Abstand Nabel—Symphyse) vergrößert sich schneller als die Distantia spinarum. Verschieden starke Krümmungstendenzen im Bereich des Kreuz- und Steißbeines bewirken eine erhebliche Variabilität in Höhe und Tiefe des Beckenraumes. Der Verlauf des Uterovaginaltraktes wird von diesen räum-lichen Voraussetzungen stark beeinflußt. In der Regel steigt der Uterovaginaltrakt in den untersuchten Altersgruppen vom Beckenboden nach dorsocranial, um dann in bogenförmiger Anteversio die Symphyse zu überragen (Abb. 7). Die Scheiden-

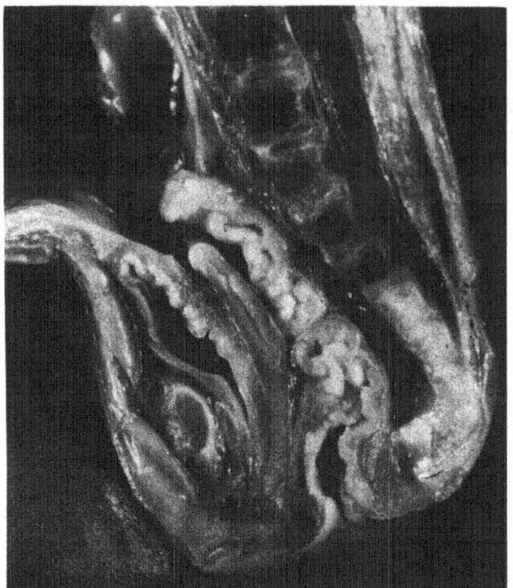

höhe und der Grad der Anteversio uteri variieren stark. Die Ovarien finden sich noch ausnahmslos im großen Becken. In einigen Fällen ragt die Extremitas uterina ovarii bereits über die Linea terminalis in das kleine Becken. Die Tuben verlaufen vom Uterus aus zunächst nach lateral, um dann im stumpfen Winkel dorsocranial-wärts umzubiegen. Die mächtige Entwicklung des Uterus bedingt in den folgenden Monaten den horizontalen Verlauf der Tuben, deren uteriner Pol sich mit dem Fundus uteri bis zu der Höhe des Ovars erhebt. Mit dem aufsteigenden Uterusfundus wird das Ligamentum utero-inguinale lang ausgezogen, und der ursprünglich craniocaudale Verlauf der Keimdrüsenbänder erhält seinen Knick an der Uteruskante.

Abb. 7. Sagittalschnitt durch die Beckenorgane eines 15 cm langen menschlichen Feten. Vergr. 1,6fach. Aus BLOMER und KELLER (1959)

IV. Die Rückbildung der Urniere und ihrer Gangsysteme

Urniere und Gonade entstehen in enger anatomischer Beziehung. Beide Anlagen liegen ursprünglich in einer paravertebralen, in das Cölom vorspringenden Falte, die durch die wachsende Gonade in eine *Plica genitalis* und eine *Plica mesonephridica* unterteilt wird. Im Gegensatz zur Vorniere wird die Metamerie in der Urnierenanlage nicht streng eingehalten. Die Bildung von Urnierenkanälchen aus dem mesonephrogenen Strang erstreckt sich etwa vom 7. Cervicalsegment bis zum 4. Lumbalsegment (GROSSER 1953). Die Rückbildung der Urniere beginnt bereits am Ende des ersten Schwangerschaftsmonates in den cranialen Abschnitten der Anlage, während caudal noch neue Urnierenkanälchen entstehen (ALTSCHULE 1930). Der Rückbildung fallen etwa $^5/_6$ des Organs anheim (STARCK 1965). Der persistierende lumbale Teil der Urniere wird in eine obere Kanälchengruppe — die *Epigenitalis* — und eine untere Gruppe — die *Paragenitalis* — unterteilt. In diesem Stadium ist der Rückbildungsprozeß noch nicht abgeschlossen. In der Regel gehen sämtliche Malpighische Körper und die Hauptanteile der Tubuli secretorii der Epigenitalis ebenfalls zugrunde. Die peripheren Abschnitte der Kanälchen (Tubuli collectivi) bleiben als Querkanäle des *Epoophoron* bestehen. Gewöhnlich besteht das Epoophoron aus 10—14 senkrechten Kanälchen, die zur Tube hin sich dem Ductus longitudinalis anlehnen und eine Strecke mit ihm parallel verlaufen, bevor sie in ihn einmünden. Eine unmittelbare anatomisch-funktionelle Beziehung zu der Gonadenanlage entsteht im männlichen Geschlecht durch die Differenzierung der Tubuli collectivi zu den Ductuli efferentes testis. Beim weiblichen Geschlecht sollen nach v. FRANQUÉ (1898), FELIX (1911) und SCHAFFER (1933) die Kanälchen der Epigenitalis eine vorübergehende offene Verbindung zu den Retekanälchen des Ovars gewinnen, die bald wieder gelöst wird und nur in Ausnahmefällen beim Neugeborenen noch nachweisbar ist (R. MEYER 1907). Bei Tieren kommt diese Verbindung anscheinend häufiger vor. KREUTZER (1937) findet bei *Erinaceus*, BRACHER (1957) bei *Mesocricetus auratus* eine Kommunikation der Tubuli transversales mit den Kanälchen des Rete ovarii.

Durch cystische Erweiterung der Querkanälchen des Epoophoron entstehen die Hydatiden der Mesosalpinx, die unter Umständen beachtliche Größe erreichen können („Parovarialcysten" im klinischen Sprachgebrauch). Nach R. MEYER entstehen die Morgagnischen Hydatiden aus Resten des Cölomtrichters an der Ursprungsstelle des Müllerschen Ganges. Diese entspricht nach seiner Ansicht nicht dem definitiven Ostium abdominale tubae.

Reste der Malpighischen Körperchen und der Tubuli secretorii der Paragenitalis finden sich als sog. *Paroophoron* im Kindesalter bis etwa zum 5. Lebensjahr in wechselndem Ausmaß in den lateralen Teilen der Plica lata zwischen den Verzweigungen der A. ovarica.

Der Ausführungsgang des Mesonephros (Ductus longitudinalis, Urnierengang, Gartnerscher Gang) verläuft ursprünglich von der Pars epigenitalis der Urnierenanlage durch das Ligamentum latum parallel zur Tube in Richtung auf den Uterus. Er erreicht den Uterus-Tubenwinkel in einem Bogen nach caudal und dringt in Höhe des inneren Muttermundes in die Uterusseitenwand ein. Intramural verläuft er im Cervixabschnitt nach caudal bis zur Portio und folgt von dort der lateralen Scheidenwand abwärts bis in die Hymenalränder.

Bei etwa 30 mm langen weiblichen Embryonen wird der Urnierengang am unteren Pol der Keimdrüse unterbrochen und von cranial nach caudal fortschreitend in den Regressionsprozeß der Urnierenanlage einbezogen (R.

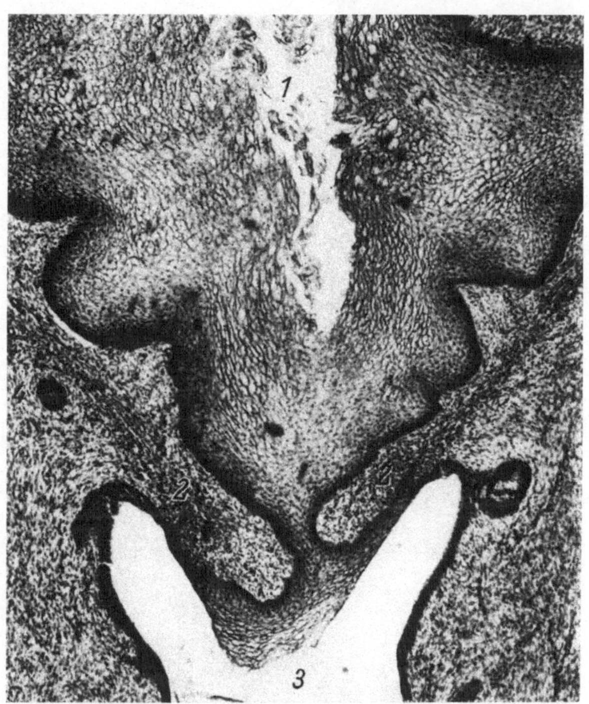

Abb. 8. Schnitt durch den Hymenalbereich eines 28 cm langen Feten. *1* Vagina; *2* seitliche Hymenallamellen; *3* Vestibulum vaginae; *4* Rest des Gartnerschen Ganges an der Basis der rechten Hymenalfalte. Hämalaun-Färbung. Vergr. 45fach

MEYER 1907, 1909). Die in Höhe der Epigenitalis gelegenen Abschnitte bleiben als Längsgang des Epoophoron erhalten. Persistierende Reste der übrigen Abschnitte finden sich nicht selten an der Seitenkante des Fundus uteri, in der lateralen Wand von Cervix und Vagina und reichen gelegentlich nach caudal bis in die seitlichen Hymenalränder (Abb. 8) (LEISEWITZ 1904, R. MEYER 1907, 1909). Besonders in Höhe der Cervix uteri und am Übergang in die Vaginalgewölbe kommt es nach R. MEYER bereits am Ende des 5. Fetalmonats zu einer ampullenartigen Erweiterung der Lichtung und zu Ausstülpungen des Epithelschlauches. Diese organoide Weiterbildung wird von R. MEYER als Homologon der Ampulla vasis deferentis des Mannes gedeutet.

Das Epithel des Gartnerschen Ganges der erwachsenen Frau ist meist ein einschichtiges Cylinderepithel, doch kann die Auskleidung auch aus Flimmerzellen oder flachen bis kubischen Zellen bzw. vielschichtigen Epithelien bestehen. Nicht selten finden sich verschiedene Formen gleichzeitig innerhalb eines Ganges. Im Verlaufe durch die Mesosalpinx und das Perimetrium wird der Gartnersche Gang von einer Tunica muscularis bekleidet, mit innerer Ring- und äußerer

Längsschicht. Nach Eintritt in die fibro-muskuläre Wand des Uterus verschwindet die Tunica muscularis. Auch im vaginalen Abschnitt des Ganges fehlt meistens ein eigener Muskelmantel.

Die Epithelien des Gartnerschen und Müllerschen Ganges zeigen nach HUBER (1949) gleichartige Reaktionen. Beide sind Teile eines funktionell zusammengehörigen Systems. In einer gleichsinnigen Reaktionsfähigkeit auf bestimmte blastogene Noxen findet die multizentrische Entstehung von Genitalgeschwülsten in den Derivaten beider Gänge eine Erklärung (Systemcarcinome, HUBER).

In der Ontogenese des *Menschen* ist das Urnierensystem, soweit bisher bekannt, ein temporäres Organ, das nach STARCK (1965) in keinem Stadium der Entwicklung als *Exkretionsorgan* wirkt. Kriterien einer cellulären *Sekretion* der Kanälchenepithelien bestehen jedoch sowohl in der fetalen Anlage als auch in den rudimentären Tubuli des Epoophoron. Sie erreichen mit der Geschlechtsreife der Frau ein Maximum und verschwinden im Zuge der postklimakterischen Involution der Sexualorgane (MATHIS 1932). Die Beziehungen zu genitalen Funktionsphasen haben wiederholt Zweifel an der Bedeutungslosigkeit dieser „rudimentären" Strukturen aufkommen lassen. WICHMANN (1916) hat bereits altersbedingte Unterschiede und angedeutete cyclische Veränderungen beobachtet. MATHIS (1932) schreibt dem Epithel eine innersekretorische Funktion zu.

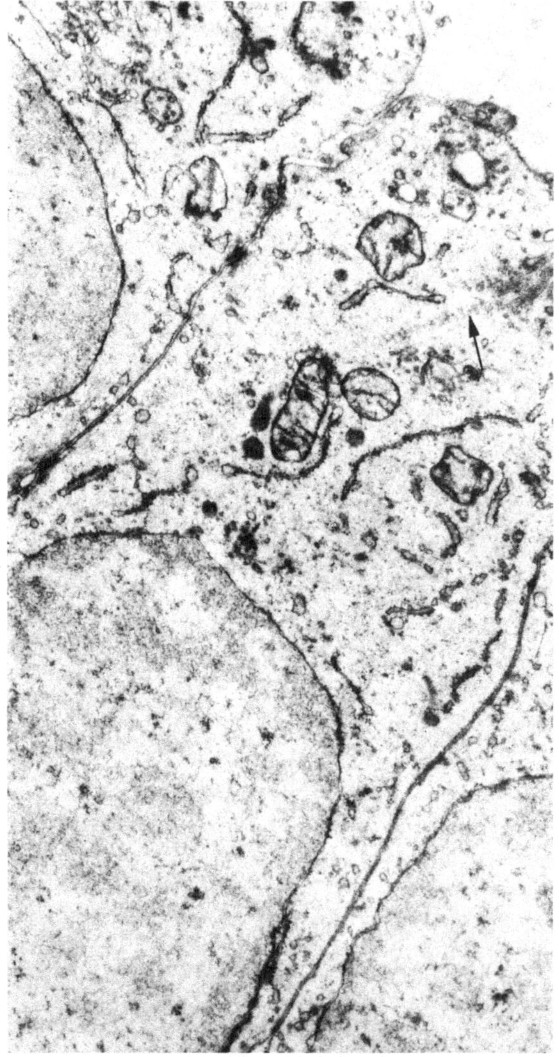

Abb. 9a. Epoophoronepithel eines 22,5 cm langen Feten. Supranucleare Zellanteile. Spärliche Mitochondrien und Ergastoplasmalamellen. Bei → Wurzelfibrillen eines Basalkorns. Vergr. 15 700fach. Elektronenmikroskopische Aufnahme von Dr. BELTERMANN, Hamburg

FEREMUTSCH (1948) sowie FEREMUTSCH und STRAUSS (1949) finden bei ihren Untersuchungen an madagassischen *Centetinae*, daß das Epithel an den cyclischen Veränderungen ebenso beteiligt ist wie die übrigen Genitalabschnitte. Bei *Hemicentetes* sieht LANDAU (1938) während der Präimplantationsphase eine gesteigerte sekretorische Tätigkeit des Epoophoronepithels. Auch das Epoophoronepithel des *Goldhamsters* soll sich im oestrischen Cyclus verändern (BRACHER 1957). BUCURA (1907) schließt auf eine für die Fertilisation bedeutsame Funktion, da beim *Kaninchen* nach Exstirpation beider

Nebeneierstöcke unter Erhaltung der Ovarien Sterilität auftreten soll. Die Entfernung des Epoophoron dürfte jedoch nicht ohne Folgen auf die Tubenmotilität und Bursabildung sein und dadurch möglicherweise zu Befruchtungsstörungen führen. STRAUSS und BRACHER (1954) finden am Epoophoron des Goldhamsters *(Mesocricetus auratus)* cyclische Epithelveränderungen mit einem Sekretionsmaximum im Postoestrus (erste Hälfte des Metoestrus). Auf Grund des tubulären Baues und der anatomischen Beziehungen des Nebeneierstockes zur Bursa ovarica und zum Rete ovarii vermuten sie jedoch eher eine exokrine als eine endokrine Funktion.

In der kurzen Zeitspanne zwischen Entwicklung der Urniere und beginnender Regression erreicht das zugehörige Tubulussystem beim Menschen einen Diffe-

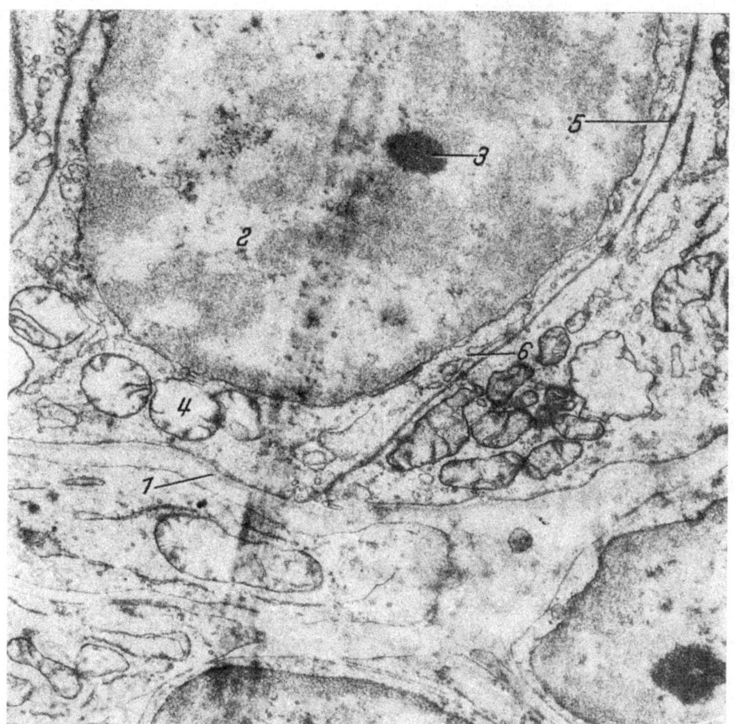

Abb. 9b. Epoophoronepithel eines 22,5 cm langen Feten. Infranucleäre Zellbereiche. *1* Basalmembran; *2* Kern; *3* Nucleolus; *4* vesiculäre Mitochondrien; *5* Zellmembran; *6* Ergastoplasma. Vergr. 17000fach. Aus R. BELTERMANN (1965)

renzierungsgrad, der deutlich mehrere unterscheidbare Epithelabschnitte erkennen läßt. Der Glomerulushals ist aus kubischem Epithel aufgebaut, daran schließt sich der von hellen kubischen Zellen ausgekleidete Anfangsteil des sekretorischen Stückes, der in einen von scharf begrenztem Cylinderepithel ausgekleideten ampullären Teil übergeht. Die peripheren Abschnitte bilden das Kontakt- und Endstück, welche ein kubisches Epithel besitzen (KOZLIK und ERBEN 1935). Zeichen einer Zellsekretion finden sich am stärksten im ampullären Teil der „Sekretionsstücke", jedoch auch in den übrigen Tubulusabschnitten. Die Kriterien einer Zellsekretion bestehen in kuppenförmiger Vorwölbung der apikalen Zellabschnitte oder in einer büschelförmigen Auffaserung der Zelloberfläche. ERNST (1926) hält diese Veränderungen für Degenerationserscheinungen. KOZLIK und ERBEN (1935) vermuten echte Sekretionsprozesse, weil die genannten Veränderungen im caudalen Teil der Urniere deutlicher und häufiger anzutreffen sind als im cranialen. Da die Degeneration der Urniere craniocaudalwärts abläuft, müßten degenerative Prozesse in den cranialen Abschnitten stärker ausgeprägt sein. BARGMANN (1933) hat entsprechende Zellbilder regelmäßig an frühen Urnierenanlagen von *Schwein* und *Microcebus* angetroffen, die noch keine Anzeichen einer Epitheldegeneration boten. Die Ansammlung von körnigen oder amorphen Massen im Lumen erweiterter Tubulusabschnitte (MIJSBERG 1925, im Wolffschen Gang älterer menschlicher Embryonen) beweist eine Substanzabgabe der Epithelzellen, doch lassen sich aus diesen Befunden keine eindeutigen Hinweise auf eine spezifische Zellsekretion oder epitheliale Exkretionsfunktion gewinnen. Auch elektronenmikroskopische Untersuchungen am menschlichen Epoophoron zeigen Zellfragmente und Detritus im Kanälchenlumen. Der Organellenbestand und die submikroskopischen Strukturen des Cytoplasmas sprechen gegen eine aktive Zellsekretion. Flimmerzellen gehören zum regelmäßigen Bestand des Kanälchenepithels (BELTERMANN 1965; Abb. 9a und b).

Durch die Injektion von *Vitalfarbstoffen* kann bei verschiedenen Tierarten eine Ausscheidungsfunktion des Urnierensystems bewiesen werden (BREMER 1916, GERSH 1937, HINTZSCHE 1940). GERSH konnte nach Injektion von Ferrocyanid und Phenolrot beim *Kaninchen* sowohl in den Urnierenglomeruli als auch im tubulären Apparat eine Exkretion der Farbstoffe beobachten. Beim 15 Tage alten *Hühnchen*embryo wird injiziertes Trypanblau durch die Urniere ausgeschieden (GRUENWALD 1952). Beim *Schaf* gibt der positive Ausfall der Phosphatasereaktionen in den Tubulusepithelien der Urniere und die Anwesenheit perjodatreaktiver Granula einen Hinweis auf aktive exkretorische Tätigkeit (DAVIES 1952). LEESON und BAXTER (1957) vermuten beim *Kaninchen* gleiche funktionelle Aufgaben von Meso- und Metanephros auf Grund übereinstimmender topochemischer Befunde und analoger Zellstrukturen.

V. Die Gliederung des Uterovaginalkanals

1. Die Entwicklung der Tuben

Die beiden Müllerschen Epithelrohre verschmelzen bei 50—60 mm langen Embryonen des *Menschen* zu einem gemeinsamen Uterovaginalkanal. Die unvereinigten, gabelartig auseinanderweichenden Teile des Doppelrohres werden *primäre Tuben* genannt. Sie gliedern sich jeweils in einen craniocaudal längs der Keimdrüsenanlage verlaufenden und in einen horizontal zur Mitte ziehenden Abschnitt. Der horizontale Teil der primären Tuben wird später in den Uterus einbezogen. Zumindest die sog. Tubenecken des Cavum uteri und die Pars intramuralis des Tubenkanals werden von den horizontalen Abschnitten gebildet. Nach FISCHEL (1929) liefern sogar die verschmolzenen Teile der Müllerschen Gänge nur die Cervix, während das Corpus insgesamt aus den ursprünglich horizontalen Abschnitten hervorgeht. Der zunächst einheitliche Mesenchymmantel des Uterovaginalkanals läßt bereits Ende des 3. Fetalmonats die definitiven Organgrenzen erkennen. Er gewinnt im unpaaren Abschnitt der Müllerschen Gänge erheblich an Mächtigkeit, während sich die Wand in den paarigen Tubenabschnitten nur mäßig weiterentwickelt. Die mesenchymale Tubenwand differenziert sich nach SCHRÖDER (1930) in drei Schichten: das submuköse Bindegewebe, das gefäßreiche Subserosium (Subserosa) und die dazwischen gelegene Muscularis. Nach FROMMEL (1886), POPOFF (1893), WENDELER (1895), GRUSDEW (1897) und HÖRMANN (1908) wandeln sich die mesenchymalen Zellen vom 4. Fetalmonat an in deutlich erkennbare, zirkulär verlaufende Muskelzellen um. Nach KIPFER (1948, 1950) entsteht aber die autochthone Muskulatur von Anfang an in Form von zwei gegenläufigen Spiralsystemen; später entwickeln sich die Gefäßmuskelschicht und die subperitoneale Muskulatur. Die drei genannten Gruppen bilden an der vollentwickelten Tube ein anatomisch und funktionell zusammenhängendes System (s. S. 75ff.).

DANESINO und TESAURO (1952) haben die erste Entstehung der Schleimhautfalten untersucht und dabei schon bei 8 cm langen Feten Stellen mit niedrigem kubischem Epithel und basal gelegenen Kernen in kleinen rinnenförmigen Einsenkungen gefunden. Daneben ragen kurze, leistenartige Streifen über das Epithelniveau hinaus, deren hochcylindrische Zellen einen lumenwärt gerichteten Kern besitzen. Unter diesen cylindrischen Zellen liegt zellreiches Bindegewebe mit reichlich Blutgefäßen und kollagenen Fibrillen. Es wird als Stroma der künftigen Hauptfalten angesehen, da das hohe Epithel mit apikal gelegenen Kernen auch

die ersten kleinen Falten bei 13—18 cm langen Feten bedeckt. Nach GRUENWALD (1941) entsteht aus dem Epithel des Müllerschen Ganges embryonales Bindegewebe. Die Schleimhautfältelung der Tuben beginnt im 4. und 5. Monat mit flachen, längs verlaufenden Leisten im ampullären Teil des Eileiters (WENDELER 1895). Zwei größere und zwei kleinere Mucosafalten entwickeln sich je symmetrisch gegenüber. Im 5. und 6. Monat entstehen auf den Hauptfalten und in dazwischen gelegenen Buchten zahlreiche Nebenfalten, die sich zunehmend verästeln (Abb. 10). Die Fimbrien bilden sich nach FELIX (1911) bei 26—29 cm langen Feten aus den Fältchen der Umgebung des abdominalen Ostiums. Die Fimbria ovarica entwickelt sich aus der epithelialen Rinne, die bei Anlage des

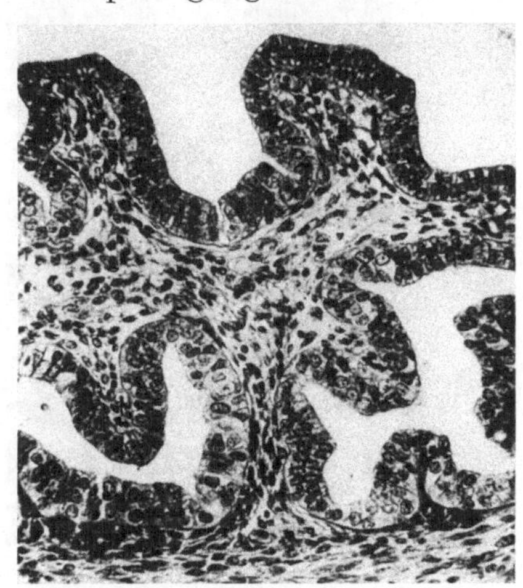

Abb. 10. Querschnitt durch die Tube eines 30 cm langen menschlichen Feten. Hämalaun-Farbung. Vergr. 550fach

Müllerschen Ganges aus dem Cölomepithel entsteht, die übrigen Fimbrien wachsen aus der Mucosa im Bereich des Trichterrandes aus (WENDELER 1895).

Das einschichtige cylindrische Epithel enthält im 4. Monat die ersten Flimmerzellen (WICHMANN 1912), die bis zum 7. Fetalmonat besonders im ampullären Teil stark an Zahl zunehmen. Aus elektronenmikroskopischen Untersuchungen embryonalen Tubenepithels gewinnt STEGNER (1961) den Eindruck, daß die Flimmerhaare im Cytoplasma entstehen und sekundär nach der Zelloberfläche verlagert und strukturell ausgerichtet werden. Sekretionsvorgänge sind bei 25 cm langen Feten submikroskopisch nicht nachweisbar. Gelegentlich wird Substanz durch Ausschleusung von Mitochondrien, Bläschen, Kernmaterial u.dgl. abgegeben. Sekretionszeichen finden sich am Tubenepithel Neugeborener in Form einer apokrinen Sekretion eines flüssigen, kontrastarmen oder eines körnigen Produktes, das dem sog. Palade-Material ähnelt (Ribonucleoproteid ?). Beide Sekretionsprodukte werden auf gleiche Art zunächst in apikalen Zellabschnitten angereichert und schließlich unter Abschnürung des gesamten apikalen Cytoplasmabezirkes in das Lumen des Eileiters abgegeben. Der Abschnürung geht die Ausbildung eines „intraplasmatischen Plasmalemm" voraus, welches zur neuen Oberflächenmembran wird. Trotz mancher Ähnlichkeit bei lichtmikroskopischer Betrachtung unterscheiden sich die Sekretionsvorgänge von denen, die sich in der Tube der Erwachsenen abspielen. Möglicherweise ist beim Neugeborenen wenigstens zum Teil die Abschnürung organisierter Cytoplasmabezirke eine

Begleiterscheinung der für diese Lebensphase charakteristischen hohen Zellproliferation bzw. cellulärer Degenerationsprozesse (STEGNER 1961). Eine Stimulierung der Eileitermucosa findet sich bis zur 4. Woche post partum (TIETZE 1929).

2. Die Entwicklung des Uterus

Die ersten Anzeichen einer Differenzierung des ursprünglich einheitlichen cylindrischen Uterusepithels sieht man bereits bei 38—45 mm langen Embryonen

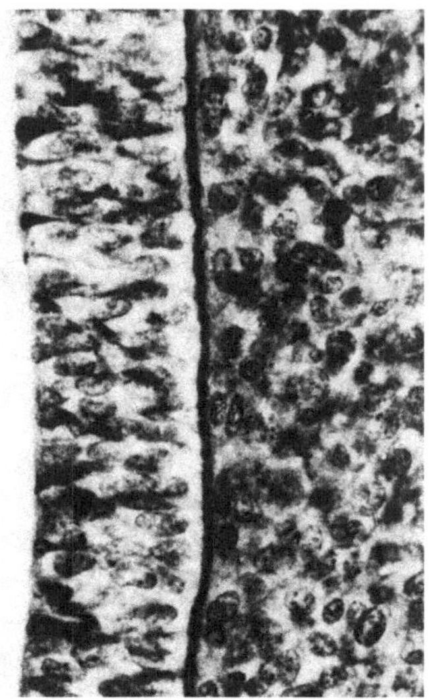

Abb. 11. Längsschnitt durch das Epithel des Corpus uteri eines 160 mm langen Feten. Alcianblau-Reaktion, Kernechtrot. Vergr. 375fach

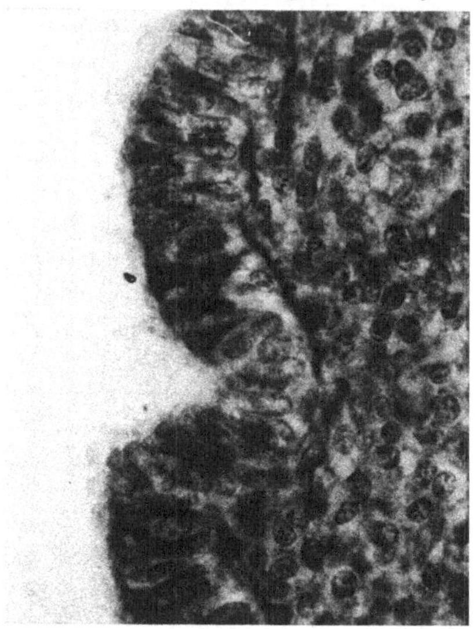

Abb. 12. Längsschnitt durch das Epithel der Cervix uteri eines 160 mm langen Feten. Alcianblau-Reaktion, Kernechtrot. Vergr. 375fach

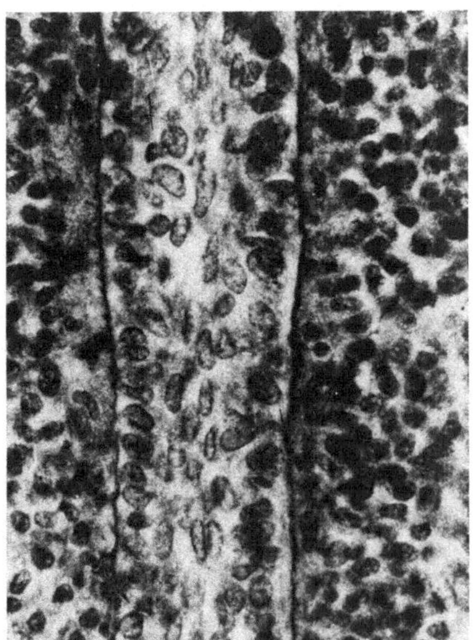

Abb. 13. Längsschnitt durch die solide Vaginalanlage eines 160 mm langen Feten. Alcianblau-Reaktion, Kernechtrot. Vergr. 375fach

(NAGEL 1891, 1896, R. MEYER 1898, FELIX 1911). Das Epithel der künftigen Cervixregion bildet sich unter reger Zellvermehrung in ein höheres mehrreihiges Cylinderepithel um, das sich vom einschichtigen, niedrigen Fundusepithel unterscheidet. Beide Epithelien zeigen eine gradlinige Begrenzung durch eine gut ausgebildete Basalmembran, die sich mit geeigneten histochemischen Methoden (PAS-, Alcianblau-, Halesche Reaktion) in leuchtender Farbe darstellen läßt. Ab Mitte des 4. Monats sind in der Uterus-Scheidenanlage morphologisch drei Epithelabschnitte zu unterscheiden (Abb. 11—13; KEIBEL 1896, FELIX 1911). Man erkennt einen oberen Bezirk mit mehrreihigem Cylinderepithel (Uterushöhle), einen mittleren Bereich mit einschichtigem zylindrischen Epithel (oberer Teil der Cervix) und

einen distal anschließenden soliden Strang aus polygonalen, blasigen Epithelzellen (Portio und Vagina). Die Übergangsstelle in den soliden Strang soll mit
dem späteren inneren Rand des Orificium externum uteri identisch sein (NAGEL
1891).

Die Definition des sog. *äußeren* und *inneren Muttermundes* und damit der geburtshilf-
lich bedeutsamen Isthmuszone ist im praktischen Gebrauch jedoch noch problematisch,
da teils mikroskopische, teils makroskopische Kriterien dazu herangezogen werden. Nach
ASCHOFF (1906, 1908) erstreckt sich der Isthmus uteri zwischen dem inneren Muttermund
— der Grenze von schleimbildendem Cervixepithel und Endometriumdrüsen — und der
mit bloßem Auge erkennbaren Einziehung des Uterus zwischen Collum und Corpus („anatomischer innerer Muttermund"). DANFORTH (1947, 1954) sowie DANFORTH und CHAPMAN
(1950) lehnen eine strenge Dreiteilung der mesenchymalen Anteile des Uterus prinzipiell ab.
Nach DUBRAUSZKY (1962) kann man im Hinblick auf die Muskelverteilung einen oberen,
vorwiegend muskulären (Corpus und Isthmus) und einen unteren, hauptsächlich fibrösen
Organteil (Cervix) unterscheiden. Eine *Isthmusschleimhaut* als Übergangsstück zwischen
charakteristischem Endometrium und typischer Cervixschleimhaut ist zwar unstreitig vorhanden, jedoch nicht einem bestimmten Abschnitt der Muskelwand des Uterus zuzuordnen.
Sie deckt sich nicht mit der relativ scharfen Grenzzone von bindegewebsreicher Cervix
und muskelreichem Corpus (DANFORTH 1947, 1954, DANFORTH und CHAPMAN 1950, OBER,
SCHNEPPENHEIM, HAMPERL und KAUFMANN 1958).

Stärkeres Epithelwachstum verursacht etwa vom 4. Monat ab eine leichte
Wellung und Buchtenbildung des Cervixepithels, besonders im oberen Teil der
Cervix (Abb. 12). In graphischen Rekonstruktionen stellen sich diese Einbuch-
tungen vorwiegend als ventral gelegene Querfurchen dar, die an Ausdehnung
gewinnen und sich, schräg aufsteigend, zunehmend longitudinal ausrichten (TOUR-
NEUX und LEGAY 1884, 1885). Diese Querfurchen sind die Anlagen der *Plicae
palmatae*. Die *drüsigen* Einsenkungen des Cervixepithels entstehen in Form solider
Epithelsprossen nach RÖSGER (1894) schon bei 11 cm langen Embryonen, nach
NAGEL (1897) bei 16 cm SSL und nach TOURNEUX und LEGAY (1885) bei 17,5 cm
SSL. Eine Lumenbildung der Drüsenanlagen setzt jedoch erst im 6. und 7. Fetalmonat ein; zu diesem Zeitpunkt erfolgt auch die Differenzierung ihrer Epithelzellen zu sezernierenden Cylinderepithelzellen (GRUENAGEL 1957). Die stärkste
Drüsenbildung findet sich im mittleren Cervixbereich. Die Drüsenschläuche
wachsen unter fächerförmiger Verzweigung vom Cervicalkanal schräg aufwärts.
Nach Ansicht von FLUHMANN (1957, 1958) zeigen Corpus- und Cervixdrüsen
eine unterschiedliche Morphogenese. Während die Corpusdrüsen durch Einsenkung *(Invagination)* des Oberflächenepithels entstehen, ist die Ausbildung des
cervicalen Schleimhautreliefs Resultat eines komplizierten „*exophytischen*" Wachs-
tumsprozesses, der in den letzten Schwangerschaftswochen durch die maternen
Hormone stimuliert wird. Auf den im zweiten und letzten Trimester der Gravidität
entstehenden Faltungen — den Anlagen der Plicae palmatae (TOURNEUX und
LEGAY 1885, HUNTER 1930) — bilden sich durch Proliferation der Stroma- und
Epithelzellen zahlreiche papilläre Schleimhautwucherungen, die zum Teil miteinander verschmelzen und auf diese Weise das komplizierte System von Falten
und Buchten der Cervixmucosa hervorbringen. Die allgemein als tubuläre Strukturen angesehenen „Cervixdrüsen" sind also nach der Darstellung von FLUHMANN
vorwiegend parallel zur Schleimhautoberfläche verlaufende Tunnel, die durch
das polypöse Auswachsen der Schleimhaut und durch sekundäre Verklebungen
entstehen.

Als Ausdruck beginnender *Sekretbildung* findet sich nach GRUENAGEL im 6.
und 7. Monat eine positive feinkörnige PAS-Reaktion. Auch die Alcianblau-
färbung wird deutlich positiv, besonders in Form einer tintenblauen Kappe
oberhalb des Zellkernes. Innerhalb des sekretbereitenden Epithels findet sich
häufig eine Vacuolisierung oder „Epithelfensterung". Sie ist das Resultat einer

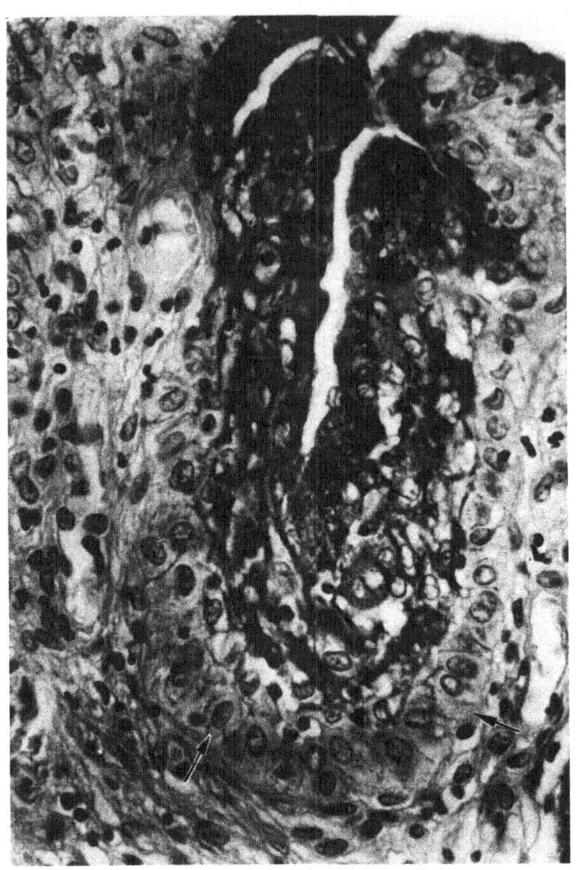

Abb. 14. Cervixdrüse eines reifen Neugeborenen. Kombinierte Hale-PAS Reaktion zur Darstellung der Mucopolysaccharide, PAS-negative „Reservezellen" (↑↑) unterhalb des Scheidenepithels. Vergr. 400fach

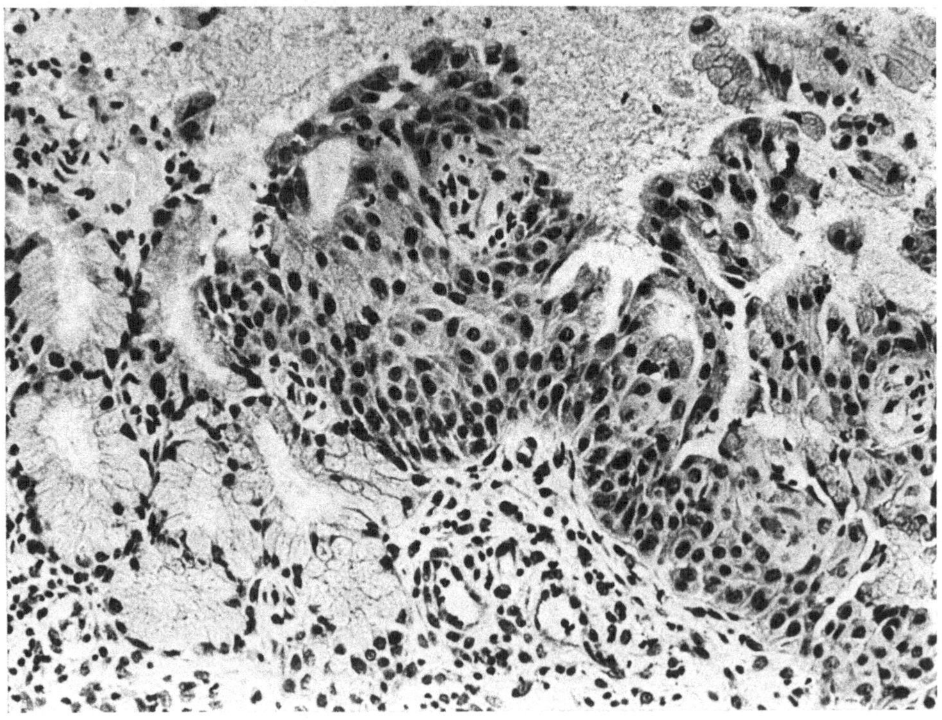

Abb. 15. Cervixdrüsen (links) und sog. „Reservezellwucherung" im Cervixepithel einer geschlechtsreifen Frau. Hämalaun-Farbung. Vergr. 220fach

Abb. 16. Querschnitt durch Urethra und Uterus eines 95 mm langen Feten in Höhe der Grenze von Cervix und Corpus uteri. *1* Urethra; *2* Uterus. Hämalaun-Färbung. Vergr. 85fach

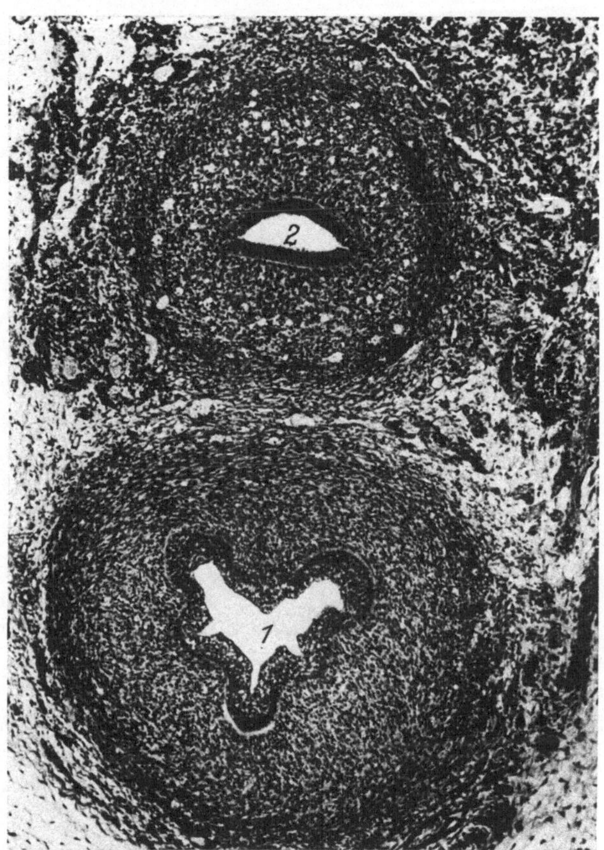

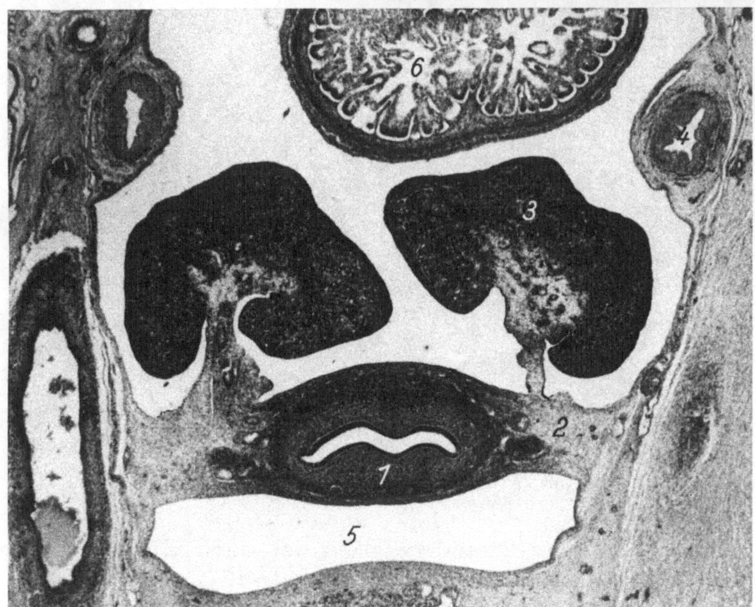

Abb. 17. Querschnitt durch das innere Genitale eines 180 mm langen Feten. *1* Uterus: *2* Plica lata *3* Ovarien *4* Ureter, *5* Excavatio vesico-uterina. *6* Rectum. Alcianblau-Reaktion. Vergr. 17fach

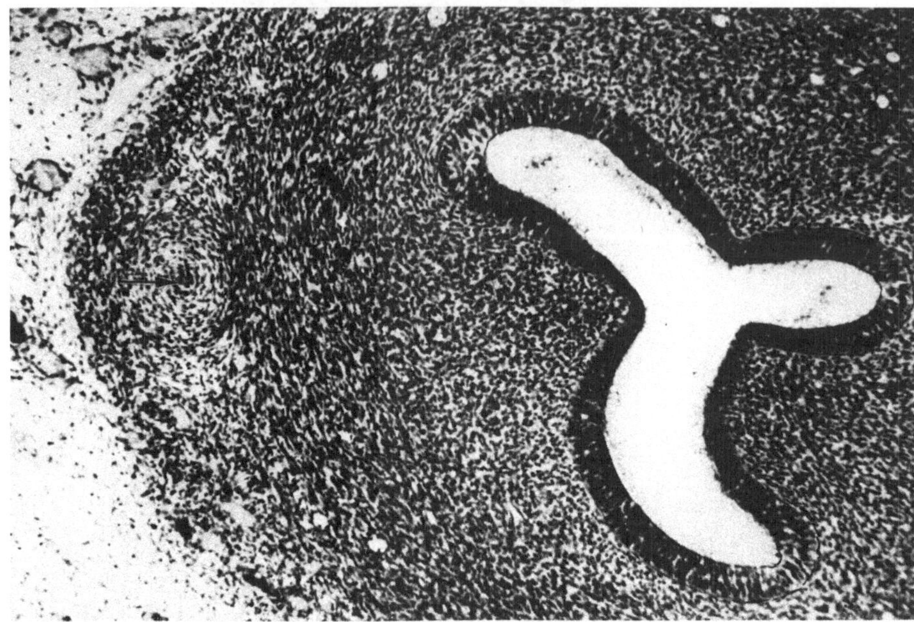

Abb. 18. Querschnitt durch das Corpus uteri eines 180 mm langen Feten. Bei → Wolffscher Gang in Rückbildung zwischen innerer und äußerer Myoblastenzone. Hamalaun-Färbung. Vergr. 106fach

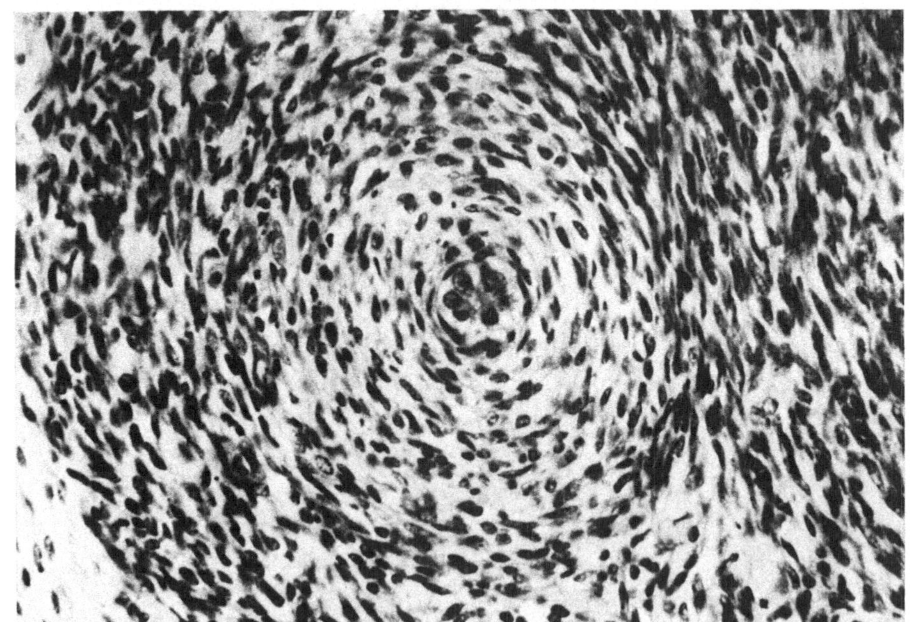

Abb. 19. Ausschnitt aus Abb. 18. Wolffscher Gang in Rückbildung mit zirkularer Muskelschicht. Hämalaun-Färbung. Vergr. 460fach

Retention des Sekretes tiefliegender Zellen, die durch Höhe und Seitendruck der Nachbarzellen keinen Zugang zur Epitheloberfläche besitzen. Die geschilderten histochemischen Reaktionen lassen Zonen stärkerer und geringer bis fehlender sekretorischer Funktion im Cervixepithel unterscheiden. Im Halsteil der Drüsenschläuche sind die Zellen meistens nicht sekretorisch tätig, sondern stehen offenbar mehr im Dienste der Zellneubildung. Im Cervicalkanal nimmt die Sekretionstätigkeit diskontinuierlich funduswärts ab. Überall eingestreut zwischen aktiven Zellen finden sich isoliert und in Gruppen Cylinderepithelzellen, die PAS- und alcianblaunegativ sind. Vom 8.—9. Fetalmonat bis in das Säuglingsalter haben GRUENAGEL (1957) und MATĚJKA (1963) in der Übergangszone zum Plattenepithel der Portio unter dem Cylinderepithel sog. „Reservezellen" beobachtet. Es sind basal gelegene, meist glykogenfreie Zellen, die den Basalzellen eines geschichteten Plattenepithels ähnlich sind, aber nach GRUENAGEL lichtmikroskopisch keine sog. Intercellularbrücken erkennen lassen. Sie besitzen ein helles Cytoplasma und einen gut gerundeten, lockeren Kern. Die Zellgrenzen sind zart (Abb. 14). Manchmal zeigt das Cytoplasma eine alcianblaupositive Reaktion, die als Hinweis auf eine Zugehörigkeit zum Cylinderepithel gedeutet werden kann.

Diese Zellen, die bei der Neubildung von Plattenepithel im distalen Grenzbereich des cervicalen Schleimepithels eine wichtige Rolle spielen (sog. Epidermisierung), sind von HOWARD, ERICKSON und STODDARD (1949, 1951) sowie ROSENTHAL, HELLMAN und BROOKLYN (1952) als multipotente „Reservezellen" beschrieben worden (Abb. 15). Nach der Meinung dieser Autoren sind sie indifferente embryonale

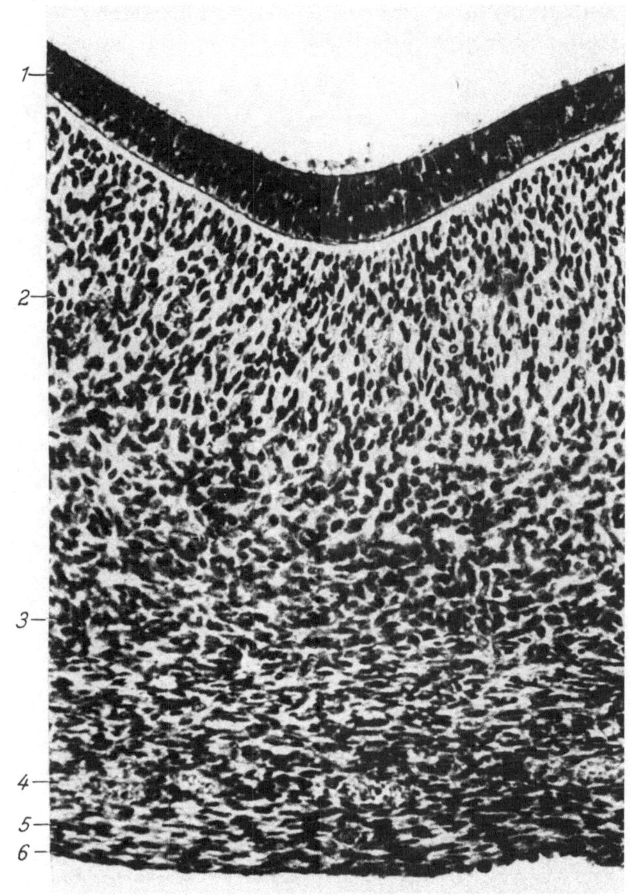

Abb. 20. Epithel und mesenchymale Wandschichten des Corpus uteri eines 180 mm langen Feten. *1* Epithel, *2* subepitheliale Radiärzone; *3* innere Myoblastenzone, *4* Gefäßzone, *5* äußere Myoblastenzone; *6* Peritonealepithel. Hamalaun-Farbung. Vergr. 460fach

Zellreste, die sich unter Einwirkung bestimmter Faktoren vermehren und zu regelrechten Plattenepithelzellen ausdifferenzieren. Über die Ursache dieser „Epidermisation" (Ersatz des orthotopen Schleimepithels durch Plattenepithel) haben tierexperimentelle Untersuchungen eine Reihe von Hinweisen gebracht. Die Frage nach der Herkunft der sog. Reservezellen (Ersatzzellen, *basal cells, infraepithelial cells*), welche die erste morphologisch faßbare Stufe im Ablauf der „Epidermisation" darstellen, gibt noch Anlaß zu Meinungsverschiedenheiten.

Wesentlich später als die cervicalen Schleimdrüsen entstehen die *Corpusdrüsen* des Uterus. Nach MÖRICKE (1881) können sie schon am Ende der Schwangerschaft auftreten: sie sollen jedoch in den meisten Fällen noch beim Neugeborenen fehlen. Ihre Entwicklung fällt in die ersten fünf Lebensjahre, erreicht aber erst in der Pubertät ihre volle Ausbildung (KUNDRAT und ENGELMANN 1878,

DE SINÉTY 1875, WYDER 1878, V. FRIEDLÄNDER 1898, SPULER 1930). Unter dem Einfluß der mütterlichen Hormone ist das Endometrium des Neugeborenen in vielen Fällen deutlich stimuliert und etwa 2—3mal so dick wie im 8. und 9. Fetalmonat (HARTMANN 1932). Das Stroma ist aufgelockert, die Stromazellen sind relativ voluminös, z.T. prädecidual umgewandelt. In den Zellen des Oberflächenepithels und der Drüsen finden sich Zeichen einer Sekretion mit Aufrücken der Zellkerne und Auffaserung der Zelloberfläche. Die Sekretionserscheinungen betreffen aber nicht alle Drüsen gleichmäßig; auch die Zahl der Drüsen pro Flächeneinheit ist beim Neugeborenen sehr variabel (HARTMANN 1932). OBER und BERNSTEIN (1955) finden unter 169 Neugeborenen in 68 % das Endometrium indifferent oder deutlich proliferierend. Sekretionszeichen können die Autoren in 27 % und progestative Reaktion mit decidualer Umwandlung des Stroma in 5 % beobachten.

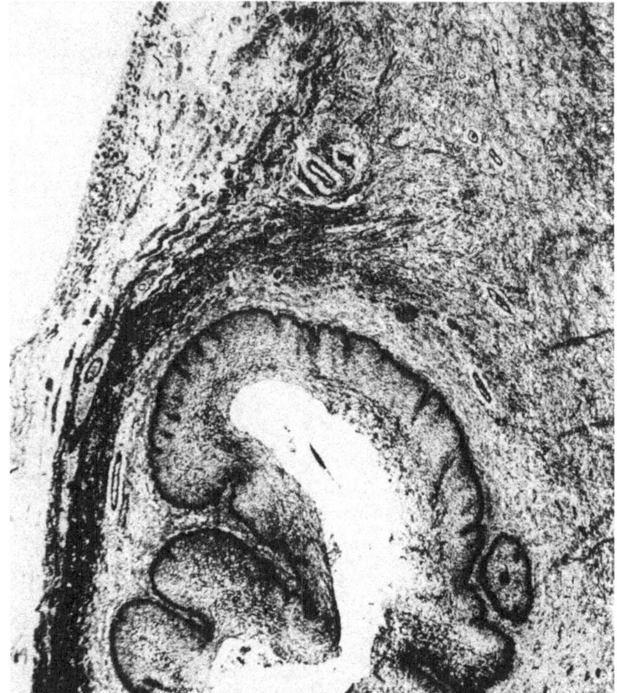

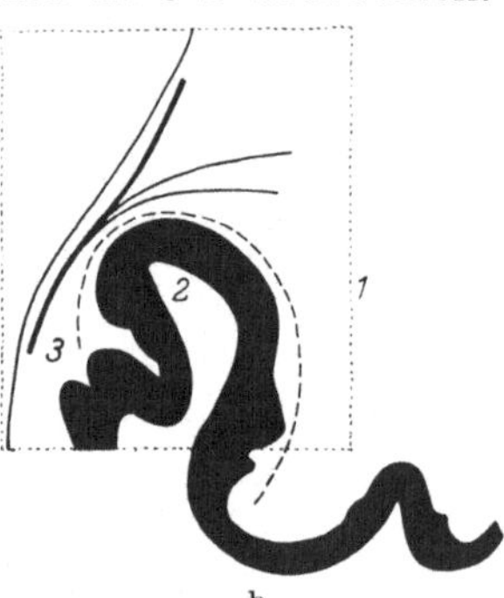

a   b

Abb. 21a. Frontalschnitt durch Cervix uteri und Vagina eines Feten Mens VIII. Die Vaginalmuskulatur teilt sich in Höhe des Scheidengewolbes in einen äußeren, longitudinal verlaufenden und einen inneren, in die Cervix einstrahlenden Zug. Färbung nach V. VOLKMANN-STRAUSS. Vergr. 18fach
Abb. 21b. 1 Cervix uteri; 2 Fornix vaginae; 3 Vaginalwand. Ausgezogene Linien: Verlaufsrichtung der Muskulatur, gestrichelte Linien: Verlauf der kollagenen Fasern. Beide Abb. entnommen aus LIERSE (1960b)

Diskrepanzen in der Wachstumsrate von Cervix und Corpus uteri betreffen nicht nur die Epithelien der Gebärmutter, sondern auch die mesenchymalen Anteile. Die erste Gliederung des Mesenchymlagers besteht in der Differenzierung einer inneren zellreichen Lage mit spärlichen Zügen feiner Bindegewebsfibrillen und einer peripheren Lage von zirkulär angeordneten spindeligen Elementen, die ventral und dorsal bis an das Cölomepithel heranreichen (Abb. 16, 17). Seitlich werden in den meisten Fällen die vertikalen Abschnitte der Wolffschen Gänge einbezogen (Abb. 18, 19). Die konzentrische Anlage der Muscularis zeigt stärkere Proliferation als die innen anschließende Mucosa. Die ersten charakteristischen Muskelzellen treten im 4. Monat auf (SPULER 1930). Nach WERTH und GRUSDEW (1898) entsteht die primordiale Muskulatur des Corpus uteri im 5.—7. Monat als unmittelbare Fortsetzung der Tubenringmuskulatur. Beide gegen die Mittellinie geneigten Ringsysteme werden nach ihrer Ansicht median durch horizontal verlaufende Kommissurenfasern vereinigt. Etwa im 8. Monat beginnt die Entwicklung einer sekundären Muskulatur, welche die erstere überlagert und den Uterus mit Ausnahme der unteren Abschnitte zirkulär umgreift. Nach GOERTTLER (1931) läßt jedoch schon die fetale Uterusmuskulatur das künftige funktionelle Bauprinzip erkennen. Dieses ist gekennzeichnet durch den Spiralverlauf der Muskelfasern, welche die Wand in medial geneigten Ebenen von außen nach innen durchziehen. Die Differenzierung der Myoblastenzone des Corpus uteri beginnt nach GOERTTLER im 5. Fetalmonat. Die aussprossenden Myoblasten werden durch eine subepithelial gelegene Radiärzone in die charakteristischen Spiralbahnen gelenkt (Abb. 20). Bei der Verschmelzung der Müllerschen Gänge konvergieren beide Fasersysteme und bilden durch Überkreuzung ventral und dorsal eine nahtlose Vereinigung. SCHRÖDER (1930) schätzt die Länge der spindeligen Muskelzellen, die sich bei Azanfärbung deutlich vom Bindegewebslager abheben, im letzten Fetalmonat auf etwa 20—30 μ. Contractile Elemente (Fibrillen) sollen zu diesem Zeitpunkt nachweisbar sein. Die lichtmikroskopisch erkennbaren Fibrillen muß man jedoch als sekundär entstandene Strukturen auffassen, da die Myofibrillen der glatten Muskulatur nach elektronenmikroskopischen Befunden an osmiumfixiertem Material einen Durchmesser von höchstens 100 Å besitzen und sich dadurch dem lichtmikroskopischen Nachweis entziehen (MARK 1956, GANSLER 1960, JAEGER und POHLMANN 1962).

In den letzten zwei Fetalmonaten sollen muskuläre Längs- und Ringzüge in der ursprünglich außerhalb der Muscularis gelegenen Gefäßzone entstehen. Die einstrahlende Muskulatur der Ligamenta utero-inguinalia (Lgg. rotunda) und der Ligamenta ovarii propria und sacro-uterina, deren ausstrahlende Fasern in flachen Spiralen die Cervix und Teile des Corpus umkreisen, entstehen vermutlich ebenfalls schon vor dem 3. Fetalmonat (BLUMBERG und HEYMANN 1898).

LIERSE (1960b) untersuchte den Übergang kollagener und elastischer Bindegewebsfasern und der Muskulatur von der Vagina auf die Cervix uteri. Die kollagenen und elastischen Fasern der Vagina bilden ein Netz, das über das Scheidengewölbe gebogen in das äußere Drittel der Portio vaginalis reicht (Abb. 21a, b). Die räumliche Anordnung der kollagenen Fasern als längsgestrecktes Netz ist bei einem 7 Monate alten Fetus schon deutlich; elastische Fasern werden dagegen erst nach der Geburt sichtbar (HAMPERL 1961). Das Bindegewebe des äußeren Drittels der Portio ist lockerer gefügt als die inneren zwei Drittel. Daher wird ein *Portiomantel* (Ektocervix) von einem *Portiokern* (Endocervix) unterschieden. Im Portiomantel kommen keine Muskelfasern vor. Die Muskulatur der Vagina teilt sich nämlich in Höhe des Scheidengewölbes in zwei Züge: einen inneren und einen äußeren. Der innere Zug strahlt nur in die Pars supravaginalis cervicis ein und erreicht nicht wie das Bindegewebe auch die Portio vaginalis. Der äußere Muskelzug setzt sich in die äußere Muskulatur des Corpus uteri fort. Im Portiokern, den inneren zwei Dritteln der Portio, verlaufen die Muskelfasern in steilen Spiraltouren. Sie spalten sich von der äußeren Längsmuskulatur des Corpus uteri ab und reichen fast bis zur Portiospitze (LIERSE 1960b).

Die *Vascularisation* geht entsprechend der Genese des Uterus von gegenüberliegenden, getrennten Bildungsorten aus. Die Gefäße jeder Seite umgreifen das zugehörige Genitalrohr bogenförmig und treten nach FREUND (1904) nur durch schmale, querverlaufende Anastomosen miteinander in Verbindung. Neuere Untersuchungen von LIERSE (1960a) mit modernen Injektionsverfahren zeigen allerdings ausgedehnte interarterielle Anastomosen in allen Richtungen. Die zirkulär verlaufenden Arterien ziehen um die Uterushörner herum und arrangieren sich am Fundus uteri zum „fundalen Gefäßtrichter". Von dort aus wird im

8. Monat das mesenchymale „Schaltstück", das die Bicornität des Fundus ausfüllt, vascularisiert (FREUND 1904, SCHRÖDER 1930). An der Grenze von subserösem Bindegewebe und Muscularis entspringen aus Ringgefäßen die Radiärstämme I. und II. Ordnung, welche in intermuskulären Bindegewebsstraßen im Corpusbereich schräg aufwärts, in Isthmushöhe annähernd quer und in der Cervix schräg abwärts ziehen. Alle Radiärarterien zeigen reichliche Anastomosen und sind bereits beim Neugeborenen geschlängelt, entsprechend den hämodynamischen Regeln bei der Verzweigung und Astabgabe (vgl. ROUX 1895). Mit den Arterien werden auch die venösen Netze des Endo- und Myometrium angelegt, deren

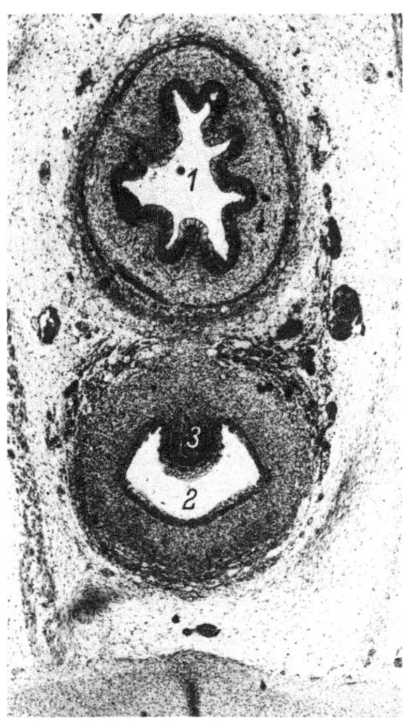

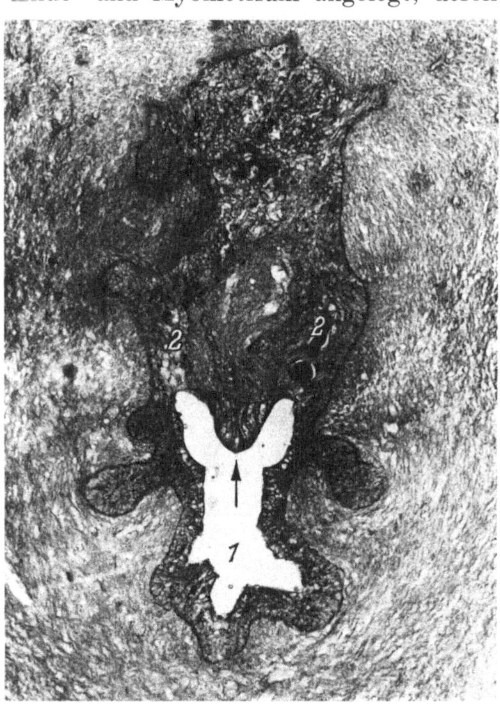

Abb. 22   Abb. 23

Abb. 22. Fetus 60 mm lang. Schnitt durch Rectum (*1*) und Sinus urogenitalis (*2*) im Bereich des Müllerschen Hügels (*3*). PAS-Reaktion, Gegenfärbung mit Hamalaun. Vergr. 37fach

Abb. 23. Fetus 110 mm lang. Sinus urogenitalis (*1*) mit getrennt ansetzenden Müllerschen Gängen (*2*); ↑ Wolffscher Kamm. PAS-Reaktion. Vergr. 110fach

Blut durch vertikale Hauptstämme abgeleitet wird (FREUND 1904, SCHRÖDER 1930).

Im letzten Schwangerschaftsmonat und zur Zeit der Geburt sind alle Teile des Uterus besser entwickelt als im Kindesalter bis etwa zum 10. Lebensjahr (SCAMMON 1926). Die Cervix ist gegenüber dem Corpus verhältnismäßig groß und klobig. Post partum unterliegt der kindliche Uterus mit dem Wegfall der maternen Hormone einer physiologischen Involution, welche die Cervix geringer als das Corpus betrifft. Durch Atrophie der muskulären Elemente des Myometrium tritt eine relative Vermehrung des Bindegewebes ein.

3. Die Entwicklung der Vagina

Die Müllerschen Gänge erreichen im 2. Embryonalmonat die dorsale Wand des Sinus urogenitalis im Bereich des sog. Müllerschen Hügels (Abb. 22; nach

KOFF 1933 bei 31 mm, VILAS 1933, 1934 bei 32 mm, CHWALLA 1927 bei 32,5 mm, BLOOMFIELD und FRAZER 1927 bei 36—38 mm, KEMPERMANN 1931, 1935 bei 45 mm, MIJSBERG 1924 bei 56—60 mm SSL). Sinusepithel und Müllersches Epithel sind dort durch eine schmale mesenchymale Lamelle getrennt. Ein Durchbruch der Müllerschen Gänge in den Sinus erfolgt nicht. An den Mündungsöffnungen der Wolffschen Gänge dringt das Wolffsche Epithel in den Sinus vor und bildet einen First über dem Müllerschen Hügel (Wolffscher Kamm, s. Abb. 23, 24) (VILAS 1933, 1934). Nach BULMER (1957) und MATĚJKA (1959) sind die hohen hellen Zellen des sog. Wolffschen Kammes eine Differenzierungsform der autochthonen Zellen des dorsalen Sinusepithels. Die drei genetisch unterschiedlichen Epithelformationen: Sinusepithel, Müllersches und Wolffsches Epithel, liegen im Mündungsgebiet unmittelbar nebeneinander. In diesem Kontaktbereich wird bei 50—60 mm langen Embryonen durch starke Zellproliferation Material zur Entwicklung der Vagina gebildet. Fluktuierende Proliferation und Verdrängung lassen die Identifizierung der verschiedenen Gangderivate im Mündungsgebiet so schwierig werden, daß die Aufklärung dieser Vorgänge seit Jahrzehnten Anlaß von Meinungsverschiedenheiten geworden ist. Sie sind letzten Endes Ausdruck des Ungenügens einer allein auf Deskription und Vergleich bestehenden Untersuchung. Nach SPULER (1930), VILAS (1934), KEMPERMANN (1935)

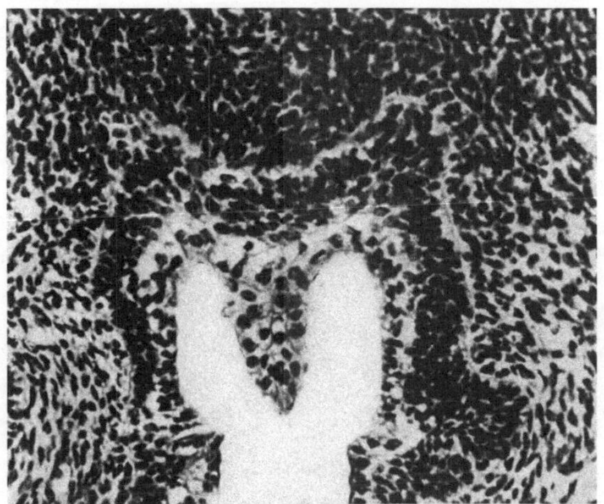

Abb. 24. Fetus 110 mm lang. Sinus urogenitalis mit Wolffschem Kamm. Hamalaun-Färbung. Vergr. 230fach

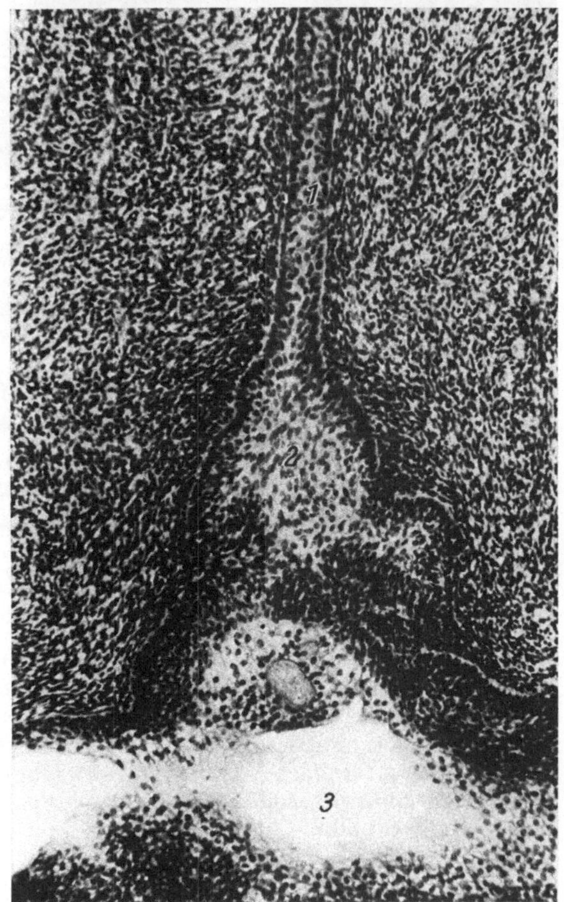

Abb. 25. Fetus 140 mm lang. Langsschnitt durch die Anheftungsstelle der soliden Vaginalplatte (1) am Sinus urogenitalis (3); 2 aufwartswachsendes Sinusepithel (2). Hamalaun-Färbung. Vergr. 120fach

und POLITZER (1955) stammt das Material der Epithelplatte (Conus vaginalis), die am Kontaktpunkt des Uterovaginalkanals und der Wolffschen Gänge mit der dorsalen Sinuswand entsteht, ausschließlich aus dem Epithel des Sinus urogenitalis. Nach VILAS und KEMPERMANN wird dabei das Epithelrohr der Wolffschen Gänge und des vereinigten Müllerschen Vaginalstranges vom Sinusepithel erst umhüllt und dann verdrängt. Nach KOFF (1933) entstammt nur das distale Fünftel der epithelialen Anteile der Vagina aus dem Sinus (,,sinovaginal bulbs"). FORSBERG (1963) neigt auf Grund vergleichender histoenzymatischer Untersuchungen der ursprünglichen Ansicht von KEMPERMANN (1931) zu, daß das Epithel der Vaginalplatte vom Wolffschen Epithel abstammt. Für die definitive Entwicklung von Uterus und Vagina sind nach Ansicht der meisten Untersucher die vereinigten Anteile der Müllerschen Gänge zumindest die präformierte Bahn. Im Abschnitt der künftigen Vagina wird das ursprüngliche Müllersche *Epithel* nach der Auffassung von VILAS (1934), KEMPERMANN (1935) und R. MEYER (1934, 1936, 1937, 1938a, b) vom aufwärts vordringenden Sinusepithel ersetzt (Abb. 25, 26). Das Vorwachsen des Sinusepithels beginnt im

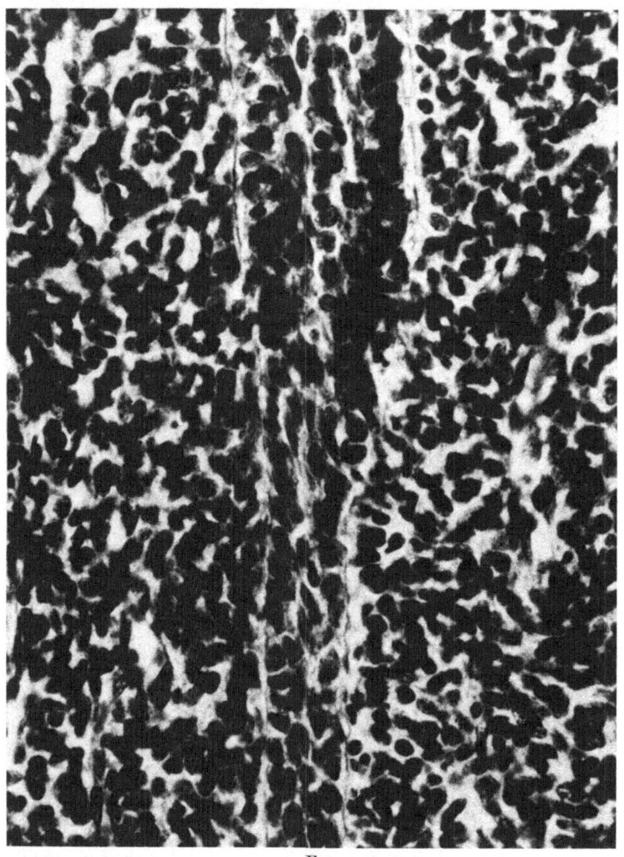

Abb. 26. Menschlicher Fet 142 mm lang. Hypothetischer Grenzbereich von Müllerschem Epithel (oben) und Sinusepithel (unten). Vergr. 283fach. Aus POLITZER (1955)

3. Fetalmonat. Bei 5 und 6 Monate alten Feten ist das Müllersche Epithel der Vagina, einschließlich der Fornices vaginae und in wechselndem Ausmaß auch der unteren Cervixabschnitte durch Sinusepithel ersetzt. Die kontinuierlich von caudal nach cranial fortschreitende Änderung des Epithelcharakters spricht nach R. MEYER für einen Verdrängungsvorgang und gegen eine Epithel*umwandlung*. Hinzu kommen nach seiner Beobachtung sichtbare Zeichen der Untergrabung und Rückbildung des Müllerschen Epithels im Grenzbereich zum Sinusepithel.

BULMER (1964) schließt aus vergleichenden Untersuchungen beim *Schaf*, daß die vom Müllerschen Gang abstammenden Epithelien je nach ihrer Lage im Genitaltrakt und den Umgebungseinflüssen zu geschichtetem Plattenepithel oder Cylinderepithel werden. Beim *Schaf* wandelt sich das Müllersche Epithel am caudalen Ende des oberen Vaginalsegmentes in ein geschichtetes polygonales Epithel um, das ähnliche, aber nicht identische Eigenschaften wie das Sinusepithel besitzt. Die von distal nach proximal ablaufende Umdifferenzierung kann eine Unterwachsung durch das benachbarte Sinusepithel vortäuschen. Die vergleichenden Untersuchungen stützen die Ansicht, daß die typischen oestrogen-sensitiven Scheidenepithelien der *Säugetiere* und des *Menschen* verschiedenen Ursprungs sein können. Die Ähnlichkeit der glykogenreichen Plattenepithelien mit dem Epithel des Sinus urogenitalis ist nicht beweisend für die gleichartige Abstammung. Mesodermale Epithelien verfügen offenbar über entsprechende Entwicklungspotenzen, die unter der induktiven Wirkung des benachbarten Sinusepithels realisiert werden (contamination: RAYNAUD 1962).

Das Hüllmesenchym der Müllerschen Gänge differenziert sich autochthon zu den endgültigen mesenchymalen Wandanteilen der Scheide und des Uterus. Nach SCHRÖDER (1930), R. MEYER (1934, 1936, 1937, 1938a, b) und v. LIPPMANN (1940) entspricht die Ausmündungsstelle der vollentwickelten Vagina topographisch der ursprünglichen Berührungsstelle der Müllerschen Gänge mit dem Sinus urogenitalis. Die Vagina entsteht also in toto aus einem einheitlichen Muttergewebe, mit Ausnahme eines inkonstanten unwesentlichen Zuwachsbezirkes aus dem dorsalen Teil des Sinus urogenitalis, dem retrohymenalen Introitus. Diese Darstellung erneuert die in älteren Lehr- und Handbüchern allein vertretene Ansicht, wonach der ganze Vaginalkanal vom Müllerschen Gang gebildet wird (KEIBEL 1896, FELIX 1911, BLOOMFIELD und FRAZER 1927, HUNTER 1930). Nach MATĚJKA (1959) ist die ganze Scheide ein ausschließliches Derivat des Sinus urogenitalis. Auch die mesenchymale Vaginalwand entsteht neu, zusammen

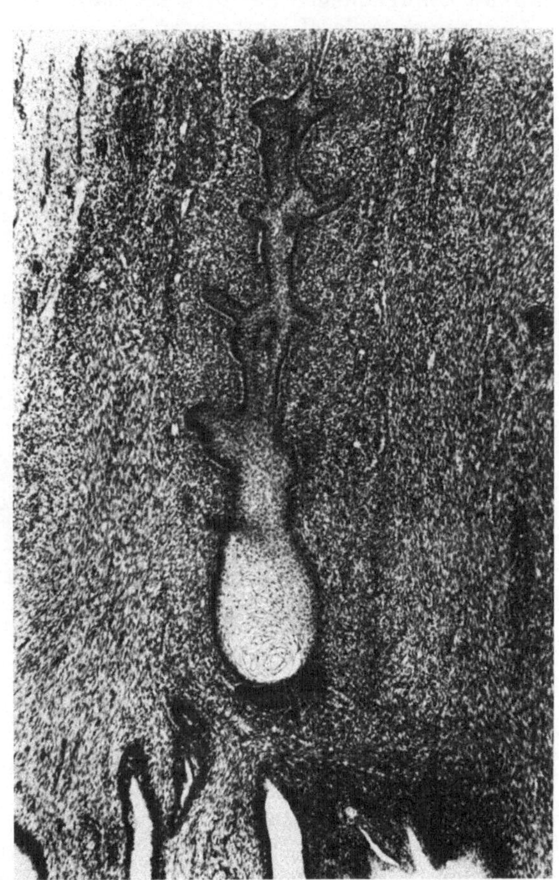

Abb. 27. Fetus 140 mm lang. Solide Vaginalplatte mit trabecularen Aussprossungen. Caudal beginnende Reifung des Vaginalepithels zum charakteristischen Plattenepithel. Hämalaun-Färbung. Vergr. 48fach

men mit der Entwicklung der epithelialen Scheide, d.h. die Vagina nutzt die mesenchymale Bahn, die dem Genitalkanal angehört, nicht aus. Im Gegensatz zu dieser Ansicht wird nach RETTERER (1891 a. b, 1903), BOLK (1907) und SPULER (1930) durch kulissenartiges Auswachsen des Septum urethrovaginale in caudaler Richtung ein größerer Teil des Sinus urogenitalis zur Müllerschen Vagina gefügt. Bei *Ratte* und *Maus* ist eine frontale Aufteilung des Sinus urogenitalis mit Einbeziehung des vorderen Abschnittes in die definitive Urethra und des hinteren Anteiles in die Vagina von ANDERSSON (1909) und HENNEBERG (1918) sowie MIJSBERG (1925) beschrieben und auch von neueren Untersuchern bestätigt worden (BENGMARK und FORSBERG 1959. FORSBERG 1960). Nach der

Meinung von MIJSBERG (1925) gewinnt die Müllersche Vagina als Pars adjuncta einen räumlichen Zuwachs durch Einbeziehung der distalen Anteile der Wolffschen Gänge. BURKL und POLITZER (1952) haben keine Bilder beobachtet. welche als unmittelbare Anstückung oder Eingliederung der vollausgebildeten distalen Anteile der Wolffschen Gänge zu deuten wären. Allerdings erhalten die Müllerschen Gänge nach der Meinung dieser Autoren in ihren caudalen Anteilen zumindest Zuwendungen aus dem cellulären Bestand der nachbarlichen, teilweise ohne trennende Basalmembran anliegenden Wolffschen Gänge. Damit gehen die Beziehungen beider Gangpaare offensichtlich über das Maß einer einfachen Funktion der Wolffschen Gänge als Leitgebilde hinaus. Eine derartige Durchdringung und Verschmelzung der Endabschnitte der Wolffschen und Müllerschen Gänge

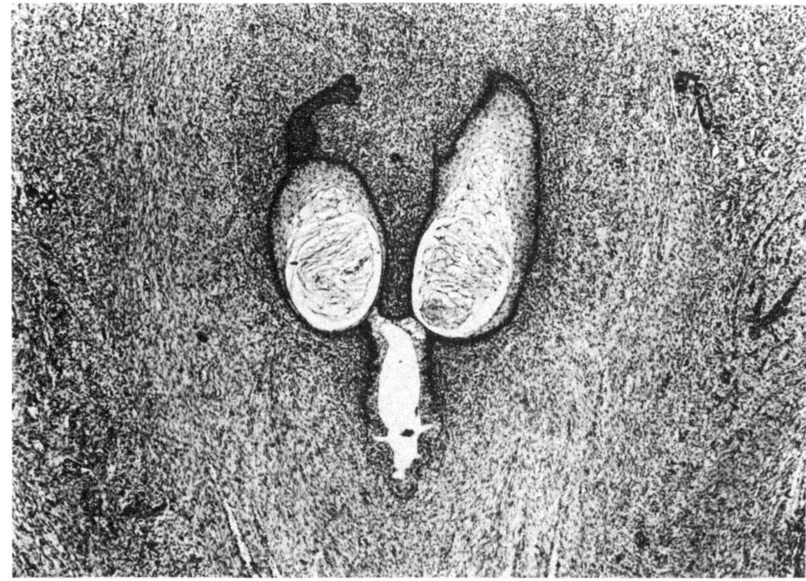

Abb. 28. Fetus 140 mm lang. „Reifung‟ und beginnende Luminisierung der soliden Vaginalanlage im Bereich der unvereinigt gebliebenen Endabschnitte der Müllerschen Gänge. Hamalaun-Farbung. Vergr. 48fach

ist nach MIJSBERG Ausdruck eines *progressiven Entwicklungsganges*. Sowohl ontogenetisch als auch phylogenetisch ist die getrennte Einmündung beider Gangpaare der primitive Zustand. Die Tendenz zur Verschmelzung ist Ausdruck eines Konzentrationsprinzipes, das bei gleichbleibender Funktion unter Materialersparnis eine Vereinfachung der Organisation bewirkt.

Die umstrittene Frage nach der *Herkunft der epithelialen Anteile des Vaginalkanals* hat Bedeutung für die Klärung von *Fehlbildungen* im Genitalbereich. Auch in der *Tumordiagnostik* spielt die Herkunft epithelialer Gewebe eine Rolle, weil man aus den abortiven Differenzierungen (Rückdifferenzierungen: v. ALBERTINI 1955) des Tumorgewebes in begrenztem Maße auf den Mutterboden schließen kann. Diese Rückschlüsse hatten um so größere Beweiskraft, je strenger die Lehre von der Spezifität der Keimblätter Geltung besaß; insbesondere für den hier in Frage stehenden Gewebskomplex. der sich im Grenzgebiet von Ento-, Ekto- und Mesoderm entwickelt. Heute ist der Wert derartiger Rückschlüsse gemindert, da eine Spezifität der Keimblätter nicht besteht, wie an mehreren Beispielen nachgewiesen wurde. Daß sich daraus auch Konsequenzen für den Homologiebegriff ergeben, hat KEMPERMANN (1935) an unserem Objekt ange-

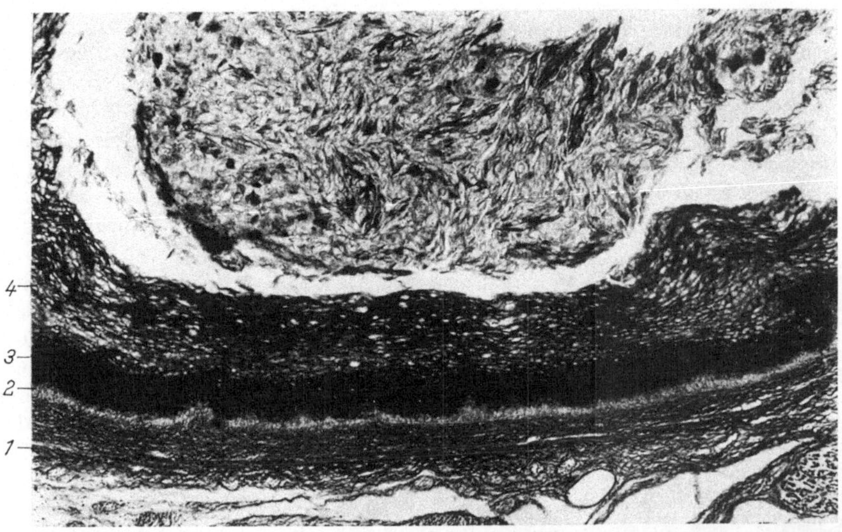

Abb. 29. Vaginalepithel eines 28 cm langen Feten. PAS-Reaktion zum Glykogennachweis. *1* Lamina propria; *2* Stratum basale (PAS-negativ); *3* Stratum spinosum profundum (PAS-positiv); *4* Stratum spinosum superficiale und Stratum superficiale mit starker Zelldesquamation. Vergr. 18fach

deutet. Es bleibt abzuwarten, ob eine entwicklungsphysiologische Analyse die Bedeutung und das Ausmaß der ursprünglichen Beteiligung der verschiedenen Epithelien am Bau der Vaginalplatte zu klären vermag, da eine Entscheidung mit deskriptiven Methoden allein nicht möglich ist (STARCK 1965).

Zunächst besteht die Vaginal- und Cervixanlage aus einem soliden Epithelstrang mit gleichförmiger Epithelauskleidung (VILAS 1934, R. MEYER 1934, 1936, 1937, 1938a, b, MATĚJKA 1963: indifferente Zellen der Sinovaginal-Leiste). Dieser ursprünglich relativ schmale Strang wächst in allen Dimensionen durch die Ausbildung trabeculärer Zellsprossen, die gelegentlich untereinander verschmelzen (Abb. 27). Wenigstens zum Teil handelt es sich dabei, nach der Ansicht von

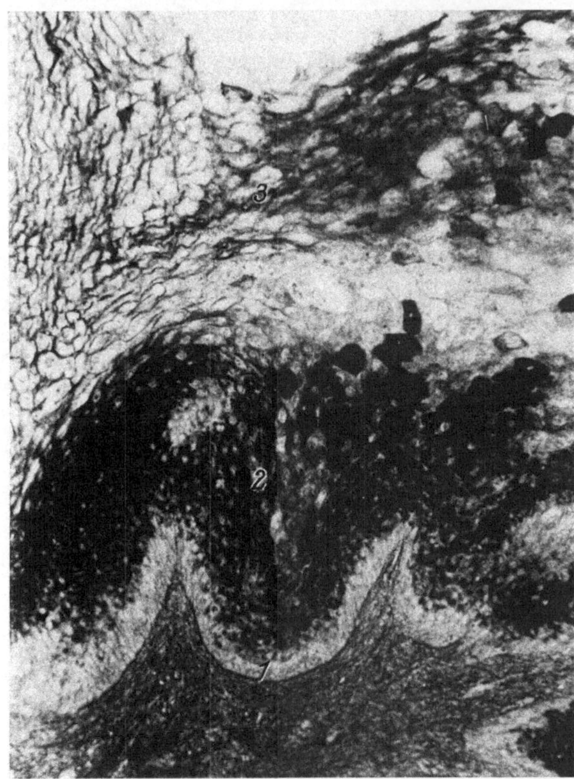

Abb. 30. Vaginalepithel eines 28 cm langen Feten. PAS-Reaktion zum Glykogennachweis. *1* Glykogenfreie Basalschicht, *2* PAS-positive Parabasal- und Intermediarzone; *3* Superficialzellen in Desquamation. Vergr. 111fach

R. MEYER (1901), um abortive vaginale Drüsenanlagen, die in einzelnen Fällen persistieren sollen. Die Reifung des Sinusepithels in der Vagina beginnt im distalen Teil bei etwa 125 mm langen Feten (Abb. 27, 28). Die Differenzierung von nebeneinander bestehendem Cylinderepithel (Cervix) und Plattenepithel (Scheide) soll die Realisierung einer genetisch bedingten unterschiedlichen Entwicklungstendenz (MATĚJKA 1963) sein; sie beginnt bei etwa 140 mm langen Feten (DAVIES und KUSAMA 1962). Zu diesem Zeitpunkt ist offenbar das kompetente Zellmaterial gegenüber der induzierenden Substanz (Hormone) hinreichend emp-

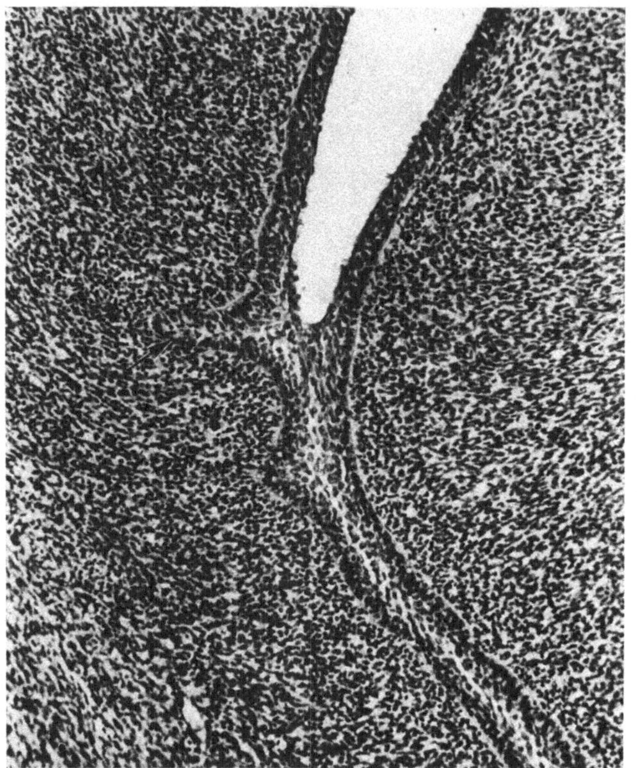

findlich. Der Reifungsprozeß des Scheidenepithels ist durch Zellvergrößerung, Zellaufhellung und Glykogenspeicherung gekennzeichnet (Abb. 29. 30). Durch Flüssigkeitsanreicherung und Dissoziation der zentralen Zellen wird die solide Vaginalanlage luminisiert. Das craniale Ende der Vagina demarkiert sich noch vor der Ausbildung einer Vaginallichtung [KEMPERMANN (1931. 1935) bei 135 mm langen Feten, KOFF (1933) bei 151 mm SSL]. Die Fornices vaginae sind ebenfalls ursprünglich solide Epithelproliferationen, die in Form einer trichterförmigen Lamelle in das umgebende Mesenchym vorwachsen und die künftige Portio vaginalis uteri umfassen (Abb. 31). Durch Dehiszenz entstehen die Räume der Scheidengewölbe.

Abb. 31. Fetus 140 mm lang. Längsschnitt durch die solide Vaginalwand und den angrenzenden Cervixbereich. Bildung des hinteren Scheidengewolbes durch Auswachsen einer soliden Epithellamelle (↑). Hämalaun-Färbung. Vergr. 85fach

Der *Hymen* ist nach Auffassung der meisten Untersucher eine Differenzierung des caudalen Scheidenendes. Die Frage nach seiner Herkunft ist dadurch in den Streit der Meinungen um die Vaginalentwicklung einbezogen. POZZI (1884) will in einem Falle von genitaler Mißbildung einen gut ausgebildeten Hymen bei fehlender Scheide beobachtet haben und folgert daraus eine getrennte gewebliche Abstammung von Hymen und Vagina. Nach R. MEYER (1938a, b) ist der Hymen eine Bildung des Vestibulum vaginae. Das Vestibulum ist der größere, ventrale Teil des Sinus urogenitalis, der dorsal eine nischenförmige Ausweitung (Dorsalkammer, retrohymenaler Introitus) aufweist. Diese Dorsalkammer ist das Resultat einer divertikelartigen Ausziehung der dorsalen Wand des Sinus urogenitalis durch die dort ansetzenden bzw. einmündenden Müllerschen und Wolffschen Gänge. Die „Kanten" zwischen Dorsalkammer und Vestibulum werden zu den freien

Rändern des Hymen. Da dieser retrohymenale Introitus ursprünglich dem Raume und dem Epithel nach zum Sinus urogenitalis gehört, hält R. MEYER den Hymen ausschließlich für eine Bildung des Sinus. Nach dieser Darstellung wird die Hymenalöffnung nicht sekundär gebildet, sondern ist die alte offene Verbindung zwischen der divertikelartigen Erweiterung der dorsalen Wand und dem übrigen (früher ventralen) Sinus. Auch nach DOHRN (1875) und MIJSBERG (1924) sind die Hymenallamellen Faltungen, die als Einstülpungen des Sinus durch die wachsende Vaginalanlage zu erklären sind. Dadurch gewinnt die Vagina ihre unmittelbare Ausmündung in die Vulva.

Fälle von Hymen occlusivus könnten für eine ursprünglich solide Hymenanlage sprechen, die — ähnlich der Anlage der Vagina — erst sekundär durchgängig wird. Nach KOFF (1933) und VILAS (1934) wird die solide, am Ende kolbig aufgetriebene Epithelanlage der Vagina in der Mitte des Fetallebens durch eine ringförmige Bindegewebszone, die *Hymenalscheibe*, gegen den Scheidenvorhof abgegrenzt und beginnt dann von diesem aus sich durch Epithelzerfall auszuhöhlen. Diese mesenchymale Scheibe soll nach KOFF und VILAS im Bereich des entodermalen Conus vaginalis entstehen. Auch v. LIPPMANN (1940) lokalisiert die Hymenalentwicklung in diesen Grenzbereich, beschreibt jedoch eine gleichartige Epithelbedeckung der inneren und äußeren Oberfläche des Hymen durch sekundäre Ausbreitung des innen aufliegenden Vaginalepithels auf die Außenfläche.

VI. Die Entwicklung der äußeren Geschlechtsorgane

Die äußeren Geschlechtsorgane durchlaufen bis zum Ende des 2. Schwangerschaftsmonates eine beiden Geschlechtern gemeinsame Entwicklung (SPAULDING 1921, POLITZER 1931, 1932, POPPER 1937). Doch sollen sich nach SZENES (1924) bereits angedeutete Geschlechtsunterschiede bei 18—24 mm langen Keimen zeigen. Zunächst bildet sich um die Anal- und Urogenitalmembran eine Vorwölbung, der *Genitoanalhöcker*, der sich bald in dorso-ventraler Richtung streckt. Dadurch entstehen der *Genitalhöcker* — die Anlage der Clitoris bzw. des Phallus —, der *Analhöcker* und die beide Höcker verbindenden *Geschlechtsfalten*. Bei etwa 16 mm langen Embryonen kommt es zum Durchbruch des dorsalen Abschnittes der Kloakenmembran (Analmembran). Der ventrale Abschnitt (Urogenitalmembran) bleibt zunächst erhalten und verdickt sich durch Proliferation der entodermalen Zellage zur Urethralplatte. Die Urethralplatte schließt den Sinus urogenitalis ab. Ein primitives Orificium urogenitale (Fissura urogenitalis) entsteht wenig später durch Rückbildung der dorsalen Abschnitte der Urogenitalmembran. Ventral davon vertieft sich die Urethralplatte zur Urethralfurche. Beide Geschlechtsfalten sind danach durch eine schlitzförmige Dehiszenz voneinander getrennt und entwickeln sich zu den Labia minora. Lateral von den Geschlechtsfalten entstehen durch Mesenchymvermehrung die *Geschlechtswülste*, die analwärts konvergieren und ineinander übergehen.

Der *Phallus* wächst zunächst auch beim weiblichen Geschlecht relativ stark (Abb. 32, 33). Eine Querfurche (Sulcus praeputio-labialis) führt zur Abtrennung eines cranio-ventralen Sockelabschnittes — des *Mons veneris* — von der caudal davon gelegenen *Clitoris*. Der Sulcus praeputio-labialis geht lateral in den Sulcus nympho-labialis über. Dieser bildet die Grenzfurche zwischen kleinen und großen Labien. *Glandulae praeputiales* (COWPER) entstehen beim weiblichen Geschlecht nicht. Drüsenartige Krypten wurden von R. MEYER (1901) an der Umschlagstelle von Präputium und Haut der Glans clitoridis beschrieben. Eine Ausdifferenzierung zu funktionierenden Drüsen erfolgt jedoch offenbar nicht. Da die großen Schamlippen Auffaltungen der äußeren Haut sind, geht auch die Differenzierung ihrer Anhangsgebilde parallel zum Entwicklungsgrad der äußeren Körperhaut. Freie *Talgdrüsen* finden sich beim Neugeborenen im lateralen Bereich der kleinen Labien (WERTHEIMER 1882). Auch *Haarbälge* sind von R. MEYER (1901) an dieser Stelle gefunden worden. Kurz vor der Geburt wird in die Subcutis der großen

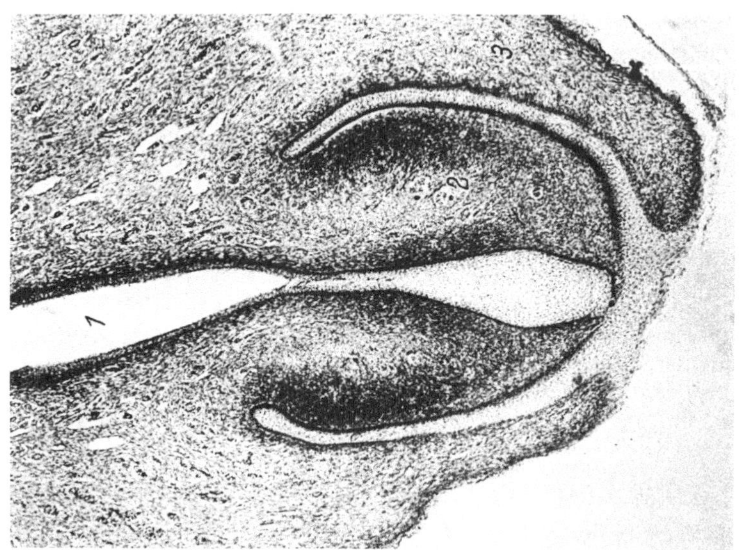

Abb. 33. Phallus eines 28 cm langen weiblichen Feten. *1* Sinus urogenitalis (Pars urethrae). Zwischen Glans (*2*) und Praeputium (*3*) liegt die Glandarlamelle. Kernechtrot. Vergr. 48fach

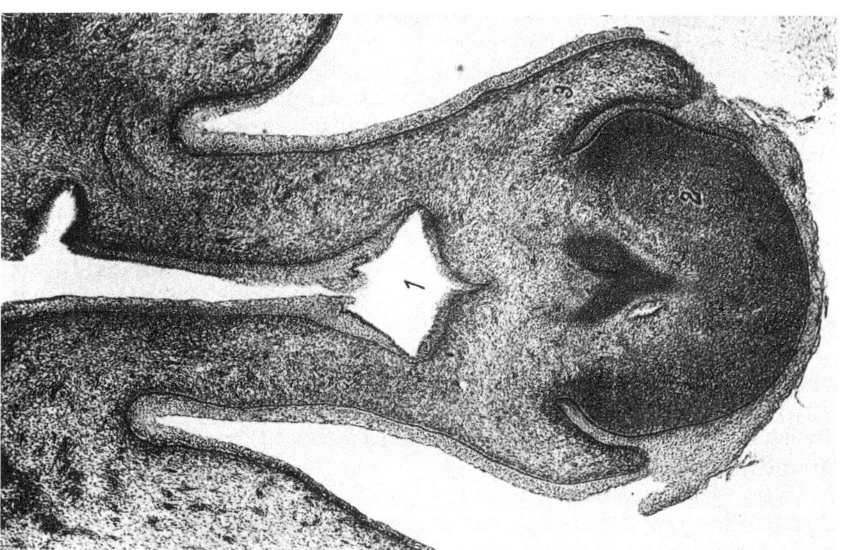

Abb. 32. Phallus eines 16 cm langen weiblichen Feten. *1* Pars urethrae sinus urogenitalis; *2* Corpus cavernosum glandis; *3* Praeputium. Kernechtrot. Vergr. 36fach

Labien lockeres Fettgewebe eingelagert. Es gilt als *Reifezeichen* für das neugeborene Mädchen, wenn die Labia majora die Labia minora überdecken.

YAMADA (1951a) hat die *Innervation der Clitoris* bei einem 10 Monate alten Feten untersucht. Die aus den Nn. pudendi stammenden Nn. dorsales clitoridis ziehen von der Radix clitoridis auf der dorsalen Seite, in Kontakt mit der Tunica albuginea, nach vorn zur Basis der Glans clitoridis. Von dort verlaufen sie unter vielfacher Verzweigung teils zum Präputium und den Labia minora, teils zum Corpus glandis und zur Tunica propria unter dem gemeinsamen Epithel des inneren Präputialblattes und der Glans clitoridis. Die Nn. dorsales clitoridis bestehen aus zahlreichen Bündeln markhaltiger Fasern und einzelnen marklosen vegetativen Nervenfasern, die mit den vegetativen Gefäßplexus anastomosieren. *Pacinische Körperchen* finden sich in regionär unterschiedlicher Dichte entlang dem Verlaufe der Nn. dorsales clitoridis. Unter dem Epithel der Glans clitoridis und des Präputium sowie auch intraepithelial im Bereich der Glandarlamellen sind mit Silbermethoden einfache und verzweigte *freie Nervenendigungen* nachzuweisen.

VII. Die Wirkung oestrogener und androgener Hormone auf die Histogenese der Geschlechtsorgane

Das Geschlecht eines Individuums wird nach dem Mendelschen Rückkreuzungsschema durch das X- und das Y-Chromosom bestimmt. Das setzt voraus, daß sich die beiden X-Chromosomen des weiblichen Geschlechtes und das X- und Y-Chromosom des männlichen Geschlechtes bei der Meiose formalgenetisch jeweils wie ein Autosomenpaar verhalten. Aus den Untersuchungen von MORGAN (1910) sowie MORGAN, BRIDGES und STURTEVANT (1925) über die Vererbung des white-Gens bei *Drosophila melanogaster* waren jedoch zum ersten Male weibliche oder männliche Formen bekanntgeworden, die von den Gesetzmäßigkeiten des X-chromosomalen Erbganges abwichen. Wie BRIDGES (1913) klären konnte, lag die Ursache dieser abnormen Geschlechtsentwicklung in einer Aufhebung des Gleichgewichts der Geschlechtschromosomenkonstitution. Ein Ausbleiben der XX-Reduktion in Ablauf der Meiosis führt zur Entwicklung haploider Oocyten mit doppeltem X-Chromosomensatz bzw. völlig fehlenden X-Chromosomen, wenn beide bei der Bildung der Polkörperchen aus dem Ei eliminiert werden. Die nachfolgende Befruchtung durch ein X- oder Y-Spermium läßt je zwei monosome und trisome Kombinationsmöglichkeiten in bezug auf die Verteilung der Geschlechtschromosomen zu (XXX-Typ, XXY-Typ, XO-Typ und YO-Typ). Da bei *Drosophila* prinzipiell zwei X ein Weibchen und ein X ein Männchen bedeuten, war jedoch unabhängig von der anomalen Summe des Chromosomensatzes der geschlechtliche Phänotyp dieser „Ausnahmetiere" vorauszusagen, d.h. die zusätzlichen homologen oder heterologen Geschlechtschromosomen waren ohne nachweisbaren Einfluß auf die Geschlechtsentscheidung. Eine Vertiefung der Problematik brachten die Untersuchungen von RUSSELL, RUSSELL und GOWER (1959) über das Vorkommen ähnlicher abnormer Chromosomenkonstellationen bei der *Maus* und die aufschlußreichen Befunde von JACOBS und STRONG (1959) an einem typischen Fall von sog. Klinefelter-Syndrom des *Menschen*.

BRIDGES (1913) hat das Unterbleiben der XX-Reduktion im Ovum oder der XY-Reduktion im Spermatocyten als „non-disjunction" bezeichnet. Diese seltene Teilungsstörung kann sowohl bei der Reduktions- als auch bei der Äquationsteilung auftreten. Die zygotischen Kombinationsmöglichkeiten lassen sich theoretisch voraussagen.

Einige davon liegen bekannten Intersexformen des *Menschen* zugrunde, deren klinische Symptomenbilder bereits vor Kenntnis der genetischen Ursachen zur Aufstellung pathognomonischer Fehlbildungssyndrome geführt hatten (Ullrich-Turner-Syndrom, Klinefelter-Syndrom). Unter den möglichen zygotischen Kombinationen beim Menschen sind bisher nach den ersten Mitteilungen über einen XO-Typ (FORD, JONES, POLANI, DE ALMEIDA und BRIGGS 1959), XXY-Typ (JACOBS und STRONG 1959), XXX-Typ (JACOBS, BAIKIE, BROWN, MACLEAN und HARNDEN 1959), XXXY-Typ (BARR, SHAVER, CARR und PLUNKETT 1959), XXXXY-Typ (FRACCARO, KAIJSER und LINDSTEN 1960) und XXYY-Typ (MULDAL und OCKEY 1960) zahlreiche weitere Funde publiziert worden (s. bei LENZ 1960 und PLIESS 1962).

Die abnormen Kombinationen sind charakteristischen, aber durchaus nicht immer einheitlichen Fehlbildungssyndromen zuzuordnen, da sowohl Mosaikbildungen (Individuen aus Zellen von zwei oder mehr verschiedenen chromosomalen Typen) als auch sekundar induzierte Fehlentwicklungen die Krankheitsbilder außerordentlich variieren können. Klinisches Bild und Chromosomenkonstellation sind also nicht unbedingt korreliert, so daß eine Klassifizierung vorwiegend nach syndromatischen Gesichtspunkten erfolgt. *Die Entwicklung männlicher Gonaden ist in jedem der beobachteten Fälle an das Vorhandensein eines Y-Chromosoms in der Zygote gebunden.* Durch diese Beobachtung gewinnt das Y-Chromosom für die Umbildung der primordialen Gonade in männlicher Richtung eine besondere Bedeutung. Der geschlechtsdeterminierende Einfluß des Y-Chromosoms ist dominant. Fehlt das Y-Chromosom, so verläuft die Entwicklung zum weiblichen Phänotyp, der als Grundtyp oder „neutraler Typ" angesehen wird. Es gibt bisher keine überzeugenden Hinweise, daß ein verweiblichendes Gen auf dem X-Chromosom lokalisiert ist.

Ein befriedigender Überblick über die verschiedenen Faktoren, die zur Geschlechtsbestimmung des Menschen beitragen, ist noch nicht möglich, da nicht nur die zahlenmäßige Relation der heterologen Chromosomen, sondern auch die Wertigkeit der einzelnen Geschlechtschromosomen die endgültige Geschlechtsbestimmung beeinflußt. In Fällen von sog. testiculärer Feminisierung ist auch bei vorhandenem Y-Chromosom eine Entwicklung in weiblicher Richtung möglich und vorerst nur durch Unwirksamkeit oder ungenügende Wirksamkeit des Y-Chromosom auf den Ablauf der Geschlechtsbestimmung erklärbar (FORD 1961). Möglicherweise ist auch das Nichtansprechen der Gewebe auf Androgene die Ursache der testiculären Feminisierung (LENZ, NOWAKOWSKI, PRADER und SCHIRREN 1959, LENZ 1960: autosomal dominant vererbte Androgenresistenz der Gewebe bei normaler Androgenproduktion des Hodens).

Eine *exogene* Beeinflussung der Geschlechtsentscheidung läßt sich nicht nur bei niederen Tierformen ohne genetische Geschlechtsbestimmung (*Valvata, Crepidula, Bonellia* u.a., s. HARTMANN 1956) erreichen, sondern auch höhere Lebewesen zeigen eine zeitlich begrenzte Ansprechbarkeit der Gonadenanlagen auf exogene geschlechtsdifferenzierende Einflüsse. Sowohl mit physikalischen Reizen als auch durch die Behandlung mit steroiden Hormonen sind bei *Amphibien* Modifikationen im Aufbau der Gonaden bis zur völligen Geschlechtsumkehr mit irreversibler Determination zu erzielen (GALLIEN 1938, FOOTE 1941). Eine primäre genetische Umwandlung ist also nicht die conditio sine qua non für die Umkehr der Geschlechtsdifferenzierung (MOORE 1947, WITSCHI und OPITZ 1961). Die Beispiele postgenetischer Geschlechtsumwandlung zeigen, daß zwar die genetische Konstitution richtungsbestimmend ist, eine Benachteiligung des stärkeren (episthatischen) Induktors jedoch dem schwächeren (hyposthatischen) Induktor Gelegenheit geben kann, die Leitung der Gonadenentwicklung zu übernehmen.

Beim höheren *Säuge*tier ist die Histogenese der Gonadenanlagen — soweit bisher bekannt geworden — experimentell durch Hormonbehandlung nicht beeinflußbar. Die Verabfolgung von oestrogenen oder androgenen Hormonen wirkt sich jedoch beim Säugetier und *Menschen* auf die strukturelle Entwicklung der Geschlechtsgänge aus, die bei beiden Geschlechtern zunächst ein morphologisch indifferentes Stadium durchlaufen. Homologe Hormone bewirken im Experiment eine eklatante Steigerung (Stimulierung) der Entwicklung, während heterologe Hormone unter Ausschaltung der genetischen Determination eine Geschlechtsumkehr im Aufbau der Gangsysteme und der akzessorischen Geschlechtsorgane bewirken können. DANTSCHAKOFF (1941) hat bei weiblichen *Meerschweinchen*-feten durch die Injektion von gegengeschlechtlichen Hormonen (Testosteronpropionat) eine Regression der weiblichen Sexualorgane und Fortentwicklung der indifferenten Anlagen in männlicher Richtung erzielt. Das äußere Genitale zeigte keine Unterschiede gegenüber dem normal entwickelter, genetisch männlicher Embryonen. Es kam nicht zur Entwicklung einer Vagina, obgleich der Uterus einen altersentsprechenden Ausbildungsgrad erreichte. Ähnliche Beobachtungen wurden in der Folge von zahlreichen Forschern bei verschiedenen Tierspecies unter entsprechenden Versuchsbedingungen gemacht (v. WAGENEN 1935, WOLFF und GINGLINGER 1935, WILLIER 1961, *Hühnchen*; HAMILTON 1937, HAMILTON und GARDNER 1937, HAMILTON und WOLFE 1937, 1938, NELSON und MERCKEL 1937, KORENCHEVSKY und DENNISON 1936, GREENE, BURILL und IVY 1938, MEY und SCHEID 1959, SUCHOWSKY und JUNKERMANN 1960, *Ratte*; RAYNAUD 1938, 1939, *Maus*; BRUNER und WITSCHI 1946 beim *Hamster*; RAYNAUD 1937 *Katze*; zusammenfassende Darstellungen von JOST 1948, GRUMBACH und DUCHARME 1960 und SIMMER 1961).

Unter den geprüften androgenen Steroiden war Testosteron am stärksten wirksam. Die Reaktion der Tiere war im einzelnen verschieden. Im Vordergrund stand eine Vermännlichung des äußeren Genitale und des Sinus urogenitalis. Die Wolffschen Gänge wurden entsprechend der Differenzierung beim männlichen Geschlecht in wechselndem Ausmaß weiterentwickelt. Die Entwicklung der Müllerschen Gänge blieb unbeeinflußt. Obgleich die Virilisierungsvorgänge leicht reproduzierbar sind, ist eine gezielte experimentelle Provokation bestimmter Pseudozwitterformen nicht ohne weiteres möglich, da die histogenetischen Umbildungsvorgänge von einer großen Zahl verschiedener Faktoren abhängen.

Die chemische Konstitution der angewandten natürlichen Hormone oder synthetischen Wirkstoffe mit analoger Wirksamkeit sowie die Dosierung mögen für die unterschiedlichen morphologischen Resultate verantwortlich sein. Diese exogenen Faktoren treffen auf verschiedene entwicklungsphysiologische Voraussetzungen. Der Stand der Entwicklung bestimmt die Ansprechbarkeit auf hormonale und andere Einflüsse. weshalb graduell verschiedene Zwitterformen unter gleichen experimentellen Bedingungen häufig im selben Wurf angetroffen werden. Da die biologische Wirksamkeit oestrogener und androgener Hormone weder geschlechts- noch organspezifisch ist, ergeben sich weitere Schwierigkeiten in der Deutung der Resultate.

Beim *Menschen* beginnt die somatische Geschlechtsdifferenzierung des ursprünglich gemeinsamen Gangsystems bei Embryonen von etwa 30 mm Länge. Es wird auf Grund von Analogieschlüssen aus Tierversuchen vermutet, daß zu diesem Zeitpunkt die Hoden bereits Androgene bilden. Die Androgensekretion wirkt protektiv auf die Ausbildung der männlichen Ausführungsgänge. Im Tierexperiment wird bei Entfernung der fetalen Hoden in diesem Stadium die somatische Geschlechtsdifferenzierung in weibliche Richtung gedrängt. Eine Exstirpation der fetalen Ovarien hat dagegen keinen tiefgreifenden Einfluß auf die Ausbildung der weiblichen Geschlechtswege. Auf Grund dieser Beobachtungen liegt es nahe, den androgenen Hormonen in der Ontogenese der Säugetiere nicht nur eine protektive, die mütterlichen Hormone abschirmende Wirkung auf die Entwicklung der männlichen Ausführungsgänge zuzuschreiben, sondern eine determinierende Wirkung auf die somatische Geschlechtsdifferenzierung. Die männliche Determinierung der Gänge ist demnach an die zeitgerechten kontinuierlichen Impulse des embryonal-fetalen Hodens gebunden. Bei der sog. testiculären Feminisierung, der unauffälligsten Intersexform des Menschen, ist die Vaginalentwicklung ein Gradmesser der Testesinsuffizienz. Je höher die Hoden differenziert sind, um so größer ist der Grad der Scheidenhypoplasie (HAUSER 1961). Nach dieser weitgehend anerkannten monohormonalen Theorie ist der sexuelle Charakter von der Anwesenheit der Testes und ihrer Funktion abhängig (s. bei JOST 1948, PHILIPP 1951, DICZFALUSY und LAURITZEN 1961). Durch partielle Schädigung der placentaren Funktion trächtiger *Kaninchen* mit Hilfe von Cytostatica gelingt es bei weiblichen Feten, die Regression der Wolffschen Gänge zu verhindern. PREISLER (1962) folgert daraus, daß die placentaren Oestrogene bei Fehlen der Testikel, d. h. bei weiblichen Feten und bei der Gonadendysgenesie. die Rückbildung der Wolffschen Gänge fördern, so daß ein weibliches Genitale gebildet wird. Bei chromosomal männlichem Geschlecht und fehlenden Gonaden infolge von Mißbildungen wird die Entwicklung durch die Wirkung der placentaren Oestrogene immer in die weibliche Richtung gedrängt.

Eine Beeinflussung der Geschlechtsdifferenzierung der Feten durch die therapeutische Verabfolgung von *Oestrogenen* in der Gravidität ist beim *Menschen* nicht beobachtet worden. Über Virilismus weiblicher Feten infolge einer Behandlung der Mütter mit *natürlichem Progesteron* liegen spärliche Mitteilungen vor. Nach DORFMAN (1957) ist im Organismus eine Umwandlung des endogenen Progesterons in Testosteron möglich. Durch ein Mehrangebot an Ausgangssubstanz oder gesteigerte enzymatische Abbauvorgänge kann theoretisch auf diese Weise eine relative Zunahme von Androgenen eintreten. Da aber Progesteron seit langem eine breite Anwendung in der Behandlung drohender Fehlgeburten gefunden hat, besitzen diese Einzelmitteilungen, gemessen an der großen Zahl der Fälle mit unbeeinflußter kindlicher Geschlechtsentwicklung, keine Beweiskraft. Anders bei den *synthetischen Gestagenen*, deren überzeugender wehenhemmender Effekt durch mehr oder weniger ausgeprägte androgene Eigenschaften ergänzt wird. Am längsten bekannt ist das Pregneninolon oder 17-Äthinyltestosteron. In den letzten Jahren sind besonders die 19-Nor-Verbindungen des Testosterons verwendet worden. Diese sind oral noch stärker gestagen wirksam als das Pregneninolon. Am stärksten beeinflußbar sind die Feten in der 7.—16. Woche (OVERZIER 1961). Wurden die Androgene den Müttern vor der 13. Schwangerschaftswoche gegeben, so fand sich bei den Neugeborenen eine Hypertrophie der Clitoris und eine Verschmelzung der Labioscrotalfalten. Die Urethra und Vagina mündeten getrennt oder vereint im Sinus urogenitalis. Eine Stimulierung der Wolffschen Gänge war im Gegensatz zu den Befunden im Tierexperiment nicht nachzuweisen.

Die Gefahr, durch natürliche oder synthetische „Progestine" genitale Mißbildungen an weiblichen Feten auszulösen, zwingt zur sorgfältig kontrollierten bzw. zurückhaltenden Anwendung dieser Medikamente in der Gravidität (s. bei ZANDER und MÜLLER 1953, WILKINS, JONES, HOLMAN und STEMPFEL 1958, KAUFMANN, WEBER und ZANDER 1959, KUPPERMAN, SEIDL, EPSTEIN 1960, NAPP 1960, THOMSEN und NAPP 1960. SIMMER 1961).

Bei Verabfolgung der androgenen Medikamente in der 2. Schwangerschaftshälfte beschränkten sich die Veränderungen in den mitgeteilten Fällen auf eine Vergrößerung der Clitoris.

Ein Überangebot androgener Hormone durch hormonell aktive Tumoren (Arrhenoblastome u. a.) kann auch auf endogenem Wege einen *Pseudohermaphroditismus* der Feten induzieren. Entsprechende Fälle sind von FELICISSIMO DE PAULA XAVIER und DE ABREU-JUNQUEIRA (1938), BRENTNALL (1945), YOUNG (1951). WILKINS. JONES, HOLMAN und STEMPFEL (1958) u. a. mitgeteilt worden.

B. Der Eileiter

I. Der Eileiter und das Ei

In der Tube wird das Ei vom Ovar zum Uterus geleitet. Sie ist zugleich die letzte Wegstrecke der Spermatozoen auf ihrer Wanderung von der Vagina zur Eizelle. Die Eizelle wird beim *Menschen* nach allgemeiner Ansicht in der Pars ampullaris der Tube befruchtet (SCHRÖDER 1930, KNAUS 1950, KIESSELBACH 1953, BARGMANN 1964). Bei den *Centetidae*, einer altertümlichen Familie der Borstenigel aus Madagaskar, werden die Eier wie bei der Spitzmaus *(Sorex)* innerhalb des Follikels im Ovar befruchtet, bei dem nahe verwandten Maulwurf *(Talpa)* dagegen in der Ampulle. Bei *Kaninchen, Goldhamster, Taschenmaus (Geomys), Maus, Ratte* und *Meerschweinchen* wird als Befruchtungsort die Ampulle angegeben. Bei Fledermäusen kommt Befruchtung im Ovar *(Pipistrellus)* und in der Ampulle vor (Hufeisennase, *Rhinolophus*). Beim *Hund* sollen die Spermatozoen die Eizelle im Ovar erreichen, beim *Marder* in der Bursa ovarica und beim *Fuchs* im Isthmus der Tube. Die Eizelle der *Katze* wird in der Pars ampullaris befruchtet (STRAUSS 1938, 1954, 1956).

Bis zur Implantation der Blastocyste im Uterus vergehen bei den *Primaten* etwa 6—8 Tage. Wenigstens die Hälfte dieser Zeit verbringt die Eizelle in der Tube. Am Transport der Eizelle sind sowohl die Flimmerzellen des Epithels als auch die Tubenmuskulatur beteiligt. Wahrscheinlich bewirkt jedoch die Tubenmuskulatur keine Beschleunigung des Transportes. Durch muskuläre peristaltisch-antiperistaltische Pendelbewegungen wird vielmehr die Verweildauer der Eier in der Tube verlängert. ANDERSEN (1941) hat Maizenakörner in die Bauchhöhle des *Kaninchens* injiziert und beobachtet, daß die Körner die Tube rascher passieren, wenn er die Bewegungen der Tubenmuskulatur durch hohe Dosen von Gelbkörperhormon hemmte.

Während der Tubenpassage laufen an der Eizelle die ersten Entwicklungsvorgänge ab, die durch rasch aufeinanderfolgende Furchungen und eine Sonderung in Trophoblast und Embryoblast charakterisiert sind. Es ist immer wieder die Frage diskutiert worden, ob die Tubenschleimhaut zum Stoffwechsel der Eizelle etwas beiträgt, wie es das reiche Faltenrelief der Ampullenwand, die Sekretion des Epithels und die auffallend gute Durchblutung der Tubenmucosa vermuten lassen. Eine völlige Autonomie der Eizelle während der Tubenwanderung ist unwahrscheinlich. Die Grundsubstanz der Zona pellucida erlaubt die Permeation hochmolekularer Substanzen (MORICARD und GOTHIÉ 1957, AUSTIN und LOVELOCK 1958. FRIZ 1959, FRIZ und MEY 1960. MÜLLER 1961, 1964). In der Struktur dieser Schutzhülle sind also die Voraussetzungen für metabolisch-nutritive Beziehungen zum Eileiter und seinen Sekreten gegeben.

II. Die Schleimhaut des Eileiters

Die Schleimhaut des Eileiters besteht aus einem mehr oder weniger stark gefalteten Bindegewebsgerüst mit reicher Vascularisierung, das von einem einschichtigen Epithel bedeckt ist. Das Faltenrelief ist in der Pars ampullaris außer-

3*

ordentlich reich und füllt dort die Lichtung bis auf ein Labyrinth von schmalen
Spalten aus (Abb. 34). Die in der Längsrichtung geöffnete Tube gibt von dem
komplizierten Faltenrelief der Pars ampullaris nur einen ungenügenden Eindruck,
da die sekundären und tertiären Fältchen meistens miteinander verklebt sind.

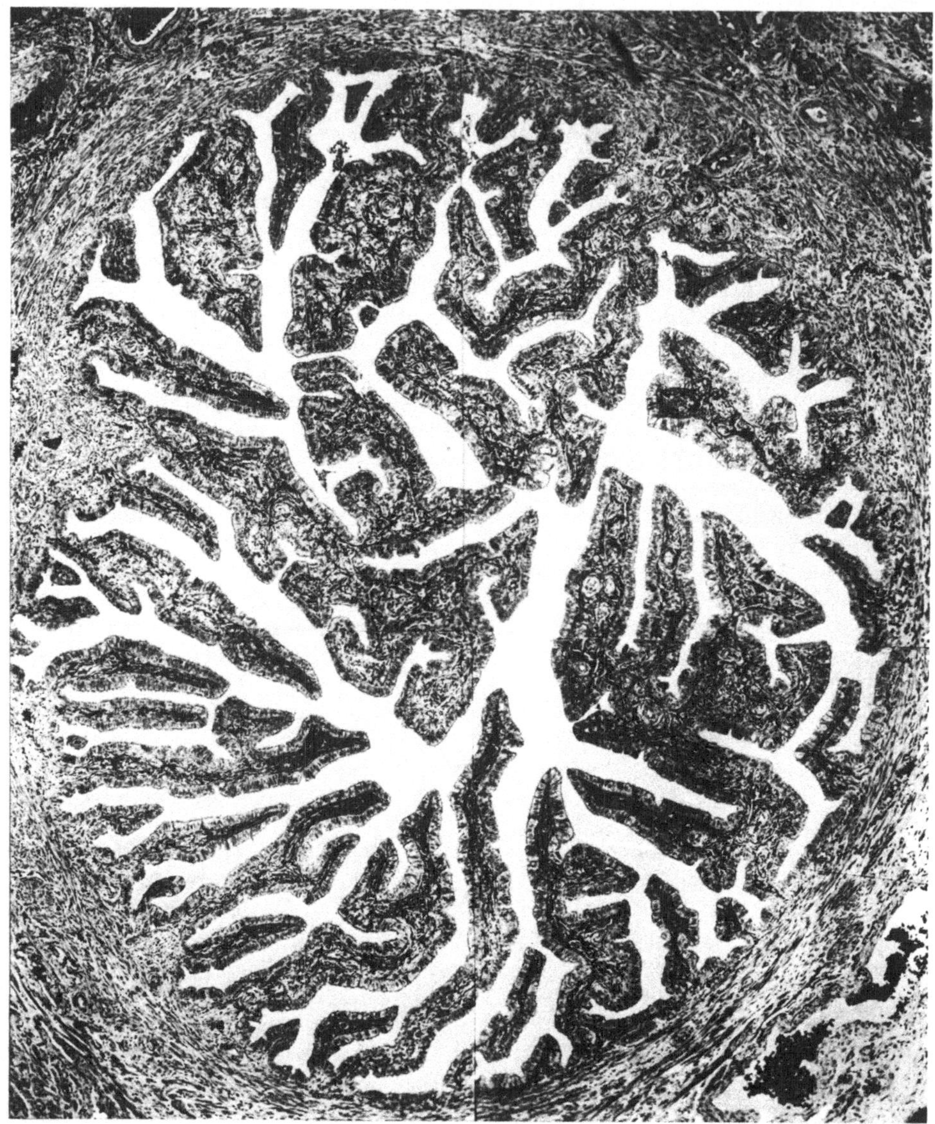

Abb. 34. Querschnitt durch den ampullären Teil des Eileiters einer geschlechtsreifen Frau. Eisenhämatoxylin.
Vergr. 75fach

An einem solchen Präparat wird aber deutlich, daß die Faltenzüge im Bereich
der Engen niedriger sind und eine Raffung zeigen (Abb. 35). Im Isthmus fehlt
die Fältelung der Mucosa ganz bis auf drei bis fünf leistenartige Vorsprünge der
Schleimhaut, die das Tubenlumen sternförmig einengen. Hier ist auch die Vascularisierung bedeutend geringer. Die Ausbildung der Schleimhautfalten ist hormon-

abhängig. Die Altersinvolution der Falten (SCHRÖDER 1930) wird rückgängig gemacht, wenn größere Mengen oestrogener Hormone auftreten. Bei hormonell

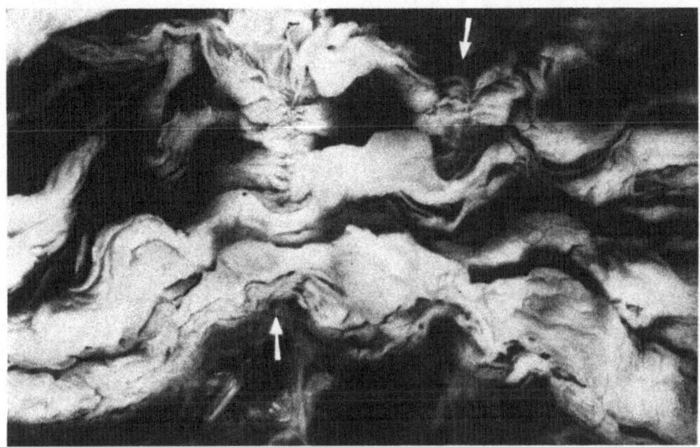

Abb. 35. Das Faltenrelief im ampullaren Teil einer langseroffneten Tube. Die linke Raffung (↑) erfaßt den ganzen Umfang, die rechte nur einen Sektor (↓) Vergr. ca 8 fach. Aus HORSTMANN (1952a)

aktiven Ovarialgeschwülsten kann eine altersatrophische Tubenschleimhaut erneut stark proliferieren (s. HUBER und BESSERER 1952).

Das sog. *Tubensekret* ist nach GOMPPER (1950) zum größten Teil Peritonealflüssigkeit, die durch den Fimbrientrichter angesaugt wird, und nur zu einem kleinen Teil ein Sekretionsprodukt des Tubenepithels. Die sekretorische Tätigkeit des Eileiterepithels ist bei verschiedenen Nagetieren durch morphologische und experimentelle Untersuchungen erwiesen. Beim *Kaninchen* finden MASTROIANNI, BEER, SHAW und CLEWE (1961) sowie MASTROIANNI und WALLACH (1961) durch quantitative Bestimmung der Tubenflüssigkeit nach beidseitiger Ligatur eine direkte Abhängigkeit der Sekretbildung von der Hormonlage. Oestrogene steigern die Sekretbildung, progestative Hormone verursachen einen Rückgang der Sekretionsleistung. KOESTER (1964) hat den Sekretionsverlauf in der *Kaninchen*tube mit radioaktivem Schwefel untersucht. Schwefelhaltige Mucopolysaccharide sind der wesentliche Bestandteil des Tubensekretes. Aus der Menge des eingebauten Sulfates ($Na_2S^{35}O_4$) ist daher die Syntheseleistung der Tubenschleimhaut abzuschätzen. Post ovulationem findet KOESTER ein deutliches Ansteigen der Sekretion in einer vom ovariellen zum isthmischen Teil fortschreitenden Welle. Für eine Sekretströmung bzw. Durch-

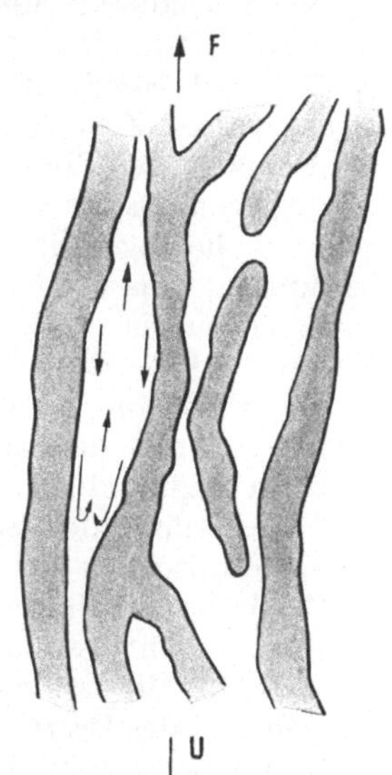

Abb. 36. Schematische Darstellung der Strömungsverhältnisse in der Tube. Die Bewegung an der Wand der Falten erfolgt durch das Flimmerepithel uteruswarts (*U*), in der Mitte entsteht eine Gegenströmung zum Fimbrienende hin (*F*). Aus KNEER u. CLESS (1951)

mischung sorgen die muskulären Wandelemente des Tubenrohres und die Flimmerzellen des einschichtigen Epithels.

Der Einfluß des *Flimmerschlages* auf die Spermatozoen wurde früher darin gesehen, daß die Spermien sich gegen den Schleimstrom einstellen und positiv rheotaktisch, d.h. stromaufwärts, vordringen. Die Flimmerzellen sind in der Tube in durchlaufenden Straßen um Gruppen flimmerloser Zellen angeordnet (LUCAS 1930, PARKER 1932).

PARKER (1930, 1931) fand bei der *Schildkröte* und dem *Kaninchen*, KNEER und CLESS (1952) beim *Menschen* eine Umkehr der Strömungsrichtung in den Tälern zwischen den Falten (Abb. 36). Partikel von der Größe einer Eizelle, die benachbarten Schleimhautfalten direkt anliegen, werden durch den Wimperschlag immer nur in Richtung auf den Uterus gefördert, während die kleineren Spermatozoen häufig in den Gegenstrom gelangen und dann zum Fimbrienende hin wenigstens streckenweise mitgenommen werden. Wenn so auch wohl kaum ein geregelter Spermientransport durch die ganze Tube entgegen dem Flimmerschlag möglich ist, so wird doch eine gründliche Durchmischung des Tubeninhaltes erreicht. YAMADA (1952) beobachtete beim *Frosch (Rana nigra maculata)* und bei der *Schildkröte (Clemmys japonicus)*, daß entlang der Mesosalpinx der Flimmerschlag fimbrienwärts gerichtet ist, im Bereich des übrigen Umfanges dagegen uteruswärts.

Wie SWYER (1947) beim *Kaninchen* und SHETTLES (1953, 1955a, b) an menschlichen Eiern beobachtete, wird die Eizelle nur in der *lebenden* Tube von der Corona radiata befreit. SWYER vermutet, daß durch mechanische Behandlung (Wimperschlag, Muskelkontraktion) die durch Hyaluronidase bereits gelockerten Follikelzellen abgefegt werden, denn Tubenextrakte allein sollen unwirksam sein.

Nach LEONARD und KURZROK (1945, *Ratte*) sowie FEKETE und DURAN-REYNALS (1943, *Maus*) löst die Hyaluronidase die Verbindung zwischen Follikelepithel und Eizelle. Doch bleibt wenigstens beim *Kaninchen* sehr häufig eine dichtgepackte Zona radiata stehen (PINCUS 1930). Beim menschlichen Ei wurden die Follikelzellen durch Hyaluronidase nicht abgelöst, auch nicht durch Zugabe von Sperma (SHETTLES 1953, 1955a, b). KAULLA und SHETTLES (1953, 1954) fanden in homogenisierter Tubenschleimhaut ein fibrinolytisches Ferment (Fibrinolysokinase), das ein in der Follikelflüssigkeit vorhandenes Profibrinolysin aktiviert. Vermutlich spielt das fibrinolytische Ferment bei der Entfernung der Zona radiata und bei dem Eindringen der Spermatozoen in die Eizelle eine Rolle.

Die Funktion des Wimperschlages ist demnach vielfältig:

1. Transport der Eizellen in Richtung auf den Uterus,
2. Reinigung der Eizelle von anhängendem Follikelepithel,
3. Verteilung der Spermatozoen über das ganze Tubenlumen,
4. Vermischung des Tubeninhaltes.

Cyclische Veränderungen im Verhalten des Flimmerschlages konnten beim *Menschen* nicht gefunden werden (SECKINGER und SNYDER 1928). Beim *Kaninchen* soll die Schlagfrequenz zur Zeit der Eipassage um etwa 20% höher als während des Oestrus sein (BORELL, NILSSON, WERSÄLL und WESTMAN 1956).

Schon SCHRÖDER (1930) hat — angeregt durch SOBOTTA (1924) — die Vermutung geäußert, daß die Tubenschleimhaut sowohl für die Spermatozoen als auch für die befruchtete Eizelle mehr bedeutet als eine glatte Straße. Die „Eileitung" ist nur ein Teilprozeß innerhalb verschiedener Funktionen, die günstige Bedingungen für die ersten Entwicklungsschritte der befruchteten Eizelle schaffen. WESTMAN (1930) hat *Kaninchen* 12 Std nach dem Decken kastriert, wodurch die Umwandlung der Flimmerzellen in Sekretzellen verhindert werden soll. 70 Std später exstirpierte er die Tuben. Die Eier befanden sich wie beim normalen Tier im Isthmus und zeigten auch Furchungsstadien. Sie waren aber degeneriert. WESTMAN (1930) sowie WESTMAN, JORPES und WIDSTRÖM (1931) schließen daraus, daß die Sekretion der Tubenschleimhaut eine Voraussetzung für die Erhaltung der Vitalität des befruchteten Eies ist. BURDICK und WHITNEY (1938) beschleunigten durch hohe Dosen von Follikelhormon bei der *Maus* und beim *Kaninchen* die Passage des Eies durch die Tuben. Die befruchteten und schon gefurchten Eier degenerierten im Cavum uteri rasch. Die im Uteruscavum rasch einsetzende

Degeneration der befruchteten und gefurchten Eier führen die Autoren auf das zu kurze Verweilen im Eileiter zurück. GREEN (1957) sowie McGEACHIN, HARGAN, POHER und DAUS (1958) haben α-Amylase im Tubensekret nachweisen können. Sie vermuten eine spezifische Wirkung dieses Enzyms auf das glykogenreiche Sekret des Endometriums. Durch die Aufspaltung des Glykogens sollen die Bedingungen für die Ernährung des jungen Keimes verbessert werden.

Wenn auch die Mitwirkung der Tubenschleimhaut für den Befruchtungsvorgang anscheinend sehr wichtig ist, so herrscht doch noch große Unsicherheit über ihre Bedeutung. Während MORICARD und BOSSU (1949, MORICARD 1949, 1950) z. B. dem O_2-Angebot großen Wert zumessen, hat SMITH (1951) einen hohen Prozentsatz von künstlichen Befruchtungen in vitro ohne Rücksicht auf diesen Faktor erreicht. Aber alle Autoren stimmen überein, daß die Anwesenheit von Tubenschleimhautstücken die Befruchtungserfolge entscheidend verbessert.

Der Tubeninhalt kann auch für die Spermatozoen von Bedeutung sein. So überleben die Spermatozoen der *Fledermaus* vom Herbst bis zum Frühjahr in der Tube, gehen aber in der Bursa ovarica bald zugrunde und werden phagocytiert (COURRIER 1945).

1. Das Epithel

MORALLER, HOEHL und MEYER haben noch 1912 das Tubenepithel als einheitliches, zylindrisches Flimmerepithel mit kontinuierlichem Flimmerbesatz charakterisiert, aber auch schon von Sekretionsvorgängen gesprochen. v. EBNER (1902) beschreibt in KÖLLIKERs Handbuch neben Flimmerzellen cilienfreie Zellen im Verband des Tubenepithels. Die flimmerlosen Zellen sind nach der Meinung von MANDL (1897), GIANELLI (1907), SCHAFFER (1908, 1933), MOREAUX (1913), WESTMAN (1916), COURRIER (1924) u. a. sekretorische Zellen. SCHRÖDER (1930) unterscheidet vier Zellformen des Epithels:

1. Vollentwickelte Flimmerzellen.

2. Becherglasartige oder keulenförmige, flimmerlose sezernierende Zellen, die oft in das Lumen vorgebuchtet sind.

3. Übergangsformen von Flimmerzellen zu sezernierenden Zellen.

4. Stiftchen- oder Stachelzellen (= entleerte Sekretzellen).

Ihr Mengenverhältnis wechselt nach Ort und Funktionsphase der Tube. Es ist unentschieden, ob die Änderungen der zahlenmäßigen Relation die Folge von Zelltransformationen oder unterschiedlicher Vermehrungs- bzw. Absterbegeschwindigkeit der einzelnen Zelltypen sind. SCHRIDDE (1910), NOVAK und EVERETT (1928), GUERRIERO (1931), PAPANICOLAOU, TRAUT und MARCHETTI (1948) und FREDRICSSON (1959a, b) vertreten die Auffassung, daß die Flimmer- und Sekretzellen zwei verschiedene Zelltypen sind, die nicht ineinander übergehen. Eine Umwandlung von Sekretzellen in Flimmerzellen ist nicht erwiesen und nach BRUNI (1950) unwahrscheinlich, da auch die Sekretzellen ohne Umwandlung in Stiftchenzellen ausgestoßen werden und die Neubildung von Flimmerzellen aus den basal gelegenen Ersatzzellen sicher ist. SCHULTKA (1963) sowie SCHULTKA und SCHARF (1963) sind der Ansicht, daß Flimmer-, Sekretions- und Stiftchenzellen drei Funktionsformen einer einheitlichen Zellpopulation sind.

a) Die Flimmerzellen

Die Flimmerzellen sind hochcylindrisch und besitzen einen länglichen Kern. Der apikale Saum enthält unter dem Cilienbesatz eine mit Eisenhämatoxylin kräftig anfärbbare Basalkörperchenreihe. In Höhe der Basalkörperchen sind saure Mucopolysacchraide, SH- und SS-Gruppen und Ribonucleinsäure nachweisbar. Das Cytoplasma der Flimmerzellen ist leicht acidophil. Cotte (1949), Balboni (1954) sowie Schultka und Scharf (1963) beschreiben dunkler und heller gefärbte Flimmerzellen im Epithel des menschlichen Eileiters. Die letzteren

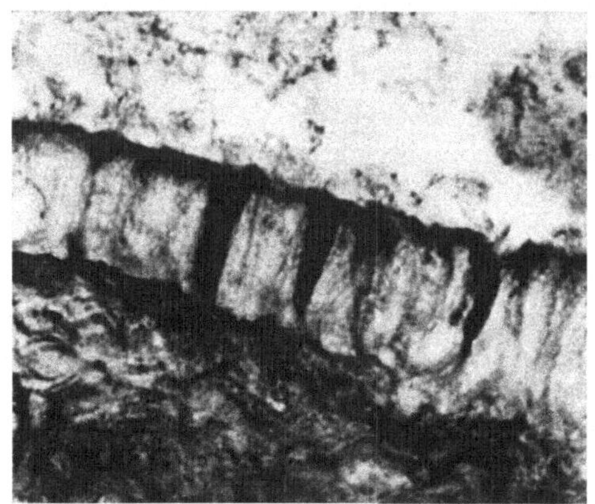

nehmen nach dem 10. Tage post menstruationem zu. Die Varianten unterscheiden sich auch histochemisch. Die apikalen Teile der hellen Flimmerzellen sind stärker acidophil. Die Konzentration von SH- und SS-Gruppen sowie von Tyrosin ist unterhalb des Flimmerbesatzes stärker als in den übrigen Zellabschnitten. Die dunklen Flimmerzellen sind höher zylindrisch und stehen in Gruppen beisammen. Sie sind um die Mitte des Cyclus mit kräftigen Cilien ausgerüstet. Das Cytoplasma färbt sich mit den üblichen histologischen Methoden homogen basophil an, was auf einen höheren Gehalt an gleichmäßig verteiltem Ribonucleoproteid schließen läßt. Fawcett

Abb. 37. Eileiterepithel in Follikelphase. PAS-Reaktion. Kräftige Reaktion am apikalen Saum. Starke Farbung auch der Stiftchenzellen. Vergr. 600fach

und Wislocki (1950) vermissen sowohl Basophilie als auch Eosinophilie bei allen Flimmerzellen. Besondere Bedeutung kommt dem Nachweis von *Glykogen* als Reservematerial energetischer Prozesse in den Flimmerzellen zu. Iwata (1929) gelang der Nachweis mit der Carminfärbung nach Best. Die Anwendung der

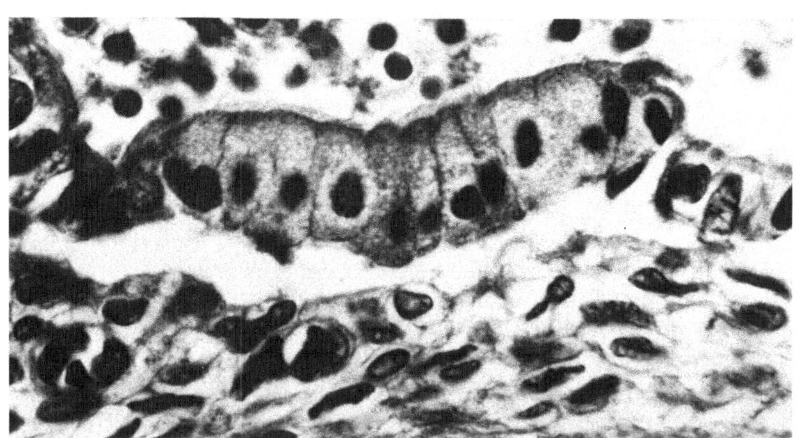

Abb. 38. Onkocytengruppe im Tubenepithel einer 43 Jahre alten Frau. Aus Hamperl (1936)

PAS-Reaktion, ergänzt durch die Diastaseprobe, erlaubt eine bessere Differenzierung und Lokalisation der Polysaccharide. Nach Fawcett und Wislocki (1950) sowie Balboni (1954) enthält das apikale Cytoplasma in einem schmalen Saum PAS-positive Substanz, die in den basalen Zellanteilen ganz fehlt (Abb. 37). Fawcett und Wislocki (1950) weisen auf die kräftige PAS-Reaktion der Cilien — vielleicht auch der dazwischenliegenden Substanz — und des Lumeninhaltes hin. Fredricsson (1957, 1959a, b) findet diastaseempfindliches granuläres Material (Glykogen) besonders in der Umgebung des Zellkernes mit Bevorzugung der supra- und infranucleären Bezirke. Daneben beobachtet er auch diastaseresistente, PAS-reaktive Granula im supranucleären Bereich der Flimmerzellen. Die Verteilung der PAS-positiven Substanz ändert sich nach FREDRICSSON mit den Cyclusphasen. In der Follikelphase finden sich etwa gleich große Mengen im supra- und infranucleären Bereich. In der Luteinphase verkleinern sich die supranucleären Glykogendepots. Auch während der Schwangerschaft findet sich das meiste Glykogen infranucleär. Die Verminderung

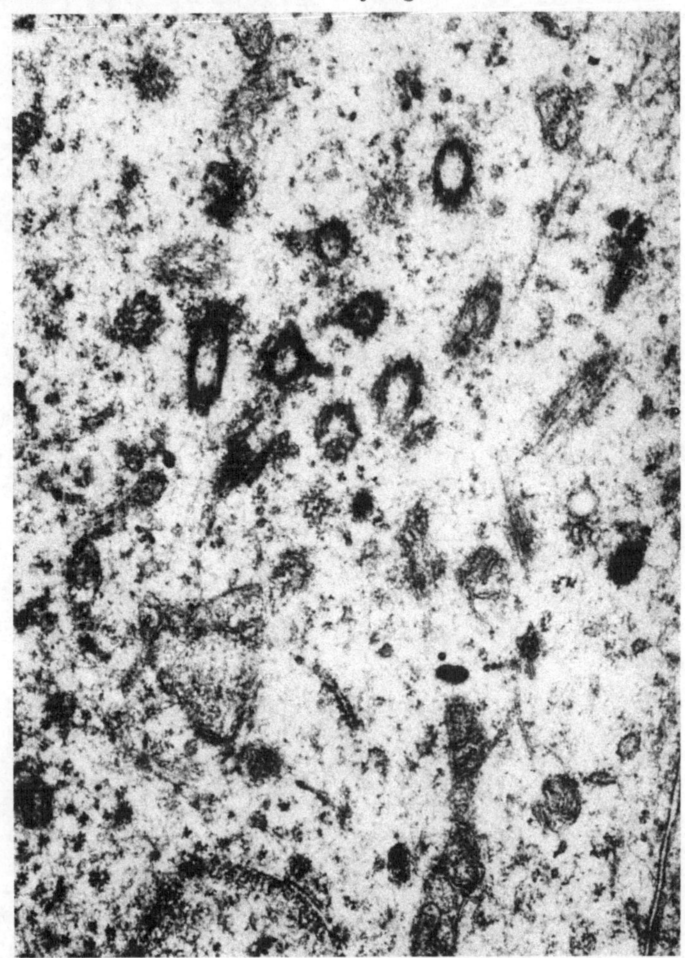

Abb. 39. Tubenepithel eines 25 cm langen menschlichen Feten. Centriolenfeld im supranucleären Bereich. In der oberen Bildhälfte liegen Basalstrukturen von Cilien in regelloser Anordnung (Vorstufen der Cilienentwicklung?). Fix. OsO_4, Kontrastierung mit $KMnO_4$ und Uranylacetat, Elmiskop I. Vergr. 30000fach

des Glykogens wird mit der Zunahme der Cilienaktivität nach der Ovulation in Zusammenhang gebracht.

Sowohl in den Flimmerzellen als auch in den cilienfreien Zellen sind *Lipoide* nachzuweisen. Sudanschwarz färbt eine feine, gleichmäßig im Cytoplasma verteilte Granulation an, die vielleicht auf die Mitochondrien zu beziehen ist (FAWCETT und WISLOCKI 1950, FREDRICSSON 1959a, b). Die Größe der Granula variiert in den Flimmerzellen. FREDRICSSON findet sie oft supranucleär in der Umgebung der Golgi-Region. Das sudanophile Material ist auf die Epithelzellen der Pars ampullaris beschränkt. Die Zellen der Isthmusregion zeigen

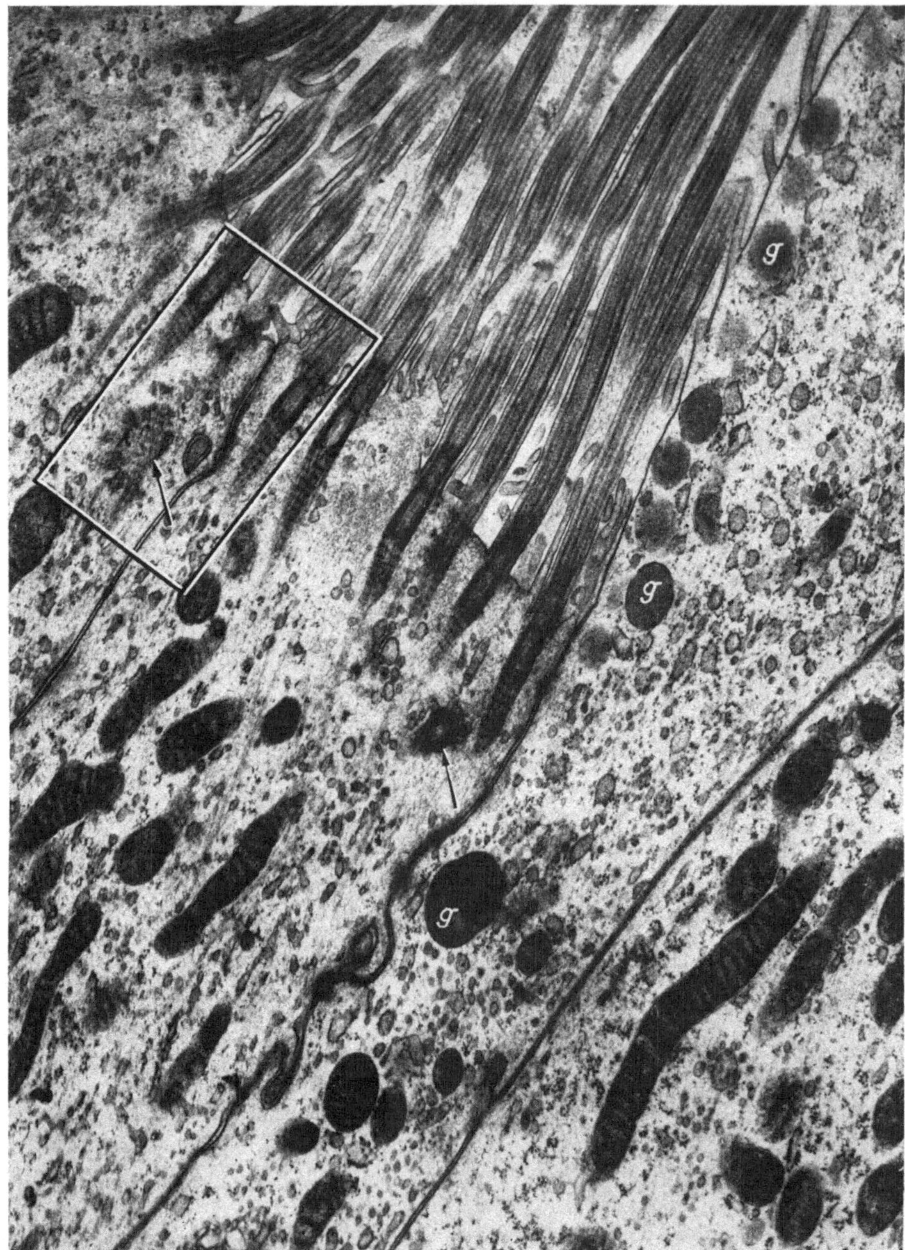

Abb. 40. Flimmerzellen und sekretorische Zellen aus dem Eileiterepithel einer geschlechtsreifen Frau während der Follikelphase. Das endoplasmatische Reticulum ist tubular oder vesicular und diskontinuierlich mit Ribosomen besetzt. Beide Zelltypen enthalten kleine Bläschen, die Hinweis auf eine Pinocytose geben. Die Basalkörperchen der Cilien (↑↑) besitzen periodisch gestreifte Wurzelfibrillen. Kontrastierung mit Bleiacetat. Vergr. 20000fach. Aus FREDRICSSON u. BJORKMAN (1962)

keine sudanophile Granulation. Nach Färbung mit kolloidaler Sudanschwarzlösung finden sich feine Lipoidkörnchen am Epithelsaum zwischen den Cilien, gelegentlich auch frei im Tubenlumen vermischt mit PAS-reaktiver Substanz.

Der Flimmerbesatz kann nach SCHULTKA und SCHARF (1963) partiell oder vollständig in Sekret umgewandelt werden. Im ersten Falle werden die knopfartig verdickten Enden der Cilien abgeschnürt, im zweiten wird der gesamte Cilien-

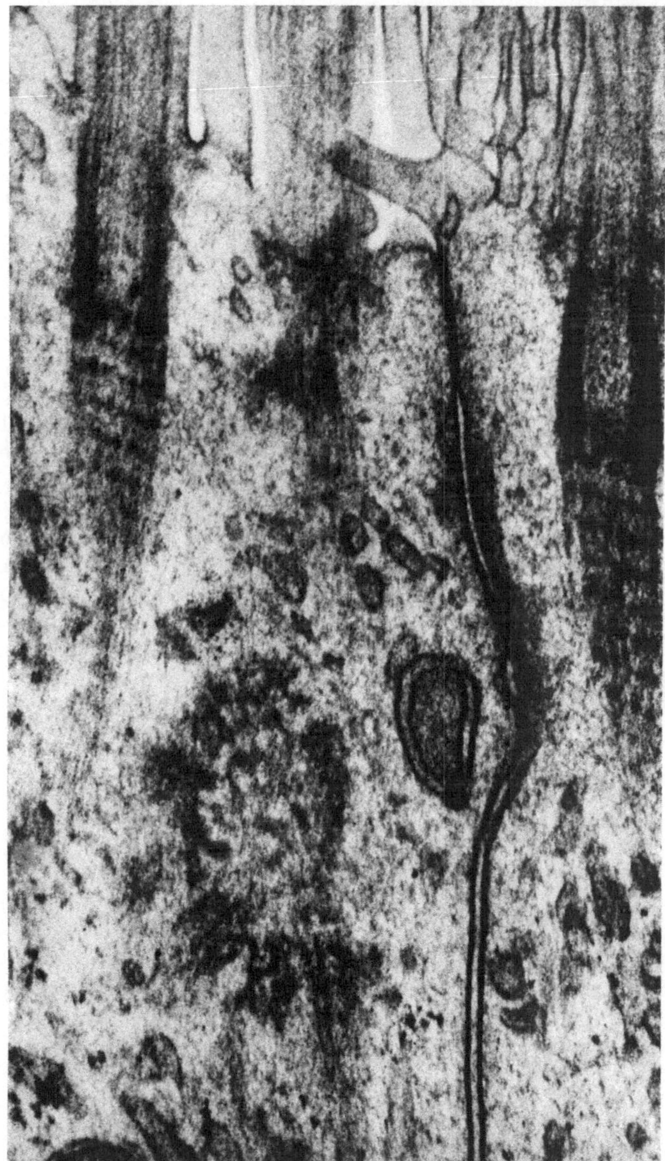

Abb. 41. Ausschnitt aus Abb. 40. Die periodisch gestreiften Wurzelfibrillen der Basalkorperchen bei stärkerer Vergrößerung. Vergr. 70000fach. Aus FREDRICSSON u. BJORKMAN (1962)

besatz eingeschmolzen. Bei der Umwandlung der Flimmer- in Sekretzellen verbreitert sich die Basalkörperchenreihe, die Konturen werden unscharf, schließlich verschwinden die Basalkörperchen vollständig.

Neben den hellen und dunklen Flimmerzellen hat HAMPERL (1936) auffallend große Flimmerzellen mit dichten Zellkernen beschrieben. Die Kerne erscheinen unregelmäßig begrenzt und werden von den Bläschen des schaumigen Cytoplasmas eingedellt. HAMPERL (1936, 1962) findet ähnliche Veränderungen des Cytoplasmas verbunden mit Zellvergrößerung auch in anderen epithelialen Organen und faßt die derartig umgewandelten Zellen als „Onkocyten" zusammen (Abb. 38). Die Zahl der Onkocyten nimmt im Alter zu. Die Veränderung der Zellen scheint eher Ausdruck der Regression und funktionellen Minderwertigkeit als der einer spezialisierten Funktion zu sein. Beim histotopochemischen Nachweis verschiedener oxydativer Enzyme (Cytochromoxydase, Bernsteinsäuredehydrogenase, DPN-TPN-Diaphorase) findet aber FISCHER (1961) in onkocytär umgewandelten Epithelzellen eine wesentlich stärkere Enzymaktivität als in den benachbarten Zellen. Es bleibt unentschieden, ob die verstärkten Reaktionen eine Steigerung der Zellfunktionen (Umdifferenzierung) oder eine Kompensation von Zellschädigungen anzeigen. Nach ROTHER (1964) sprechen das fermentcytochemische Bild, der Reichtum an Mitochondrien und die intensive Capillarisierung solcher Zellgruppen für spezifische, freilich noch unbekannte Funktionen.

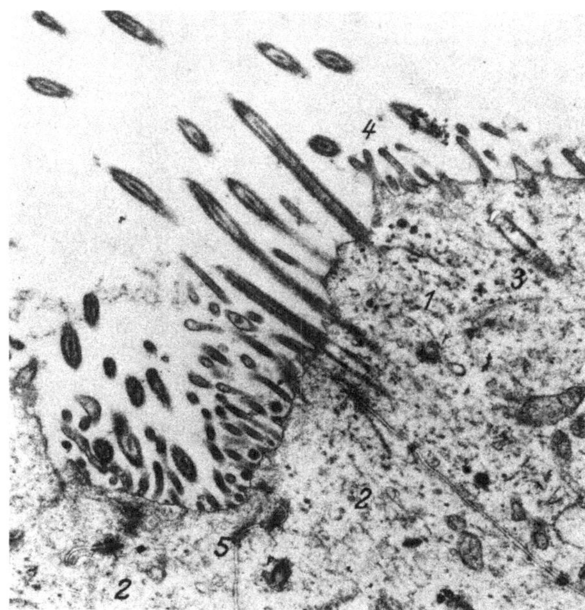

Abb. 42. Tubenepithel eines 25 cm langen menschlichen Feten. Apikale Abschnitte einer Flimmerzelle (1) und von Zellen ohne Flimmerbesatz (2). 3 Basalkörperchen mit periodisch gegliederten Wurzelfibrillen; 4 verzweigte Mikrovilli, 5 Zellmembranen mit Desmosomen. Fix. OsO₄, Kontrastierung mit KMnO₄ und Uranylacetat. Vergr. 13 500fach

Die *Bildung der Flimmerhaare* soll im Cytoplasma mit dem Erscheinen einer Vacuole basalwärts vom Kern beginnen. An ihrem Rand ordnen sich die aus den Centriolen durch Teilung entstandenen Basalkörner. Von diesen wachsen dann die Flimmern in die Vacuole ein. Erst jetzt rückt die Vacuole mit dem Flimmerapparat zur Oberfläche der Zelle, bricht auf und entfaltet sich so, daß ihre Innenwand die lumenwärtige Zellgrenze bildet (v. MIHÁLIK 1934a, b, GALSTJAN 1935, BOURG 1948, HAMPERL 1950, FLERKÓ 1951, MILLESI 1953). Dieser Vorgang ist in Details schon früher beim respiratorischen Epithel und in gleicher Weise bei *Ciliaten* beobachtet worden (s. v. MIHÁLIK 1935/36). Ob die gleiche Zelle nach Verlust der Flimmern erneut eine Vacuole und damit Cilien bilden kann, ist nicht bekannt. Nach HØLUND (1946) ist das Bild einer Flimmervacuole eine durch Tangentialschnitte bedingte Täuschung. Auf Grund elektronenmikroskopischer Untersuchungen fetaler Tuben kommt STEGNER (1961) zu der Auffassung, daß die Flimmerhaare dystop im Cytoplasma entstehen und sekundär nach der Zelloberfläche verlagert werden. Die ursprüngliche Lage im Cytoplasma ist völlig regellos und ohne erkennbare axiale Ausrichtung (Abb. 39). Vacuoläre Bildungen, die den lichtmikroskopisch beschriebenen „Flimmerblasen" entsprechen, konnte STEGNER nicht beobachten. Diese

Befunde zeigen weitgehende Übereinstimmung mit den elektronenmikroskopischen Beobachtungen von ROTH (1960) über die Flimmerbildung bei *Protozoen* *(Stylonychia)*.

In der *Gewebekultur* bleiben die Flimmern verhältnismäßig lange funktionstüchtig erhalten. Sie sind noch vorhanden, wenn die Zellen sich infolge der Umstrukturierung des Transplantates stark abgeplattet haben (GALSTJAN 1935).

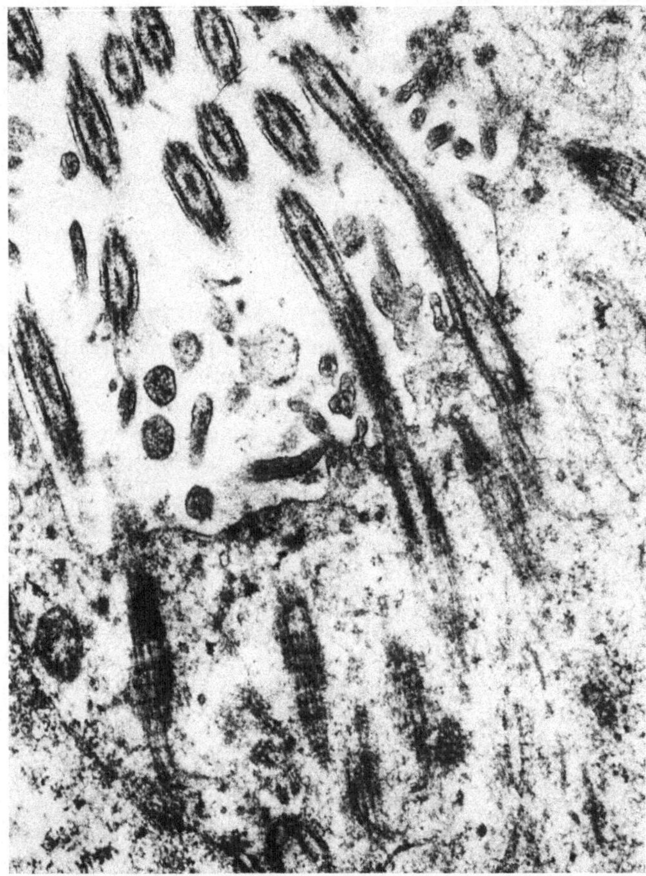

Abb. 43. Cilien aus dem Tubenepithel eines 25 cm langen menschlichen Feten. Unterhalb der Basalkörperchen Wurzelfibrillen mit periodischer Querstreifung. Technik wie bei Abb. 42. Vergr. 30000fach

Epithel, das von Frauen stammt, die mit Follikelhormon behandelt waren, flimmert nach CAFFIER (1938) in vitro länger, als das von unbehandelten Frauen.

Elektronenmikroskopisch zeigen die Flimmerhaare keine prinzipiellen Abweichungen vom einheitlichen Bauplan der Kinocilien (s. FAWCETT und PORTER 1954; BRADFIELD 1955; GATENBY 1961; GRIMSTONE 1962; Abb. 40, 41). Zwischen den Cilien stülpt sich die Oberflächenmembran in Form einfacher oder verzweigter Mikrovilli aus (Abb. 41—43). Kinocilien von gleichartigem Bau sind in den Eileitern verschiedener Säugetiere beschrieben worden (*Ratte:* ODOR 1953, YASUZUMI und WAKISAKA 1956, NILSSON 1957; *Kaninchen:* BORELL, NILSSON, WERSÄLL und WESTMAN 1956, NILSSON 1958; *Maus:* TOJI 1957, DE GROODT, DE ROM, LAGASSE, SEBRUYNS und THIERY 1960; *Rind:* BJÖRKMAN und FREDRICSSON 1960; *Meerschweinchen* und *Hamster:* DE GROODT, DE ROM, LAGASSE, SEBRUYNS und

THIERY 1960). Gestaltliche Variationen betreffen besonders das Basalkörperchen und die assoziierten Strukturen. Wurzelfibrillen mit periodischer Querstreifung sind nicht an den Basalstrukturen aller Flimmerhaare zu sehen. Sie dienen der Verankerung der Cilien im Cytoplasma und sind nicht aktiv am Wimperschlag beteiligt. In den Flimmerzellen der menschlichen Tube haben FREDRICSSON und BJÖRKMAN (1962) im Gegensatz zu den ursprünglichen Befunden von FAWCETT und PORTER (1954) Wurzelfibrillen unterhalb der Basalkörperchen und an Centriolen gefunden. Die Periodik der Querstreifung beträgt 65—70 mμ. Eine übereinstimmende Gliederung und Periodik der Wurzelfibrillen finden wir schon bei 25 cm langen Feten (STEGNER 1961; Abb. 43). Zwischen den gröberen Querstreifen ist stellenweise ein feiner intraperiodischer Streifen angedeutet. Auch in allen übrigen Details gleichen die Cilien den Flimmerhaaren der Erwachsenentube. Zahlreiche Centriolenfelder mit regellos verteilten Basalstrukturen lassen eine gesteigerte Cilienbildung in diesem Entwicklungsstadium vermuten.

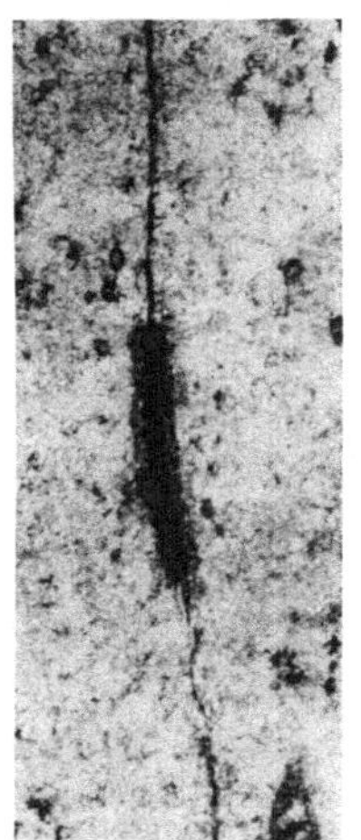

Abb. 44. Desmosom aus dem Tubenepithelverband einer geschlechtsreifen Frau. Fix. OsO$_4$, Kontrastierung KMnO$_4$ und Uranylacetat. Vergr. 24000fach

b) Zellen ohne Flimmerbesatz

Neben den Flimmerzellen finden sich im einschichtigen Verband des Eileiterepithels cilienfreie Cylinderzellen, deren unterschiedliche Strukturen als Funktionsformen sekretorisch tätiger Zellen angesehen werden. Die Zellen sind untereinander und mit den Flimmerzellen durch Kittlinien verbunden. die Desmosomenstruktur besitzen (Abb. 44).

An den cilienfreien Zellen finden sich Zeichen einer gerichteten Substanzabgabe. Die Indizien bestehen in einer büschelförmigen Auffaserung der Zelloberfläche oder in einer keulenförmigen Vorwölbung der apikalen Zellanteile in das Lumen mit nachfolgender Abschnürung dieser Cytoplasmabezirke. Geht der Abschnürung die apikale Anreicherung eines sichtbaren Sekretionsproduktes voraus, so sind die lichtmikroskopischen Kriterien einer apokrinen Zellsekretion erfüllt, soweit man sich der Begriffsbestimmung von SCHIEFFERDECKER (1917) und CHÈVREMONT (1956) anschließt (s. Kritik am Schema der Sekretionsmorphologie von BARGMANN, FLEISCHHAUER und KNOOP 1961). Sekretgranula lassen sich im Lichtmikroskop jedoch weder histologisch noch histochemisch eindeutig nachweisen. Auf Grund des uncharakteristischen Abgabemodus, der nicht zwanglos in das Schema der geläufigen epithelialen Sekretionstypen einzuordnen ist, haben viele Autoren die cilienfreien Zellen nur mit Vorbehalt als *sekretorische* Zellen bezeichnet (JÄGEROOS 1912, WESTMAN 1931, 1934, CAFFIER 1938).

Elektronenmikroskopisch sieht man verschiedene Formen einer Substanzabgabe bereits in den durch mütterliche Oestrogene stimulierten Tuben des *Neugeborenen* (STEGNER 1961). In zahlreichen Zellen sind die apikalen Zellabschnitte mit einem kontrastarmen Sekretionsprodukt angefüllt, welches die Oberflächenmembran vorwölbt und schließlich unter Abschnürung des gesamten apikalen Cytoplasmabezirkes in das Lumen abgegeben wird. Der Abschnürung geht anscheinend die Vorbildung der neuen Oberfächenmembran voraus. Andere Zellen sind insgesamt dunkler infolge ihres Reichtums an elektronendichten Granula, die im Zelleib verstreut und in den lumennahen Zellabschnitten angereichert sind. Die apikalen granulierten Cytoplasmabezirke. die sich vom übrigen Zellplasma demarkieren und abschnüren, sind offenbar Sammelorte der ubiquitär im Cytoplasma nachweisbaren Granula.

Charakteristisch für die sekretorische Zelle der Erwachsenentube in der Luteinphase und während der Gravidität ist der gut ausgebildete zentral gelegene
Golgi-Komplex (Abb. 45). Er besteht aus vielgestaltigen „glatten" Membransystemen und Vesikeln. In seiner Umgebung ist das Cytoplasma lamelliert.
In den erweiterten Räumen des Lamellensystems findet sich lockere, wolkige
Substanz. Die Kontinuität dieses endoplasmatischen Reticulums geht in den
apikalen Zellbezirken verloren. Die apikalen Zellabschnitte sind in der Lutein-

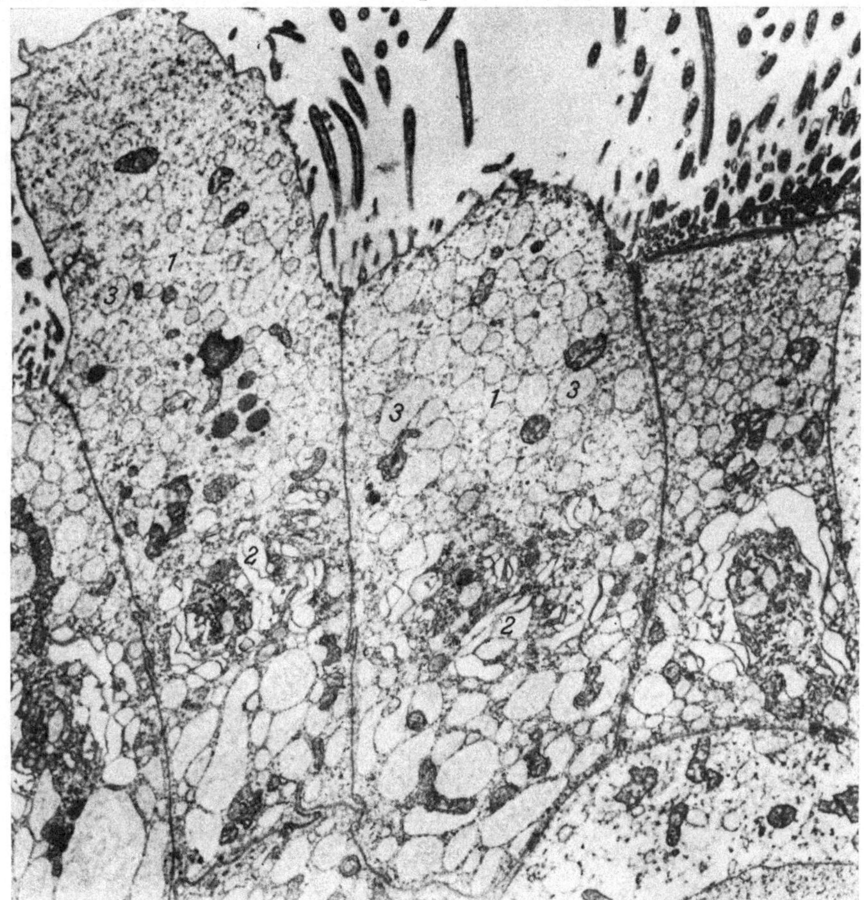

Abb. 45. Tubenepithel einer 25 Jahre alten Frau in postovulatorischer Phase. *1* Sekretorische Zellen;
2 Golgi-Komplex; *3* Sekretbläschen. Fix. OsO₄. Vergr. 10000fach. Aus STEGNER (1962)

phase mit Bläschen angefüllt, die wenig elektronendichtes, lockeres Material
enthalten. Die Größe dieser Bläschen, deren Membran diskontinuierlich mit
Ribosomen besetzt ist, liegt mit durchschnittlich $0,5\,\mu$ eben noch im Bereich
der lichtoptischen Erfaßbarkeit. Durch Kontrastarmut und Mangel an Färbbarkeit sind sie jedoch mit dem Lichtmikroskop nicht sicher nachweisbar. Die
Bläschen füllen die keulenförmig vorgewölbten Zellanteile. Der Abgabemodus
der Sekretbläschen ist nicht eindeutig geklärt. Wie in der Tube des Neugeborenen
werden auch in jener der Erwachsenen von den cilienfreien Zellen Cytoplasmaanteile teilweise ohne erkennbare Anreicherung eines Sekretionsproduktes abgeschnürt. Möglicherweise dienen die Sekretionsvorgänge am Tubenepithel den
alimentären Ansprüchen der befruchteten Eizelle als Histiotrophe. Biochemische
Untersuchungen stützen diese Vorstellung.

KNEER, BURGER und SIMMER (1952) haben, angeregt durch morphologische und histochemische Untersuchungen (BUTOMO 1927, NOVAK und EVERETT 1928, JAKOVLEV 1929,
IWATA 1929, K. JOEL 1939a, b, CH. A. JOEL 1940), den Sauerstoffverbrauch operativ
gewonnener menschlicher Tuben nach der manometrischen Methode von WARBURG bestimmt. Sie fanden einen gesteigerten O_2-Verbrauch während der Follikelphase, eine deutliche Abnahme in der Corpus luteum-Phase und die niedrigsten Werte bei ruhendem Ovar in der Menopause (Abb. 46). Nach SIMMER (1951) steht der O_2-Verbrauch mit der erhöhten mechanischen Leistung der Flimmertätigkeit in der Follikelphase in gutem Einklang, wodurch dieser Teil des O_2-Verbrauchscyclus hinreichend geklärt werden kann. Das Absinken der Sauerstoffnutzung unter der Luteinisierung widerspricht der Annahme einer aktiven Sekretion, da bei der Sekretionstätigkeit anderer Drüsen der O_2-Verbrauch maximal steigt. Ein Abfall der At-

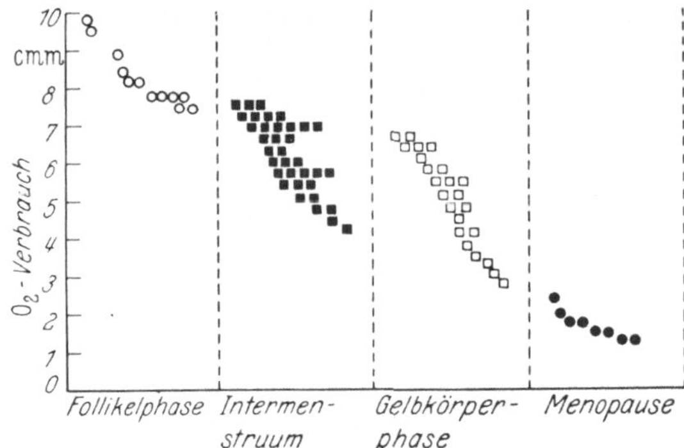

Abb. 46. Häufigkeitsverteilung einzelner Atmungswerte der Tubenschleimhaut in den verschiedenen Cyclusphasen und in der Menopause. Manometrische Bestimmung des O_2-Verbrauches nach WARBURG. Aus KNEER, BURGER u. SIMMER (1952)

mung in der Corpus luteum-Phase ist allerdings auch von der Uterusschleimhaut bekannt (BURGER u. KUNZ 1951a, b). Die Abnahme des O_2-Verbrauches in der zweiten
Hälfte des Cyclus ist um so überraschender, als die Hyperämie zur Zeit des Follikelsprunges
noch zunimmt, wenn die Atmung bereits abzusinken beginnt. Nach JOEL (1940) wachsen
zwischen dem 13. und 16. Tag p.m. noch neue Gefäße in die Tubenfalten. Dem durch die

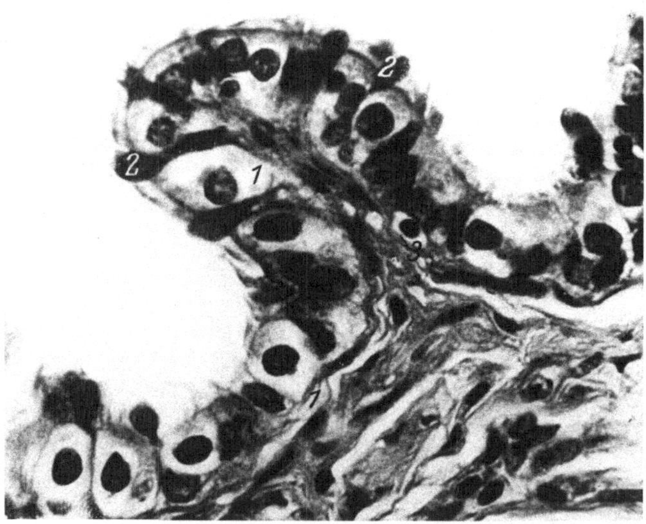

Abb. 47. Kleine Schleimhautfalte der Tube einer geschlechtsreifen Frau. 1 „Helle" Flimmerzellen; 2 Stiftchen-
oder Keulenzellen; 3 intraepithelialer Lymphocyt. Hämatoxylin-Eosin. Vergr. 480fach

Hyperämie bedingten starken O_2-Angebot steht also ein abgeschwächter Verbrauch durch
die Schleimhaut gegenüber. Dadurch entsteht ein hohes Konzentrationsgefälle des Sauer-
stoffes zum Tubenlumen hin, das der Eizelle und ihrem Sauerstoffbedarf bei den Furchungs-
teilungen zugute kommen kann (KNEER, BURGER u. SIMMER 1952).

Nach FREDRICSSON und BJÖRKMAN (1962) besitzen die cilienfreien Zellen des
Eileiters einen für *sekretorische Zellen* typischen Organellenbestand. Die Autoren
weisen besonders auf den gut ausgebildeten Golgi-Apparat hin. Die Zisternen des

endoplasmatischen Reticulums sind in der Luteinphase unregelmäßig gestaltet, die Membranen stellenweise mit Ribosomen besetzt. Freie Ribosomen finden sich in der zweiten Cyclusphase in größerer Menge im Cytoplasma verteilt. Die Zisternen und die Vesikel des endoplasmatischen Reticulums sind nach Angaben der Autoren in der späten Follikelphase unmittelbar ante ovulationem mit einer wolkigen Substanz von unterschiedlicher Elektronendichte angefüllt. Wir haben auch in der Luteinphase und bei Gravidität entsprechende Bläschen von durchschnittlich 0,5 μ in größerer Menge vorwiegend in den apikalen Zellanteilen gefunden (Abb. 45). „Reife" Sekretgranula mit elektronendichtem Substrat sind in relativ geringer Zahl vorhanden. Zahlreiche kleine Bläschen in den lumennahen Abschnitten der Flimmerzellen und sekretorischen Zellen geben Hinweise

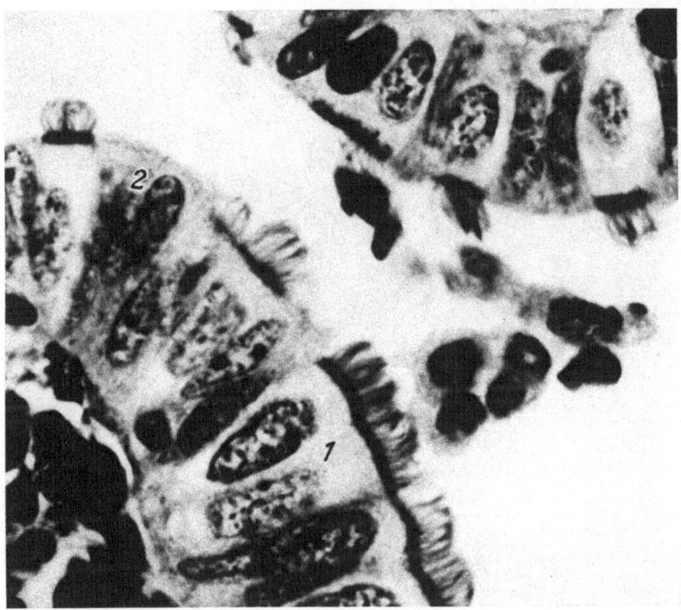

Abb. 48. Tubenepithel mit Flimmerzellen (*1*) und cilienfreien Zellen (*2*). Im Tubenlumen ausgestoßene, teils freie, teils von Cytoplasma umgebene Kerne. Eisenhämatoxylin. Vergr. 830fach

auf eine gesteigerte *Mikropinocytose* beider Zelltypen während der späten Follikelphase und um die Zeit des Follikelsprunges. Eine *resorptive Funktion* des Eileiterepithels hat bereits DUBREUIL (1946) vermutet. Vom Eileiterepithel des *Kaninchens* wird Trypanblau aus dem Tubenlumen resorbiert (VOKAER und VANDERBEKEN 1960). Überblickt man die bisher vorliegenden Ergebnisse elektronenmikroskopischer Untersuchungen, so finden sich an den Zellen des Eileiterepithels sowohl Kriterien einer Sekretionsleistung als auch einer resorptiven Funktion. Für ein abgerundetes Bild der Submikroskopie des Eileiterepithels reichen die Befunde noch nicht aus.

Die sezernierenden Zellen werden nach BALBONI (1953, 1954) durch Erschöpfung zu „hellen Zellen", die im Praemenstruum und während der Menses am häufigsten sind. Andererseits besteht nach dem Autor auch die Möglichkeit, daß die sezernierenden Zellen durch *Sekretsperrung* zu *Keulen- und Stiftchenzellen* werden. Die Keulenzellen sind gestreckte Zellen mit dünnem basalem und aufgetriebenem apikalem Teil (Abb. 47). Sie können wie die Stiftchenzellen in das Tubenlumen vorragen. BALBONI nimmt an, daß die Keulenzellen zu Stiftchen-

zellen umgewandelt werden. Beide Zellformen werden meistens in toto abge-
stoßen, oft ist der Kern nur von einem schmalen Cytoplasmasaum umgeben
(Abb. 48, 49). Durch Abstoßen der Keulenzellen und durch Auflösung der hellen
Zellen entstehen am Ende der Sekretionsphase kleine intraepitheliale Cysten
(BRUNI 1950).

Bei *histochemischen Untersuchungen* finden FAWCETT und WISLOCKI (1950)
in den flimmerlosen Zellen der Erwachsenentube eine kräftige *Basophilie*, die
nach Ribonucleasebehandlung verschwindet. Nach BALBONI sind besonders die
Keulen- und Stiftchenzellen sehr reich an RNS. In beiden Zelltypen ist nach
seinen Befunden auch reichlich *PAS-positive Substanz* nachweisbar. FREDRICSSON
(1959a, b) findet PAS-positives diastaseresistentes Material diffus oder in Form

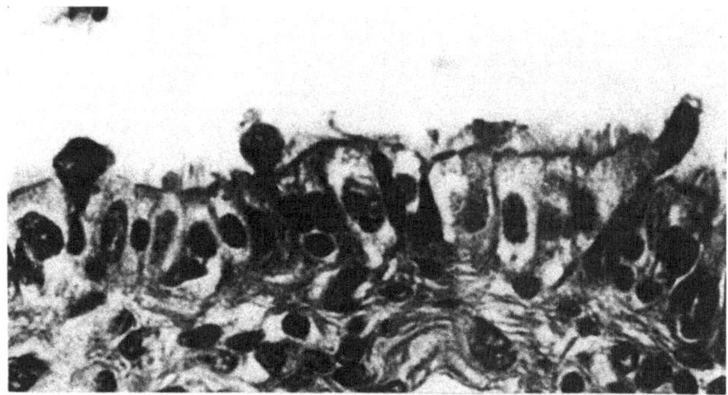

feiner Granula, vor al-
lem in den apikalen Cyto-
plasmaanteilen der se-
kretorischen Zellen, sel-
tener in basalen Berei-
chen.

Mit Sudanfarbstof-
fen, insbesondere mit der
empfindlicheren kollo-
idalen Sudanschwarzlö-
sung färben sich sehr
feine *lipoidhaltige Gra-
nula* in den cilienfreien
Zellen an. Die Granula
liegen vorwiegend im

Abb. 49. Ausstoßung von Stiftchenzellen des Tubenepithels.
Hämatoxylin-Eosin. Vergr. 480fach

supranucleären Abschnitt der Zellen, nicht selten in der unmittelbaren Umgebung
des Golgi-Komplexes (FREDRICSSON). Die bisher durchgeführten Untersuchungen
erlauben jedoch weder eine exakte Zuordnung der sudanophilen Granula zu
bestimmten morphologisch definierten Zelleinschlüssen noch eine genauere Differenzierung der Lipoidkomponente. Vermutlich handelt es sich um gesättigte
Lipoide. Mit Nilblausulfat und mit der Perameisensäure-Schiff-Reaktion (PFAS)
sind keine positiven Reaktionen zu erzielen.

Die apikalen Anteile des Cytoplasmas enthalten unspezifische *Esterase*, während
der lumenwärtige Zellsaum eine deutliche *alkalische Phosphatase*aktivität erkennen
läßt (AUGUSTIN und HUWALD 1956, ALAMANNI 1956, FREDRICSSON 1959a, b).

Eine besondere Besprechung erfordern die sog. „*hellen Zellen*" der Tubenschleimhaut. HAMPERL (1950) weist darauf hin, daß die lockere Struktur und
„wasserklare" Beschaffenheit des Cytoplasmas eine nicht obligate, aber doch
häufige individuelle Eigentümlichkeit der Flimmerzellen ist, unabhängig von dem
Fundort der Zelle. Dieses Merkmal wirft differentialdiagnostische Schwierigkeiten
auf in der Abgrenzung gegenüber dem Formenkreis des sog. „Helle-Zellen-
Systems" von FEYRTER (1951, 1952a, b, 1953) sowie den „hellen Zellen" MASSONs
(1921, 1935), die zum neurogenen Melanocytensystem gehören. Solange derartige
„helle Zellen" weder gestaltlich — durch spezifischen Organellenbestand — noch
funktionell — durch spezifische biochemische Leistungen — eindeutig zu charak-
terisieren sind, bleibt ihre Anerkennung als selbständiger Zelltyp umstritten.
Die Hydratation als Ursache der „hellen" Struktur ist eine geläufige Begleiterscheinung der verschiedensten metabolischen oder degenerativen Zellvorgänge.
Mit Recht weist FLERKÓ (1954) darauf hin, daß die innersekretorische Funktion
der „hellen Zellen" des weiblichen Genitaltraktes unbewiesen ist, und daß die
zahlreichen *Mitosen*, die in ihnen zu beobachten sind, eher gegen diese Funktion

sprechen. Außer Vermutungen konnten bisher keine Fakten für ihre hormonbildende oder nervöse Funktion beigebracht werden (vgl. auch Watzka 1952). Flerkó (1954) hält alle „hellen Zellen" der Tube, soweit sie keine definitive Ausbildung des Flimmerapparates erkennen lassen, für Ersatz- und Flimmerbildungszellen bzw. junge Flimmerzellen, worin ihm von Farkas (1952) auch für die „pale cells" des Uterus zugestimmt wird. Schlemminger (1934) hat an einem größeren Material von Säugetieren und Menschen die „hellen Zellen" auch zahlenmäßig verfolgt. Er findet eine Abnahme ihrer Häufigkeit mit zunehmendem Alter. Bei chronischen Salpingitiden sind sie in $1/_3$ der Fälle vermehrt, was von Millesi (1953) nicht bestätigt wird. Nach Millesi ist die Zahl der „hellen Zellen" vom Cyclus des Tubenepithels abhängig. Solange die Flimmerzellen überwiegen (Follikelphase), machen die „hellen Zellen" nur 4,6% aus. Herrschen dagegen die sezernierenden Zellen vor (Corpus luteum-Phase), dann finden sich 10% „helle Zellen". Millesi hält die „hellen Zellen" deshalb wenigstens zum Teil für Ersatzzellen des Flimmerepithels, zumal er auch „helle Zellen" in Mitose gefunden hat.

Morphologisch leichter abgrenzbar sind vereinzelte, vorwiegend basal gelegene, rundliche Zellen mit wasserklarem Cytoplasma und einem kleinen, runden, selten ovalen Kern, der sich durch sein dichtes Chromatingerüst von den großen blassen Kernen der Flimmerzellen unterscheidet. Form und Beschaffenheit des Kernes ähneln weitgehend jener der Lymphocytenkerne, so daß eine Identität dieser Zellen mit lymphocytären Elementen sehr wahrscheinlich ist, zumal bereits Törö (1931), Wolf-Heidegger (1939) sowie Andrew und Andrew (1949) darauf hingewiesen haben, daß auch im Bereich der Darmschleimhaut und der Epidermis in den Epithelverband einwandernde Lymphocyten eine eigentümliche Aufblähung des Zelleibes, offenbar durch Flüssigkeitsaufnahme, erkennen lassen (Abb. 47a, b). Feyrter (1952, 1953) hält solche Zellen für „einkernige Wanderzellen", die nicht mit Lymphocyten identisch sind.

c) Die cyclischen Veränderungen des Epithels

Über das Ausmaß der cyclusabhängigen morphologischen Umgestaltung des Eileiterepithels sind verschiedene Meinungen geäußert worden. Die widersprechenden Befunde geben einen Hinweis auf die Schwierigkeiten der lichtmikroskopischen Beurteilung. Cotte (1949) und Bruni (1950) haben außerdem auf die starken individuellen Schwankungen hingewiesen. Nach Moreaux (1913) besteht der Cyclus im Alternieren von Stoffabgabe und Bewimperung (Ciliation). Novak und Everett (1928), Tietze (1929, 1932) sowie Schröder (1930) fanden ein Vorherrschen von Flimmerzellen in der präovulatorischen Phase, während in der 4. Woche bis zur Menstruation die Sekretionszellen zunehmen. Pernkopf und Pichler (1953) beschreiben ebenfalls eine mit der ersten Woche des mensuellen Cyclus beginnende ständige Zunahme der Flimmerzellen, deren Zahl in der zweiten Cycluswoche, also unmittelbar vor der Ovulation, ihren Höhepunkt erreicht. Westman (1930, 1934) bestätigt den Cyclus der Tubenschleimhaut, wie er von Schröder (1930) dargestellt wurde:

1. In der 2. Woche post menstruationem ist die Zahl der Flimmerzellen am größten. Die Flimmerhaare sind gut ausgebildet. Der lumenwärtige Epithelrand ist glatt (Abb. 50—52). Zwischen den Flimmerzellen stehen die dunkleren Stiftchenzellen in mäßiger Anzahl.

2. In der 3. Woche post menstruationem werden die Flimmerzellen niedriger. Sie sind von Zellen überragt, die in Keulenform in das Lumen vorgewölbt sind und vielleicht Sekret ausstoßen. Die Stiftchenzellen sind seltener geworden (Abb. 53).

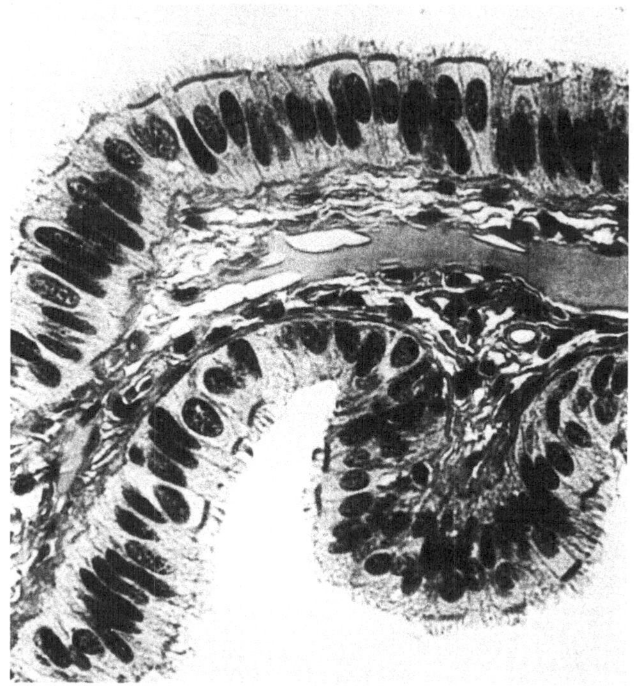

Abb. 50. Hochzylindrisches Tubenepithel wahrend der Follikelphase. Reichlich Flimmerzellen. Eisenhämatoxylin. Vergr. 480fach

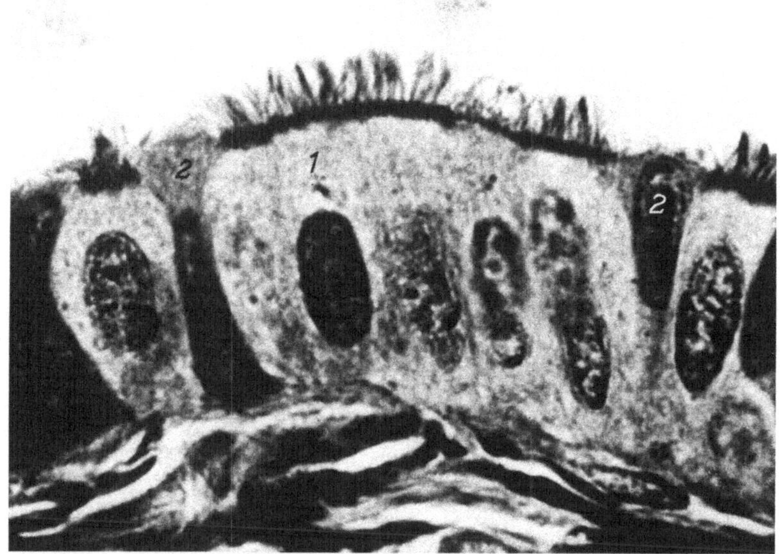

Abb. 51. Tubenepithel während der Follikelphase. *1* Flimmerzellen; *2* cilienfreie Zellen mit Mikrovilli. Eisenhämatoxylin. Vergr. 1200fach

3. Im Laufe der 4. Woche post menstruationem nehmen die Sekretzellen bis zur Menstruation hin zu. Sehr häufig finden sich jetzt Keulenzellen, die in das Lumen abgestoßen werden.

4. Während der 1. Woche des folgenden Cyclus erscheinen wieder mehr Flimmerzellen. Ihr Cytoplasma ist heller als in der 2. Woche. Auch die Zellhöhe ist noch geringer.

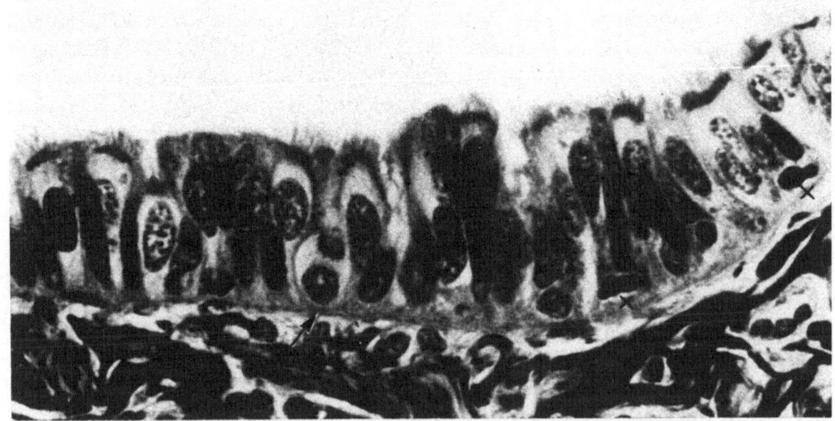

Abb. 52. Tubenepithel während der Follikelphase. Bei ↑ zur Basis retrahierte und abgerundete Flimmerzelle. ×,× Intraepitheliale Lymphocyten. Eisenhämatoxylin. Vergr. 730fach

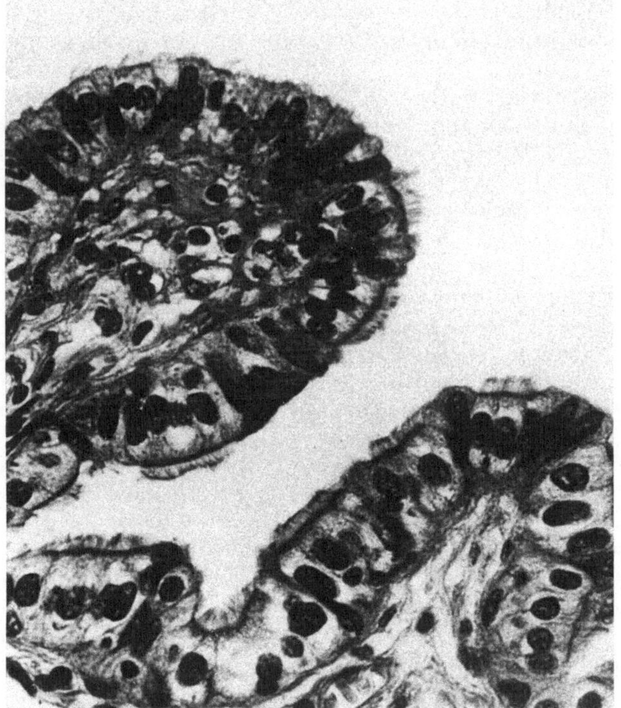

Abb. 53. Tubenepithel während der frühen Corpus luteum-Phase. Azan. Vergr. 480fach

Nach SCHRÖDER (1930) werden in der Sekretionsphase die Flimmerzellen in sezernierende Zellen umgewandelt. BRUNI (1950) beobachtet schon in der Proliferationsphase die Umbildung eines großen Teiles der Flimmerzellen in sezernierende Zellen. Nach COTTE (1949) nehmen die hellen Flimmerzellen in der Zeit des

Intermenstruums (11.—14. Tag) zu und wandeln sich in sekretorisch tätige Zellen um. BALBONI (1954) berichtet, daß die Übergangsformen zu Beginn der sekretorischen Phase am zahlreichsten sind. Der Übergang wird folgendermaßen beschrieben: Der Cilienapparat der Flimmerzellen verklumpt und wird abgestoßen. Dabei wird der apikale Teil der Zelle wie bei der apokrinen Sekretion mit abgeschnürt (HAMPERL 1950, FLERKÓ 1951). SNYDER (1923, 1924) hat an Stelle eines periodischen Typenwandels lediglich der Follikel- und Luteinphase koordinierte Wandlungen im Volumen (Zellhöhe) und in der Sekretionsleistung der cilienfreien Zellen beschrieben. Die Volumenänderungen bestehen nach CORTÉS (1950) in einer Verminderung der Zellhöhe beider Haupttypen und einem Dickerwerden der cilienfreien Zellen während der Sekretionsphase.

Nach HØLUND (1946) beträgt das Verhältnis Flimmerzellen:flimmerlose Zellen $= 1:1$. Cyclische Schwankungen konnte er an seinem Material zahlenmäßig nicht erfassen. In $1/3$ der von HØLUND untersuchten Fälle (insgesamt 179 Tuben) war das nach dem Cyclusstand zu erwartende Tubenbild nicht ausgebildet. Auch nach den Beobachtungen von FREDRICSSON (1959a, b) bleibt die zahlenmäßige Relation beider Zelltypen während der cyclischen Wandlungen und über die geschlechtsreife Phase der Frau konstant. SCHEYER (1926) konnte ebenfalls keinen Einfluß der Cyclusphasen feststellen.

Das *histochemische Verhalten* des Tubenepithels während des Cyclus ist früher von TRÖSCHER (1917), SCHEYER (1926), BUTOMO (1927), NOVAK und EVERETT (1928), IWATA (1929) und JAKOVLEV (1929) untersucht worden. Ihre Ergebnisse werden von SCHRÖDER (1930) kritisch erwähnt. Inzwischen sind die Befunde BUTOMOS von K. JOEL (1939a, b) und CH. A. JOEL (1940) sowie FREDRICSSON (1959a, b) bestätigt und durch den Nachweis cyclischer Veränderungen im Gehalt anderer Stoffe ergänzt worden. Nach K. JOEL (1939a) und CH. A. JOEL (1940) enthalten die Tuben vom 5.—8. Tag post menstruationem nur sehr wenig *Glykogen*. Vom 9.—11. Tag lassen sich geringe Mengen des Polysaccharids ausschließlich in den Flimmerzellen nachweisen, wo es feinkörnig verteilt in den basalen Zellteilen liegt. Vom 16.—28. Tag finden sich feine Glykogenkörnchen perinucleär. Die größte Menge ist um den 22. Tag zu finden; zu diesem Zeitpunkt liegt auch im Tubenlumen reichlich Glykogen. FREDRICSSON beobachtet in der Follikelphase etwa gleich große Mengen von PAS-positiver, diastaseempfindlicher Substanz im supra- und infranucleären Bereich der Flimmerzellen. In der Luteinphase verkleinern sich die supranucleären Glykogendepots. Die Verminderung des Glykogens wird mit der Zunahme der Cilienaktivität nach der Ovulation in Zusammenhang gebracht. FAWCETT und WISLOCKI (1950) finden in den sekretorischen Zellen des Tubenepithels wechselnde Mengen von Glykogen, FREDRICSSON lediglich in der Schwangerschaft nennenswerte Glykogenablagerungen.

IWATA sowie BUTOMO haben als erste cyclische Veränderungen im *Lipoidgehalt* der Tuben nachgewiesen. Nach BUTOMO gehört die Hauptmenge der Tubenlipoide zu den neutralen Fetten. In der Zeit um die Menses liegen feine Lipoidtröpfchen an der Basis der Zellen. In der ersten Woche post menstruationem findet sich das Fett hauptsächlich am apikalen Zellpol. Den höchsten Lipoidgehalt erreicht das Epithel um den Ovulationstermin. Die Fetttröpfchen liegen jetzt vorwiegend in Zellmitte. In der Luteinphase verringern sich die Fettablagerungen. Im apikalen Zellbereich sind nur spärliche Tröpfchen — auch noch im Klimakterium — gefunden worden. K. JOEL (1939b) und CH. A. JOEL (1940) bestätigen die Befunde von BUTOMO, doch berichten sie im Gegensatz zu ihm, daß zu Beginn der Sekretionsphase, wenn der Lipoidgehalt des Epithels am größten ist, die Tröpfchen nicht in der Mitte, sondern apikal gelegen sind. FRED-

RICSSON findet diffus verteilte Fetttröpfchen sowie an Vacuolen gebundene Lipoidgranula in größter Menge um die Mitte der Corpus luteum-Phase.

Plasmalogen, ein Acetatphosphatid, ist am lumenwärtigen Rand des Tubenepithels angereichert, zeigt aber keine Abhängigkeit vom ovariellen Cyclus
(SCHÄFER und ROLOFF 1950).

Histotopochemische Methoden des Fermentnachweises können einen begrenzten Einblick in die Stoffwechselsituation des Epithels vermitteln. Ohne Berücksichtigung des Cyclus haben FAWCETT und WISLOCKI (1950) *alkalische Phosphatase*
im gesamten Cytoplasma der sekretorischen Zellen des Tubenepithels nachgewiesen. In den Flimmerzellen fanden sie Phosphataseaktivität am apikalen
Zellrand und in bzw. an den Cilien. In den Zellen des isthmischen Abschnittes
ist die Aktivität geringer als im ampullären Bereich (MOSCHINO 1954). AUGUSTIN
und HUWALD (1956) haben — um einen Eindruck von der Stoffwechsellage zu
gewinnen — die Aktivität alkalischer Phosphatase im Verlaufe des Cyclus histochemisch untersucht, wobei auch in parallelen Untersuchungen der Enzymnachweis im Endometrium und Ovar geführt wurde. Sie finden mit der Methode nach
GOMORI (1941) postmenstruell eine mäßig starke Phosphatasereaktion im Cytoplasma und der lumenseitigen Epithelbegrenzung, während der Kern nur schwach
reagiert und sich im Lumen ebenfalls nur wenig phosphataseaktives Material befindet. Bei gleicher Lokalisation nimmt die Fermentreaktion in der Follikelphase zu
und erreicht ihr Maximum zur Zeit des Follikelsprunges (MOSCHINO 1954, AUGU-
STIN und HUWALD 1956). Jetzt ist auch der Eileiterinhalt stark phosphatase-
aktiv. In der Corpus luteum-Phase nimmt die Reaktion im Tubenepithel rasch
ab, ohne jedoch völlig zu verschwinden. Mit der Abnahme der Aktivität im
Cytoplasma ist eine geringe Zunahme der Phosphatase im Kern verbunden.
Beim Vergleich mit dem Endometrium fällt auf, daß die Reaktion in der Tube
immer etwas geringer bleibt als im Uterus, und daß die Tube zu Beginn der
Sekretionsphase ihre Aktivität viel rascher verliert als der Uterus. Immerhin
ist anscheinend der Cyclus des Phosphatasegehaltes im Tubenepithel so abgestimmt, daß das junge Ei im Eileiter ein phosphatasereiches Milieu antrifft.

Eine Mobilisierung der alkalischen Phosphatase im Uterus durch Oestrogene
haben ATKINSON und ELFTMAN (1947) bei der *Maus* und ATKINSON und ENGLE
(1947) bei *Affen* gezeigt. Unter Hinweis auf die Beziehung der Phosphatasen
zu resorptiven Vorgängen nehmen AUGUSTIN und HUWALD (1956) an, daß ähnliche Beziehungen zu einer Stoffresorption auch bei der tubaren Eiwanderung
bestehen könnten. AUGUSTIN und MOSER (1955) haben während der Blastogenese
von *Ratten*keimen eine starke Fermentaktivität der Morulazellen und des Oolemm
neben einer deutlichen Reaktion des Eileiterepithels im präuterinen Tubenabschnitt beobachtet. Die Phosphatase hätte damit in der Tube die gleiche Funktion,
die ihr an der Grenze von kindlichem und mütterlichem Gewebe in der Placenta
zugesprochen wird, nämlich die Aufgabe, den Stofftransport von einem Gewebe
in das andere zu ermöglichen.

Phosphoamidase finden NEUMANN, OEHLERT und HANSMANN (1954) im Epithel
der ganzen Tube, ohne indessen den Tubencyclus untersucht zu haben. *Unspezifische Esterase* wurde von FREDRICSSON (1959a, b) im Cytoplasma der sekretorischen
Zellen nachgewiesen mit einem Intensitätsmaximum in der mittleren Sekretionsphase. SERMANN und RIGANO (1960) finden ein Maximum von Lipaseaktivität
im Intermenstruum und einen starken Abfall zum Zeitpunkt der Menstruation.

In der *Gravidität* behält das Tubenepithel das Aussehen wie am Ende der
Sekretionsphase (SCHRÖDER 1930, NAUMANN 1931) und wird noch niedriger.
Auch der Glykogen- und Lipoidgehalt entspricht dem der Sekretionsphase
(BUTOMO 1927, K. JOEL 1939a, b sowie CH. A. JOEL 1940). Die Aktivität der

alkalischen Phosphatase nimmt am Beginn der Schwangerschaft zu. Im *Puerperium* soll nach HELLMAN (1949) das für die Schwangerschaft typische niedrige
Tubenepithel zwischen dem 7. und 10. Tag post partum in ein hohes Epithel
umgebildet werden. Demgegenüber gibt ANDREWS (1951) im Puerperium eine
weitere Verminderung der Zellhöhe an. Bis zum 7. Tag nehmen Kern- und Cyto-
plasmaextrusionen ab. Die sekretorischen Zellen vermindern und verdichten ihr
Cytoplasma. Zahl und Höhe der Flimmerzellen sowie Zahl und Länge der Flim-
mer einzelner Zellen werden reduziert. Am 14. Tag post partum ist das Aussehen der Tuben dem des Greisenalters annähernd vergleichbar. Die Flimmerzellen sind sehr viel seltener. Oft sind keine Cilien mehr zu sehen. Oestrogene
verursachen im Wochenbett eine Hyperplasie der Tubenschleimhaut mit Ausbildung eines hohen Flimmerepithels.

Nach dem *Klimakterium* plattet sich das Tubenepithel ab und verliert die
Cilien (NAUMANN 1931). Unter dem altersbedingten Oestrogenmangel tritt eine
Reduktion der Schleimhautfalten und eine Atrophie des Epithels auf. Die Phosphataseaktivität des Tubenepithels erlischt in der Menopause. Die Erfahrung
zeigt allerdings, daß die sichtbaren Veränderungen am Epithel und den mesenchymalen Wandanteilen keine uneingeschränkte Funktion der Hormonwirkung sind.
Die Ansprechbarkeit der Gewebe ist mitbestimmend für das Ausmaß der hormonell induzierten Epithelreifung oder Atrophie.

d) Das Eileiterepithel verschiedener Wirbeltiere

Eine besonders klare topographische und funktionelle Gliederung von sekretorischen Zellen und Flimmerzellen findet sich in den Ovidukten verschiedener
Amphibien. Bei *Rana esculenta* zeigt das Eileiterepithel tiefe Drüsenkrypten, die
ausschließlich von sekretorischen Zellen ausgekleidet sind. Die Zellen sind voll-
gestopft mit großen Sekretkugeln, der Kern ist nach der Zellbasis verdrängt.
Nur die Mündungen der Drüsenkrypten sind von sekretfreien Flimmerzellen
umstellt. Das Zellsekret ist ein Glykoproteid, das in fortlaufender Schichtung
auf die Oberfläche der vorbeigleitenden Eizellen abgelagert wird. Es dient der
Ausbildung sekundärer Eihüllen (KRAUSE 1923).

Bei den *Placentalia* entstehen die definitiven Eihüllen in der Regel autochthon
am Orte der Oocytenreifung, demzufolge gehört eine entsprechende Substrat-
bereitung nicht zum Programm ihres Eileiterepithels. Eine Besonderheit stellt
die sog. Albumenhülle dar, die den befruchteten Eizellen von *Kaninchen, Hund,
Feldhase* und *Dachs* während der Tubenpassage konzentrisch aufgelagert wird
(BISCHOFF 1842, PINCUS 1930, 1936, SEIDEL 1960). Histochemisch besteht diese
sekundäre Eihülle jedoch nicht aus Proteinen, wie die ursprüngliche Bezeichnung
fälschlich besagt, sondern aus Polysacchariden, die vermutlich das Produkt einer
aktiven Sekretionsleistung des Tubenepithels sind. Über die Bedeutung der
„Albumenhülle" herrscht keine einheitliche Meinung. GREENWALD (1962) hat
beim *Kaninchen* die Mucinsekretion des Tubenepithels durch Oestrogenbehandlung der Muttertiere gehemmt und dadurch eine vollständige Ausbildung der
oocytären Polysaccharidschale verhindert. Der Autor hat keine nachteiligen
Folgen auf die Implantation der Blastocyste und die intrauterine Entwicklung
beobachtet und folgert daraus, daß der Albumenhülle keine wesentliche Funktion
für die Implantation und Keimesentwicklung zukommt.

Vergleichende Studien über die Zellpopulation und Sekretionsvorgänge des
Tubenepithels ergeben bei einigen *Rodentia* lichtmikroskopisch eindeutige Pro-
sekretgranula; in anderen Fällen fehlen lichtmikroskopisch nachweisbare Sekret-
vorstufen in Form granulärer Einschlüsse, weshalb eine echte Sekretion der

cilienfreien Tubenzellen von einigen Autoren bezweifelt wird. In den cilienfreien Zellen der *Kaninchentube* sind Sekretgranula schon von GIANELLI (1907) und COHNEN (1927) beschrieben worden. Elektronenmikroskopisch handelt es sich um runde osmiophile Körper mit einem Durchmesser von 0,5—1,5 μ (NILSSON 1958, BORELL, NILSSON, WERSÄLL und WESTMAN 1956). Sie sind in allen Zellabschnitten nachweisbar, in den apikalen, oftmals vorgewölbten Zellbezirken jedoch angereichert, teilweise enthalten sie innerhalb der homogenen Grundsubstanz runde Bezirke von stärkerer Elektronendichte. Eine kontinuierliche Membran ist nicht regelmäßig erkennbar (NILSSON 1958, NILSSON und RUTBERG 1960). Dieser Granulatyp ist charakteristisch für den Oestrus. In der postovulatorischen Phase wandeln sich die Sekretgranula um, wobei multiple, kernartige Einschlüsse in größerer Anzahl auftreten. Möglicherweise entspricht diesem Formenwandel auch eine Änderung der chemischen Konstitution. Die Identität zumindest eines Teiles der osmiophilen Granula mit lichtmikroskopisch erkennbaren diastase-empfindlichen PAS-reaktiven Körnchen ist wahrscheinlich. Die stärkste Konzentration dieser Körnchen findet sich in den sekretorischen Zellen des mittleren ampullären Abschnittes der Kaninchentube. Daneben ist mit biochemischen und autoradiographischen Methoden die Ausscheidung von Sulfomucopolysacchariden nachgewiesen worden (ZACHARIAE 1958). Die Sekretion der schwefelsauren Verbindungen ist vom Oestrogenspiegel abhängig (KOESTER 1964). Eine positive PAS-Reaktion geben auch fingerförmige Ausstülpungen des Cytoplasmas und die Oberfläche der keulenförmig in das Lumen vorgewölbten apikalen Zellanteile. Infranucleär finden sich gelegentlich runde opake Inklusionen, die von PAS-positiven Granulationen umgeben sind. Eine schwache PAS-Reaktion zeigen die Cilien der Flimmerzellen (FREDRICSSON 1959a, b).

Den Sekretgranula der *Kaninchen*tube vergleichbare granuläre Einschlüsse finden sich im Tubenepithel der *Maus* (ESPINASSE 1935, HENIN 1941), der *Ratte* (MOMIGLIANO 1928, ALDEN 1942a, b, NILSSON 1957, BORELL, GUSTAFSSON, NILSSON und WESTMAN 1959), des *Meerschweinchens* (DE GROODT, DE ROM, LAGASSE, SEBRUYNS und THIERY 1960), des *Schweines* (GIANELLI 1907) und verschiedener *Wiederkäuer* (GIANELLI 1907, BIGNARDI 1949, LOMBARD, MORGAN und McNUTT 1950).

Nach NILSSON (1957) besitzen die „sekretorischen" Zellen des *Ratten*oviduktes an ihrer Oberfläche 3—5 μ lange, 500—600 Å dicke, teilweise verzweigte Fortsätze, die sich auf Grund ihrer Ausmaße und Binnenfilamente sowohl von den Mikrovilli als auch von den Kinocilien unterscheiden. NILSSON hat in vitro keine sichere Eigenbewegung dieser Gebilde beobachten können und bezeichnet sie deshalb als Stereocilien. In ihrer Feinstruktur sind sie den typischen Stereocilien des Nebenhodenepithels allerdings nicht vergleichbar (s. HORSTMANN 1961, 1962).

Regionäre Unterschiede beschreibt DEANE (1952) im Zellbestand der *Ratten*tube. Alle Zellen des Fimbrienendes tragen Cilien. Die Cilien werden bei PAS- und Phosphatasereaktionen leicht angefärbt. Im eosinophilen Cytoplasma lassen sich alkalische Glycerophosphatase, Fructosediphosphatase und in geringer Menge Nucleinsäurephosphatase nachweisen. Die Zellen zeigen eine starke Esteraseaktivität und enthalten in feinverteilter Form Ascorbinsäure und vereinzelt gröbere Fetttröpfchen meist unterhalb des Kernes. Die Zellen der Pars ampullaris verhalten sich nach DEANE histochemisch genau so, doch finden sich hier keine Zellen mit Lipoidvacuolen. Die Zellen des Tubenisthmus ähneln gestaltlich den ampullären Zellen, färben sich aber bei der PAS-Reaktion und bei der Phosphatasereaktion sehr viel stärker an. Die Anwesenheit von alkalischer Phosphatase läßt die Umsetzung phosphorylierter Verbindungen an diesen Oberflächen vermuten. DEANE fand keine cyclischen Veränderungen des Tubenepithels der *Ratte*. Dagegen berichten SANI und HANAU (1952), daß die Reaktion auf Phosphatase im apikalen Teil der Tubenepithelzellen während des Prooestrus und Oestrus sowie nach Oestrogenbehandlung kräftiger wird. Nach AUGUSTIN und MOSER (1955) ist der Gehalt des Epithels der Fimbrien und der Ampulle an alkalischer Phosphatase vom Cyclus unabhängig. Im präuterinen Tubenabschnitt ist die Phosphataseaktivität dagegen cyclusabhängig und zeigt wie das Uterusepithel ein Minimum im Dioestrus und ein Maximum vom Oestrus bis Metoestrus.

Bei der *Maus* findet ESPINASSE (1935) keine morphologisch faßbaren cyclischen Veränderungen. Dagegen berichtet KOCH (1941) über Intensitätsänderungen der Plasmalreaktion. Die Reaktion ist im Dioestrus deutlich positiv und nimmt an Stärke im Prooestrus weiter zu. Im Oestrus ist sie dagegen stark vermindert und fehlt in dem mittleren und unteren Tubenabschnitt ganz. Im Metoestrus kommt es erneut zu einer Verstärkung der Plasmalreaktion in sämtlichen Tubenabschnitten. HENIN (1941) unterscheidet bei der *Maus* vier juxtaovarielle und zwei juxtauterine (isthmische) Segmente. Das erste Segment entspricht in seiner epithelialen Ausrüstung mit reichlich Flimmerzellen dem Fimbrientrichter. Im zweiten Segment ist die Zahl der Flimmerzellen geringer, die Zellabstoßung noch reichlich, aber weniger häufig als im ersten. Der dritte Abschnitt zeichnet sich durch cytoplasmareiche helle Flimmerzellen aus. Im vierten Abschnitt ist das Epithel hochzylindrisch und besitzt zum großen Teil keine Cilien mehr. Die Schleimhautfalten sind weniger hoch. Im anschließenden fünften Segment ist die Oberfläche der niedrigen Falten mit Cylinderzellen besetzt. In den Tälern zwischen den Falten finden sich kleine Inseln kubischer Zellen mit Zeichen der Sekretion. Nur noch wenige Zellen tragen Flimmern. Das sechste Segment ist von einem einfachen Cylinderepithel ausgekleidet, das vereinzelt Flimmerzellen enthält. Das von HENIN entworfene Bild der Tubenschleimhaut entspricht einem allmählichen Übergang des Epithelcharakters vom ovarialen zum uterinen Ende der Tube.

Beim *Rind* finden sich synchron ablaufende cyclische Veränderungen der Tuben- und Uterusschleimhaut (HUMMON 1932, ASDELL 1946, CEMBROWICZ 1946, LOMBARD, MORGAN und McNUTT 1950). Im Oestrus und Prooestrus findet HUMMON schleimhaltige Zellen. Im Prooestrus füllen sich viele Flimmerzellen mit acidophilen Körnchen, die im basalen Teil der Zellen zwischen Kern und Basalmembran auftreten. Diese Zellen kommen in Gruppen vereint vor. Die Granula sind im Oestrus am häufigsten. Vom 2.—4. Tag p.oe. nehmen sie an Zahl stark ab und ihre Eosinophilie tritt zurück. Am 5.—6. Tag p.oe. ist eine auffällige Vorbuchtung zahlreicher Zellen in das Tubenlumen zu beobachten. Zu diesem Zeitpunkt finden sich auch Zellfragmente und Kerne in der Tubenlichtung. Viele über die lumenwärtige Epithellinie vorstehende Zellen enthalten pyknotische Kerne. Die Beurteilung periodischer Epithelveränderungen ist beim *Rind* besonders schwierig, da der ovarielle Cyclus des *Rindes* einen komplizierten, mehrphasigen Verlauf aufweist. Während des Oestrus laufen zwei Wachstumswellen der Follikel ab. Die großen Follikel der ersten Welle verfallen der Atresie, während die Follikel der zweiten Welle bis zum Follikelsprung am Ende der Oestrusphase heranreifen. BJÖRKMAN und FREDRICSSON (1960) finden bei der *Rinder*tube keine Abhängigkeit ihrer histochemischen Befunde von den verschiedenen Phasen des Sexualcyclus. Sie beobachten nur eine geringfügige Vermehrung der Sekretgranula in der Follikelphase. Die Granula sind in ihrer Größe den Sekretkörnchen der *Ratten-* und *Kaninchen*tube vergleichbar. Im Ablauf ihrer Reifung verlieren sie an Dichte und zerfallen in nadelförmige Gebilde, die von einer Membran umschlossen sind. Diese Umbildung ist nach BJÖRKMAN und FREDRICSSON entweder Folge einer Dehydration oder lediglich als Fixierungsartefakt anzusehen. Histochemisch zeigen die Granula ausgeprägte Basophilie und positive PAS-Reaktion. Nach WEETH und HERMAN (1952) enthalten sie Glykogen. BJÖRKMAN und FREDRICSSON äußern Zweifel an der Spezifität des von WEETH und HERMAN geführten Glykogennachweises, da die Diastaseempfindlichkeit der Körnchen fixationsabhängig ist und submikroskopisch für Glykogen charakteristische Strukturen in den Sekretkörnchen vermißt werden. In den Flimmerzellen der *Rinder*tube sind keine Zeichen einer Sekretion nachzuweisen In den Cilien findet sich unbeeinflußt vom ovariellen Cyclus eine starke Phosphataseaktivität (BJÖRKMAN und FREDRICSSON 1960).

WESTMAN (1932, 1934) hat das Eileiterepithel von *Rhesus* untersucht. Der biphasische Genitalcyclus dieses *Affen* entspricht in seinem zeitlichen Ablauf weitgehend dem ovariellen Cyclus des Menschen. Die Zeit des Follikelsprunges liegt um den 10.—14. Tag bei 28tägiger Cyclusdauer (CORNER 1923, ALLEN 1926). Bei diesen Tieren besteht das Eileiterepithel in der Follikelphase vorwiegend aus Flimmerzellen. Sie werden nach dem Follikelsprung mehr und mehr von „sekretorischen" Zellen verdrängt, die eine Zeitlang das Bild beherrschen und Zeichen lebhafter Substanzabgabe bieten. Ihre Zahl nimmt gegen Ende des Cyclus wieder ab (WESTMAN 1932, 1934). Auch beim *Java-Affen (Pithecus fascicularis mordax)* beträgt der volle Cyclus etwa 28 Tage. JOACHIMOVITS (1935) setzt die Ovulation auf Grund histologischer Untersuchungen des Ovars auch bei diesem Tier auf die Zeit zwischen dem 10. und 14. Tag an. Die Weibchen sind vom 9.—12. Tag brünstig. Ihre Tubenschleimhaut zeigt im Prooestrus eine Zunahme der Flimmerzellen. Die höchsten Flimmerzellen werden vom 7.—10. Tag beobachtet. In der Corpus luteum-Phase werden die Zellen niedriger. Die flimmerlosen Elemente überwiegen und bieten Anzeichen einer apokrinen Sekretion. Im Praemenstruum werden anscheinend besonders reichlich Stiftchenzellen ausgestoßen. Der isthmische und der intramurale Abschnitt machen den epithelialen Cyclus in abortiver Form mit. JOACHIMOVITS glaubt eine zeitliche Verschiebung der gleichsinnigen Epitheländerungen gegen den Uterus hin feststellen zu können.

2. Die Tunica propria

Das zwischen Muskulatur und Epithel gelegene Bindegewebe der Schleimhaut und Schleimhautfalten wird als Tunica propria bezeichnet. Es führt Gefäße und Nerven und baut die Unterlage der Schleimhautfalten auf.

Das Schleimhautrelief der Tube ist in einzelnen Abschnitten sehr unterschiedlich gestaltet. Auf einer dünnen basalen Schleimhautlamelle, die der autochthonen Muskulatur anliegt, erhebt sich in der Pars ampullaris ein sehr kompliziertes Faltensystem, durch das die Lichtung der Tube nahezu vollständig ausgefüllt wird (Abb. 34). Die Falten setzen sich über den Fimbrientrichter hinaus in die Fimbrien fort, die in ihrem Aufbau den Falten so sehr gleichen, daß sie als die Faltenenden betrachtet werden können (DUBREUIL 1946). Gegen den Uterus hin wird das Faltenrelief einfacher, und ein häufig exzentrisch gelegenes Lumen wird in der Pars isthmica deutlich. Im intramuralen Abschnitt verschwinden die Falten bis auf niedrige Leisten vollständig (Abb. 54). DUBREUIL (1946) nennt die basale Lamelle der Tunica propria „la couronne marginale de la muqueuse" und beschreibt sie als eine dünne Lage kollagener Fasern, in deren Maschen Fibrocyten und einige rundliche Wanderzellen liegen. Wo stärkere Gefäßstränge in die Schleimhaut eintreten, ist die basale Lage keilförmig ausgeweitet. Im intramuralen Abschnitt verdickt sich diese Lamelle und geht so in die Schleimhaut des Uterus über.

Die *Schleimhautfalten* der Pars ampullaris sind sehr vielgestaltig. Hier kommen die *großen Falten* vor, von denen zwei bis vier fast das ganze Tubenlumen mit ihren Sekundär- und Tertiärfalten ausfüllen. Ihre Insertionen können gleichmäßig über den Tubenumfang verteilt sein oder sind auf einen Sektor konzentriert. Dieser Sektor liegt dann aber fast nie dort, wo die Mesosalpinx an das Tubenrohr herantritt. Das ergibt sich aus dem Verlauf der großen Gefäßschlingen, die immer das Tubenrohr eine Strecke weit umgreifen, bevor sie sich aufteilen und in die Tiefe dringen. Die Faltenhöhe kann $^3/_4$ des Tubendurchmessers ausmachen. Die Bindegewebslamelle der großen Falten teilt sich früher oder später in zwei Lamellen der sekundären Falten. Von den sekundären Falten erheben

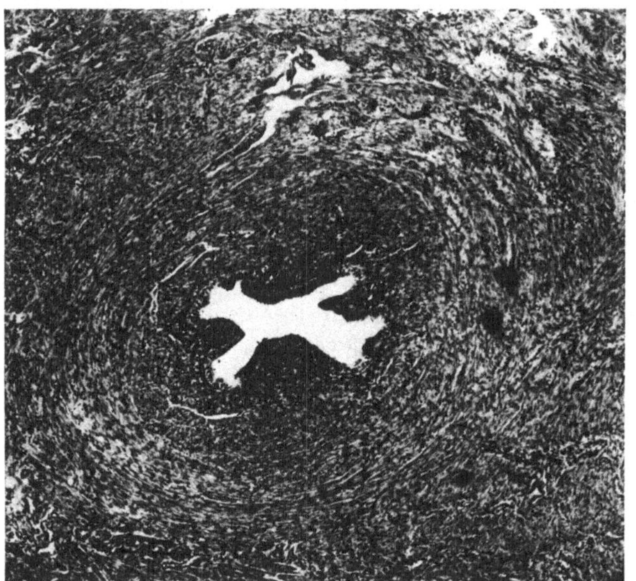

sich tertiäre und von diesen immer viele quartäre, die rechtwinklig oder radiär von den tertiären Falten abgehen. Im Querschnitt entsteht so das wechselvolle Bild einer baumartigen Verzweigung (Abb. 34). Die *mittleren Falten* kommen nur im ampullären und lateralen Abschnitt der Tube vor. Sie erreichen eine Höhe von $^1/_4$ des Durchmessers und sind weniger reich verzweigt als die großen Falten. In einem Querschnitt der Pars ampullaris finden sich vier bis zehn mittlere Falten. Sie sind durch die kleinen Falten voneinander getrennt. Die *kleinen Falten* sind

Abb. 54. Querschnitt durch die Pars intramuralis tubae einer 36jährigen Frau. Hämatoxylin-Eosin. Vergr. 35fach

unverzweigt oder zweigeteilt. Manchmal tragen auch sie tertiäre Falten. Ihre Höhe schwankt von $^1/_3$—$^1/_{10}$ des Durchmessers. Sie sind in der Pars ampullaris sehr zahlreich. Am uterinen Ende findet man noch drei bis fünf kleine Falten, die sich häufig der basalen Lamelle anlegen oder gegen sie umgekrempt sind. Sie ähneln in ihrem Aufbau, insbesondere in ihren Blut- und Lymphgefäßen, den tertiären und quartären Lamellen der großen Falten.

Die drei hier nach DUBREUIL herausgestellten Arten der Falten lassen sich regelmäßig beobachten. Es ist wahrscheinlich, daß ihre unterschiedliche Ausbildung mit dem Zeitpunkt ihrer Anlage zusammenhängt. Jedoch liegen unseres Wissens darüber keine Untersuchungen vor (vgl. SCHRÖDER 1930). Die Falten sind passiv leicht beweglich, aber nicht contractil. Sie sind wie die basale Schleimhaut aus kollagenem Bindegewebe aufgebaut. In der Bindegewebslamelle der Falten verlaufen reichlich Blutgefäße und Nerven. Die Arterien verlaufen auch in den Falten noch korkzieherartig. Auffällig ist der große Reichtum an *Lymphgefäßen*. Durch zahlreiche breite Anastomosen bilden sie perivasculäre Lymphscheiden.

Elastische Fasern sind, wie DUBREUIL (1946) schon festgestellt hat, außerhalb der Gefäße nicht zu finden. Nach SANI (1950) nehmen die elastischen Fasern

des Eileiters in der Tunica mucosa wie in der Tunica muscularis vom 6. Fetalmonat (30 cm lange Feten) bis zum Alter von 40 Jahren zu, um dann allmählich
wieder abzunehmen und im Greisenalter fast ganz zu verschwinden. Dabei soll
zwischen dem 45. und 50. Lebensjahr eine Zunahme der kollagenen Fasern ihrer
Abnahme entsprechen.

Außer Gefäßmuskulatur enthalten die Falten keine Muskelfasern. An der
Basis der Hauptfalten springt lediglich eine Leiste der inneren Längsmuskulatur
vor (KNEER 1948).

Der gesamte Faltenapparat ist in seiner Ausbildung von der Hormonlage
abhängig. Die Falten neugeborener Mädchen sind bis zur 4. Lebenswoche stimu-

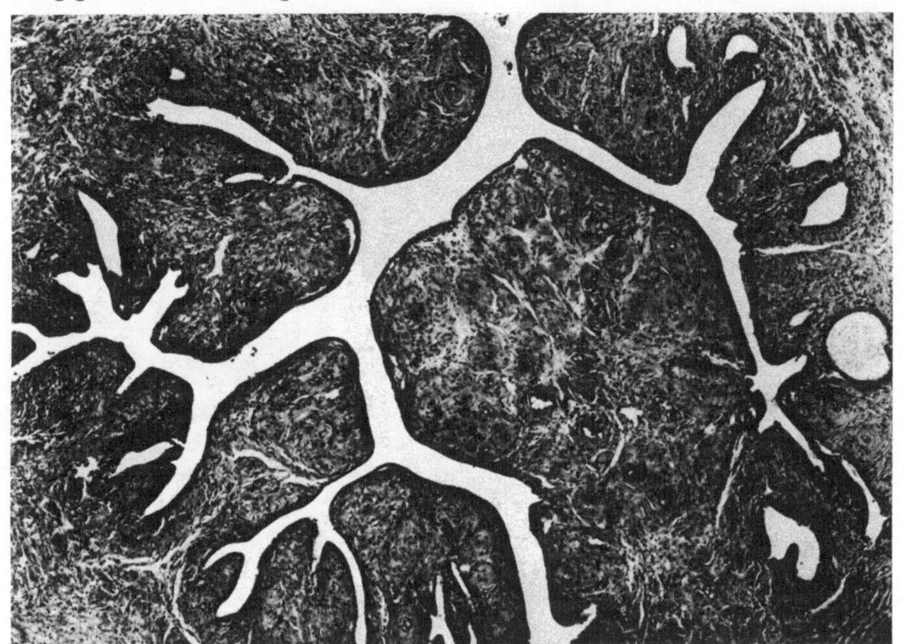

Abb. 55. Atrophische Tubenschleimhaut (Pars ampullaris) einer 68 Jahre alten Frau. Hämatoxylin-Eosin.
Vergr. 55fach

liert (TIETZE 1932), und nach dem Klimakterium werden sie wieder zurückgebildet,
wobei Höhe und Dicke der Falten abnehmen (Abb. 55).

Vergleichend-anatomisch hat OHTA (1930) verschiedene Typen des Faltensystems festgestellt:

1. Eine Hauptfalte mit Nebenfalten bei *Macacus rhesus* und *Macacus fuscatus*.

2. Einige große Hauptfalten mit mehreren Nebenfalten: *Felis domestica, Canis familiaris*
und *Canis procynoides, Putorius spec. (Iltis)*.

3. Drei Hauptfalten mit mehreren Nebenfalten: *Lepus cuniculus, Cavia cobaya*.

4. Vier Hauptfalten und mehrere Nebenfalten: *Mus decumanus, Mus spec., Bos taurus,
Sus scrofa*.

5. Drei oder vier Hauptfalten, außerdem tubuloalveoläre Drusen: *Igel*.

Die menschliche Tube besitzt 2—4 Hauptfalten und mehrere Nebenfalten
verschiedener Größe. Die Zusammenstellung OHTAs zeigt, daß der Unterschied
zwischen Haupt- und Nebenfalten für die Säugertuben charakteristisch ist.

In der Gravidität wird neben der vermehrten Kongestion und Auflockerung
sämtlicher Wandschichten des Eileiters gelegentlich eine *deciduale Umwandlung
des Schleimhautstromas* beobachtet. Der ursprüngliche Deciduabegriff umfaßt
ausschließlich die in typischer Weise veränderte Schleimhaut des Corpus uteri.

die als „hinfällige Haut" mit dem Schwangerschaftsprodukt ausgestoßen wird.
Deshalb hat R. MEYER (1913) außerhalb des Endometriums liegende deciduale
Herde als ektopische Decidua bezeichnet. Auf Grund experimenteller und klini-
scher Befunde versteht man heute unter decidualer Umwandlung eine nicht
organspezifische symptomatische Reaktion von Bindegewebszellen unter der
Wirkung verschiedenartiger Stimuli, die durch Umgestaltung und Spezialisierung
der Zellen gekennzeichnet ist. Im Endometrium ist die deciduale Umwandlung
eine phasenspezifische Fortentwicklung der großen Reticulumzelle mit hellem,
feinvacuoligem Cytoplasma, das einen lockeren Kern mit prominenten Nucleolen
enthält. Neben spärlichen Lipoideinlagerungen wird im Cytoplasma vornehmlich

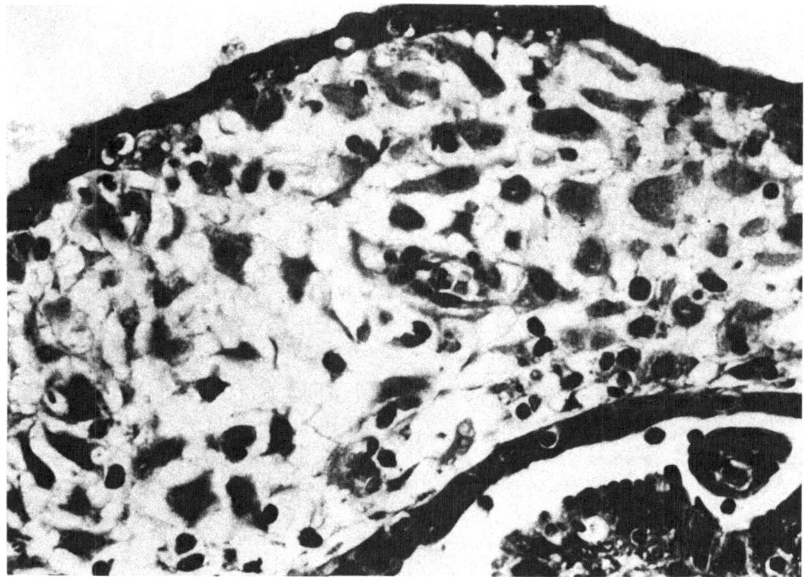

Abb. 56. Deciduale Reaktion im Stroma einer Tubenschleimhautfalte bei Tubargravidität. Hämatoxylin-Eosin.
Vergr. 420fach

Glykogen in reichlicher, jedoch nicht exzessiver Menge gespeichert. Die deciduale
Stromazelle gewinnt mit der schrittweise ablaufenden Spezialisierung die Fähig-
keit zur Histaminaseproduktion (SWANBERG 1950, ROBERTS und ROBSON 1953).
Die Bedeutung der starken Histaminasebildung ist noch unklar. Die Potenz
zur decidualen Umwandlung besitzen offenbar alle Abkömmlinge des unter dem
Cölom gelegenen embryonalen Mesenchymlagers. Aus diesen histogenetischen
Beziehungen erklärt sich die Heterotopie der gleichsinnigen Zellveränderungen.

Für die Auslösung der decidualen Reaktion sind mehrere Faktoren verantwortlich. Den unmittelbaren Anstoß gibt die Freisetzung von Histaminen im
Gewebe durch lokales Gewebstrauma oder durch die proteolytische Tätigkeit
des Trophoblasten (SHELESNYAK 1957, CHAMBON und LEFRIEN 1953, SHELES-
NYAK und KRAIGER 1960). Die Umwandlung wird durch progestative Hormone
aktiviert. Histaminantagonisten können im Tierversuch die deciduale Reaktion
blockieren (SHELESNYAK 1952).

In den Tuben werden deciduale Herde sowohl bei intrauteriner als auch
tubarer Gravidität gefunden (Abb. 56). Zum Ort der Nidation bestehen keine
topographischen Beziehungen. Die Herde bevorzugen — ähnlich ihrem Verhalten
in der Cervixschleimhaut — die Spitzen der Mucosafalten. LANGE (1902) konnte
bei normaler Gravidität in 10% und bei Tubenschwangerschaft in 40% deciduale
Herde im Eileiter finden.

III. Die Muskulatur des Eileiters und seiner Umgebung

1. Die Motilität des Eileiters

Die aktiven Bewegungen des Eileiters waren schon ALBRECHT V. HALLER bekannt und sind bereits von WALTER (1776) beschrieben worden. HASSE (1891) hat die vorübergehende Bildung einer Bursa ovarica durch die Tuben beobachtet. Über muskelphysiologische Untersuchungen, die eine Steigerung der Muskeltätigkeit um den Ovulationstermin ergeben haben, hat SCHRÖDER (1930) in diesem Handbuch schon berichtet. GEIST, SALMON und MINTZ (1938) konnten Tubenbewegungen nach dem Klimakterium durch Oestrogene erneut hervorrufen und durch Progesteron wieder hemmen. DE LA FUENTE (1951) findet die intensivsten Spontankontraktionen von Tubenstücken zur Zeit der Ovulation und bestätigt damit die älteren, von SCHRÖDER referierten Angaben. SCHRÖDER (1930) hat auch auf die laparoskopischen Beobachtungen WESTMANs (1929) bei *Rhesus* hingewiesen: WESTMAN sah, daß die Tuben aktive Bewegungen zum Ovar hin ausführen, wobei der Fimbrienapparat engeren Kontakt mit dem Ovar bekommt. Diese „großen Bewegungen" der Tube führen nach v. MIKULICZ-RADECKI (1936, 1937, 1941) zur Bildung einer Bursa. Eine *Bursa ovarica* ist bei vielen Säugetieren, z. B. beim *Kaninchen* (SOBOTTA 1914, 1916, WESTMAN 1929, SEIDEL 1960; Abb. 57), bei

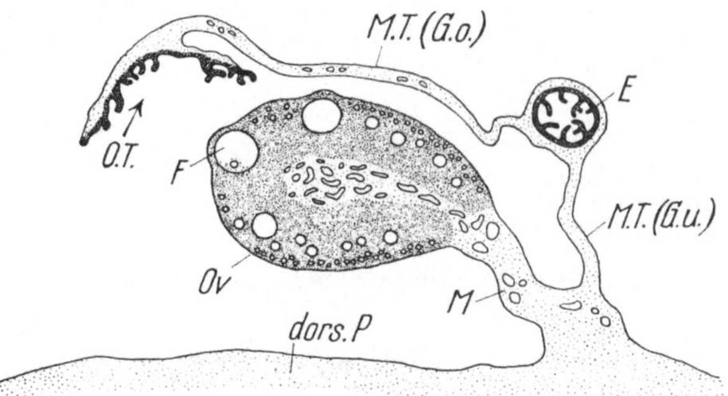

Abb. 57. Schnitt durch die Bursa ovarica eines Kaninchens. Schematisch. *dors.P.* dorsales Peritoneum; *F* Eifollikel; *MT* Mesenterium tubae (*G.o.* oberes, *G.u.* unteres Gekröse). Vergr. 4fach. Aus SEIDEL (1960)

der *Ratte* (KELLY 1939, NEUGEBAUER 1935, KELLOG 1945) und beim *Schaf* (SCHILLING 1953) immer vorhanden, wird aber auch bei diesen Tieren zur Zeit des Oestrus durch aktive Bewegungen der Tuben noch besser gegen die übrige Leibeshöhle abgeschlossen. Nach v. MIKULICZ-RADECKI schwellen beim *Menschen* im Intermenstruum die Pars ampullaris und der Fimbrientrichter zwischen dem 12. und 21. Tag zu einem seerosenartigen massiven Gebilde an und sinken durch Erschlaffung der Muskulatur bis in den Douglasschen Raum, so daß die Fimbrien den unteren Eipol umgreifen können. Durch Kontraktion der Pars isthmica wird die herabgesunkene Pars ampullaris mit ihrer erweiterten Mesosalpinx wie eine Gardine über die ganze Innenfläche des Ovars gezogen. Auf diese Weise entsteht ein Beutel im Peritoneum. in den die Follikelflüssigkeit mit dem Ei bei der Ovulation gelangt. Aus dem Beutel soll dann der Fimbrientrichter Follikelflüssigkeit und Eizelle durch Flimmerstrom und Muskelkontraktionen entnehmen (Auffangmechanismus). Demgegenüber faßt CAFFIER (1936) die großen Tubenbewegungen zur Zeit des Oestrus als einen unmittelbaren Eiabnahmemechanismus auf. Der Fimbrientrichter wird danach an die vorgebuckelten sprungreifen Follikel herangebracht und überdeckt diese so, daß der Follikelinhalt beim Eisprung in den Trichter entleert wird. ohne sich vorübergehend in einer Bursa der Leibeshöhle aufzuhalten. CAFFIER und KOLBOW (1934) beobachteten an der *Fledermaus*, daß das Ovar zur Zeit der Ovulation im Tubentrichter wie in einem Eierbecher steckt. Gelegentlich einer Laparotomie beim *Menschen* fanden die Autoren beide Tuben demselben Ovar anliegend. Die gleichseitige Tube lag dem gesprungenen Follikel dicht auf. Daß die Tube zur Zeit des Follikelsprunges häufig um das Ovar geschlungen ist, hatte schon HASSE (1891) beobachtet; er bezeichnet diese Lage als „zweite Normallage der Tube". DYROFF (1932) und BOVENSIEPEN (1942; s. Tabelle 1) konnten diese Lage in vielen Fällen röntgenologisch bestätigen.

HASELHORST (1936) gibt folgenden Bericht über eine am 13. Tag p. m. durchgeführte Laparotomie: „Der Fimbrienkranz der linken Tube hatte sich fest um einen gerade sprungreifen Follikel herumgelegt. Dieser wurde erst nach Ablösung der Fimbrien mit stumpfen Instrumenten sichtbar." Über einen ähnlichen Befund berichtet WESTMAN (1937, 1943); in seinem Falle lag jedoch die Tube dem Ovar

Tabelle 1. *Stellung der Tuben bei Salpingographie.* (Nach BOVENSIEPEN 1942)

Cyclus	Ergebnis		Summe
	+	—	
Insgesamt	55 = 21%	207 = 79%	262
Vor dem 12. und nach dem 17. Tag			
post menstruationem	9 = 6%	139 = 94%	148
Vom 12.—17. Tag	46 = 40%	68 = 60%	114
Vom 13.—15. Tag	37 = 59%	26 = 41%	63
Am 14. Tag post menstruationem	11 = 55%	9 = 45%	20
Am 14.—16. Tag vor der nächsten Regel. . . .	40 = 63%	23 = 36,5%	63
Am 15. Tag vor der nächsten Regel	16 = 66,7%	8 = 33,3%	24

+ = Tube in Abnahmestellung.

nicht unverrückbar fest auf, sondern schien das Ovar mit kurzen Greifbewegungen abzutasten. Durch Einbringen eines Kontrastmitteldepots in das Ovar konnte WESTMAN derartige Bewegungen auch bei der Frau durch eine Röntgenuntersuchung wahrscheinlich machen. ELERT (1947) gelang bei einer 20jährigen Frau eine Zufallsbeobachtung im Laparoskop: Die Tube war um das Ovar herumgelegt (Bursastellung) und machte Abtastbewegungen. Gleichzeitig führte das Ovar durch Kontraktion und Erschlaffung der Muskulatur der beiden Ovarialligamente craniocaudale und drehende Bewegungen um seine Längsachse aus. Der ganze Vorgang dauerte 2 min. Danach verließ das Tubenende wieder die Eierstockoberfläche. DOYLE (1951) findet ebenfalls intra operationem eine Annäherung von Fimbrienkranz und sprungbereitem Follikel durch aktive Bewegungen des Ovars. Die laparoskopische Beobachtung ELERTs stimmt mit dem Befund überein, den WESTMAN an der eröffneten Bauchhöhle erhob. ELERT vermutet, daß die Bursa ovarica-Stellung der Tube die Ausgangsposition ist, von der die Tube immer wieder diese Abtastbewegungen wiederholt, die schließlich zur Eiübernahme führen. Es bleibt noch zu klären, ob die Tube mit ihrem Trichter den Follikelsprung durch Muskelbewegungen fördert, oder ob das Ei nur in den Trichter eingespritzt wird (s. auch SIEGMUND 1954). Beim *Kaninchen* hat ZIMMERMANN (1959) zur Zeit der Ovulation lokalisierte Kontraktionen im oberen Teil der Ampulle beobachtet, die einen zum Ostium tubae gerichteten Sog auslösen, der die Eiaufnahme und Eipassage im distalen Tubenabschnitt fördert. DECKER (1951) beobachtete mit dem Douglasskop zur Zeit des Follikelsprunges eine aktive Verkürzung des Ligamentum ovarii proprium; dadurch wird das Ovar dem Fundus uteri genähert. Laterale Uteruswand, Pars isthmica und ampullaris tubae und Ligamentum ovarii proprium begrenzen in dieser Position eine muldenförmige Vertiefung der dorsalen Anteile des Ligamentum latum, die ein Abfließen der Follikelflüssigkeit nach caudal verhindern kann.

Beim *Java-Makaken (Pithecus fascicularis mordax)* hat JOACHIMOVITS (1935) zwar während des ganzen Cyclus Kontraktionen beobachten können, die auf Teile der Tube beschränkt blieben; im Oestrus (9.—12. Tag) werden die Kontraktionen jedoch kräftiger und auf den ganzen Eileiter ausgedehnt. Die Tube knickt derart ein, daß sie sich mit ihrer Mesosalpinx über das Ovar legt. Die bei diesem Tier großen Fimbrientrichter sind dann dem Ovar zugewendet. Das Fimbrienende ist jetzt stark mit Blut gefüllt. Der Isthmus zeigt seine lebhafteste Tätigkeit erst nach dem Follikelsprung. Diesem Aktivitätsmaximum geht eine 1—2tägige Phase der Erschlaffung voraus. Die Aktivitätsmaxima der Pars ampullaris und der Pars isthmica sind also um ein paar Tage gegeneinander verschoben. Hierin sieht JOACHIMOVITS eine Stütze der Vermutung von v. MIKULICZ-RADECKI (1941), die Bewegungen der Tube seien durch ein Ganglion beherrscht. Die von WESTMAN bei *Rhesus* beobachteten Ovarbewegungen während des Oestrus konnte JOACHIMOVITS an seinem Objekt nicht bestätigen.

Ist das Ei in die Ampulle der Tube gelangt, so wird es dort mit dem eventuell Spermatozoen enthaltenden Sekret durch die von v. MIKULICZ-RADECKI (s. SCHRÖDER 1930) und KNEER (1948) untersuchte *Pendelbewegung* durchmischt. Die Pendelbewegungen sind rhythmische Kontraktionen der Muskulatur der ampullären Engen, durch die der Inhalt hin und her geschoben wird, ohne dabei dem Uterus näher zu kommen. Es sind die gleichen Bewegungen, die den durch Flimmerschlag bedingten Transport in Richtung auf das uterine Ende verzögern (ANDERSEN 1941). Derartige segmentale Kontraktionen sind von GRANZOW (1937), KOLBOW (1942), MAYER (1944), KNEER (1948) und HORSTMANN (1952a) bei der Salpingographie und direkt beobachtet worden; sie sind in der zweiten Cyclushälfte viel lebhafter als in der ersten. DOYLE (1951) findet bei Direktbeobachtungen im Douglasskop eine Frequenz von 6—7 pro Minute zur Zeit des Follikelsprunges und eine Erhöhung der Frequenz in den folgenden 36—48 Std auf 10—20 pro Minute. GEIST, SALMON und MINTZ (1938) konnten die Druckveränderungen in den Tuben mit Hilfe eines besonderen Tubenkatheters aufzeichnen.

Daß über die Tuben peristaltische und antiperistaltische Wellen hinlaufen können, ist lange bekannt (SCHRÖDER 1930). Die Pars isthmica scheint nur diese Bewegungen auszuführen. Die in vitro isolierte Tube zeigt nach CELLA und GEORGESCU (1938) in allen Abschnitten automatische peristaltische Kontraktionen. Die peristaltische Welle entsteht im ampullären Teil der Tube und setzt sich in einer rhythmischen Frequenz von 2—6 pro Minute uteruswärts fort.

Auch diese Autoren beobachteten cyclusabhängige Rhythmusschwankungen. Im Intermenstruum ist die Tube weniger erregbar als post menstruationem. Die Wirkung myotroper Pharmaka auf überlebende Tubenstückchen wird ebenfalls durch die phasenspezifische Ausgangslage modifiziert (SANDBERG. INGELMAN-SUNDBERG und RYDÉN 1963).

Die Peristaltik führt zu einer raschen Förderung des Ampulleninhaltes in den Uterus. Oestrogenzufuhr erhöht die Tubenmotilität und verändert das Tempo der Eizellenpassage. NOYES, ADAMS und WALTON (1959) haben frisch ovulierte Eier in die Tuben ovariektomierter *Kaninchen* übertragen und diese mit Oestradiolbenzoat behandelt. Mit steigender Dosierung der Oestrogene wurden größere Portionen von Eiern in den Tuben retiniert. Die Tubenpassage wird also durch Dys- und Hyperkinese in Abwesenheit progestativer Hormone verzögert. Ähnliche Änderungen im Tempo des Eizelltransportes bei endogenen oder exogenen Störungen der postovulatorischen Hormonbalance wurden auch von BURDICK und PINCUS (1935), PINCUS und KIRSCH (1936). WHITNEY und BURDICK (1936, 1938). BURDICK und WHITNEY (1938) und GREENWALD (1957) beschrieben.

Antiperistaltische Bewegungen können die Spermatozoen schnell durch den Isthmus der Tube in die Pars ampullaris pumpen (KNEER 1948). Die Eigenbeweglichkeit der Samenzellen soll aber auch eine selbständige Überwindung des notwendigen Weges vom Scheidengewölbe bis zur Pars ampullaris ermöglichen (FARRIS 1950). Für den *Menschen* liegen über das Verhalten des weiblichen Genitalschlauches unmittelbar nach dem Coitus Beobachtungen von BELONOSCHKIN (1939a, 1957) im Scheidenspeculum vor. Danach laufen im Gefolge des Orgasmus an der Portio sichtbare Kontraktionen der Cervixmuskulatur ab, durch die das Sperma aufgesaugt wird. Bercits vor Ablauf einer halben Stunde können die Spermien die Tube erreicht haben (RUBENSTEIN, STRAUSS, LAZARUS und HAWKINS 1951). Für die möglicherweise bei der Begattung auftretenden Tubenbewegungen ist man auf Beobachtungen an Tieren angewiesen.

Über die aktive Mithilfe der Vaginal- und Uterusmuskulatur beim Spermatozoentransport kann nach den experimentellen Untersuchungen an vielen Tieren kein Zweifel mehr bestehen. HARTMAN und BALL (1930), ROSSMAN (1937), WARREN (1938) und GENELL (1939) fanden bei der *Ratte* die Spermatozoen wenige Minuten nach der Ejaculation bereits in den Uterushörnern. Doch ist von hier bis zum ovariellen Ende des Eileiters noch eine längere Wegstrecke zurückzulegen. BLANDAU und MONEY (1944) beobachteten Spermatozoen am ovariellen Ende der Tube 15 min post copulationem bei 21% der *Ratten*, nach 30 min bei 62%, nach 45 min bei 86% und nach 60 min bei 100% (s. auch BLANDAU und JORDAN 1941, BLANDAU und ODOR 1949). Es wurden allerdings nur wenige Spermatozoen gefunden. Schneller geht anscheinend der Spermatozoentransport beim *Hund* vonstatten. Wie BISCHOFF schon im Jahre 1842 beobachtete, laufen nach der Insemination antiperistaltische Wellen über den Uterus, und schon nach 18 min sind reichlich Spermatozoen am abdominellen Ende angekommen (EVANS 1933). Beim *Kaninchen* benötigen die Spermatozoen bis zum Erreichen des ovariellen Tubenendes $3^1/_2$—4 Std (PARKER 1931, PINCUS und ENZMANN 1932), und für das *Schaf* werden 5—6 Std angenommen (QUINLAN und MARE 1931, GREEN und WINTERS 1935). SCHILLING (1953) beschreibt kräftige Bewegungen des Uterus und der Uterushörner, der muskulösen Bänder der Adnexe und des Eileiters kurz nach der Kopulation beim *Schaf*. Alle diese Untersuchungen sprechen für eine Beteiligung der Tubenmuskulatur beim Samentransport zum Ort der Befruchtung in die Pars ampullaris oder das ovarielle Tubenende. SCHOTT und PHILLIPS (1941) fanden die Spermatozoen beim *Schaf* schon 20 min nach der Kopulation im abdominellen Ende des Eileiters. Dabei war die Geschwindigkeit des Spermatozoentransportes unabhängig vom Cyclus, wie schon GREEN und WINTERS (1935) und WARBRITTON, McKENZIE, BERLINER und ANDREWS (1937) gefunden hatten.

Nach ALDEN (1943), LEONARD, PERLMAN und KURZROK (1947) befindet sich bei der *Ratte* am Tubenabgang eine klappenartige Einrichtung, die nur von lebenden Spermatozoen überwunden wird, und zwar auch nur im Dioestrus 12—72 Std nach der Brunst (LEONARD und PERLMAN 1949). Da nur lebende Rattenspermien, nicht aber Rinderspermien diese Klappe überwinden sollen, nehmen die Autoren eine chemisch bedingte Erschlaffung des Schließmuskels an. Ein ähnlicher Verschluß besteht auch beim *Meerschweinchen* (KELLY 1939).

Beim *Kaninchen* kann die Lichtung der Pars intramuralis tubae durch verstärkte Kongestion zahlreicher polypöser Schleimhautwulstungen dieses Bereiches zeitweilig verlegt werden. Dieser Sperrmechanismus gegen Persufflation ist von der Hormonlage abhängig (funktioneller Sphincter). Er wird durch Oestrogene induziert und durch Progesteron gelöst (WHITELAW 1933, STAVORSKI und HARTMAN 1958a, b).

Die Frage des Spermientransportes hat mit der Anwendung der künstlichen Insemination große Bedeutung für die Tierzüchter erlangt. Soweit diese Untersuchungen erkennen lassen, bestehen bei den einzelnen Arten Unterschiede im Spermientransport. Andererseits zeigen sie aber übereinstimmend, daß der Eileiter beim Spermientransport eine aktive Rolle spielt.

Bei *Schafen* (PHILLIPS und ANDREWS 1937, SCHOTT und PHILLIPS 1941, SCHILLING 1953) und beim *Kaninchen* (SCHILLING und KORDTS 1952) kommt der passiven Spermienbeförderung durch Uterus und Tube eine größere Bedeutung zu als der aktiven Bewegung der Spermien selbst. Bei oestrischen *Schafen* ist es leicht, die Tuben vom Uterus her zu durchspülen, sehr viel schwieriger aber bei Tieren, die vor mehr als einem Tag ovuliert haben. Auch hier muß man wenigstens eine Sphincterfunktion der Muskulatur um den Tubenabgang annehmen. Bei frisch begatteten Tieren zeigen die Tuben die ovarwärts gerichtete Antiperistaltik, während die Cervix saugende Bewegungen ausführt. Gleichzeitig kontrahiert sich die Muskulatur in den Ligamenten. Die spontanen Kontraktionen sind am stärksten im Oestrus. Ihnen entspricht eine erhöhte Reizbarkeit und eine lebhaftere Reizbeantwortung der Adnexmuskulatur bei direkter Reizung in der Brunst (SCHILLING 1953).

Die mitgeteilten Beobachtungen zeigen, daß außer den großen Bewegungen der ganzen Tube zur Eiabnahme am Ovar geordnete Kontraktionen des Tubenrohres ablaufen, die als Pendelbewegung, Peristaltik und Antiperistaltik die Gametenkonjugation erleichtern und schließlich den Keim zur Implantation in den Uterus führen. Die Untersuchungen von KOK (1926, 1927), HERRLIGKOFFER (1949, 1953), MARŠÁLEK und ŽEMIŠEK (1952) machen die Mitwirkung des vegetativen Nervensystems bei den koordinierten Bewegungen wahrscheinlich.

2. Die subperitoneale Muskulatur des inneren weiblichen Genitale

Das mikroskopisch-anatomische Substrat der Bewegungen wird, soweit es sich um Lumenänderungen (Peristaltik, Antiperistaltik und Pendelbewegungen) handelt, in der das Tubenrohr umgebenden Muskulatur zu suchen sein, während die großen Bewegungen durch die Mithilfe benachbarter Muskelzüge durchgeführt werden können. DANIEL, NITZESCU, SOIMARU und GEORGESCU (1935) haben die Tubenkontraktionen an excidiertem Material untersucht und dabei den Verlauf der Kontraktionswellen in der äußeren Längsmuskulatur unabhängig von den Kontraktionen der „Ringmuskulatur" gefunden.

Nach BREIPOHLs Untersuchungen (1939) kontrahieren sich die Muskelzüge der Mesosalpinx ebenso wie die äußere Längsmuskulatur spontan rhythmisch. Das Maximum dieser Tätigkeit zeigen Tuben, die in der Proliferationsphase untersucht wurden. Die Ringmuskulatur kontrahiert sich wenig und zu allen Zeiten des Cyclus gleich stark. In der Menopause läßt die Intensität der Kontraktionen nach (GEIST, UDALL und MINTZ 1938). Die Tätigkeit der Tubenmuskulatur kann aber durch Oestrogengaben wieder in Gang gebracht werden.

Histologisch sind am Tubenrohr von außen nach innen folgende Muskelschichten zu unterscheiden: a) die subperitoneale Muskulatur, b) die perivasculäre Muskulatur der sog. „plexiformen" Schicht, c) die autochthone Muskulatur. Im folgenden soll zuerst die in sich zusammenhängende subperitoneale Muskulatur des Eileiters und seiner Nachbarschaft besprochen werden.

Im Bereich der Plica lata (PETRY 1942), der Mesosalpinx, der Tube, des Mesovars und der aus dem cranialen und caudalen Keimdrüsenband hervorgegangenen Ligamente liegt unter der Serosa des Peritoneums ein flach ausgebreitetes Netz glatter Muskelfasern. Die *subperitoneale Muskulatur* der Tube

geht in die der Mesosalpinx und diese in die gleiche Muskulatur der Plica lata
über (SCHRÖDER 1930). DUBREUIL (1946), KNEER (1948) und KIPFER (1948, 1950)
haben diese Muskelschicht, die zuerst von GRUSDEW (1897) beschrieben und
benannt wurde, bestätigt. HERRLIGKOFFER (1949, 1953) hält sie für die Fortsetzung spiraliger Muskelzüge des Uterus. Nach HORSTMANN (1952a) handelt
es sich um ein zusammenhängendes Netz von Zügen glatter Muskulatur, das
stellenweise zu ansehnlichen Muskelsträngen und -bändern verdichtet ist. So ist
das innere weibliche Genitale, soweit es vom Peritoneum bedeckt wird, mit
einem muskulären Überzug versehen, dessen Bedeutung für die Gefäße durch

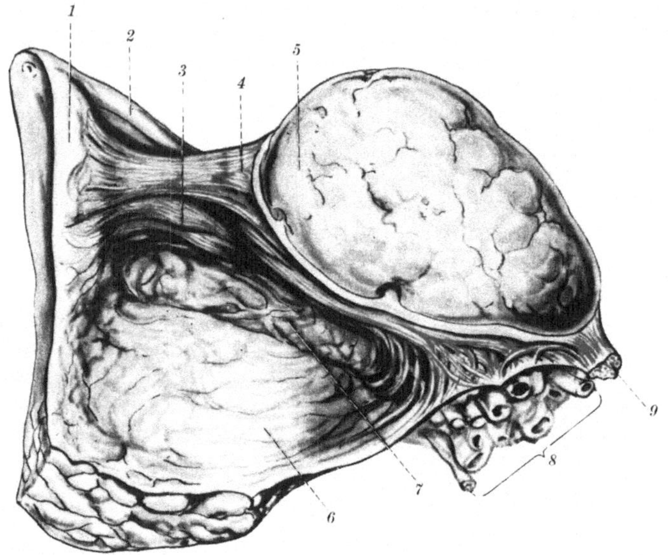

Abb. 58. Die subperitonealen Verstärkungszuge der glatten Muskulatur des Ovars von unten. *1* Uterus; *2* Isthmus
der Tube; *3* M. tensor ovarii (GROHE); *4* Lig. ovarii proprium; *5* Ovar; *6* Lig. latum uteri; *7* Mesovar.
8 Lig. suspensorium ovarii; *9* M. attrahens tubae im Lig. infundibulo-ovaricum. Aus HANSEN (1957)

seinen innigen, meist durch elastische Sehnen vermittelten Kontakt PETRY (1942)
an der Plica lata dargestellt hat (s. S. 87).

Die als *Ligamente* beschriebenen Verdichtungen dieser Muskulatur, das Ligamentum rotundum uteri, Ligamentum ovarii proprium, Ligamentum suspensorium ovarii und das kräftige Ligamentum sacro-uterinum verbinden sich in
ihrem ganzen Verlauf, besonders an ihren Endpunkten am Uterus, mit der
subperitonealen Muskulatur ihrer Umgebung durch Muskelzüge. Auch entlang
der Tube zieht am cranialen Umfang ein kräftiger Streifen subperitonealer
Muskulatur. Die Ligamenta suspensoria ovarii und sacro-uterina sind besonders
dick, weil in ihnen Gefäßnervenstränge verlaufen.

Im einzelnen lassen sich in der Mesosalpinx und im Mesovar der Frau folgende
Muskelzüge innerhalb von Ligamenten feststellen (HANSEN 1957): Das Ovar ist
mit dem Ligamentum suspensorium ovarii, in dessen Tiefe die A. ovarica und
Die Begleitvenen verlaufen, an der seitlichen Beckenwand hinten und oben
befestigt. In diesem Band ist die subperitoneale Muskulatur wenig entwickelt.
Nur an der vorderen Kante des Ligamentes liegen zwei stärkere Muskelfaserzüge,
deren vorderer und schwächerer sich gegen das Ligamentum latum hin auflöst,
der hintere, kräftigere Zug zieht zur Mesosalpinx und geht in Höhe des Epoophoron in die diffuse subperitoneale Muskulatur der Mesosalpinx über. Einige Muskelfaserzüge ziehen hier auch in die Tiefe und setzen sich ohne Grenze in die Muskel-

platte der Mesosalpinx fort. Hiermit vermitteln sie eine muskuläre Verbindung zwischen dem abdominalen Ende der Tube und dem Ligamentum suspensorium ovarii. Diese beiden Muskelzüge heben bei ihrer Kontraktion zwei kleine Fältchen am vorderen Rand des Ligamentum suspensorium ovarii an (s. Abb. 60, 76, S. 85).

Vom uterinen Pol des Eierstockes zieht das Ligamentum ovarii proprium zur Uteruskante. In diesem Ligament verläuft ein kräftiger subperitonealer

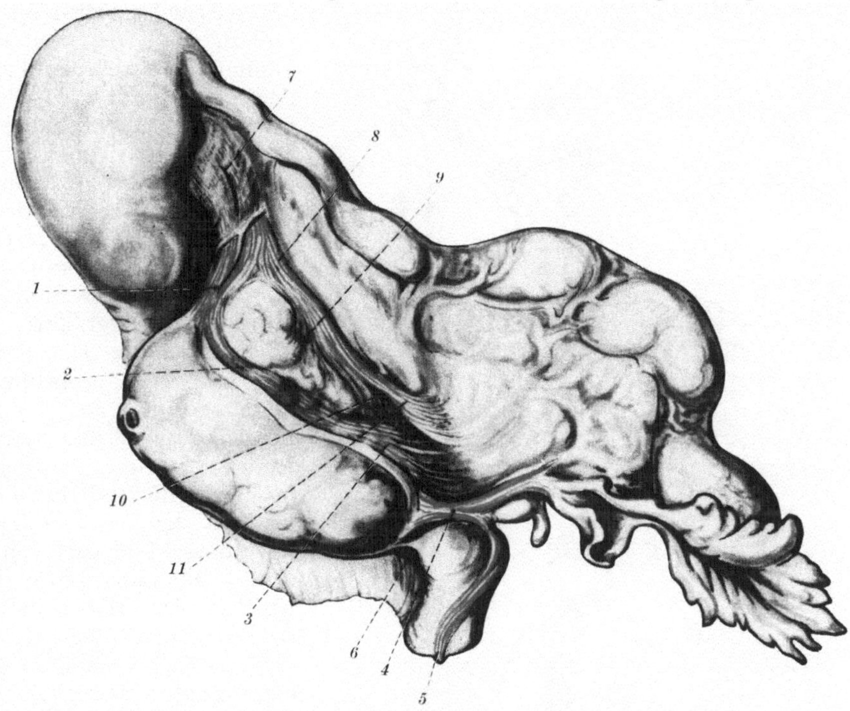

Abb. 59. Die glatte Muskulatur des Mesovar und seiner Umgebung (von oben und hinten gesehen). *1* Lig. ovarii proprium; *2* Muskelzüge in der Gegend des distalen ehemaligen Keimdrüsenbandes; *3* Ausstrahlungen in der Gegend des Epoophoron; *4* Lig. infundibulo-ovaricum mit M. attrahens tubae (LUSCHKA); *5* Muskelzüge im Lig. suspensorium ovarii (proximaler Anteil des ehemaligen Keimdrusenbandes); *6* Ausbreitung des unteren Anteiles der Muskulatur des ehemaligen distalen Keimdrusenbandes an der Dorsalseite der Plica suspensoria ovarii; *7* Fortsetzung des Lig. ovarii proprium; *8* M. transversus mesovarii; *9* Abzweigungen zur subperitonealen Muskulatur; *10* Muskelportion zum lateralen Mesovar; *11* zum Epoophoron ziehende Portion. Aus HANSEN (1957)

Muskelstrang von der Uteruskante zum Eierstock und entlang den Parenchymlippen des Eierstockes bis zur lateralen Mesosalpinx (Abb. 58, 59). Von diesem Strang, der dem Musculus tensor s. adductor ovarii entspricht, zweigt ein im vorderen Teil des Mesovars verlaufendes breites Muskelband ab, das sich zwischen lateralem und uterinem Eierstockpol in drei Züge von verschiedener Verlaufsrichtung aufspaltet. Ein Muskelzug setzt die alte Richtung nach lateral fort, ein anderer steigt in die Mesosalpinx und gewinnt an die dort gelegene subperitoneale Muskulatur Anschluß, ein dritter Faserzug zieht vor der A. uteroovarica in die Tiefe, verbindet sich mit der perivasculären Muskulatur dieses Gefäßstranges und erreicht mit einigen Fasern die Unterfläche des Mesovars.

Die dem Verlauf des Keimdrüsenbandes folgende Muskulatur wird also durch die beschriebenen, von der ursprünglichen Richtung ausscherenden Muskelzüge vielseitig mit der übrigen subperitonealen Muskulatur verbunden. Diese Muskel-

faserzüge sind mit verantwortlich für die Bewegungen des Ovars, das zwischen
Uteruskante und Beckenwand aufgehängt ist. Die Fasern verlaufen in diesen
Muskelzügen nicht parallel, sondern sind wie ein gestrecktes Scherengitter mit-
einander verflochten.

Der subperitoneale Muskelmantel bildet am Uterus eine kräftige Hülle, die
sich nach lateral als dichtes Band kontinuierlich bis zum Fimbrienende der Tube
fortsetzt, wobei die Dicke der Muskelschicht über der Pars ampullaris nach den Seiten rasch abnimmt. Dieser der Tube aufliegende Muskelstreifen erfährt im Ligamentum infundibulo-ovaricum nochmals eine Verstärkung (STANGE 1952a, b). Eine Kontraktion des Längsbündels kann die nach unten eingeschlagene Tube aufrichten. BERNHART (1941) meint, daß nur die Längsmuskulatur den Eileiter aktiv zu bewegen vermöge. Die vom Ligamentum ovarii proprium bis in die Mesosalpinx ziehenden Faserbündel können das abdominale Ende der Tube um das Ovar herumziehen und in die Lage bringen, die von DYROFF (1932) im Röntgenbild und von ELERT (1947) im Laparoskop gesehen wurden. Die flächenhafte Ausdehnung dieser Muskelzüge und ihre allseitige Verankerung lassen eine große Beweglichkeit der Pars ampullaris zu. Wenn die Abgreifbewegungen der Tube gezielt sein sollen, muß man einen richtenden Einfluß durch das Nervensystem annehmen. Seine morphologische Grundlage könnten die verstreuten Ganglienzellen und -zellhaufen bilden, die hier allenthalben in dem lockeren Gewebe unter der Serosa und besonders reichlich entlang den Gefäßstraßen zu finden sind.

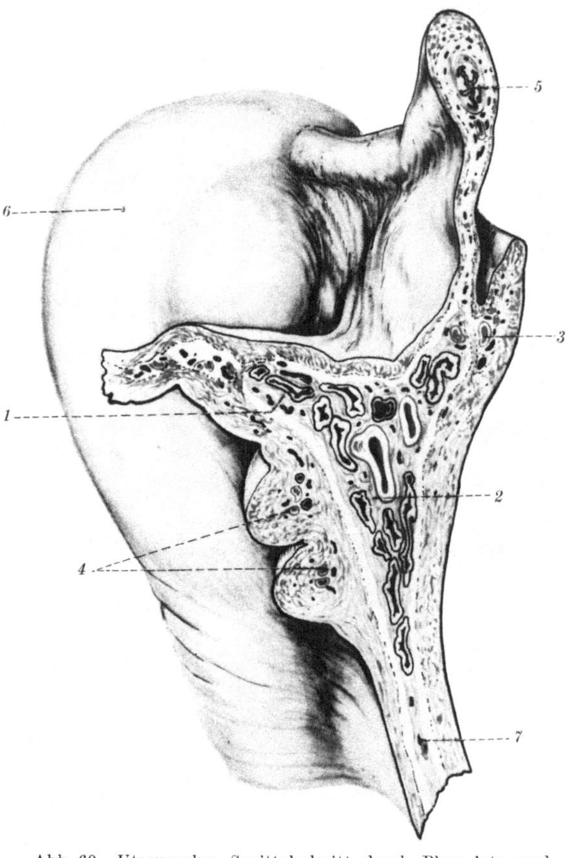

Abb. 60. Uterusnaher Sagittalschnitt durch Plica lata und
Lig. latum mit den vom Uterus abgehenden Verstärkungs-
bändern der subperitonealen Muskulatur. Die in diesen Bändern verlaufenden Gefäße werden durch die Muskelplatten
unter den Peritonealblättern in 3—4 Gruppen zusammengefaßt. Eine Gruppe (1) wird durch eine nach hinten dreieckig
ausgezogene Gefäßplatte gebildet, die sich zum Mesovar erstreckt, eine zweite flache Gefäßplatte (2) zieht zur Mesosalpinx und eine dritte Gruppe (3) zum Lig. utero-inguinale. Als
vierte Gruppe (4) lassen sich die Gefäße zusammenfassen,
die im Lig. ovarii proprium den zweibäuchigen M. tensor
ovarii versorgen. Aus HANSEN (1957)

An mikroskopischen Schnitten, an denen allein die feineren Muskelzüge
studiert werden können, sieht man überall, daß die subperitoneale Muskulatur
mit den *Muskelhüllen der Blutgefäße* verbunden ist. Die oben genannten Ligamente bestehen größtenteils aus einem Gefäßstrang, der von dem Peritoneum
und subperitonealer Muskulatur überzogen wird. Die Gefäßstränge enthalten
außer der Arterie ganze Konvolute dickwandiger Venen verschiedener Kaliber.
weshalb ROUGET (1858) die Bänder für erigierbar gehalten hat. HORSTMANN

(1952a) hat die adventitielle Muskulatur um die Arterien und Venen der Tube
beschrieben und auf die gleiche Anordnung im ganzen weiblichen Genitaltrakt
hingewiesen. Auch die Blutgefäße der Ligamente, der Mesosalpinx und des Mesovars sind von solchen Muskelscheiden umhüllt. Zwischen dem subperitonealen
Muskelwerk und der perivasculären Muskulatur besteht überall Faseraustausch.
Die aus den tieferen Schichten gegen das Peritoneum aufsteigenden Gefäße
verlieren ihre Muskulatur dadurch, daß sich die perivasculären Muskelbündel
dem subperitonealen Netz anschließen. Die Verbindung zwischen den beiden
Muskelsystemen läßt den Hauptzügen der subperitonealen und der Gefäßmuskulatur eine gewisse Eigenbeweglichkeit, gewährleistet aber bei extremen Bewegungen eine durch den Kontraktionsgrad einstellbare, mehr oder weniger enge
Verbindung.

Wie die subperitoneale Muskulatur des Eileiters ist auch die glatte Adventitia-
muskulatur der Tubengefäße ein Teil eines von außen an die Genitalorgane

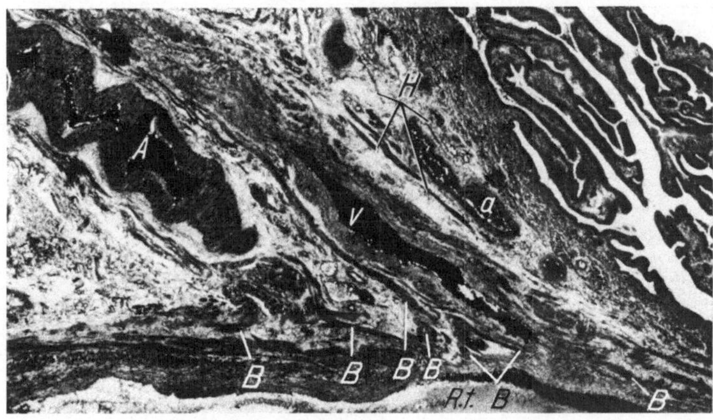

Abb. 61. Flachschnitt durch den ampullaren Teil einer Tube an einer Enge. Der untere Bildrand wird vom
Lumen des Ramus tubalis (*R.t.*) gebildet. Die Gefäßmuskelhüllen sind vom Arterienrohr durch eine lockere
adventitielle Bindegewebsschicht getrennt. Aus der Muskelhülle bzw. Media des Ramus tubalis ziehen Faserbundel (*B*) in die Muskelhülle der Vene (*V*) und der Arterie (*A*). Die kleinere Arterie (*a*), die der autochthonen
Muskulatur aufliegt, hat nur eine sparliche Muskelhulle (*H*). Vergr. 30fach. Aus HORSTMANN (1952a)

herantretenden, zusammenhängenden Systems. Die A. ovarica und die A. uterina
und ihre Äste besitzen diese auffällige, für die Genitalgefäße charakteristische
Muskulatur. Die von WALLART (1911) als „peri- und intervasculäre Muskulatur"
bezeichneten Bündel sind von der Mediamuskulatur zu unterscheiden. Unter
den Verstärkungszügen des subperitonealen Muskelnetzes liegt in den gefäß-
führenden Ligamenten auch diese gefäßgebundene Muskulatur. die an den Tuben-
gefäßen genauer untersucht worden ist (HORSTMANN 1952a). Ihr Vorkommen
war auch an den anderen zu Ovar, Uterus und Vagina ziehenden Gefäßen erkannt
worden. HANSEN (1957) hat sie an den im Mesovar liegenden Gefäßen untersucht und dort viel kräftiger gefunden als an der Tube (Abb. 60). Ihre Beziehungen zu den Gefäßen und zur Nachbarschaft gleichen denen der Tube.

Die adventitielle Muskelhülle der *Arterien* ist überall gut erkennbar, da sie
von der kompakten Media des Gefäßrohres durch eine deutliche, lockere, adventitielle Bindegewebsschicht getrennt ist (Abb. 61). Als Beispiel soll die peri-
arterielle Muskulatur des Ramus anastomoticus betrachtet werden, der die
A. ovarica mit der A. uterina verbindet. Am Querschnitt liegen außerhalb der
lockeren bindegewebigen Adventitia vier bis sechs dichtgepackte Lagen glatter
Muskelfasern, die zu platten Bündeln zusammengeschlossen sind. Die Bündel

verlaufen in Längsrichtung des Gefäßes. Stellenweise übertrifft die adventitielle
Muskelschicht die kräftige Media an Dicke. Die adventitiellen Muskelbündel
verlaufen in Richtung des Gefäßzuges, folgen aber nicht den starken Krümmungen des oft mäanderartigen Arterienverlaufes. Die Arterie liegt also in einem
viel weiteren adventitiellen Muskelrohr. Ihre Media ist mit der Muskelhülle fast
ausschließlich an den Abgängen ihrer Äste verbunden. Dabei ziehen die zwischen
der Hülle und der Gefäßmedia vermittelnden Muskelbündel immer von der
Hülle des größeren Gefäßes an die Media des Zweiges.

Die kleineren Arterienäste besitzen keine geschlossene Muskelhülle mehr,
sondern werden nur von locker angeordneten Muskelbündeln begleitet, die unter-

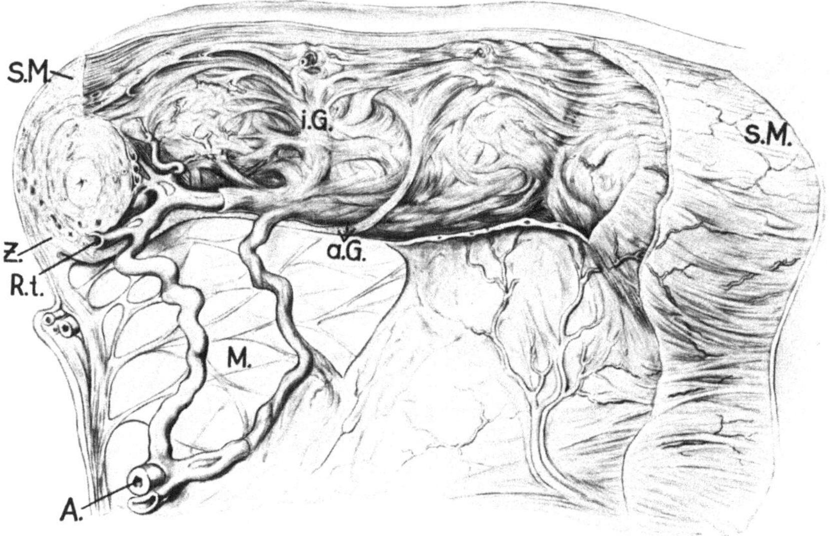

Abb. 62. Rekonstruktion des Wandaufbaues im Isthmus tubae von dorsal nach Lupenpraparation und Schnitt-
untersuchung. Die Wandschichten sind von rechts nach links stufenweise bis auf die autochthone Muskulatur
abgetragen. *s.M.* subperitoneale Muskulatur; *a.G.* äußere Gefäßmuskelschicht; *Z* zirkulare Muskellage der äußeren
Gefäßmuskelschicht und der innersten subperitonealen Faserbundel; *i.G.* innere Gefäßmuskelschicht, nach links
Übergang in die autochthone Muskulatur entlang den Gefäßzweigen, die rechtwinklig von dem Hauptast unter
i.G. abzweigen. *R.t.* Querschnitt des venösen Ramus tubalis, links davon der arterielle Ramus; *M* subperitoneale Muskelzuge des ventralen Blattes der Mesosalpinx. Die Muskelfasern sind in der Zeichnung vergrobert.
Aus HORSTMANN (1952a)

einander Fasern austauschen. An den feineren Zweigen verschwindet die adventitielle Muskulatur schließlich ganz.

Auch die *Venen* besitzen eine kräftige Muskelhülle, deren Faserbündel in der
allgemeinen Richtung des Gefäßes verlaufen, wobei sie über Krümmungen, Buchten und Einziehungen des Rohres hinwegziehen. Zwar ist auch eine bindegewebige Adventitia zwischen den contractilen Hüllen und der Media der Venen-
wand vorhanden; doch sind sehr viel mehr Übergänge von Faserbündeln aus
der locker geflochtenen Media in die muskuläre Adventitia zu sehen, so daß
es mitunter schwierig sein kann, beide Muskelschichten an einem Schnitt aus-
einanderzuhalten. Bei nahe nebeneinander verlaufenden Venen können die Muskelhüllen sich vereinigen oder durch zahlreiche Faserbündel, die von einer Hülle
in die andere ziehen, miteinander verbinden. So verliert sich dort, wo Venenkonvolute vorhanden sind — z.B. im Mesovar und der Mesosalpinx —, die Zuordnung zu bestimmten Venen so vollständig, daß man nur von einer intervasculären Muskulatur sprechen kann.

Der Unterschied in der Verknüpfung von adventitieller und Mediamuskulatur
zwischen Arterien und Venen führt nach HORSTMANN (1952a) für die beiden

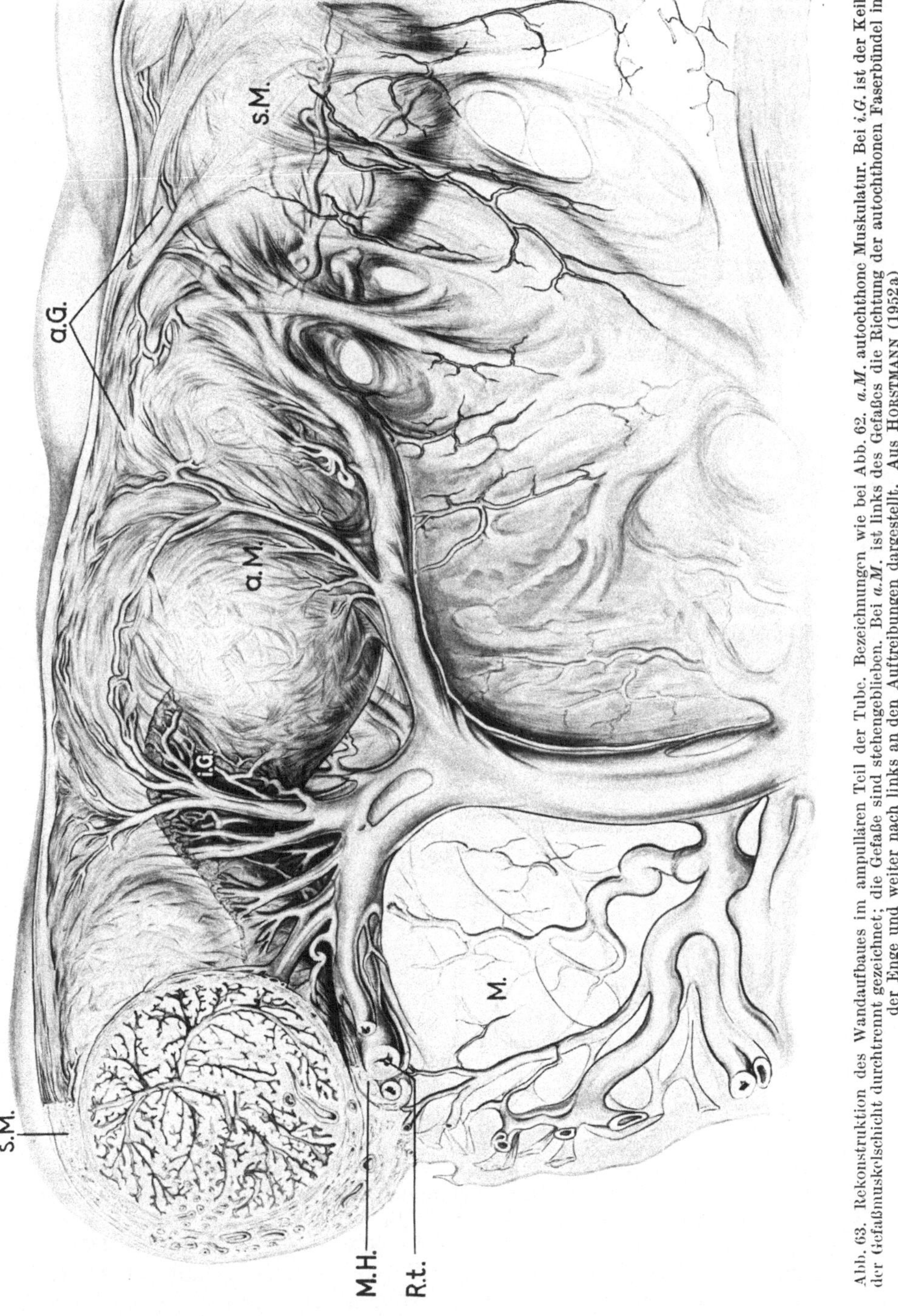

Abb. 63. Rekonstruktion des Wandaufbaues im ampullären Teil der Tube. Bezeichnungen wie bei Abb. 62. *a.M.* autochthone Muskulatur. Bei *i.G.* ist der Keil der Gefäßmuskelschicht durchtrennt gezeichnet; die Gefäße sind stehengeblieben. Bei *a.M.* ist links des Gefaßes die Richtung der autochthonen Faserbündel in der Enge und weiter nach links an den Auftreibungen dargestellt. Aus HORSTMANN (1952a)

Gefäßarten zu verschiedenen Folgen bei der Kontraktion. Die Arterien werden durch die Kontraktion der perivasculären Muskulatur gestaucht. wodurch sie sich noch mehr krümmen. Die Venen, auf deren Media sich die Kontraktion der Hüllen überall direkt auswirkt, werden dagegen erweitert und verkürzt, da die Schraubentouren der Tubenmuskulatur in die viel steileren Züge der Adventitia übergehen. Die vermehrte Krümmung des Arterienrohres muß sich als Stromhindernis auswirken, die Verkürzung und Erweiterung der Venenlumina als Strömungserleichterung. Außerdem stellen die Gefäßstränge kräftige Muskelzüge der Organe dar, zu denen sie ziehen, da sich ihre adventitiellen Muskelschichten bis in die Organmuskulatur von Tube, Uterus und Vagina erstrecken. Die peri- und intervasculäre Muskulatur dieser Organe vermittelt zwischen der subperitonealen und der autochthonen Muskulatur des Genitalschlauches. Somit steht die eigentliche Tubenmuskulatur mit zwei Muskelsystemen in Verbindung, die von außen an sie herantreten (Abb. 62, 63). Auf diese Tatsache wird in der folgenden Beschreibung der Tubenmuskulatur immer wieder hingewiesen werden.

Tabelle 2. *Flächenwert der Tubenmuskulatur (mm²) am Querschnitt in verschiedenem Lebensalter.* (Nach TONI und MACCAFERRI 1952)

Alter in Jahren	Mittelwert in mm²		Intramuraler Abschnitt
	Ampulle	Isthmus	
10—20	3,8	2,2	2,1
20—30	3,6	2,2	2,0
30—40	3,6	2,1	2,3
40—50	4,1	2,1	2,0
50—60	3,0	0,9	1,7
60—70	2,5	1,7	1,8
70—80	2,4	0,4	1,0

An den Arterien und Venen des Uterus haben HORSTMANN (1952a) und LANGREDER (1951) die gleichen Verbindungen der starken adventitiellen Gefäßmuskulatur beobachtet.

TONI und MACCAFERRI (1951a, b, 1952) haben die *Dicke der Muskelwand* des Eileiters über das ganze Leben verfolgt (Tabelle 2). Die auf mehreren Einzelmessungen beruhenden Werte bestätigen die den Gynäkologen bekannte Tatsache, daß das ganze innere weibliche Genitale jenseits des 50. Lebensjahres

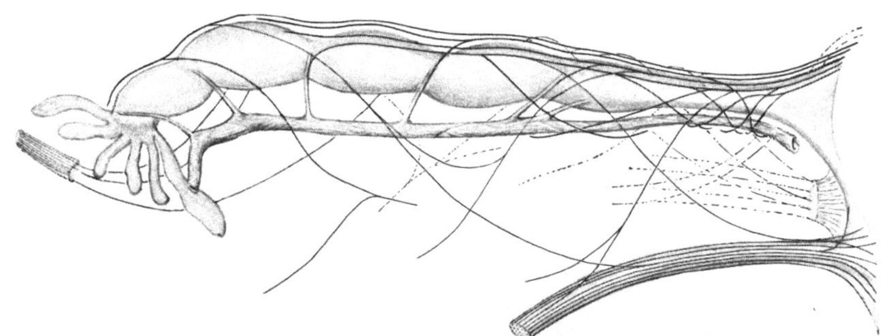

Abb. 64. Schematische Darstellung der hauptsächlichen Faserzüge in der subperitonealen Muskulatur der Tube von ventral. Rechts entspringt vom Uterus das Lig. rotundum und Lig. ovarii proprium. Von links strahlen Muskelbündel aus dem Lig. suspensorium ovarii in die subperitoneale Muskulatur. Unter der Tube der Ramus tubalis mit adventitieller Muskulatur. Aus HORSTMANN (1952a)

zurückgebildet wird. Dabei nimmt die von Muskelfasern besetzte Fläche von rund 50% auf 15—30% ab. Die einzelnen Muskelfasern werden um 30—50% ihrer Querschnittsfläche dünner. Die Ausbildung der Tubenmuskulatur entspricht erwartungsgemäß dem Lebensrhythmus der Sexualorgane. Auch im Uterus, in der Cervix und Vagina erhöht sich der prozentuale Kollagengehalt mit steigendem Alter (LOEB, SUNTZLEFF und BURNS 1939). Nach ANOPOLSKY (1927/28) ist die Tubenmuskulatur des *Schweines* ebenfalls cyclischen Schwankungen mit starkem Längenwachstum im Oestrus unterworfen. Im Intervall zwischen der Brunst verkürzt sich die Tube um 50%.

3. Die subperitoneale Muskulatur des Eileiters

Nach GRUSDEW (1897) ist die subperitoneale Muskulatur der Tube am Ansatz der Mesosalpinx und der gegenüberliegenden Seite am stärksten ausgebildet (Abb. 64). Zur Pars ampullaris hin nimmt diese Muskellage ab. KNEER (1948) hat ihr keine besondere Aufmerksamkeit geschenkt, erkennt aber wie KIPFER (1950) die Selbständigkeit dieser Muskelschicht an. KIPFER kann keine bevorzugte Verlaufsrichtung ihrer Fasern feststellen, beobachtet aber den kontinuierlichen Übergang dieser Muskulatur in die subperitoneale Muskulatur des Uterus.

Am leichtesten läßt sich diese Schicht an uterusnahen Querschnitten durch die Plica lata nachweisen, wo sie den oben erwähnten Verstärkungsstreifen an der cranialen Kante der von der Tube angehobenen Bauchfellfalte

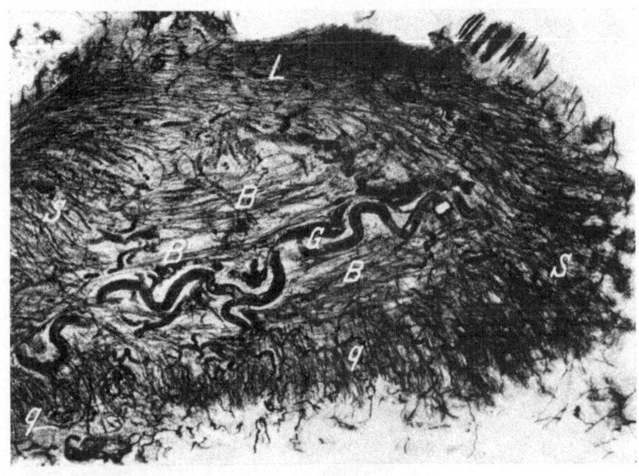

Abb. 65. Subperitoneale Muskulatur am Isthmus tubae. Die cranialen Längsbundel (*L*) gehen an den Seiten in schräg- (*s*) und querverlaufende (*q*) Fasern über. In der Mitte ein zur subperitonealen Muskulatur ziehender Gefaßstrang (*G*), der von Muskelbundeln (*B*) begleitet wird. Vergr. 7,5fach. Aus HORSTMANN (1952a)

bildet. Die Fasern dieses Bündels laufen in durchgehenden Zügen von der Uteruskante bis auf die Pars ampullaris. In der Nähe des Uterus stehen sie mit der kräftigen subperitonealen Muskulatur in kontinuierlichem Zusammenhang, die dort die Tube umgreift und ringförmig zu umgeben scheint (HORSTMANN 1952a). Diese

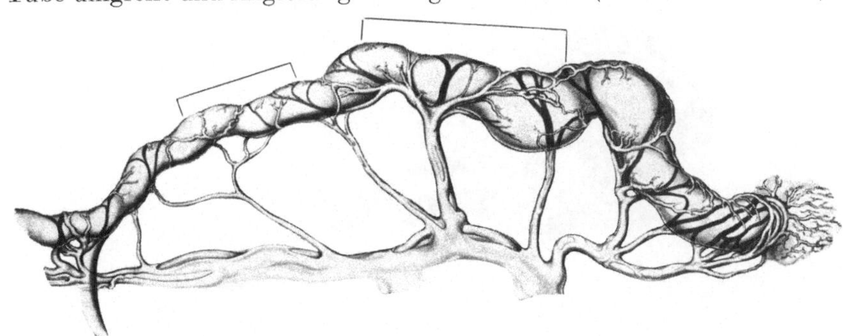

Abb. 66. Gefäßmuskelstränge einer rechten Tube von dorsal. Die Stränge, die ventral die Tube umgreifen, sind dunkel gezeichnet, um die Arkadenbildung darzustellen. Die Gefaße entspringen aus der Hauptanastomose zwischen A. und V. ovarica und A. und V. uterina. Links ist die Uteruskante angedeutet. Aus HORSTMANN (1952a)

zirkuläre Muskellage in der Mesosalpinx gehört allerdings nicht, wie HORSTMANN früher annahm, der subperitonealen Muskulatur an, sondern ist die peri- bzw. intervasculäre Muskulatur, die hier mit dem uterusnahen zirkulären Gefäßstrang die Tube umgreift (s. S. 79 und 81).

Die Fasern der subperitonealen Muskulatur sind in rhombischen Gittern angeordnet. Dem Ansatz der Mesosalpinx gegenüber sind sie in einem weitgehend parallel ausgerichteten Längsbündel zusammengefaßt (Abb. 62, 65). Wo Gefäße von der daruntergelegenen Schicht in die subperitoneale Lage eintreten, ziehen die

perivasculären Muskelzüge erst in Richtung der Gefäße und schwenken dann
in das subperitoneale Netz ein. In der Pars ampullaris wird der subperitoneale
Längszug schwächer (Abb. 63). Zum Tubentrichter hin lockert sich das Netz der

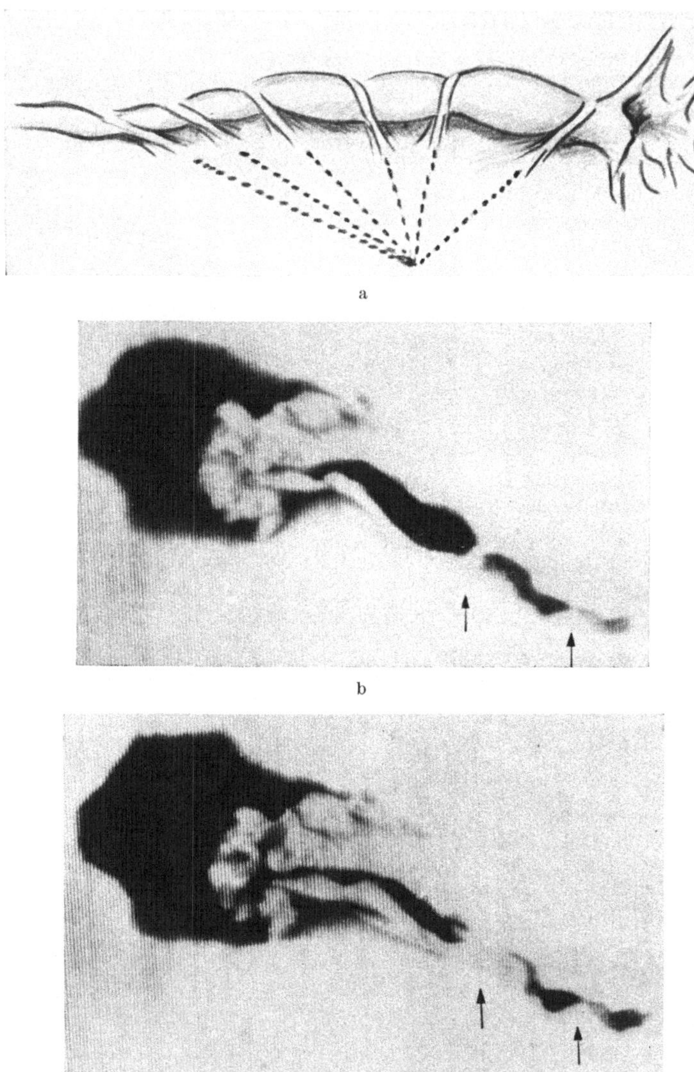

Abb. 67a—c. a Durch Gefäßarkaden hervorgerufene Tubenengen. Schematische Darstellung. Die Engen sind
spiralige Einziehungen zwischen den Auftreibungen der Pars ampullaris. Ihre Verlängerungen schneiden sich
in einem Punkt in Höhe des mittleren Drittels der Pars ampullaris. b und c Darstellung der physiologischen
Engen in einer mit Kontrastmittel gefüllten, frisch exstirpierten Tube in zwei Kontraktionszuständen.
Um den Fimbrientrichter ausgetretene Kontrastflüssigkeit. Aus KNEER (1948)

subperitonealen Muskulatur auf. An muskelschwachen Alterstuben ist hier die subperitoneale Muskulatur im Bereich der Pars ampullaris oft kaum noch feststellbar.
Kräftige subperitoneale Züge treten an der Pars ampullaris und besonders an
den „Tubenengen" (KNEER 1948) in Beziehung zu der perivasculären Muskulatur
und umgreifen mit den Gefäßen das innere Tubenrohr. Dabei ist die subperi-

toneale und peri- bzw. intervasculäre Muskulatur vielfach nicht mehr voneinander zu trennen. Das trifft besonders für den Fimbrientrichter zu (STANGE 1952a, b), wo am cranialen Umfang eine dünne längsverlaufende subperitoneale Schicht oder ein subperitoneales Band nachweisbar bleibt, das aber mit den Hüllen der dicht darunter ebenfalls in Längsrichtung ziehenden Gefäße überall Fasern austauscht.

4. Die Gefäßmuskelschicht

Der in der Mesosalpinx verlaufende Ramus tubalis, eine Anastomose zwischen der A. ovarica und A. uterina gibt in mehr oder weniger regelmäßigen Abständen sechs bis acht kräftige Zweige zum Tubenrohr ab (PERNKOPF und PICHLER 1953, SAURAMO 1945, KNEER 1948). Die Zweige teilen sich an der Tube nochmals auf und umfassen als Arkaden den Eileiter (Abb. 63, 66). Die Gefäßbögen sind am Isthmus schwächer und zahlreicher als an der Ampulle, wo vier bis sechs kräftige

Zweige das Tubenrohr meist schräg umgreifen und mit Gefäßen der anderen Seite anastomosieren. Im Verlauf dieser Gefäße ist der Eileiter eingekerbt und zeigt die Engen, die KNEER (1948) beschrieben hat. Die Engen sind nicht immer ringförmig, sondern meistens spiralige Einziehungen zwischen einseitigen Auftreibungen der Pars ampullaris. Nach KNEER schneiden sich die gegen die Meso-

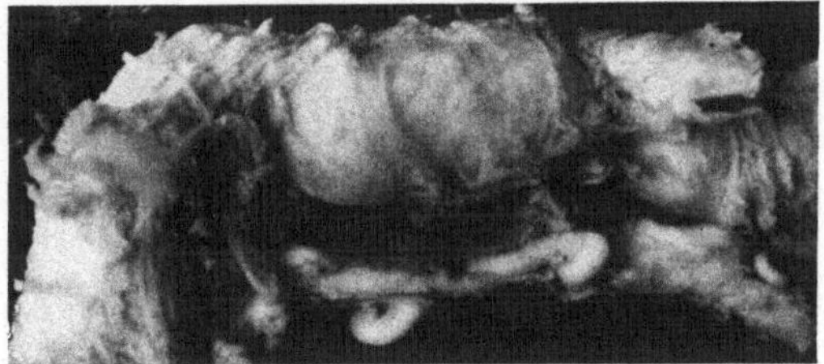

Abb. 68. Stark geschlängelter Ramus tubalis bei einer 42 Jahre alten Frau. Vor der linken Schlinge verläuft die gestreckte Vene. Aus HORSTMANN (1952a)

salpinx verlängert gedachten Gefäße in einem Punkt in Höhe des mittleren Drittels der Pars ampullaris (Abb. 67a). Das am weitesten lateral gelegene Gefäß umgreift mit mehreren parallelen Zweigen den Hals des Tubentrichters (Abb. 66). Die Arterien verlaufen dabei nicht gradlinig, sondern in vielfachen Krümmungen korkzieher- oder mäanderartig (Abb. 68). Sie sind um so mehr gewunden, je kleiner die Gefäße sind, und im ampullären Teil mehr als im isthmischen. Die Windungen sind schon an der kindlichen Tube festzustellen. Sie werden von mehreren muskelstarken, vielfach miteinander anastomosierenden Venen begleitet und oft völlig umhüllt. Die Venen folgen jedoch den Windungen der Arterien nicht, sondern verlaufen gestreckt.

In Tubennähe ordnen sich die Fasern der Gefäßmuskelhüllen in der Weise um, daß die geschlossenen Hüllen um die Einzelgefäße mehr und mehr verschwinden. Ihre Faserbündel verlaufen dort an den Seiten der Gefäße, wodurch das Gefäßbündel bei der Lupenpräparation stark verbreitert erscheint (Abb. 69). Aus diesen Muskelsträngen teilen sich kleinere Stränge mit der Aufzweigung der Gefäße ab und treten in die autochthone Muskulatur ein (Abb. 70). Dabei schließen sich die Muskelfaserbündel den Muskelzügen dieser beiden Schichten an. Die Gefäße, die in die Tubenfalten und in die Serosa des Peritoneums, also jenseits dieser Muskelschichten eintreten, besitzen keine adventitiellen Hüllen mehr. Die Venen sind dann auffallend muskelschwach.

In der Pars ampullaris erfolgt der Übertritt der peri- und intervasculären Muskelbündel in die beiden Muskelschichten hauptsächlich entlang den durch den Gefäßmuskelstrang ausgefüllten Einkerbungen (HORSTMANN 1952a). Es lassen sich von der subperitonealen bis in die perivasculäre Muskulatur durchlaufende Muskelzüge darstellen (KNEER 1948). Ihre Kontraktion vertieft nicht

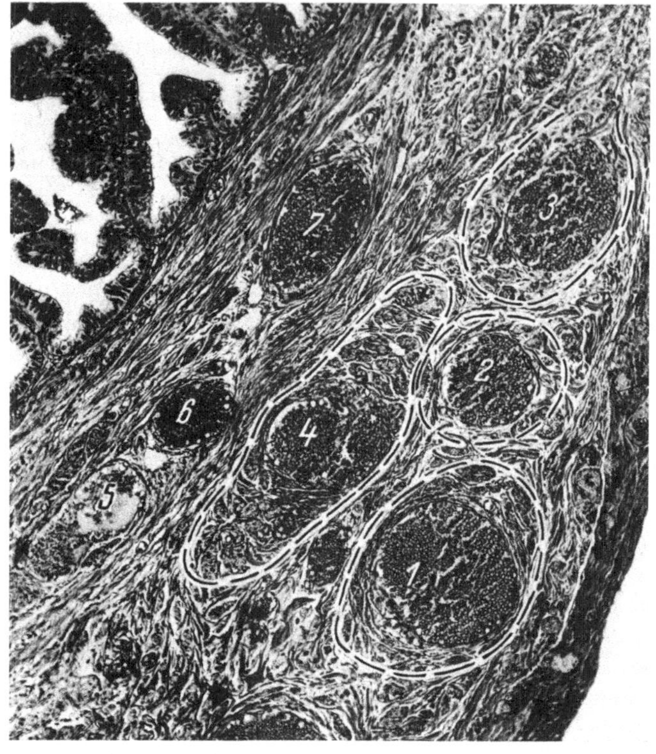

Abb. 69. Querschnitt durch die Pars ampullaris. Pralle Venenfullung. Die Gefaßmuskulatur liegt in Feldern zusammengefaßt um die außeren Venenquerschnitte (*1, 2, 3*). Die Vene *4* liegt der autochthonen Muskulatur auf. Ihre Muskelhulle ist umgruppiert, so daß die begleitenden Bundel ihr zur Seite verlaufen. Die Venen der autochthonen Muskulatur (*5—7*) besitzen keine begleitenden Muskelbundel mehr. Aus HORSTMANN (1952a)

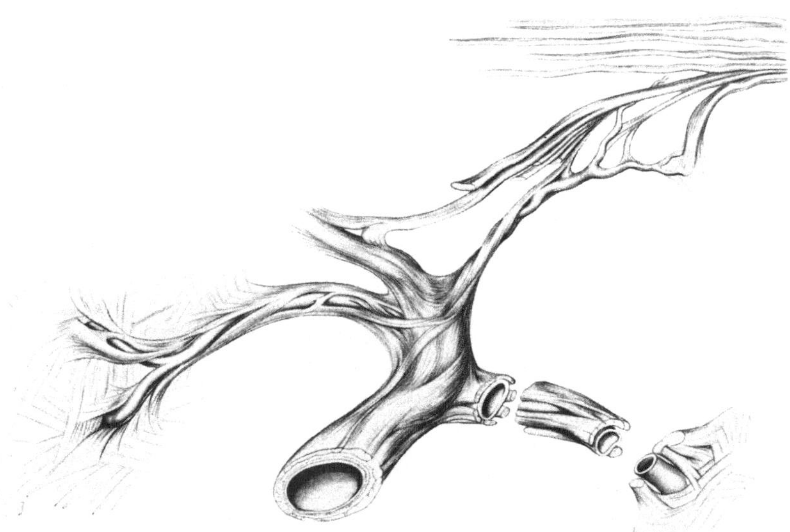

Abb. 70. Muskelhulle einer Tubenvene, halbschematisch. Links ist der Übergang der umhullenden Muskelbundel in die autochthone Muskulatur, rechts oben in die subperitoneale Muskulatur dargestellt. Die Umgruppierung der Bundel vor dem Eintritt in die autochthone Tubenmuskulatur ist rechts unten an Schnitten gezeigt. Aus HORSTMANN (1952a)

nur die Schnürfurchen der Ampulle, sondern biegt auch das Tubenrohr um den von KNEER konstruierten Punkt (Abb. 67a) in der Mesosalpinx. So kann die für die Bursastellung typische Einkrümmung der lateralen Tube zustande kommen, die der craniale Längszug der subperitonealen Muskulatur wieder ausgleichen kann.

In der Pars isthmica sind alle Schichten der Tubenwand enger miteinander verbunden. Da sich hier die Gefäßstränge breiter aufteilen, kommt es nicht zu Einschnürungen des ohnedies engeren Tubenlumens. Lediglich an der Grenze zwischen intramuralem und isthmischem Anteil umgreift ein derberer Gefäßmuskelstrang das Tubenrohr (GRUNER 1944, KIPFER 1948, HORSTMANN 1952a). Seine Kontraktion kann die regelmäßig zu beobachtende sphincterartige Einengung an dieser Stelle verursachen (s. S. 81 und Abb. 73).

Am Tubentrichter sind nur subperitoneale Muskulatur und peri- bzw. intervasculäre Muskulatur nachweisbar (HORSTMANN 1952a, STANGE 1952a, b). Die subperitonealen Längsstreifen finden hier ihr Ende in der Durchflechtung mit den die Gefäße begleitenden Muskelbündeln. Dieses Geflecht bildet eine ringförmige Muskulatur am Grunde des Trichters, einen *Sphincter infundibuli*, der sich hinter der aspirierten Eizelle schließen und damit den Eintritt von Ampulleninhalt in die Bauchhöhle verhindern kann (STANGE 1952a, b). Aus diesem Muskelgeflecht ziehen Längsfasern in die Basis der Fimbrien und bilden in der Fimbria ovarica einen kräftigen Muskelstrang, der als *Musculus attrahens* schon 1863 von LUSCHKA beschrieben wurde (Abb. 59). Seine Fasern gehören anscheinend der subperitonealen Muskulatur an, da der Muskel auch dort kräftig entwickelt ist, wo eine eigentliche Fimbria ovarica fehlt (STANGE 1952a).

Zwischen den Zweigen der Gefäßmuskelstränge, die zur subperitonealen Muskulatur ziehen, und denen, die in die autochthone Muskulatur eindringen, liegt eine bindegewebige Verschiebeschicht, die in begrenztem Umfange voneinander unabhängige Bewegungen der Schichten ermöglicht.

5. Die autochthone Muskulatur

Unter autochthoner Tubenmuskulatur verstehen KIPFER (1950) und HORSTMANN (1952a) die tubeneigene Muskulatur zum Unterschied von der überall am inneren Genitale vorkommenden peri- und intervasculären Muskulatur sowie der im Bereich der Adnexe weitverbreiteten subperitonealen Muskulatur. Die autochthone Muskulatur ist in sich geschlossener als die beiden anderen Muskellagen. Ihre Muskelfasern sind zu kleineren Bündeln zusammengefaßt, die untereinander nur durch wenig Bindegewebe getrennt sind, so daß diese Muskelschicht sehr viel kompakter ist.

Präparatorisch und am Schnitt läßt sich ein inniger Zusammenhang zwischen Gefäßmuskelschicht und der tubeneigenen Muskulatur dort nachweisen, wo die Gefäße in diese eintauchen. Die tubeneigene Muskulatur wird zuerst (im 5. Schwangerschaftsmonat) angelegt, und zwar von Anfang an in zwei gegenläufigen Spiralsystemen mit so geringen Steigungswinkeln, daß leicht der Eindruck einer einfachen Ringmuskulatur entsteht (Abb. 71: KIPFER 1950). Nach KNEER (1948) und KIPFER (1948) besteht die tubeneigene Muskulatur aus einer äußeren Längsschicht, einer mittleren Schicht aus mehr zirkulär verlaufenden Spiralzügen und einer inneren Längsschicht.

Über den Verlauf der flachen Muskelspiralen in der „mittleren Schicht" KIPFERs besteht in bezug auf die Pars isthmica seit MANDL (1897) kein Zweifel. Die Muskelfasern ziehen in zwei gegenläufigen Spiralsystemen um das Tubenrohr, die nach dem Prinzip von „Kette und Schuß" (KIPFER) miteinander ver-

flochten sind. Die Gefäße, die diese Muskulatur versorgen, fügen sich den Muskelzügen ein. KIPFER gibt als Steigungswinkel der Spiralen etwa 45⁰ an, betont
aber, daß diese Winkel beträchtlich schwanken können. An Flachschnitten ergibt
sich aus dieser Anordnung das Bild eines Fischgrätenmusters (Abb. 72, 63).

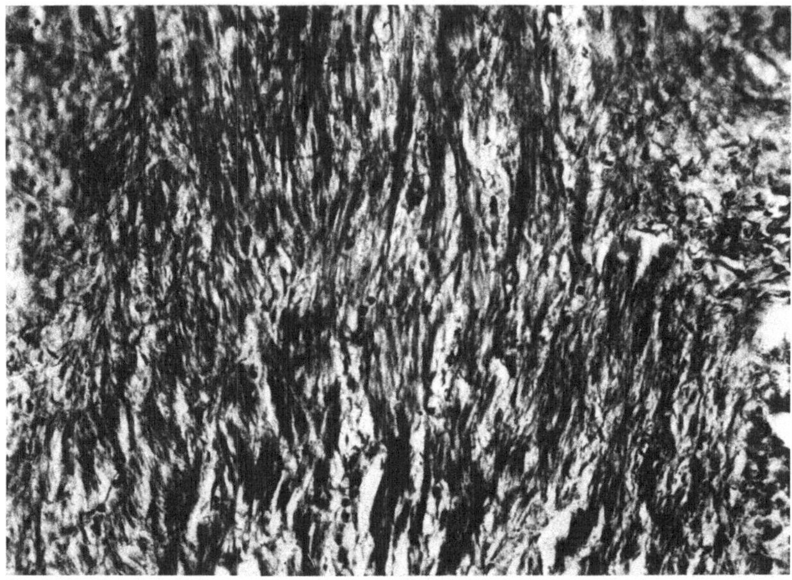

Abb. 71. Flachschnitt durch die Anlage der mittleren autochthonen Muskelschicht. Menschlicher Fetus Mens
V. Vergr. 125fach. Aus KIPFER (1950)

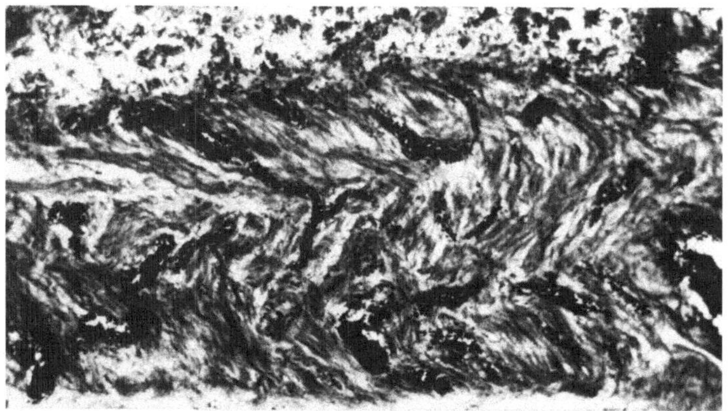

Abb. 72. Axialer Langsschnitt durch die mittlere Muskelschicht der Tube im ampullären Teil. Die Faserbündel
der gegenlaufigen Spiralsysteme stehen zur Tubenachse in einem Winkel von etwa 45⁰ geneigt. An Flachschnitten
ergibt sich aus dieser Anordnung das Bild eines Fischgratenmusters. Vergr. 62fach. Aus KIPFER (1950)

Die Bündel der mittleren Muskelschicht setzen sich kontinuierlich in die
innere Längsfaserschicht fort. Doch verlaufen die inneren Längsbündel nicht
achsenparallel, sondern in sehr steilen Spiralen. Diese innere longitudinale Muskulatur kommt in der ganzen Tube vor, ist aber in den uterusnahen Abschnitten
stärker (KIPFER 1948, 1950). In der Ampulle ist sie auf einzelne Längszüge
beschränkt, die an der Basis der Hauptfalten leistenartig vorspringen (KNEER
1948). Auch im Isthmus bilden die Längsmuskelfasern nicht immer eine geschlossene Lage. Auffallend kräftig ist die innere Längsmuskulatur im intramuralen

Abschnitt des Eileiters. Die von KNEER beschriebene Verstärkung der Längs-muskulatur am Fimbrientrichter gehört nicht der autochthonen Muskulatur, sondern der subperitonealen und der perivasculären Muskulatur an (STANGE 1952a, b, HORSTMANN 1952a).

KIPFER hat zwischen Isthmus und Ampulle einen als „Korpusteil" bezeich-neten Abschnitt unterschieden. Dieser Teil zwischen dem Isthmus und den großen fimbrienwärts gelegenen Auftreibungen der Ampulle gehört schon der Pars ampullaris an. In diesem Bereich geht von lateral nach medial die Ampullen-architektur allmählich in die des Isthmus über. Der Übergang wird deutlicher, wenn die subperitoneale Muskulatur abgetragen ist. Dann wird auch sichtbar, daß die Auftreibungen zum Uterus hin geringer werden und die Engen das Tuben-rohr immer steiler und weniger tief überschneiden.

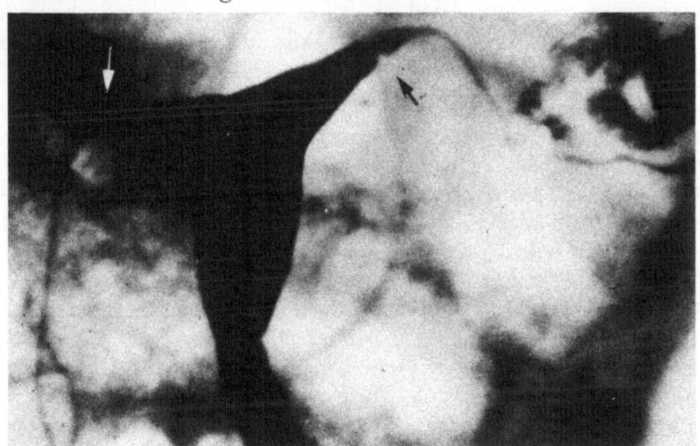

Abb. 73. Salpingogramm. Bei → sphincterartige Einschnürungen des Kontrastfadens am Übergang in die Pars intramuralis tubae

Der *Fimbrientrichter* ist durch das Fehlen der autochthonen Muskulatur aus-gezeichnet. Diese reicht bis zur letzten Enge vor dem Trichter und beteiligt sich eben noch an der sphincterartigen Einschnürung am Grunde des Trichters. In bezug auf die Muskulatur hat der Trichter bereits die Struktur der Fimbrien. Seine Muskelelemente gehören nach STANGE (1952a) zur perivasculären und sub-peritonealen Muskulatur und nicht zur autochthonen Muskulatur, wie DYROFF (1932) und KNEER (1948) vermuten. In den Fimbrien ziehen Bündel der sub-peritonealen Muskulatur bis unter das Epithel.

Die *Pars intramuralis* des Eileiters zeigt prinzipiell die gleiche Struktur wie die übrige Tube. Die subperitoneale Muskulatur verflicht sich beim Eintritt der Tube in die Uteruswand mit der des Uterus. Nach YAMAOKA (1933) bildet die mittlere Ringmuskulatur 1 cm lateral vom Ostium uterinum entfernt einen Ringmuskel. der als Sphincter funktionieren könnte. Nach SEBASTIANI (1933) und GRUNER (1944), die den intramuralen Abschnitt sehr eingehend untersucht haben, besteht innerhalb der autochthonen Muskulatur keine Konzentrierung zir-kulärer Fasern, deren Kontraktion die sphincterartige Einschnürung des Kon-trastfadens bei der Salpingographie an dieser Stelle erklären könnte (SCHULTZE 1928, 1939, GRUNER 1944). Nach HORSTMANN (1952a) bleibt die Gefäßmuskel-schicht dem intramuralen Tubenrohr zugeordnet. Sie birgt hier einen kräftigen Strang adventitieller Muskulatur. Dieser Strang umgreift das Tubenrohr an der Stelle der salpingographisch darstellbaren Einschnürung des Tubenlumens (Abb. 73).

IV. Innervation und Gefäße des Eileiters

1. Innervation

Auf die Bedeutung des Zentralnervensystems für die zur Befruchtung führenden Bewegungen des Genitaltraktes und besonders für die Tubenbewegungen
haben MAYER (1944) für den *Menschen* und SCHILLING (1953) für das *Schaf*
hingewiesen (s. S. 65 und 67). KOK (1926, 1927) schließt aus pharmakologischen Versuchen, daß die Tubenbewegungen von einer Innervation abhängen, die von
außen an die Eileiter herantritt, daß aber auch in der Tubenwand periphere
Reflexzentren vorhanden seien.

Die reiche Innervation des Eileiters erfolgt über den Plexus ovaricus und
den Plexus uterinus (COTTE 1949, LANDAU 1952). Nervenäste beider Plexus
ziehen mit den Gefäßen durch die Mesosalpinx. Dabei verzweigen sie sich und
bilden Querverbindungen aus, wodurch ein dichter Plexus feiner Faserbündel
entsteht (HARTING 1929, YOSHIWARA 1930).

Die Tube wird von mehreren *Nervengeflechten* umgeben. Unter dem Peritoneum liegt der aus dickeren Bündeln aufgebaute „Grundplexus". Er tritt mit
den Gefäßen in die Gefäßmuskelschicht der Tubenwand ein, wo sich seine Bündel
dichotom aufteilen und als Geflechte feiner Bündel sowohl in die subperitoneale
Muskulatur als auch in die autochthone Tubenmuskulatur eintreten und dort
dichte Geflechte und feinste Fasernetze bilden (HARTING). Die Fasern folgen
dem Verlauf der Muskelelemente. Freie Nervenendigungen konnten HARTING (1929)
und BELONOSCHKIN (1939 b) in der Muskulatur nicht beobachten, wohl aber kleine
Endkörperchen. Ein Teil der aus dem Grundplexus stammenden Nervenbündel
zieht durch die Muskulatur bis zur Tunica mucosa. Dort bilden sie nach dichotomer Aufteilung feinere unregelmäßige Geflechte und feinste Endnetze, die hoch
in die Schleimhautfalten bis an die Epithelbasis eindringen. An der Basis der
sekundären Schleimhautfalten der Pars ampullaris findet HARTING einzelne sensible Endkörperchen, die nach dem Typ der Meissnerschen Körperchen gebaut
sind. SUZUKI (1939) hat Vater-Pacinische Körperchen in der Wand der Pars
isthmica gesehen.

Intraepitheliale Fasern sind mit Sicherheit noch nicht beobachtet. Einzelne
markhaltige, wahrscheinlich sensible Fasern kommen in allen Schichten der
Tubenwand vor. Sie sind auch in der Wand des Tubentrichters zu finden (LANDAU
1952). Die marklosen Fasern, die dem vegetativen System angehören, überwiegen jedoch.

Nach KEIFFER (1938), OKAMURA (1939), COUJARD (1951) und LANDAU (1952)
sind in der Muskulatur allenthalben einzelne *Ganglienzellen* oder kleine Ganglien
eingestreut, auch in den Längsmuskelleisten unter den großen Falten. In der
Schleimhaut trifft man ebenfalls hier und da kleinere Ganglienzellanhäufungen.
YOSHIWARA (1930) sowie D. MÜLLER (1961) finden in der Tubenwand keine Nervenzellen. MÜLLER beobachtet vornehmlich an den Abgangsstellen der sich
verzweigenden Plexusfasern Zellelemente, die er auf Grund ihrer gestaltlichen
Besonderheiten den sog. *interstitiellen Zellen* zuordnet.

Über die topographische Verteilung der Nervenfasern herrscht keine Einstimmigkeit. Nach MABUCHI (1924) ist Menge und Verteilung der Fasern im
Verlaufe des ganzen Eileiters gleichmäßig. Nach HARTING (1929) nimmt die Zahl
der Schleimhautnerven vom freien Ende der Tube zum Uterus hin ab, während
die der Muskelschicht uteruswärts zunimmt, was auch LANDAU (1952) beobachtet hat.

2. Blutgefäße

Verlauf und Bau der Arterien und Venen wurden schon bei der Darstellung der Gefäßmuskelschicht und der Schleimhaut beschrieben (s. S. 77f.). In der Gefäßmuskelschicht greift ein ganzer Mantel von Arterien und Venen um das Tubenrohr. Von hier breiten sich feinere Gefäße in die subperitoneale und autochthone Muskulatur aus und bilden eine zweite Gefäßschicht in der Tunica propria des Eileiters. Besonders die Schleimhautfalten der Pars ampullaris sind so reichlich mit Blutgefäßen versehen, daß sie an den Bau erektiler Organe erinnern. Im Tubentrichter entsteht durch zwei anastomosierende Äste der A. ovarica eine fast senkrecht zur Tubenachse stehende Gefäßschlinge (Abb. 74). Das Netz der Gefäßmuskelschicht geht dort direkt in die Gefäße der Schleimhaut und Fimbrien über. Hier haben nicht nur die Arterien spiraligen Verlauf, sondern auch die

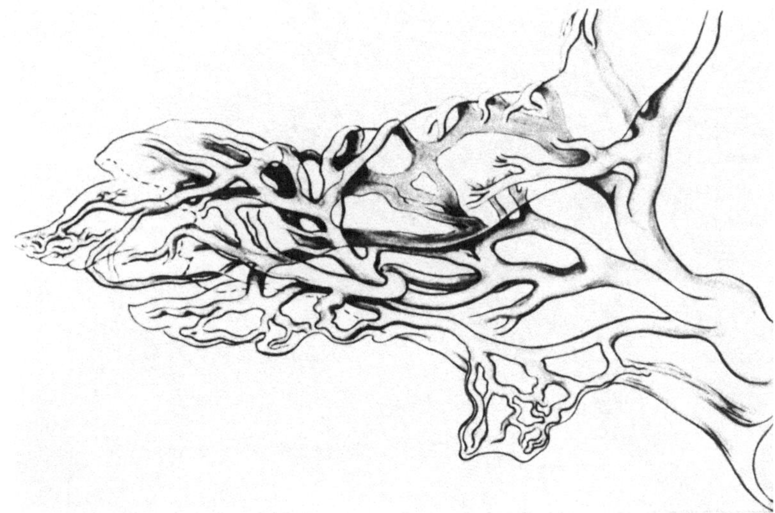

Abb. 74. Gefäßversorgung des Tubentrichters von dorsal gesehen. Die punktierte Linie begrenzt den vorderen Trichterrand. Vor dem Ovarpol ist der Musculus attrahens tubae zu erkennen. Durch zwei anastomosierende Äste der A. ovarica entsteht eine fast senkrecht zur Tubenachse stehende Gefäßschlinge. Aus STANGE (1952a)

Venen sind eigenartig gewunden. Die adventitiellen Muskelhüllen fehlen beim Eintritt in die Schleimhaut. Die Gefäße der Fimbrien sind noch eine Strecke weit von adventitiellen Muskelfasern begleitet.

WATZKA (1936) findet in der Intima kleinerer Arterien wulstartige Bildungen, die sich aber nur über 10—15 Schnitte von 6 μ erstrecken, und kleinere Längspolster der Venenintima.

3. Lymphgefäße

Die *Lymphgefäße* der Tube verhalten sich ähnlich wie die Blutgefäße. Die größeren Lymphcapillaren und -spalten liegen in der Schleimhaut und unter der Peritonealbekleidung. Beide Lagen haben ihren Abfluß in Sammelgefäße der Gefäßmuskelschicht (ANDERSEN 1927, RAMSLEY 1946, BOURG 1952). SAMPSON (1937) untersucht die Ausbreitung von Tubencarcinomen. Er unterscheidet danach zwei Lymphplexen der Schleimhaut. Ein Plexus durchsetzt die Falten der Mucosa und führt die Lymphe in einen zweiten, an der Basis der Falten gelegenen Plexus. Die basalen Lymphgefäße des Fimbrienendes kommunizieren mit denen der Fimbrienschleimhaut. Die Fimbria ovarica hat aber ihren Abfluß in den subserösen Lymphplexus des Mesovar. Die Gefäße beider Plexus sind nicht mit Klappen ausgerüstet und besitzen in ihrer Wand keine Muskulatur (SAMPSON).

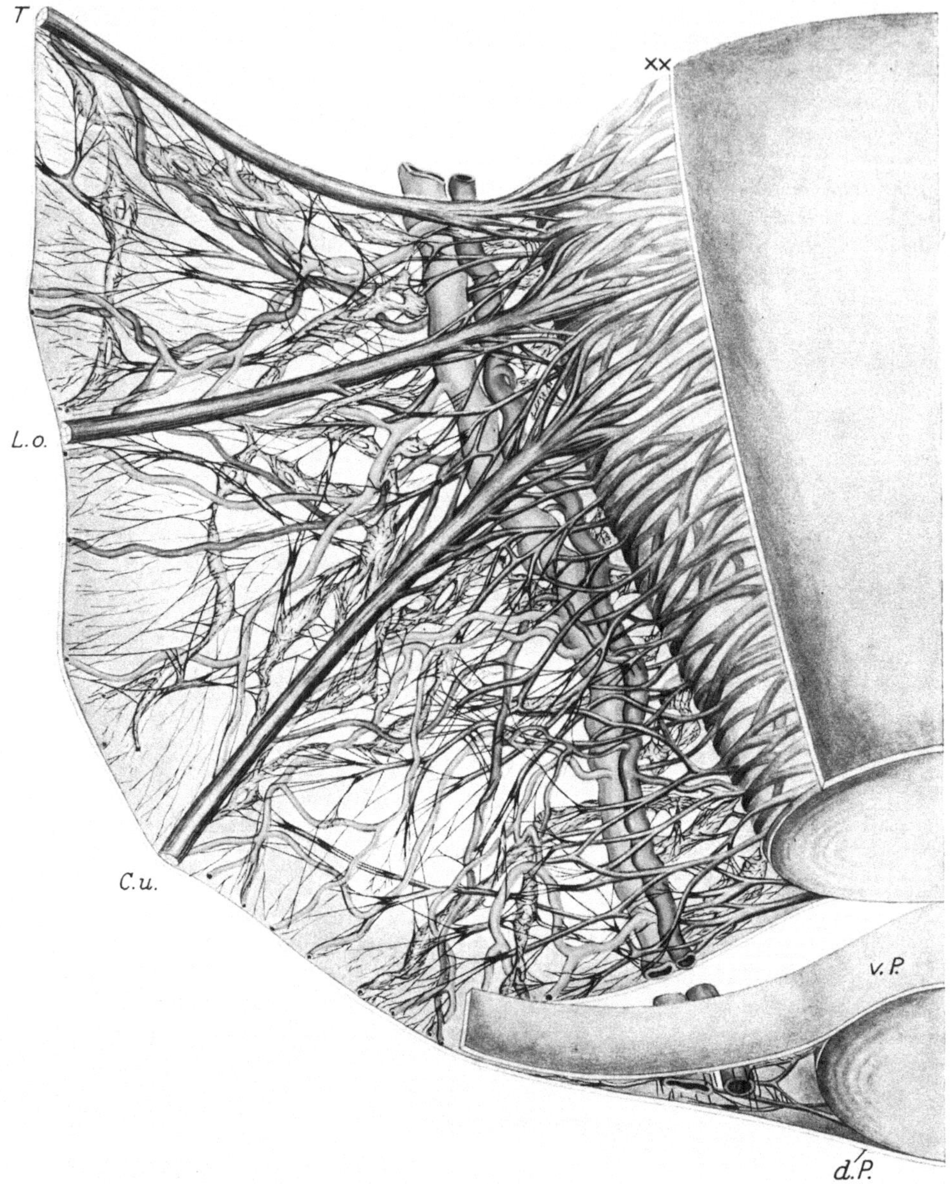

Abb. 75. Schema zum Aufbau der Plica lata. Aus der oberflächlichen Uterusmuskulatur strahlen kleine Muskelbundel in die Plica lata ein. In verstarktem Maße ziehen sie in die Tube (*T*), das Lig. ovarii proprium (*L. o*) und die Chorda uteroinguinalis (*C.u.*). Die Muskelbundel (grau) gehen in elastische Sehnen (schwarz) uber. In dem elastisch-muskulosen Netz sind die Blut- und Lymphgefäße verankert (Arterien rot, Venen blau, Lymphgefaße gelb). × × Schnittkanten des Peritoneum. Im unteren Teil des Schemas sind ventrales (*v.P.*) und dorsales (*d.P.*) Peritonealblatt erhalten. Die Duplikatur umhullt die großen uterinen Gefaße. Originalzeichnung: Prof. Dr. G. PETRY, Marburg

Die Muskulatur und Klappen treten erst in den größeren Lymphgefäßstämmen der Gefäßmuskelschicht auf, die in der Pars ampullaris besonders groß und muskelkräftig sind. An gestauten Tuben können die Lymphgefäße der Schleimhaut sehr weit werden. Der Aufbau der Lymphgefäße gleicht denen des Mesenteriums (HORSTMANN 1951). Über die Topographie der Lymphgefäße berichtet REIFFENSTUHL (1957).

V. Die Mesosalpinx und das Epoophoron

Auf die uneinheitliche Nomenklatur des parametranen Bindegewebs und Bandapparates hat LANGREDER (1951) hingewiesen. Die seitlichen Peritoneal-

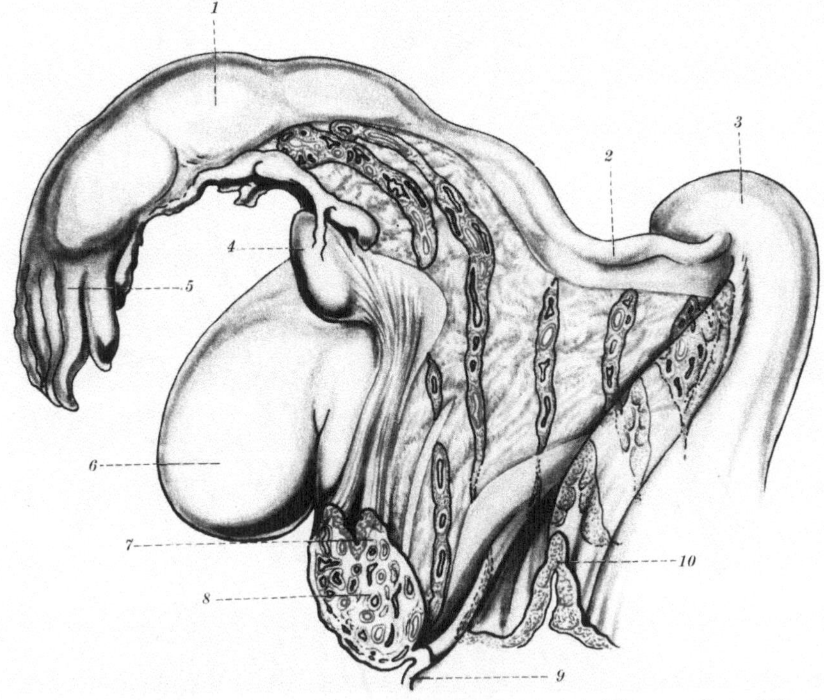

Abb. 76. Die Muskulatur der Mesosalpinx aus Sagittalschnitten rekonstruiert. *1* Pars ampullaris; *2* Pars isthmica der Tube; *3* Corpus uteri; *4* Appendix vesiculosa; *5* Fimbriae tubae; *6* Extremitas tubaria ovarii; *7* zwei muskelreiche Falten an der vorderen oberen Kante des Lig. suspensorium ovarii (ehemaliges proximales Keimdrüsenband); *8* Schnitt durch das Lig. suspensorium ovarii; *9* Peritonealduplikatur des Lig. suspensorium ovarii; *10* Lig. utero-inguinale mit der glatten Muskulatur. Aus HANSEN (1957)

duplikationen werden mitsamt den in ihnen enthaltenen Faserzügen als „laterale Genitalplatte" oder als „Gesamtparametrium" (Breites Mutterband, Mesometrium, Ligamentum latum im weiteren Sinne) bezeichnet. Sie gliedern sich von cranial nach caudal jederseits in die Mesosalpinx (die caudal vom Ovar und Ligamentum ovarii proprium begrenzt wird) und das Mesovar oder die „Plica lata" (die caudal vom Verlauf der A. uterina begrenzt wird). Unterhalb der A. uterina beginnt der Cervixbandapparat (Ligamentum latum. Ligamentum cardinale). In unserem Zusammenhang soll nur der Aufbau der Mesosalpinx besprochen werden, während die caudal anschließenden Abschnitte an anderer Stelle dargestellt werden. Unabhängig von dieser Gliederung bilden die Faserstrukturen der Plica lata und des Cervixbandapparates ein zusammengehöriges funktionelles System. Die Plica lata besteht aus drei Schichten, einem ventralen Blatt. das sich am cranialen freien Ende zu einem dorsalen Blatt umschlägt: dazwischen befindet sich ein lockeres lymph- und blutgefäßreiches Gewebe. dessen

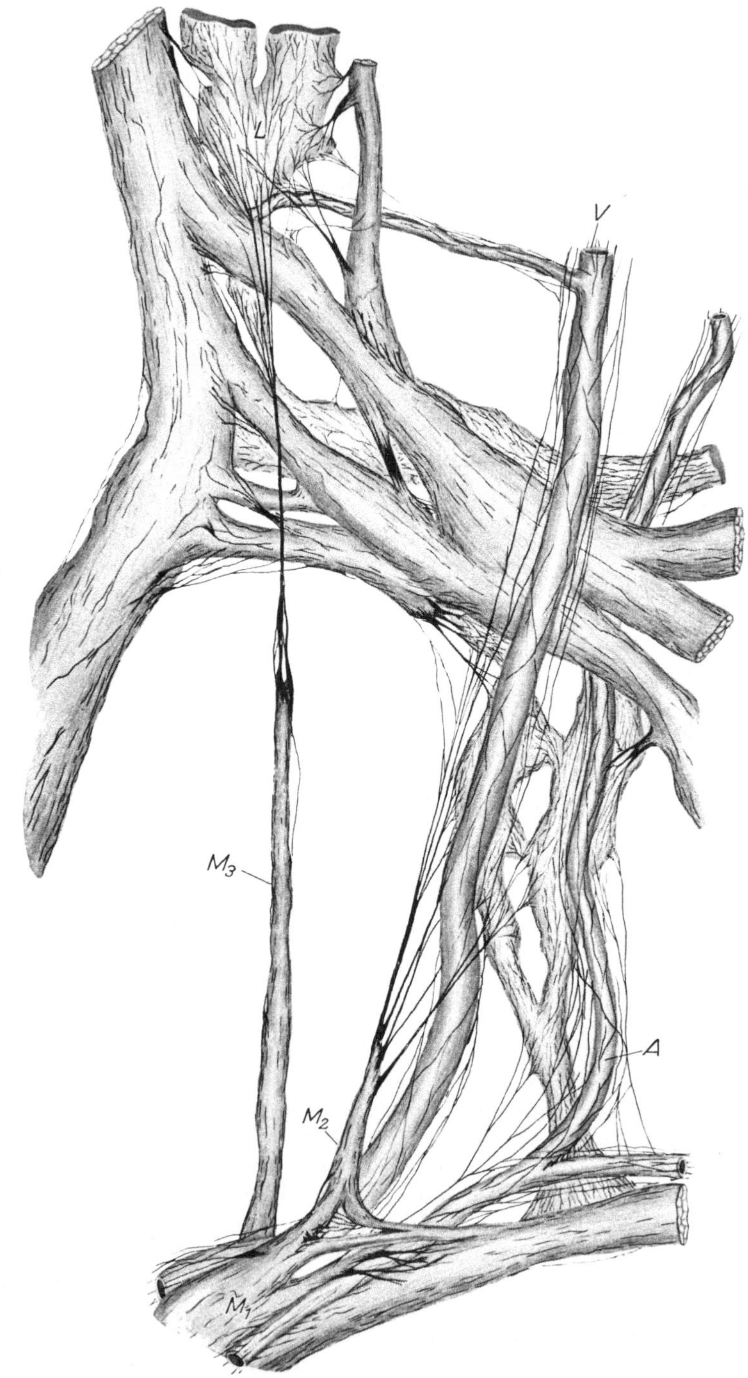

Abb. 77. Schematische Darstellung des Einbaues der Blut- und Lymphgefäße in das elastisch-muskulöse System
der Plica lata. Die Arterie (A) zieht durch das sich aufteilende Muskelbundel (M 1) und wird durch Sehnen fest-
gehalten. Ein eigenes Muskelbundel (M 2) schützt die Vene (V). Ein kräftiger Sehnenzug des Muskelbundels
(M 3) zieht zum Lymphgefäß (L), teilt sich dort auf, um mit zahlreichen Fasern in die Wand des Lymphgefäßes
einzustrahlen. Originalzeichnung: Prof. Dr. G. PETRY, Marburg

Stabilität gegen passive Verformung (bedingt durch unterschiedlichen Füllungs-zustand der Nachbarorgane, Bauchpresse, uterine Muskelkontraktionen) durch ein elastisch-muskulöses Fasersystem (PETRY 1942) gewährleistet wird (Abb. 75). Die Muskelbündel strahlen fächerförmig von der äußeren Muskelschicht der Gebärmutter in die Plica lata ein und verdichten sich in bandartigen Zügen, die in Richtung auf die Chorda utero-inguinalis, die Tube, das Ligamentum ovarii proprium oder auch frei in der Plica lata verlaufen. Die Muskelbündel anastomosieren miteinander. An vielen Stellen gehen aus der glatten Muskulatur *elastische Sehnen* hervor, die mit benachbarten oder entfernten Bündeln in Be-ziehung treten. Durch unmittelbare oder mittelbare Verbindung entsteht ein zusammenhängendes Netz, das in der Nachbarschaft des Uterus die größte Dichte besitzt und sich nach der Peripherie auflockert. Besonders in den becken-nahen Partien sind die vom Fasernetz begrenzten Räume an vielen Stellen mit Fettgewebe ausgefüllt. Die Fettpolster sollen sich in der Gravidität vermehren. Die Maschenanordnung des elastisch-muskulösen Systems bewirkt unabhängig von äußerer Verformung einen stabilen, nach allen Richtungen gleichmäßigen Spannungszustand und sichert die Funktionen der eingelagerten Blut- und Lymphgefäße (PETRY 1942). Feinste elastische Sehnen verbinden Muskelfasern und Gefäßwand in einer sinnvollen Konstruktion, die das Gewebsgebiet gegen-über mechanischen Einflüssen in seiner ursprünglichen Form hält und die darin verlaufenden Gefäße an gefährdeten Stellen durch zusätzliche spezielle Einrich-tungen sichert. Der Schutz des elastisch-muskulösen Systems dient besonders den feinkalibrigen und muskelschwachen Gefäßen sowie den Lymphgefäßen. Die größeren Venen und Arterien der Mesosalpinx besitzen starke adventitielle Muskelhüllen (HORSTMANN 1952a). Die Wandstärke der Gefäße übertrifft bei weitem ihr Lumen. Durch kräftige intervasculäre Faserzüge entsteht ein dichtes Netz von Muskulatur (Abb. 76). Diese Muskellage wird als Venenzug zwischen dem Plexus utero-vaginalis und dem Plexus spermaticus als Plexus pampini-formis abgebildet. Lateral gewinnt die Muskelschicht Anschluß an die Muskulatur des Epoophoron.

Die Muskulatur des *Epoophoron* besteht aus Muskelbündeln, welche die ein-zelnen Ductus transversales umspinnen und mit der Muskulatur des Ductus longitudinalis in Zusammenhang stehen (HORSTMANN 1952b). Da die Muskel-hüllen der einzelnen Transversalgänge untereinander durch zahlreiche Faserzüge verbunden sind, bildet die Muskulatur des Epoophoron ebenfalls eine zusammen-hängende Muskelplatte in der Mesosalpinx.

Der unterschiedliche Einbau von Arterien, Venen und Lymphgefäßen in die Plica lata ist in Abb. 77 dargestellt. Aus der Abbildung geht hervor, daß die Ver-bindung der Gefäße mit dem elastisch-muskulösen System um so inniger wird, je mehr die Stabilität der Gefäßwand abnimmt. Während die Blutgefäße nur an einzelnen Stellen mit der Muskulatur in Verbindung treten und größere Arte-rien an exponierten Stellen frei durch die Muskulatur verlaufen, sind die Lymphgefäße stark in das elastische Gerüst einbezogen. das ihre Wände verstärkt und die Lichtungen im Wechsel der mechanischen Beanspruchungen offen hält (PETRY 1942). Die Strukturen des Epoophoron und des Ductus longitudinalis sind im entwicklungsgeschichtlichen Teil (s. S. 8ff.) beschrieben.

C. Die Vagina

Die Vagina erfüllt bei den Säugetieren und beim *Menschen* die Funktion eines Kopulationsorgans und ist zugleich Endabschnitt des Geburtsweges. Daraus ergeben sich konstruktive Besonderheiten des auf passive Dehnung und gerichtete Kontraktilität zugeschnittenen Hohlorganes. Spezielle Aufgaben übernimmt die Scheide in der Abschirmung des inneren Genitale gegen ascendierende Infektion. Durch kombinierte mechanische und biologische Maßnahmen wird im gesunden Organismus eine verläßliche Sicherung der mit der Bauchhöhle in offener Verbindung stehenden Genitalwege erreicht. Die biologische Abwehr von Krankheitserregern ist eine aktive Leistung des Scheidenepithels in Symbiose mit apathogenen Mikroorganismen.

Die Scheide verbindet das äußere Genitale mit der Gebärmutter. Die Struktur der „Nahtstellen" ist auf die koordinierte Organfunktion zugeschnitten (LIERSE 1960 b). Der Halsteil des Uterus ist schräg zur Richtung der Scheidenachse in die vordere Vaginalwand eingelassen. Durch den tieferen Ansatz an der Cervix uteri ist die ventrale Scheidenwand 1—2 cm kürzer als die 7—10 cm lange Hinterwand. Form und Verlauf der Scheide werden durch die wechselnde Füllung der benachbarten Hohlorgane verändert.

Die Scheidenwand besteht aus einer Tunica mucosa, Tunica muscularis und Tunica adventitia. Die Tunica mucosa bildet an der Vorder- und Hinterwand der Vagina querverlaufende Falten (Rugae vaginales), die sich, gegen die Mittellinie ansteigend, in einer ventralen und dorsalen Längsleiste (Columna rugarum ventralis et dorsalis) vereinigen. Die Columna rugarum ventralis reicht distal bis an die Papilla urethralis, wo sie mit einem kielförmigen Wulst (Carina urethralis) endet. Das Faltenrelief der Scheidenhaut wird von der Anordnung des subepithelialen kollagenen und elastischen Fasergerüstes bestimmt. Die Mucosa schließt mit einer breiten, gefäßreichen Lamina propria ohne Vermittlung einer Tunica submucosa an die Muskelschicht an (NÜRNBERGER 1930, SCHAFFER 1933, BUCHER 1948, STÖHR 1951, PERNKOPF und PICHLER 1953, BARGMANN 1964). Die Lamina propria ist oberflächlich feinfaseriger als in den tieferen Anteilen, die von manchen Autoren als Tunica submucosa abgegrenzt werden (GOFF 1931, RICCI, LISA, THOM jr. und KRON 1947, KRANTZ 1959). Eine typische lockere Submucosa, die die Funktion einer Verschiebeschicht erfüllen könnte, ist in der Scheide des Menschen nicht vorhanden. Die autochthone Muskulatur der Scheide hat innige Verbindung zur Uterusmuskulatur. Faseraustausch besteht auch zur quergestreiften Muskulatur des Diaphragma urogenitale. Elastizität und Tonus der Vaginalwand gewährleisten, unterstützt durch die Beckenbodenmuskulatur und die Kompressionswirkung der Nachbarorgane, am intakten Organismus einen funktionellen Verschluß des Scheidenrohres (ORSÓS 1957).

Die *bindegewebige Verankerung* und die *Struktur der adventitiellen Schicht* sind wegen ihrer praktischen Bedeutung für die plastische Chirurgie des Beckenbodens wiederholt zum Objekt spezieller Untersuchungen geworden. Die Existenz einer perivaginalen Fascie (SHAW und O'SULLIVAN 1950, UHLENHUTH und NOLLEY 1957) wird von der Mehrzahl der Untersucher bestritten (GOFF 1931, RICCI, LISA, THOM jr. und KRON 1947, 1949, KRANTZ 1951).

I. Das Epithel der Vagina

1. Die mikroskopische Anatomie des Scheidenepithels

Das Scheidenepithel ist ein mehrschichtiges, nicht verhorntes Plattenepithel. Proliferation und Differenzierung der Epithelzellen hängen von der Wirkung

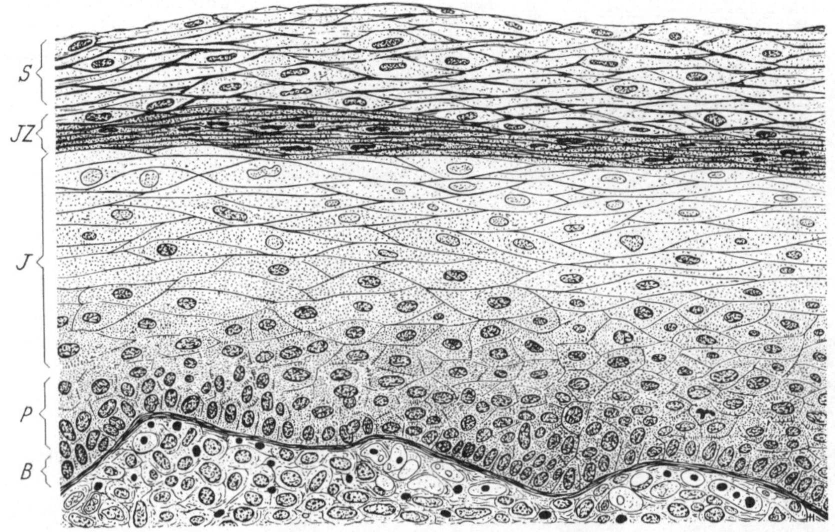

Abb. 78. Halbschematische Darstellung der Schichten des menschlichen Scheidenepithels. *B* Basalschicht; *P* Parabasalschicht; *I* Intermediarschicht; *IZ* intraepitheliale Zone; *S* Superfizialschicht. Vergr. 720fach. Gezeichnet: H. HESS, in Anlehnung an eine Abbildung von B. G. SMITH (1929)

oestrogener Hormone ab. Sie unterliegen dadurch periodischen Änderungen, die mit den cyclischen Schwankungen der Hormonausschüttung parallel laufen. Unter dem hormonellen Stimulus, der am Ende der Follikelphase des ovariellen

Tabelle 3. *Die Schichtung des Vaginalepithels*

Histologie	Cytologie
Superfizialschicht	
Stratum superficiale	Superfizialzellen
Stratum corneum (PAPANICOLAOU)	(ST = superficial type)
Verdichtungszone (STEMSHORN)	
Verhornungszone (DIERKS)	
Intermediärschicht	
Stratum spinosum superficiale	Intermediärzellen
(PAPANICOLAOU)	(IT = intermediate type)
„light zone" (TRAUT u.a.)	
Parabasalschicht	
Stratum spinosum profundum	Parabasalzellen
(PAPANICOLAOU)	(OBT = outer basal type)
„dark zone" (TRAUT u.a.)	
Basalschicht	
Stratum basale	Basalzellen
Stratum cylindricum	(IBT = inner basal type)

Cyclus einen Höhepunkt erreicht, nimmt die Zahl der Schichten zu, und ihre Zellen weisen unterschiedliche Differenzierung auf (Abb. 78. Nomenklatur s. Tabelle 3).

Die unterste Lage bildet das *Stratum basale* (Stratum cylindricum), das sich im gefärbten Schnitt auf Grund der dichten Anordnung seiner kubischen oder zylindrischen Zellen als dunkle Zone („dark zone") von den darüber gelegenen Zellschichten abhebt. Es ist zusammen mit den angrenzenden Lagen des Stratum spinosum Matrix der Epithelregeneration.

Im Gegensatz zu PINKUS (1952) und MEDAWAR (1953) schreiben THURINGER (1924, 1928, 1939), THURINGER und COOPER (1950), EICHENLAUB und OSBOURN (1951) sowie ZWILLENBERG (1959) dem Stratum spinosum in geschichteten Plattenepithelien einen größeren Anteil an der Epithelerneuerung zu als der Basalzone. Sie finden im proliferierenden Epithel eine höhere Mitoserate im unteren Stratum spinosum als im Stratum cylindricum. Bei autoradiographischen Untersuchungen mit H³-Thymidin am überlebenden Plattenepithel der Portio ist die Markierungsdichte in den Zellen des Stratum parabasale am höchsten (FETTIG und OEHLERT 1964). Da der Einbau von H³-Thymidin nur in der prämitotischen Verdoppelungsphase der chromosomalen Substanz erfolgt, geben die autoradiographischen Befunde ein repräsentatives Bild vom Ausmaß und Ort der epi-

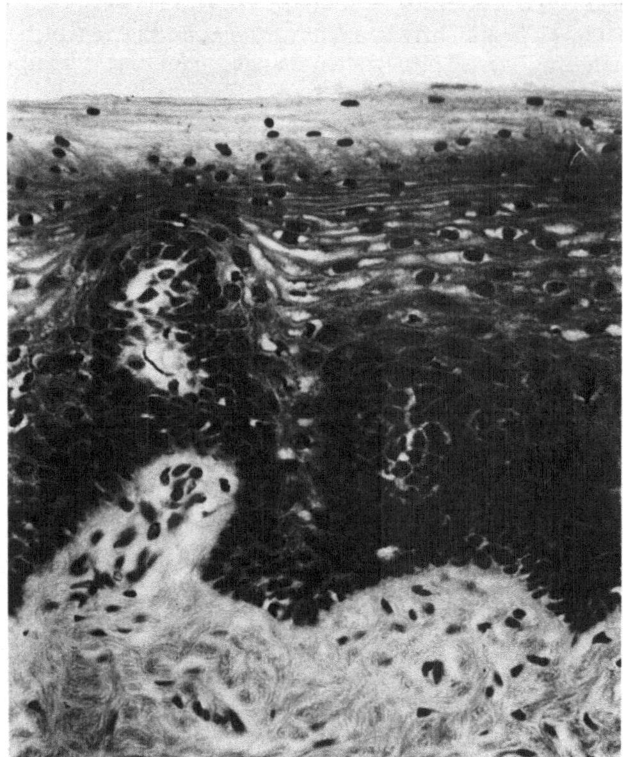

a

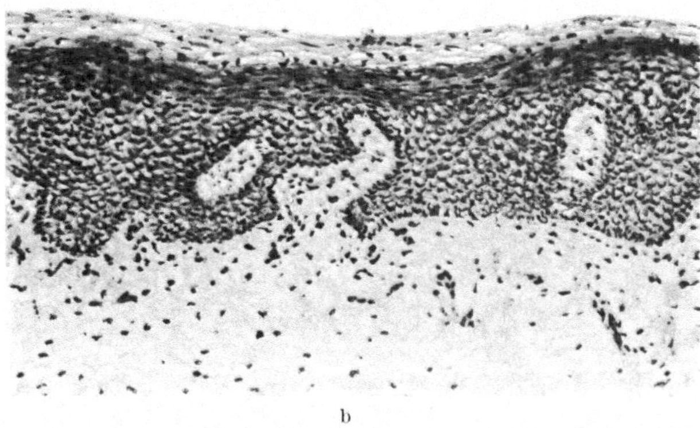

b

Abb. 79a u. b. a Intracpitheliale Verdichtungszone im Scheidenepithel einer 36 Jahre alten Frau. Azan. Vergr. 400fach. b Intensive Rotfärbung der Verdichtungszone bei Farbung nach PAPANICOLAOU. Vergr. 180fach. Aus ASSCHER, TURNER und DE BOER (1956)

thelialen Proliferation. Im Plattenepithel der Portio vaginalis uteri ist demnach das Stratum parabasale die Zone der stärksten Zellproliferation.

Oberhalb der Basalschicht schließt die *Intermediärzone* (Stratum spinosum) an. Diese Zone verdankt ihren Namen den stachelartigen Zellfortsätzen, die mit

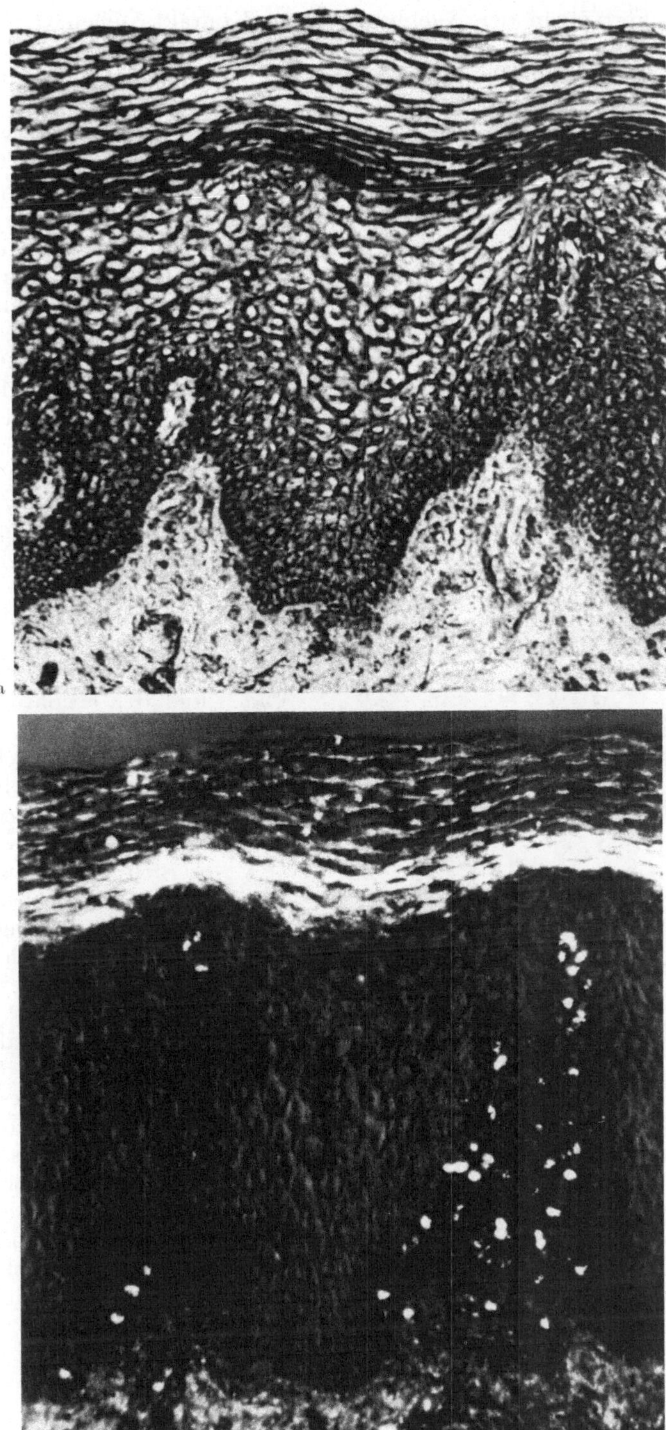

Abb. 80a u. b. a Scheidenepithel am 12. Tag des Cyclus. Darstellung der SH- und SS-Gruppen nach BARRNETT und SELIGMAN. b Verstärkte Doppelbrechung der intraepithelialen Verdichtungszone desselben Objektes. Vergr. 288fach. Aus ASSCHER, TURNER und DE BOER (1956)

gleichartigen Fortsätzen der Nachbarzellen in Kontakt stehen. Papanicolaou (1933) unterscheidet ein *Stratum spinosum profundum* und *superficiale*. Zwischen die Stachelzellschicht und die Superfizialschicht kann ein Verdichtungsbezirk eingeschoben sein, der von Dierks (1927, 1929a, b, 1930) als intraepitheliale Verhornungszone bezeichnet wird und mit der Verdichtungszone von Stemshorn (1928) identisch ist (Abb. 79).

Nach Stieve (1931b) sowie Traut, Bloch und Kuder (1936) ist diese intraepitheliale Verdichtung ein inkonstantes und vom Cyclus unabhängiges Phänomen, das auch in Plattenepithelien anderer Organe zu beobachten ist und vermutlich mechanische Ursachen hat. Selektive Anfärbbarkeit und histochemisches Verhalten veranlassen dagegen Asscher, Turner und de Boer (1956), sich der ursprünglichen Meinung von Dierks anzuschließen, der dieser Zellage eine spezielle Funktion zuschreibt. Die verstärkte Doppelbrechung im Polarisationsmikroskop (Dierks und Münster 1932) und der erhöhte Gehalt an Disulfidgruppen werden als Indizien einer Keratinbildung gewertet (Abb. 80). Die oberflächlichen Zellagen — das *Stratum superficiale* — werden von abgeplatteten Zellen mit kleinen pyknotischen Kernen eingenommen.

Histochemische und morphologische Untersuchungen zeigen, daß das Maximum der Stoffwechselaktivität an die basalen und parabasalen Zellschichten des Epithels

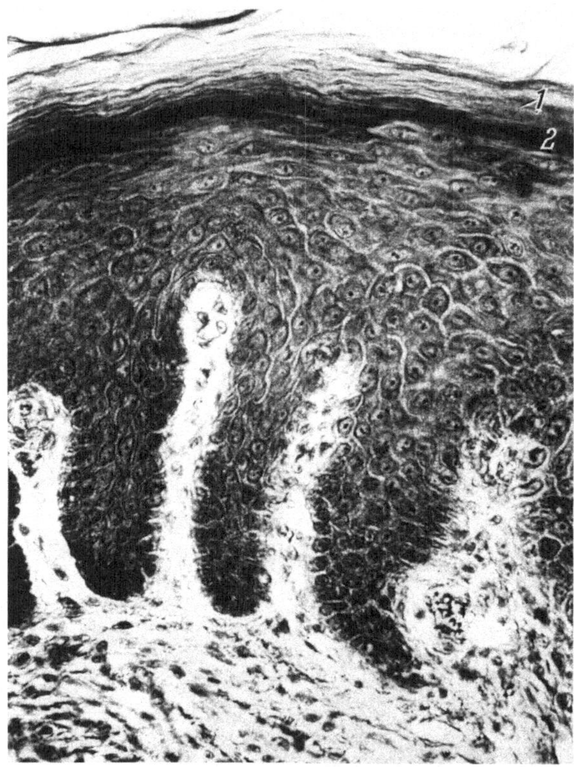

Abb. 81. Verhorntes Scheidenepithel bei Genitalprolaps. *1* Stratum corneum; *2* Stratum granulosum. Hamatoxylin-Eosin. Vergr. 400fach

gebunden ist, während die Zellen der Intermediär- und Superfizialzone erhöhte Speicherfähigkeit für Glykogen bei niedrigem Zellmetabolismus besitzen. Glykogenspeicherung und bestimmte regressive Zell- und Kernveränderungen, die als inkomplette Verhornung angesehen werden, kennzeichnen das „reife" Scheidenepithel. Dieser Reifungsprozeß ist von Papanicolaou (1933) als „cornification" bezeichnet worden und ist von der echten Verhornung („keratinization") zu trennen, einer in der Vagina nur ausnahmsweise unter bestimmten Voraussetzungen eintretenden (prosoplastischen) Epitheldifferenzierung (Abb. 81). „Cornification" und „Keratinization" sind eingebürgerte, aber für die physiologische Reifung des menschlichen Scheidenepithels unzutreffende Synonyma; sie sollten durch andere Begriffe ersetzt werden [s. Diskussion über terminologische Fragen in Acta cytol. (Philad.) **4** (1960)].

2. Die Cytologie des Scheidenepithels

Durch die Exfoliativcytologie ist die Kenntnis der normalen Zellstrukturen außerordentlich bereichert worden. Die Betrachtung der ausgebreiteten Zellen eines Scheidenabstriches zeigt weit besser als die Untersuchung histologischer Schnitte die morphologischen Unterschiede der verschiedenen Zellformen des geschichteten Epithels (Abb. 82).

Die *Basalzellen* (inner basal type nach PAPANICOLAOU) sind im Durchmesser etwa 2—3mal so groß wie ein polymorphkerniger Leukocyt. Sie sind im Ausstrich rund oder oval und besitzen einen großen, zentral gelegenen, bläschenförmigen Kern. Das Verhältnis der mittleren Durchmesser von Kern und Plasmaleib beträgt etwa 1:3 (STOLL 1954). Das Cytoplasma ist basophil und zeigt bei Toluidinblaufärbung eine leichte metachromatische Reaktion: es ist perjodatnegativ und enthält Lipoidtröpfchen in feinverteilter Form. Geringe Aktivität von alkalischer Phosphatase ist in den Zellkernen nachweisbar; HEROVICI (1960a) findet einen starken Ausfall der Gomori-Reaktion. Die Basalzellen sind reich an cytoplasmatischer Ribonucleinsäure und nucleärer Desoxyribonucleinsäure. Sulfhydrylgruppen können nicht nachgewiesen werden.

Bei elektronenmikroskopischen Untersuchungen (Scheidenepithel schwangerer Frauen) finden PETRY. OVERBECK und VOGELL (1961a) in den Basal-

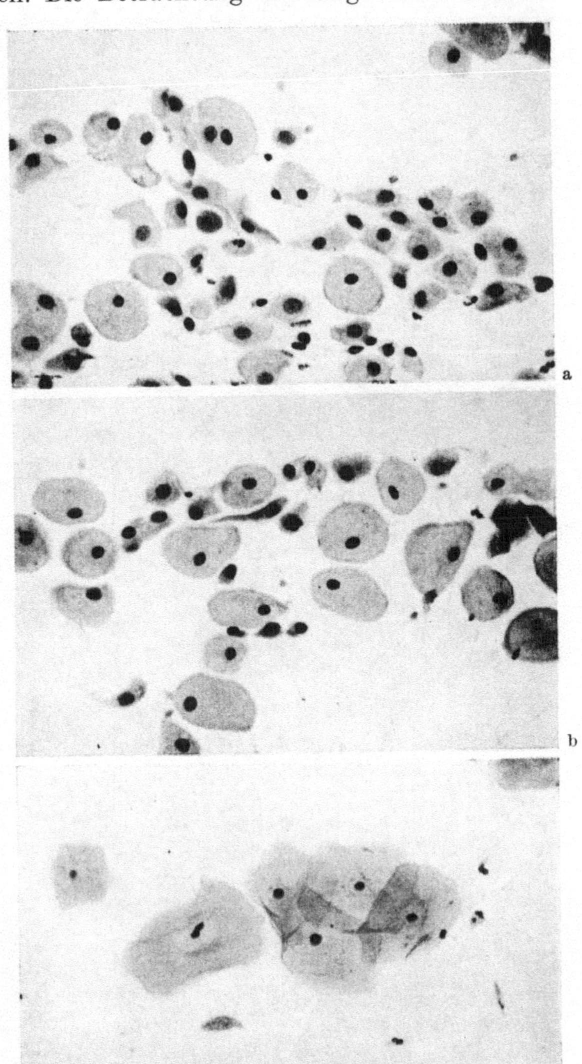

Abb. 82a—c. Die Zellen des Scheidenepithels im Vaginalsmear. a Basal- und Parabasalzellen; b Intermediärzellen; c Superfizialzellen. Färbung nach PAPANICOLAOU. Vergr. 100fach

zellen einen ovoiden, z. T. gelappten Zellkern mit feinstrukturiertem Karyoplasma, das zahlreiche Nucleolen enthält. Tonofilamente liegen bevorzugt im perinucleären Bereich. Mitochondrien sind in relativ großer Anzahl über die Zelle verteilt. ASHWORTH. LUIBEL und SANDERS (1960) finden sie in den Basalzellen des Portioepithels vorherrschend im infranucleären Bereich. Das Cytoplasma ist reich an freien Ribosomen. Im Epithelverband liegen die Basalzellen in engem Kontakt. Die Zellmembranen sind verzahnt und durch relativ kurze Haftplatten miteinander verbunden.

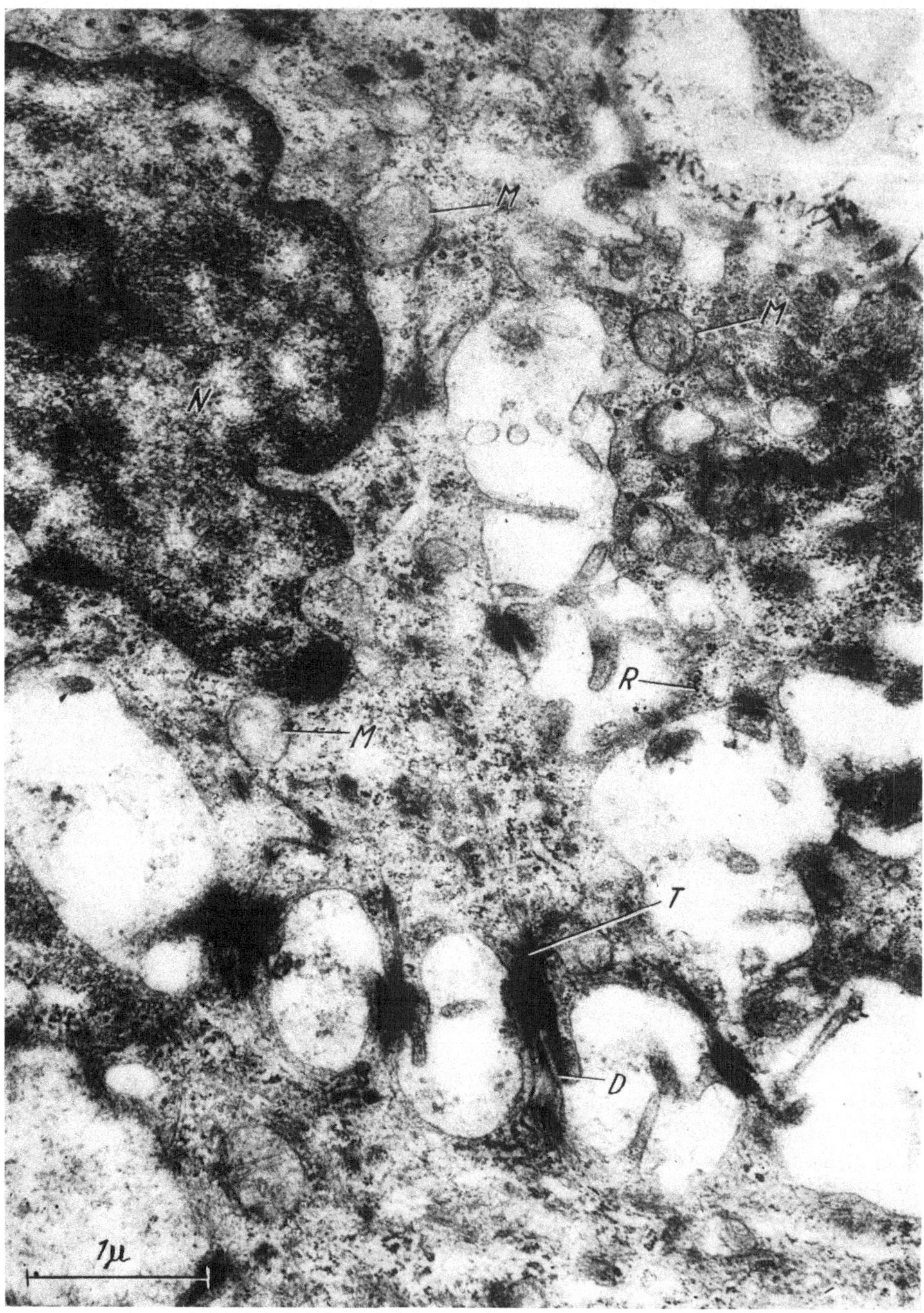

Abb. 83. Scheidenepithel bei Gravidität. Parabasale Schicht. Weite intercelluläre Räume (interdesmosomale Lacunen). Die Langsachsen der Haftplatten sind schräg zur Epithelbasis gestellt. *D* Desmosome; *M* Mitochondrien; *N* Nucleus; *R* Ribonucleoproteidgranula; *T* Tonofilamente. Vergr. 25000fach. Aus PETRY, OVERBECK u. VOGELL (1961a)

Die *Parabasalzellen* (outer basal type, Zellen des Stratum spinosum profundum) ähneln im Ausstrich den Basalzellen, sind jedoch voluminöser und von größerem Formenreichtum. Ihr Cytoplasma ist basophil, vereinzelt auch acidophil und häufig vakuolisiert. In der Regel enthalten die Parabasalzellen große runde oder ovale Kerne mit zarter Struktur des Karyoplasmas und einem oder mehreren Nucleolen. In ihrem cytochemischen Verhalten nehmen sie eine Mittelstellung zwischen den Basalzellen und den Intermediärzellen (Stratum spinosum superficiale) ein. Glykogen ist in Spuren nachweisbar. Der DNS- und RNS-Gehalt ist geringer als in den Basalzellen. PUNDEL (1957) zählt die Parabasalzellen auf Grund ihres Differenzierungsgrades zu den Intermediärzellen und hält eine terminologische Abtrennung dieser Gruppe für überflüssig. Zell- und Kernform entsprechen elektronenoptisch denen der Basalzellen (Abb. 83). Desmosomen sind reichlich vorhanden. Quellung der Mitochondrien und Reduktion der Cristae mitochondriales deuten auf regressive Veränderungen der Zellorganellen hin.

Die *Intermediärzellen* (Zellen des Stratum spinosum superficiale) sind von gleicher Größe wie die Parabasalzellen oder wenig größer, von polygonaler, z.T. etwas gestreckter Form (navicular type: PAPANICOLAOU). Das Cytoplasma ist noch vorwiegend basophil und leicht vakuolisiert. Die Kerne sind in der Mehrzahl bläschenförmig, nicht selten bereits pyknotisch. Das Verhältnis der mittleren Durchmesser von Kern und Zelleib beträgt etwa 1:10. Die Intermediärzellen sind stark glykogenhaltig. Alkalische Phosphatase ist nach HEROVICI (1960b) vorwiegend in den Kernen und geringer im Cytoplasma nachweisbar. STOLL, EBNER und STRECKER (1951) finden das Cytoplasma der Intermediärzellen phosphatasenegativ. Der Glykogenablagerung entspricht elektronenmikroskopisch eine aufgelockerte homogene perinucleäre Cytoplasmazone (Abb. 84). Die peripheren Zellabschnitte sind dichter strukturiert und enthalten freie Ribosomen, Tonofibrillen und Mitochondrien. Die Innenstrukturen der Mitochondrien sind verwaschen. Durch Verbreiterung der Glykogenlager nimmt die Verdrängung des strukturierten Cytoplasmas in die Zellperipherie in der oberen spongiösen Schicht des Epithels noch weiter zu.

Die *Superfizialzellen* sind polygonal und wesentlich größer als die Zellen der tieferen Schichten; ihr Cytoplasma ist acidophil oder basophil und enthält feine Granula. Die Granula können cytoplasmatischen oder nucleären Ursprungs sein. Keratohyalinkörnchen sind durch ihren Gehalt an proteingebundenen Sulfhydrylgruppen ausgezeichnet. Sie treten bei prolongierter Oestrogenzufuhr vermehrt im Cytoplasma auf (BOSCHANN 1958, DE BRUX 1958c, FÉRIN 1958). Durch Karyorrhexis werden gelegentlich gröbere, stark DNS-haltige Kerntrümmer in das Cytoplasma verstreut. Sie sind ebenso wie die Keratohyalinkörnchen als Indizien der cellulären Ausreifung zu werten (NIEBURGS und ZUCKER 1958). Der Kern der ausdifferenzierten Superfizialzelle ist hyperchromatisch und pyknotisch und von einer Aufhellungszone des Cytoplasmas umgeben. Das Cytoplasma enthält neben mäßig starken Glykogenablagerungen in der progestativen Cyclusphase diastaseresistente, PAS-positive Mucoidstoffe. Zellkern und Cytoplasma zeigen deutliche Phosphataseaktivität mit einem Maximum am Ende der Follikelphase (HEROVICI 1960c); in dieser Zeit ist auch der Gehalt des Cytoplasmas an Sulfhydrylgruppen am größten.

Alle aufgeführten Zellformen sind Reifungsstadien einer Zellart. Die Typisierung ergibt sich aus der statistischen Häufigkeit morphologisch ähnlicher Zellen im Ausstrichpräparat. Sie ermöglicht unter Vernachlässigung von Übergangsformen die Aufstellung eines *Cytogramms*. Die zahlenmäßige Relation dieser „Zelltypen" im Zellausstrich ist für die klinische Cytologie ein wichtiger Faktor in der Beurteilung des hormonell stimulierten Reifegrades. Über die cyclischen Veränderungen der Zellmorphologie und Cytochemie s. S. 136 ff,.

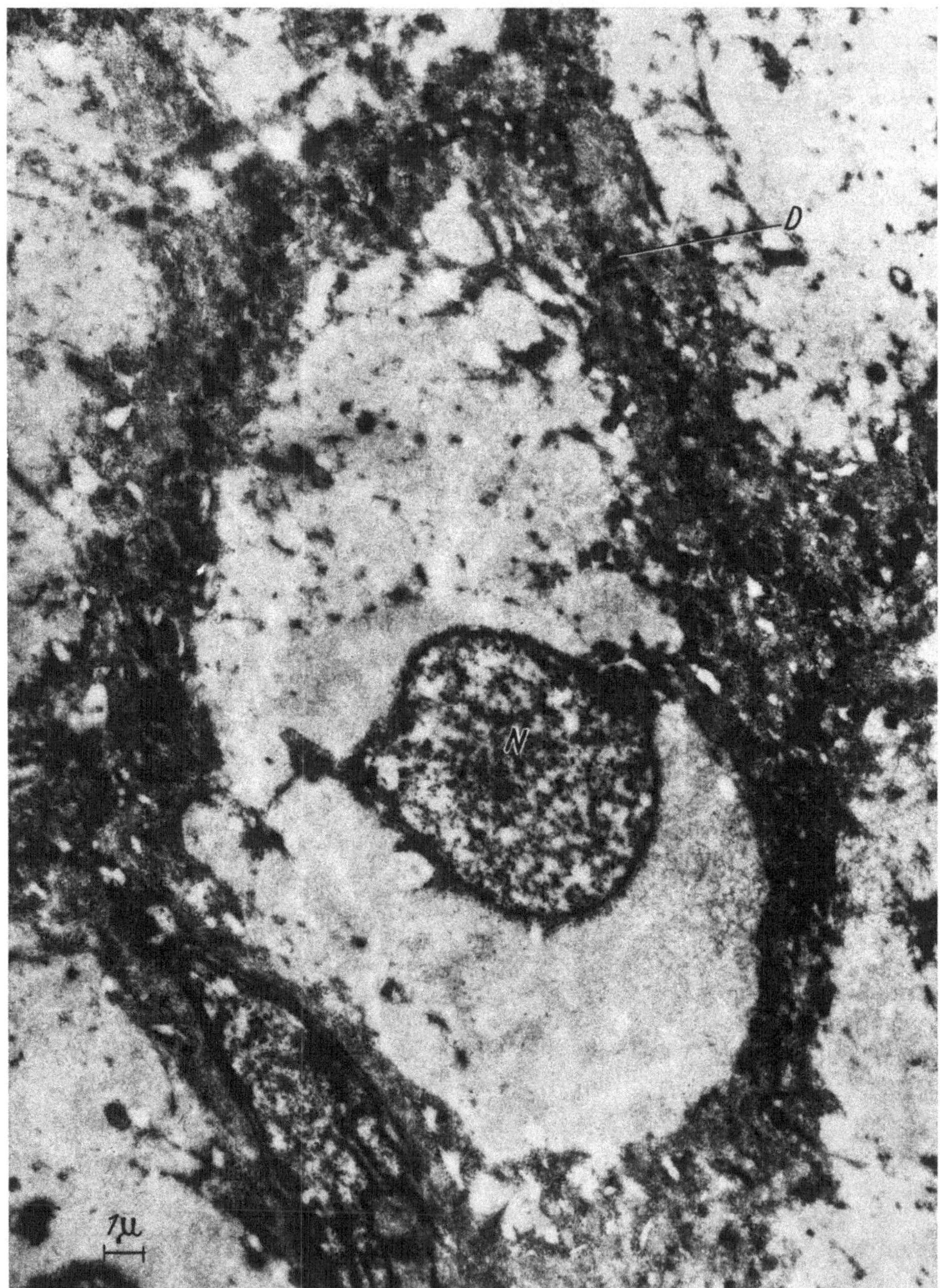

Abb. 84. Scheidenepithel bei Gravidität. Stratum spinosum superficiale. Aufhellung der perinucleören Zellbereiche durch Glykogeneinlagerung. Vergr. 54000fach. Aus PETRY, OVERBECK u. VOGELL (1961a)

Eine besondere Besprechung erfordern *spezialisierte Zellen*, die nicht eindeutig den Matrixzellen des Epithels entstammen, aber häufig im Epithelverband angetroffen werden. ZWILLENBERG (1959) findet an Flächen- und Schnittpräparaten der Scheidenhaut vereinzelte *Mastzellen* mit typischer metachromatischer Granulation; ihre physiologischen Aufgaben sind unbekannt. Die antiproliferative Wirkung des Heparins, das einen spezifisch hemmenden Einfluß auf verschiedene Enzyme besitzt, könnte hier von lokaler Bedeutung sein (REGELSON und HOLLAND 1958, BURUIANA 1957, BURUIANA und HADARAG 1958).

Durch Supravitalfärbung und Vergoldung sind in den höheren Zellschichten des Pflasterepithels der Vagina und Portio vaginalis uteri *dendritische Zellen* nachzuweisen, die vermutlich den von LANGERHANS (1868) erstmals beschriebenen Dendritenzellen bzw. den „high level branched cells" von BILLINGHAM und MEDAWAR (1953) in der Epidermis entsprechen (ZWILLENBERG 1959). Im Stratum basale findet ZWILLENBERG unregelmäßig gekörnte, jedoch nicht ausgesprochen dendritische Zellen, die er unabhängig vom negativen Ausfall der DOPA-Reaktion für Melanoblasten hält. SALERNO (1944) und POLAK (1949) finden DOPA-positive dendritische Zellen im basalen Bereich des Portioepithels.

Über primäre *Melanome* und *Melanocytoblastome* der Portio vaginalis uteri und Scheide gibt es eine Reihe kasuistischer Mitteilungen im gynäkologischen Schrifttum. Diese Geschwülste werden im allgemeinen von dystopen Melanoblasten hergeleitet. Nach den Befunden von SALERNO (1944), POLAK (1949) und ZWILLENBERG (1959) können primäre Melanome des Vaginalepithels aus ortsständigen Melanocyten entstehen.

Verschiedentlich finden sich in den mittleren und höheren Schichten des Epithelverbandes kleine rundliche Zellen, deren Cytoplasma eine wasserklare Beschaffenheit besitzt. Diese „hellen Zellen" zeigen keine färberische Übereinstimmung mit den Vertretern des „Helle-Zellen-Systems" (FEYRTER). Mit großer Wahrscheinlichkeit handelt es sich um in das Epithel eingewanderte *Lymphocyten*, deren Zelleib durch exzessive Flüssigkeitsaufnahme hydropisch gequollen ist (ANDREW und ANDREW 1949, MCCREIGHT 1955, MCCREIGHT und ANDREW 1956, ZWILLENBERG 1959). FEYRTER (1952a, b, 1953) hält diese Zellen für einkernige Wanderzellen, die nicht zur Gruppe der Lymphocyten gehören.

3. Elektronenmikroskopie des Scheidenepithels
a) Die Zellverbindungen

Elektronenmikroskopische Untersuchungen am Scheidenepithel haben nicht nur die Kenntnis der cytologischen Strukturen gefördert, sondern auch zum besseren Verständnis der Epithel*funktionen* beigetragen. Der Feinbau der Epithelzellen ist von BAHR und MOBERGER (1956), BERGER, NEITITSCH und MUMPRECHT (1958), GLATTHAAR und VOGEL (1958), MORICARD (1958), MORICARD, HINGLAIS-GUILLAUD und CARTIER (1960), ASHWORTH, LUIBEL und SANDERS (1960), HANSCHKE und SCHULZ (1960), PETRY, OVERBECK und VOGELL (1961a), CARSTEN, MERKER und MOSLENER (1962) u.a. am Epithel der Scheide und Portio vaginalis uteri untersucht worden. Zelldifferenzierung und -regeneration müssen im geschichteten Plattenepithel unter Wahrung der „funktionellen Kontinuität" des Epithelverbandes ablaufen; das läßt auf einen ständigen Wechsel der Zellkontakte und Zellverbindungen schließen. Die ursprüngliche Vorstellung von einer syncytialen Zellverbindung im geschichteten Pflasterepithel ist durch elektronenmikroskopische Untersuchungen korrigiert worden (PORTER 1954, SELBY 1955, HORSTMANN 1957, VOGEL 1957, 1960, HORSTMANN und KNOOP 1958, ODLAND 1958, KARRER 1960). Die sog. Intercellularbrücken erweisen sich als spezialisierte celluläre Haftzonen. *Desmosome*, die während des Zellflusses von der Basis zur Oberfläche ständig gelöst und neu gebildet werden müssen (PETRY, OVERBECK, VOGELL 1961a, b). Die Haftplatten sind im unverhornten Teil mehrschichtiger Plattenepithelien nach einem einheitlichen Grundplan aufgebaut (Abb. 85). Im Stratum basale des Portioepithels sind die verdickten Wandabschnitte der Kontaktzonen

ca. 100 Å breit. Sie sind durch eine periodisch gestreifte Kittsubstanz von starker
Elektronendichte verbunden. Je eine 40 Å breite Linie verläuft im Abstand von
35 Å parallel zu den benachbarten Zellmembranen (CARSTEN, MERKER und MOS-
LENER 1962).

Am Scheidenepithel der *Ratte* ist die Zellmembran im Bereich der Desmosome 100 Å dick und stark osmiophil. Zum Cytoplasma hin folgt eine 50—70 Å

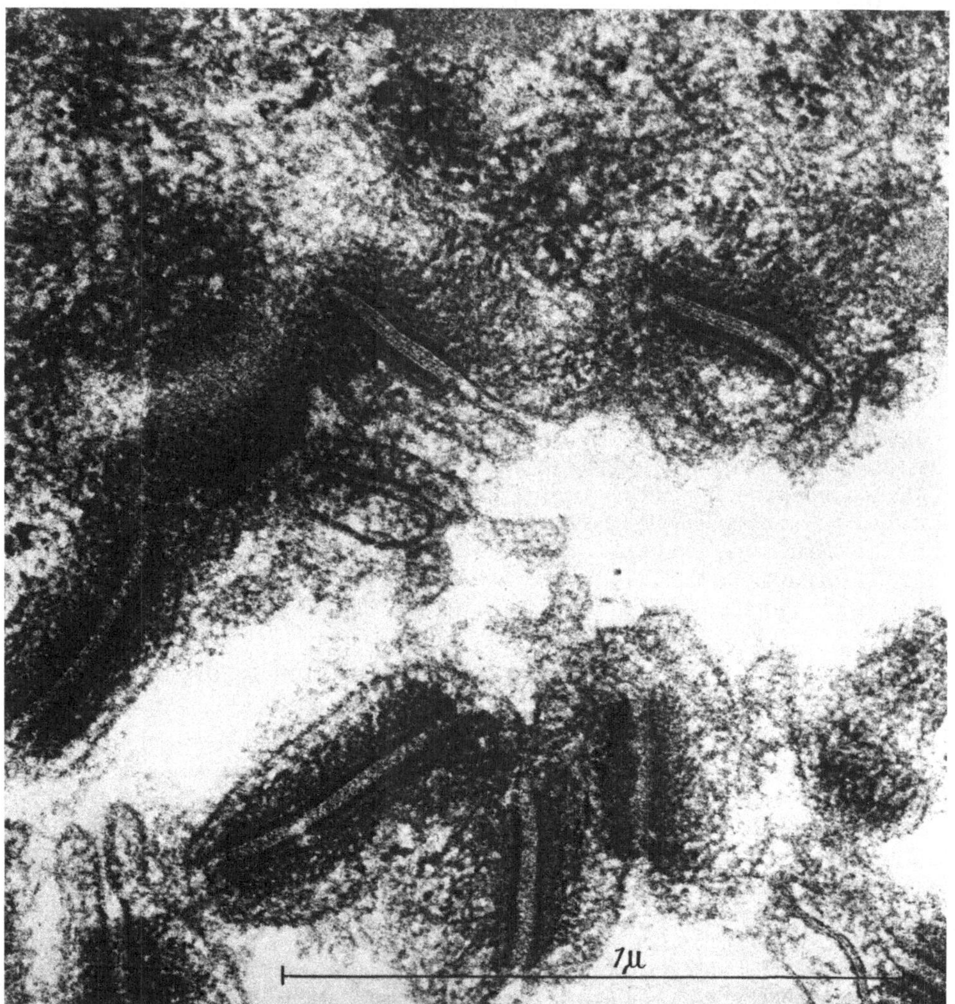

Abb. 85. Intercellularbrücken mit Desmosomen im menschlichen Scheidenepithel. Stratum spinosum profundum.
Vergr. 80000fach. Aus PETRY, OVERBECK u. VOGELL (1961a)

breite, hellere Zone und anschließend ein 0,1 μ breiter osmiophiler Streifen (MER-
KER 1961). Im Intercellularraum zwischen den Zellmembranen lassen sich drei
parallel angeordnete elektronendichte Linien erkennen; eine davon verläuft in
der Symmetrieachse etwa 100 Å von jeder Zellmembran entfernt, während die
beiden übrigen im Abstand von etwa 25 Å den korrespondierenden Zellmembranen
anliegen. Eine Einmündung dieser Linien in die Zellmembran kann MERKER
nicht beobachten.

Histochemische Untersuchungen ergeben, daß die *desmosomale Zwischensubstanz* PAS-positiv ist und Lipoide enthält (WISLOCKI, FAWCETT und DEMPSEY 1951, SACCHI 1952, DUPRÉ 1952, ROMANINI 1953a, b). Da die Anwendung von Trypsin eine Segregation der Zellen bewirkt, müssen Stoffe von Eiweißcharakter

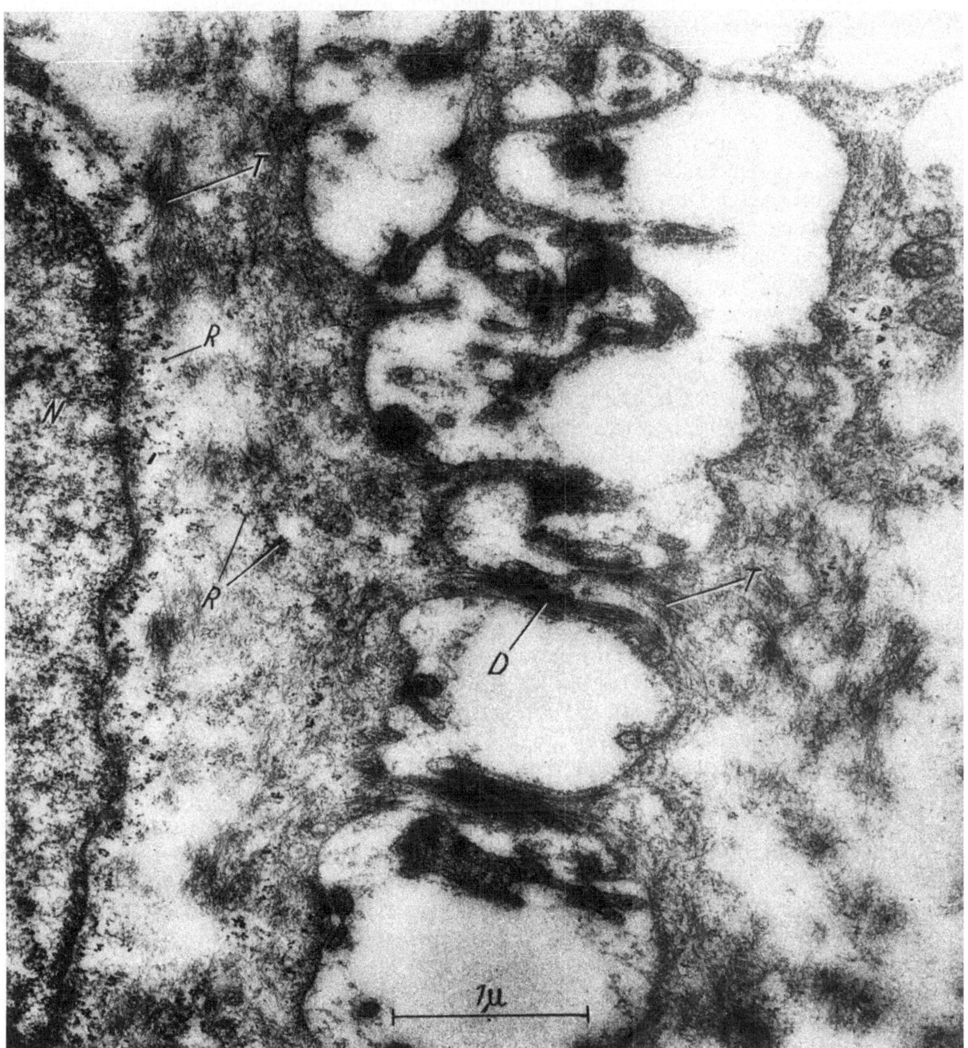

Abb. 86. Scheidenepithel bei Gravidität. Stratum spinosum profundum mit weiten intercellularen Räumen. *T* Tonofilamente; *D* Desmosomen; *R* Ribonucleoproteidgranula. Vergr. 25000fach. Aus PETRY, OVERBECK u. VOGELL (1961a)

beim Aufbau der Zwischensubstanz eine Rolle spielen. Auch unter der Einwirkung von Chelatbildnern können epitheliale und parenchymatöse Zellen isoliert werden (ANDERSON 1953). Obgleich die Beteiligung von Mucopolysacchariden — analog der Bindegewebsgrundsubstanz — auch am Aufbau der Intercellularsubstanz des Epithels möglich und auf Grund histochemischer Untersuchungen sogar wahrscheinlich ist, besitzen Hyaluronidasen keinen Isolierungseffekt auf die Kittsubstanz (OBERSTE-LEHN 1952, MERKER 1961).

Die morphologische Gliederung der Intercellularsubstanz im Bereich der Haft-platten wird verschieden dargestellt (HORSTMANN und KNOOP 1958, Epidermis; ODLAND 1958, Epidermis; KARRER 1960, Portioepithel; VOGEL 1960, Portio-epithel; MERKER 1961, Vaginalepithel). Unterschiedliche Fixations- und Kontra-stierungsverfahren können die abweichenden Befunde erklären; außerdem sind, wie bei anderen Zellorganellen, auch in der Architektur der Desmosomen Modi-fikationen eines einheitlichen Bauprinzips zu erwarten. In die Desmosome strahlen konvergierend *Tonofibrillen* ein. Sie sind in Richtung mechanischer Spannungsfelder des Zellverbandes orientiert. Auch die *Tonofilamente* müssen demnach als temporäre, metaplasmatische Gebilde angesehen werden, die sich den wechselnden Spannungszuständen anpassen. Die parallele Anordnung der Filamente bedingt Doppelbrechung.

Die Zonen stärkster Zellverschiebung sind die untere und obere Spongiosa; hier sind die Zellen an den Haftstellen pseudopodienartig ausgezogen. Die inter-desmosomalen Lacunen bilden ein räumliches Labyrinth, das dem zwischen-zelligen und transsudativen Stoffaustausch dient (Abb. 86). Gestalt und Zahl der Haftstellen ändern sich in den einzelnen Epithelschichten (PETRY, OVERBECK und VOGELL 1961 b). Zahlreiche auffallend kleine Desmosome finden sich in der Superfizialschicht (PETRY, OVERBECK und VOGELL 1961 b, CARSTEN, MERKER und MOSLENER 1962). Bestimmte strukturelle Veränderungen der Haftstellen gehen anscheinend der Zelldesquamation voraus.

b) Das Glykogenlager

Ein wichtiges Kriterium der Epithelreifung ist die zunehmende Glykogen-ablagerung. Glykogen erscheint im osmierten Schnitt homogen oder granulär (DROCHMANS 1960, REVEL, NAPOLITANO, FAWCETT 1960, MILLONIG und PORTER 1961, THEMANN 1963). Nach Kontrastierung mit Carmin, Bleihydroxyd oder Kaliumpermanganat kommt es in Form von 20—30 mμ großen Granula zur Darstellung (THEMANN 1963). Die Granula können sich zu 200—500 mμ großen Komplexen zusammenlagern.

Nach GRAUMANN (1964) sind die Aggregate 300—900 mμ groß und aus ca. 13 mμ großen Teilchen aufgebaut. HUSEMANN und RUSKA (1940) geben als Durchmesser des Glykogenmoleküls 15—30 mμ an. Die grobgranuläre Form der Glykogenablagerungen ist vermutlich fixationsbedingt und entspricht nicht der ursprünglichen physikalischen Verteilung des Polysaccharids im Cytoplasma. Nach SUNDBERG (1924) und BARTELMEZ (1940) entstehen tropfenförmige Aggre-gate infolge einer Entmischung des Hyaloplasmas bei der Fixation. Durch Osmium-säure wird das Zellprotein und damit auch das proteingebundene Glykogen in homogener Form gefällt (COUTEAUX-BARGETON 1950). Die elektronenmikroskopi-schen Bilder dürften deshalb die Verteilung des Glykogens ziemlich genau wieder-geben, wenngleich die Struktur des einzelnen Glykogen-Osmium-Kornes nicht dem Bilde des proteingebundenen Glykogens entspricht.

Orte stärkerer Glykogenspeicherung werden im elektronenmikroskopischen Bilde auch als wolkige, aufgelockerte Cytoplasmabezirke von geringerer Elek-tronendichte beschrieben. Sie finden sich in topographischer Übereinstimmung mit den PAS-positiven Zellabschnitten der Lichtmikroskopie im perinucleären Bereich der Intermediärzellen des Scheidenepithels und gewinnen in den Zellen des oberen Stratum spongiosum (PETRY, OVERBECK und VOGELL 1961a) und Stratum superficiale mehr und mehr an Ausdehnung (Abb. 84). Dadurch ist das strukturierte Cytoplasma auf eine perinucleäre und eine periphere Zone beschränkt. Das Zellinnere der Superfizialzellen ist — entsprechend der hochgradigen Glykogenablagerung — elektronenoptisch „leer". Die scharf abgesetzte Randzone enthält nahezu ausschließlich Tonofilamente. Erst mit beginnender Ablösung gewinnen die Oberflächenzellen wieder an Dichte.

CARSTEN, MERKER und MOSLENER (1962) finden Glykogen in Form von ca. 35 mμ großen elektronendichten Granula in den Zellen der Intermediär- und Superfizialzone des Portioepithels. Die Granula sind in Gruppen oder reihenförmig angeordnet und entsprechen nach Anordnung und Verteilung PAS-positiven Einschlüssen in lichtmikroskopischen Vergleichspräparaten. Sie fehlen in den Basalzellen und den oberflächlichen Zellagen des Portioepithels.

Das Verteilungsmuster des Glykogens im Portio- und Scheidenepithel stimmt mit den lichtmikroskopischen Befunden von LISON und VOKAER (1949), McMANUS und FINDLEY (1949), LAJOS und PALI (1951 a, b) sowie MATTER (1955, 1958) überein, die im Gegensatz zu PAPANICOLAOU, TRAUT und MARCHETTI (1948) sowie SCHRAMM (1954) in der Basalzone ebenfalls kein Glykogen nachweisen konnten. Nach MATTER ist der Nachweis von Glykogen in der Basalzone vermutlich Folge eines Diffusionsartefaktes durch die Verwendung wasser- bzw. alkoholhaltiger Fixierungsmittel (sog. Glykogenflucht; Abb. 87).

c) Die Basalmembran

Die epitheliale Basalmembran der klassischen Histologie ist eine Verdichtungszone der bindegewebigen Grundsubstanz mit einem, vorwiegend parallel zur Epithelbasis ausgerichteten, argyrophilen Fasergerüst. Beide Komponenten stehen in Kontinuität mit den geformten und ungeformten Bestandteilen der tieferen Bindegewebsschichten (GERSH und CATCHPOLE 1949). Mit geeigneten histochemischen Methoden sind die mucoproteidhaltige Matrix und das Fasergerüst dieser Grenzzone elektiv darstellbar.

Im elektronenmikroskopischen Bild ist die lichtoptisch einheitliche Grenzmembran in mehrere Zonen gegliedert. Dem Epithel liegt eine nur elektronenoptisch feststellbare homogene Membran an, die kontinuierlich über die basalen Grenzen der Zellen hinweg verläuft (a). Darauf folgt eine etwa 5000 Å breite Zone mit lockerer Faserstruktur (b), die ohne scharfe Grenze in das eigentliche Bindegewebe des Stratum proprium (c) übergeht (GLATTHAAR und VOGEL 1961). Im Lichtmikroskop ist die Zone a nicht von der Epithelbasis zu trennen. Die Zone b imponiert als heller Saum; ihre tiefen Partien und die angrenzenden Anteile der Zone c enthalten die argentophilen Faserstrukturen, die das Gerüst der lichtoptischen Basalmembran bilden. Im elektronenmikroskopischen Schrifttum wird unter dem Begriff „Basalmembran" nur noch die unter a) charakterisierte Schicht verstanden. Die Vorwegnahme dieses Begriffes zur Definition der lichtoptischen Basalstrukturen hat zur Verwirrung im Sprachgebrauch geführt. GLATTHAAR und VOGEL (1961) akzeptieren die von ZWILLENBERG (1959) vorgeschlagene Bezeichnung „Trägermembran". An der Epidermis hat sie zuerst SELBY (1955) gefunden und „dermal membrane" genannt. SALPETER und SINGER (1960) nennen sie „adepidermal membrane". Im angelsächsischen Sprachbereich wird vorwiegend die Bezeichnung „basement membrane" verwendet (ODLAND 1958, DOUGHERTY und LOW 1958).

Im Epithel der Portio vaginalis uteri und Scheide wird die elektronenmikroskopische Basalmembran als etwa 300 Å breites Band geschildert, das den Windungen der basalen Zellmembranen in einem Abstand von 300—400 Å parallel läuft (ASHWORTH, LUIBEL und SANDERS 1960). Die Membran zeigt diskontinuierliche Verdichtungsbezirke, die osmiophilen Zonen der basalen Zellmembranen gegenüberliegen und offenbar den Desmosomen äquivalent sind; die Zwischensubstanz dieser Haftzonen enthält einen medianen osmiophilen Streifen (CARSTEN, MERKER und MOSLENER 1962). Die Basalmembran steht in Verbindung mit den subepithelialen Fibrillenstrukturen. FASSKE und THEMANN (1959) sowie FASSKE, MORGENROTH, THEMANN und VERHAGEN (1960) halten sie für ein Gelierungsprodukt der Grundsubstanz, das unter dem induktiven Reiz der benachbarten Epithelzellen entsteht.

Die *Bildung* der Basalmembran ist anscheinend unabhängig vom Differenzierungsgrad der Epithelzellen, da sich auch die entdifferenzierten Elemente carcinomatöser Epithelien vom angrenzenden Stroma durch eine Basalmembran absetzen. Der „Durchbruch der Basalmembran" als zentraler Prozeß in der formalen Genese des beginnenden Krebswachstums ist daher in der bisherigen Vorstellung revisionsbedürftig (GLATTHAAR und VOGEL 1961).

Über die funktionellen Aufgaben der elektronenmikroskopischen Basalmembran besteht noch keine Klarheit. Vermutlich dient sie dem kontrollierten epithelio-mesenchymalen Ionenaustausch (CAESAR und EDWARDS 1957). Als Diffusionsbarriere könnte ihr Bedeutung für die Aufrechterhaltung der physiologischen Epithelpotentiale zukommen.

4. Histochemie des Scheidenepithels
a) Glykogen

Durch die Abstoßung und Auflösung der oberflächlichen Zellschichten wird Glykogen in beträchtlicher Menge dem Scheidensekret beigemengt und durch fermentative Glykolyse abgebaut. Der Glykogengehalt des Scheidensekretes beträgt nach SCHRÖDER (1925) 2—4 g-%. LAPAN und FRIEDMAN (1950) finden bei Nichtschwangeren 2,6—1,9 g-%, bei schwangeren Frauen 4,7—3,3 g-%. Die Art der intracellulären Glykogensynthese ist noch unbekannt. Die Orte der Ablagerung und das Verhalten während des ovariellen Cyclus und bei experimenteller Hormonzufuhr sind vielfach untersucht worden. Eine ebenso starke Glykogenspeicherung ist in strukturell vergleichbaren Epithelien der Haut und cutanen Schleimhäute des Erwachsenen im allgemeinen nicht nachweisbar, wohl aber in embryonalen Organen.

MANCINI (1948), SLOUGHTON und WELLS (1950), MONTAGNA, CHASE und HAMILTON (1951), BRAUN-FALCO (1954) und VASSILJEWA (1955) finden in der Stachelzellschicht der menschlichen Epidermis geringe Glykogenmengen. BERNARD (1859), SCHIELE (1880), BRUNNER (1906a, b), BRADFIELD (1951), FIRKET (1951) und PATZELT (1954) konnten in der Epidermis unter normalen Bedingungen kein Glykogen nachweisen. Der Hauptanteil des durch chemische Analyse in der Haut faßbaren Glykogens entstammt wahrscheinlich den Schweißdrüsenepithelien und den äußeren Wurzelscheiden der Haare (CALVERY, DRAIZE und LAUG 1946, WOHNLICH 1949). Das Plattenepithel der Mundhöhle enthält stellenweise beträchtliche Glykogenmengen (FASSKE und MORGENROTH 1958, WEINMANN, MEYER, MARDFIN und WEISS 1959). Entsprechend der funktionell-anatomischen Gliederung der Mundhöhle gibt es regionäre Unterschiede im Glykogengehalt des Deckepithels. Während die Gingiva auffallend glykogenarm ist, finden sich größere Mengen im Epithel der Lippen- und Wangenschleimhaut sowie der Zunge und des weichen Gaumens (FALIN 1961). Das Plattenepithel des Oesophagus enthält nach den Untersuchungen von FALIN in der Stachelzell- und Superfizialschicht starke Glykogenablagerungen.

Gegenüber dem Scheidenepithel der Frau ist der Glykogengehalt im Vaginalepithel der Säugetiere wesentlich geringer. MIURA (1928) findet das Vaginalepithel der *Ratte*, des *Meerschweinchens*, der *Katze* und *Hündin* frei von Glykogen. Zu gleichen Ergebnissen führten die Untersuchungen von BREMICKER (1927) beim *Schwein* und *Schaf* sowie von CRUICKSHANK und SHARMAN (1934) bei der *Kuh* und verschiedenen *Nagetieren*. CRUICKSHANK und SHARMAN vertreten die Meinung, daß eine Glykogenanreicherung im Scheidenepithel lediglich bei der *Frau* und bei *Affen*weibchen vorkommt. Durch die Anwendung moderner histotopochemischer Methoden zum Kohlenhydratnachweis (PAS-Reaktion: McManus 1946, Hotchkiss 1948) sind viele ältere Befunde korrigiert worden. Auch über die Zelltopographie der Glykogendepots liegen nach kritischer Überprüfung und Spezifizierung der Fixierungsmethoden exaktere Kenntnisse vor.

Menge und Verteilungsmuster des Scheidenglykogens stehen beim Menschen in Beziehung zum *Lebensalter* und zu den Phasen des *ovariellen Cyclus*. Die *fetale Vagina* ist besonders glykogenreich (Ciulla 1952). Die Glykogendeposition beginnt mit der Differenzierung der Sinusepithelien zum definitiven Scheidenepithel bei etwa 140—160 mm langen Feten. Zu dieser Zeit wird auch die Vaginallichtung gebildet (Gragert 1926, Foix und Bur 1955). Auch bei *neugeborenen Mädchen* ist die Scheidenhaut sehr reich an Glykogen (Niderehe 1923, Gragert 1926, Herrnberger und Horstmann 1939, Cruickshank und Sharman 1934, Sannicandro 1939). Die Vaginalwand des Neugeborenen enthält pro Flächeneinheit annähernd die gleiche Menge Glykogen wie die der Frau (Kessler und Uhr 1927, Kessler und Röhrs 1927). Mit dem steilen postpartalen Abfall des Oestrogenspiegels setzen 2—3 Tage nach der Geburt eine starke Epitheldesquamation und Glykogenverarmung ein. Nach Alexiu (1938) beginnt die Rückbildung des Epithels 24 Std post partum und ist nach 3—4 Wochen vollendet. Es resultiert die ruhende Schleimhaut der kindlichen Vagina mit einem glykogenarmen Plattenepithel von geringer Dicke. Bei Eintritt der Geschlechtsreife steigt — gewöhnlich vor der ersten Menstruation — unter der Einwirkung von Follikelhormon der Glykogengehalt stark an. Während der *Gravidität* erreicht er maximale Werte (Miura 1928, Cruickshank und Sharman 1934, Herrberger und Horstmann 1939, Liston und Cruickshank 1940). Nach dem *Klimakterium* vermindern sich die Glykogenablagerungen und verschwinden nach einer unterschiedlich langen Übergangsphase im *Senium* nahezu vollständig (Niderehe 1923, Geller 1925, Krumm 1936, Sani 1953). In der Mehrzahl der Fälle enthält jedoch auch das Scheidenepithel postklimakterischer Frauen topochemisch faßbare Glykogenablagerungen (McLaren 1941, Willson und Goforth 1942). Die unmittelbare Abhängigkeit des Glykogengehaltes vom Oestrogenspiegel ist experimentell bewiesen (Robertson, Maddux und Allen 1930, Davis und Hartmann 1935, Krumm 1936, Cotte, Mileff und Meyer 1937). Guest (1940) konnte an kastrierten *Affen*weibchen nach Progesteronzufuhr keine Glykogenanreicherung beobachten. Papanicolaou, Traut und Marchetti (1948), Ciulla (1952), Stoll, Ebner und Lindenschmidt (1954), Botella-Llusía, Nogales und Ruiz (1958) beschreiben eine progressive Glykogeneinlagerung während der Follikelphase des Cyclus mit einem Maximum zur Zeit der Ovulation. Sie finden spärlich Glykogengranula in der basalen Zellschicht des Epithels und einen gleichmäßigen Anstieg des Glykogengehaltes in Richtung zur Epitheloberfläche (Niderehe 1923, Davies und Pearl 1938, Rakoff, Feo und Goldstein 1944). Lison und Vokaer (1949). McManus und Findley (1949). Lajos und Pali (1951a, b). Stoll (1954) sowie Stoll, Ebner und Lindenschmidt (1954) konnten im Stratum basale kein Glykogen nachweisen. Unabhängig vom Lebensalter und von der Cyclusphase ist die Intermediärschicht die Zone stärkster Glykogenanreicherung (Abb. 87). Die starke Anfärbbarkeit in der „Kornifikationszone" dürfte weniger durch eine Zunahme des Glykogens als durch Kondensation verursacht sein. Die PAS-Technik läßt an Ausstrichpräparaten die Basalzellen stets negativ (Stoll 1954, Stoll. Ebner und Lindenschmidt 1954). Die Parabasalzellen sind ebenfalls meist negativ oder fein granuliert, die Intermediärzellen reagieren inhomogen, aber deutlich, die Superfizialzellen stark; auch verhornte Zellen sind noch perjodatreaktiv. Die Glykogendeposition ist nach der Meinung von Davis und Pearl (1938). Ayre (1951). Vokaer (1952) und

PUNDEL (1952) keine unmittelbare Folge der Hormonwirkung, sondern von dem
Proliferationsgrad des Epithels abhängig. Nach BRADFIELD (1951) ist die Glykogenspeicherung in der Intermediärzone eine Kompensation der durch die Hochschichtung des Epithels drohenden Mangelernährung in den oberen Zellagen.
Während in den basalen und parabasalen Zellschichten eine ausreichende Glucose-
zufuhr aus dem vascularisierten Stratum proprium gewährleistet ist, müssen die
Zellen verhornender Scheidenepithelien in der keratogenen Zone zur Synthese spezifischer Eiweißkörper auf die anaerobe Glykolyse als Energiequelle zurückgreifen.

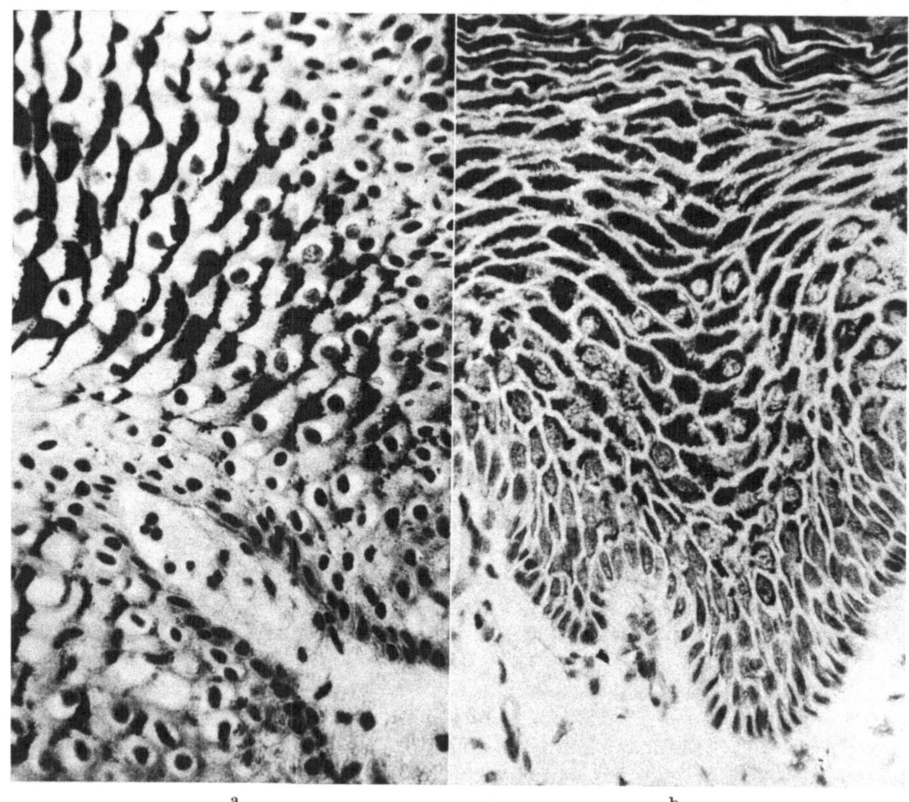

a   b

Abb. 87a u. b. Die Wirkung der Fixation auf die celluläre Verteilung des Glykogens im Scheidenepithel der Frau.
a Fixierung nach GENDRE bei Raumtemperatur. b Fixierung bei −73° (Gefriertrocknung). PAS-Reaktion.
Basalzone frei von Glykogenablagerungen. Aus VOKAER (1952)

In den Intercellularräumen des Stratum spinosum bleibt auch nach Elimi-
nierung des Glykogens die PAS-Reaktion deutlich. Die Zwischensubstanz ist
hyaluronidasesensitiv und zeigt die Fähigkeit zur Eisenbindung (GEYER 1957).
Lichtmikroskopisch ist die Intercellularsubstanz von den peripheren, häufig
kondensierten Cytoplasmabezirken der Epithelzellen nicht immer eindeutig zu
trennen. Eine Zuordnung histochemischer Befunde ist dadurch oft erschwert.
WISLOCKI, FAWCETT und DEMPSEY (1951) sowie BULMER (1959) finden in diesem
Grenzbereich diastaseresistentes, PAS-positives Material, das sie für schwer
digestibles, proteingebundenes Glykogen oder für ein Mucopolysaccharid halten.
Die Sudanophilie und der positive Ausfall der Perameisensäure-Schiff-Reaktion
geben Hinweise auf eine Lipoproteidkomponente, die möglicherweise mit einem
Mucopolysaccharid assoziiert ist.

b) Mucopolysaccharide

Die Einlagerung PAS-positiver, neutraler Mucopolysaccharide in die Super-fizialzellen kann im Scheidenepithel der Frau eine Glykogenvermehrung vor-täuschen. Neben einem relativ stabilen Desmoglykogen (BOTELLA-LLUSÍA und NOGALES 1956, 1957) liegt nach EBNER (1954) der positiven PAS-Reaktion in den Oberflächenzellen ein acetylierbares, diastaseresistentes Material zugrunde. BOTELLA-LLUSÍA und NOGALES (1956) sowie NOGALES, MONTALVO und BO-TELLA (1958) sehen im Auftreten der chromotropen und mucicarminpositiven Substanz ein Analogon zur mucoiden Umwandlung des Vaginalepithels der Nage-tiere im Oestruscyclus. Die „Oberflächenmuzifizierung" stellt die Realisation einer der zahlreichen Differenzierungspotenzen des Scheidenepithels dar. Die Maxima des epithelialen Glykogen- und Mucopolysaccharidgehaltes alternieren im ovariellen Cyclus. Während Glykogen unter dem steigenden Einfluß oestro-gener Hormone in der Follikelphase vorherrscht, wird in der progestativen Phase die Mucopolysaccharidbildung gefördert (BOTELLA-LLUSÍA, NOGALES und RUIZ 1958).

MATTER (1958) findet in der menschlichen Vagina mit der Methode nach HALE (1946) Mucopolysaccharide in den Zellen der Parabasal-, Intermediär- und Super-fizialzone. Relativ konstant ist der Befund im Stratum spinosum, während die Zel-len der Parabasalzone nur in einem Teil der Fälle Schleimstoffe enthalten und die Kornifikationszone ebenfalls ein wechselhaftes Verhalten zeigt. Nach Vorbehand-lung mit Testeshyaluronidase wird die Reaktion deutlich abgeschwächt, z.T. negativ. Cyclische Schwankungen im Gehalt an Mucopolysacchariden kann MATTER nicht beobachten. In der Menopause ist die Menge der mucoiden Stoffe verringert. Diese Abnahme entspricht der altersbedingten Reduktion der mitt-leren und oberen Epithelschichten.

c) Lipoide

ZWILLENBERG (1959) findet mit der Sudanschwarz-Reaktion an Paraffin-schnitten Lipoidgranula in den Basalzellen des Scheidenepithels und in der Ver-dichtungszone von STEMSHORN (1928). In formolfixierten Gefrierschnitten kann er im Gegensatz zu EBNER (1954) keine sudanophilen Granula in den Basalzellen darstellen. Aus den Untersuchungen von ZEIGER (1949), LISON (1953) und GEDIGK (1956) ist bekannt, daß Lipoide durch Formalinfixierung sowohl herausgelöst als auch stabilisiert werden können. Die Befunde mit saurem Hämatein nach BAKER (1945) und mit der Plasmalreaktion nach HAYES (1949) machen es wahr-scheinlich, daß es sich bei den sudanophilen Granula in der Verdichtungszone und in den Basalzellen um Phospholipide handelt. Mit der Methode nach BAKER findet ZWILLENBERG außerdem eine deutliche Reaktion in den Desmosomen und im Bereich der sog. Wurzelfüßchen der Basalzellen. Der Lipoidgehalt der Desmo-some ist bereits von Untersuchungen an der Epidermis bekannt (WISLOCKI 1951) und auch für das Portioepithel beschrieben worden (EBNER 1954, STOLL 1954). Die Perameisen-Leukofuchsin-Reaktion nach LILLIE (1956) und der saure Hämateintest nach BAKER geben positive Resultate in den Zellen der intra-epithelialen Verdichtungszone. Die Reaktion ist jedoch nicht für Äthylengruppen ungesättigter Lipide spezifisch. Vermutlich sind Disulfidgruppen für ihren posi-tiven Ausfall in der Verdichtungszone verantwortlich. Diese Annahme wird durch die Befunde von ASSCHER, TURNER und DE BOER (1956) gestützt. Die Gefahr falsch positiver Ergebnisse durch den optischen Effekt lokalisierter Struktur-verdichtung ist bei allen histochemischen Farbreaktionen in Rechnung zu stellen. Im cytologischen Präparat sollen die Superfizialzellen nahezu regelmäßig feine

Lipoideinschlüsse enthalten (EBNER 1954). Auch die Zellipoide unterliegen anscheinend cyclischen Schwankungen. SORA (1955) findet in Scheidenabstrichen während der Follikelphase reichlich lipoidhaltige Zellen, besonders aus den tiefen Epithelschichten und der Intermediärzone. In der Corpus luteum-Phase enthalten die Zellabstriche nur einzelne Zellen mit sudanophilen Granulationen. In der Schwangerschaft ist nach seinen Befunden der Lipoidgehalt im ersten Trimenon am höchsten.

d) Nucleinsäure

Die Matrixzellen des Scheidenepithels sind wie bei allen, stark proliferierenden Epithelien reich an Nucleinsäure. Zwischen dem Gehalt des Cytoplasmas an Nucleinsäuren und der Wachstumspotenz der Zelle bestehen direkte Beziehungen.

CASPERSON (1941) und BRACHET (1941) sind mit unterschiedlicher topochemischer Methodik zu prinzipiell übereinstimmenden Anschauungen über die Bedeutung der Nucleinsäuren für die celluläre Proteinsynthese gekommen. Während die DNS an der Reproduktion der Genproteine im Kern wesentlichen Anteil hat, ist die Ribonucleinsäure in der wachsenden Zelle unmittelbar an der Bildung der Plasmaproteine beteiligt. Desoxyribonucleinsäure und Ribonucleinsäure sind durch ihre charakteristischen Absorptionsmaxima im UV-Licht quantitativ mikrospektrophotometrisch nachweisbar (CASPERSON 1939, 1940a, b, 1941, 1950, SANDRITTER 1958). Methodisch einfacher ist die färberische Darstellung der Nucleinsäuren aufgrund ihrer Affinität zu basischen Farbstoffen (BRACHET 1940, 1941; s. Übersichten von KURNICK 1955, SANDRITTER 1957, BRACHET 1959).

Der hohe Gehalt an strukturgebundener RNS verursacht die starke cytoplasmatische Basophilie der Basal- und Parabasalzellen des Epithels (WISLOCKI, BUNTING und DEMPSEY 1950).

Am Scheidenepithel gehen quantitative Änderungen im Nucleinsäuregehalt den hormonell gesteuerten Wachstumsschüben parallel. Die Vermehrung der DNS in der proliferativen Phase ist Folge des mitotischen Effektes der oestrogenen Hormone. Verschiedene Indizien sprechen auch für eine direkte Beeinflussung der cytoplasmatischen RNS-Synthese durch die Sexualhormone. Im Vaginalepithel von *Ratte* und *Maus* steigt der nucleare DNS-Gehalt trotz erheblicher Schwankungen in der Interphase deutlich mit zunehmender „Oestrogenisation" der Tiere (SANI 1955, SANI und BRUZZO 1957, THIERY 1960). Mit den Transformationsvorgängen am Scheidenepithel der *Nager* während der verschiedenen Phasen des oestrischen Cyclus ändert sich auch die Verteilung der Nucleinsäuren in den einzelnen Schichten. Die Reifung der Zellen des *menschlichen* Scheidenepithels ist von einer progressiven Abnahme der nuclearen DNS und plasmatischen RNS begleitet (SANDRITTER 1953, BOMPIANI und CASARINI 1956, VENDRELY und VENDRELY 1959).

MELLORS, KEANE und PAPANICOLAOU (1952) finden für normale Zellen des Vaginalabschnittes Nucleinsäurewerte von $6,2—9,3 \times 10^{-12}$ g. In den Plattenepithelcarcinomen der Portio vaginalis uteri und Scheide führen proportionale und abnorme Polyploidie zu einer starken Erhöhung des DNS-Gehaltes. Durch die Bestimmung des prozentualen Anteils der Zellen mit erhöhtem DNS-Gehalt (oberhalb eines empirischen Grenzwertes) kann mit Hilfe der Cytophotometrie eine Sortierung verdächtiger und unverdächtiger Zellausstriche vorgenommen werden (SANDRITTER, CRAMER und MONDORF 1960, MELLORS, GLASSMANN und PAPANICOLAOU 1952).

e) Alkalische Phosphatasen

Über Gehalt und Verteilung von alkalischer Phosphatase im menschlichen Scheidenepithel liegen widersprechende Mitteilungen vor. SANI (1952a, b) hat enzymatische Aktivität in den Zellen der Basal- und Parabasalzone sowie des

Stratum superficiale mit einem Maximum während der proliferativen Phase nachweisen können. Nach dem Klimakterium geht der Phosphatasegehalt dem wechselnden Proliferationsgrad des Epithels parallel. In vielen Fällen geben die oberflächlichen Schichten noch eine deutliche nucleäre und cytoplasmatische Reaktion. Völlig atrophisches Epithel zeigt keine topochemisch faßbare Enzymaktivität. LANG, RAKOFF und GROSS (1954) können im Gegensatz zu SANI keine eindeutigen cyclischen Änderungen in der Verteilung und Intensität der Reaktion beobachten, obgleich sie die Möglichkeit einer Stimulierung des Enzyms in dem Scheidenepithel postklimakterischer Frauen durch lokale Oestrogenapplikation bestätigen. Progesteron ist nach ihren Befunden ohne Einfluß auf die Phosphataseaktivität. EBNER (1954), MATTER (1955, 1958) sowie FISHMAN und MITCHELL (1959) finden das Enzym im Scheidenepithel der Frau ausschließlich auf die Endothelien der subepithelialen Blutgefäße beschränkt und können in den Zellen des Epithelverbandes weder mit der Methode von GOMORI (MATTER) noch mit der Methode von KAPLOW (FISHMAN und MITCHELL) eine positive Reaktion beobachten.

Bei *Mäusen* und *Ratten* ist alkalische Phosphatase im Stratum basale des Scheidenepithels zum erstenmal mit Eintritt der Geschlechtsreife zu beobachten (DELSOL und CHAUX 1954 bei der *Maus*; SANI und HANAU 1952, VERNE, GABE und SCHRAMM 1957 bei der *Ratte*). Bereits die ersten Untersuchungen über Vorkommen und Verteilung von alkalischer Phosphatase im Vaginalepithel der *Maus* durch JEENER (1947) hatten Hinweise auf eine Beziehung zwischen Oestrogenwirkung und Enzymaktivität ergeben. Nach Oestrogenbehandlung steigt bei kastrierten *Mäusen* die Enzymaktivität auf ein Mehrfaches an (JEENER 1947). Dieser Effekt setzt frühestens 24 Std nach Hormongabe ein. Die Kombination von Oestrogen und Progesteron ist ohne Wirkung. Nach Ovariektomie ist mit histotopochemischen Methoden im Epithel der *Mäuse*vagina keine enzymatische Aktivität mehr nachweisbar (KAMELL und ATKINSON 1948); quantitative Aktivitätsbestimmungen mit biochemischen Methoden zeigen nach Kastration einen Abfall um etwa 50% (HARRIS und COHEN 1951). Nach KAHN (1954) ist der histochemische Aktivitätsabfall im Scheidenepithel kastrierter *Ratten* lediglich Folge der Epithelatrophie und der damit einhergehenden Reduktion der Zellzahl und Zellgröße. Oestrogengaben induzieren bei der ovariektomierten *Ratte* eine erneute starke Phosphatasereaktion (BERN, ALFERT und BLAIR 1957). Während des Oestruscyclus ändern sich die Fermentaktivität und die Reaktionsorte. Im Dioestrus zeigt das Stratum superficiale eine intensive Reaktion, während die Intermediär- und Basalzone keine Aktivität erkennen lassen (VÁCZY, SÁNDOR und JUHOS 1955). Im Prooestrus ist die Phosphataseaktivität in den unteren Epithelschichten stärker, vermindert sich jedoch mit Einsetzen des Oestrus zugunsten einer starken Reaktion im Stratum superficiale. Bei der *Ratte* finden SANI und HANAU (1952) sowie RING (1950) im Gegensatz zu FORD (1956) deutliche quantitative Änderungen während des Oestruscyclus. FORD (1956) beobachtet mikrospektrophotometrisch nach Anwendung der Gomori-Methode relativ konstante Werte im Ablauf des Cyclus. Alle Autoren registrieren übereinstimmend cyclische Änderungen in der *Lokalisation* des Enzyms. Die mucoid umgewandelten superfizialen Zellagen geben im Prooestrus eine intensive Reaktion. Im Oestrus reagieren die Zellen der Intermediärzone am stärksten; geringe Aktivitäten zeigt auch das Stratum corneum (AUGUSTIN, HEIDENREICH und THILO 1954). Auf Grund der bevorzugten Lokalisation des Enzyms in der Intermediärzone und dem Stratum granulosum vermutet RING (1950) Beziehungen zur Keratinbildung (s. S. 112). Auch FORD (1956) findet die keratogenen Zonen auffallend phosphatasereich.

Nach Dux (1960a) haben Oestrogene eine *direkte* Wirkung auf die Phosphataseaktivität, während der Verhornungsprozeß zusätzlich vom Zustand des subepithclialcn Bindegewebes beeinflußt wird. In Gewebekulturen ist die Vitalität der Epithelzellen noch erhalten, wenn das Stroma bereits der hyalinen Degeneration verfallen ist. In solchen Kulturen kann Oestrogenanreicherung im Nährmedium zwar die Phosphataseaktivität steigern, aber keine Epithelverhornung auslösen.

Beim *Meerschweinchen* gibt das Stratum basale eine deutliche Phosphatasereaktion, während die Stachelzellschicht nur schwach reagiert. Das Stratum corneum und die mucoid umgewandelten Superfizialzellen sind phosphatasefrei (Burgos und Wislocki 1956).

Ein abschließendes Urteil über die Bedeutung der alkalischen Phosphatase im Scheidenepithel verschiedener Säugetiere und des Menschen ist noch nicht möglich. Die Syntopie mit anderen spezifisch-histochemisch reagierenden Orten kann lediglich Anlaß zu Spekulationen geben. Die katalytische Wirkung des Fermentes bei der Hydrolyse von Phosphatestern könnte auch im Glykogenstoffwechsel der Zellen eine Rolle spielen.

f) Andere Fermente

Saure Phosphatase ist im Scheidenepithel der Frau sowohl im Bereich der Zellkerne als auch des Cytoplasmas nachweisbar. Die bisher vorliegenden widersprechenden Befunde zeigen mit bemerkenswerter Deutlichkeit den Einfluß der angewandten Technik auf den Ausfall der Reaktion. Bejdl (1954) findet mit der Originalmethode von Gomori (1941) die stärkste Fermentaktivität im Stratum basale und den unmittelbar angrenzenden Lagen der Parabasalzone. Die Intermediär- und Superfizialzone sind nach seinen Befunden phosphatasenegativ. Matter (1958) findet bei Anwendung der verbesserten Methode Gomoris die intensivste Reaktion in der Intermediärzone und geringere Aktivität im Stratum basale und parabasale. Zu ähnlichen Ergebnissen kommen Goldberg und Jones (1953). Cyclische Änderungen im Gehalt an saurer Phosphatase kann Matter nicht beobachten. Fishman und Mitchell (1959) haben die von Rutenburg und Seligman (1955) angegebene Technik verwendet und saure Phosphatase vorherrschend in der Intermediär- und Superfizialzone nachgewiesen, während die basalen Epithelschichten nur geringfügige Reaktion zeigten. Sie beobachten relativ starke Aktivitäten bei Frauen in der Menopause.

Nach der Methode von Fishman und Baker (1956) können Fishman und Mitchell (1959) in der Basalzone des menschlichen Scheidenepithels sowohl in der Geschlechtsreife als auch nach dem Klimakterium starke *β-Glucuronidase*-aktivität nachweisen. Die Capillarendothelien des Stroma geben ebenfalls konstante Reaktionen. In wechselndem Ausmaß sind Fermentaktivitäten im Stratum superficiale und intermedium vorhanden.

Bei der *Ratte* beobachten Hayashi und Fishman (1962) deutliche cyclische Änderungen im β-Glucuronidasegehalt des Scheidenepithels. Im Dioestrus ist die Reaktion auf die oberflächlichen Lagen des niedrigen Epithels beschränkt. Im Prooestrus geben die Basal- und Intermediärzone des proliferierenden Epithels eine nach der Oberfläche hin geringer werdende Reaktion. Ein Maximum der Fermentaktivität besteht im frühen Oestrus im Stratum basale, das auf der Höhe des Oestrus bereits wieder abklingt. Hohe β-Glucuronidaseaktivität zeigen abgeschilferte Epithelzellen. Die Autoren erklären diesen Befund durch eine erhöhte Freisetzung von β-Glucuronidase aus zerfallenden Lysosomen während der Zellnekrose.

Harris und Cohen (1951) finden an kastrierten *Ratten* nach Oestrogen-applikation keine Änderung der Enzymaktivität. Sie vermuten allerdings, daß bei ihren Aktivitätsbestimmungen an Gewebshomogenaten konkurrierende Leukocytenfermente den Oestrogeneffekt verschleiern. Beim histotopochemischen Enzymnachweis im Scheidenepithel kastrierter *Ratten* können Hayashi und Fishman (1960, 1961) ausgeprägte Änderungen der Intensität und Reaktionsorte sowohl nach Behandlung mit Oestrogen als auch Progesteron beobachten.

Phosphoamidase ist weil überwiegend im Stratum basale des Scheidenepithels nach-zuweisen (Stoll, Ebner und Strecker 1951, Neumann, Oehlert und Hansmann (1954). Die Intermediärzone zeigt eine schwächere Reak-tion, während das Stra-tum superficiale in der Regel negativ ist (Win-ter 1955) (Abb. 88). Den physiologischen Aufgaben des Enzyms entspricht die Vertei-lung auf epitheliale Zo-nen mit starker Prolife-ration und gesteigertem Nucleinsäurestoffwech-sel. Das subepitheliale Bindegewebe und die Tunica muscularis sind frei von topochemisch darstellbarer Enzymak-tivität.

Im Stratum basale und superficiale der menschlichen Scheide weisen Fishman und Mitchell (1959) α-*Naphthylesterase* nach.

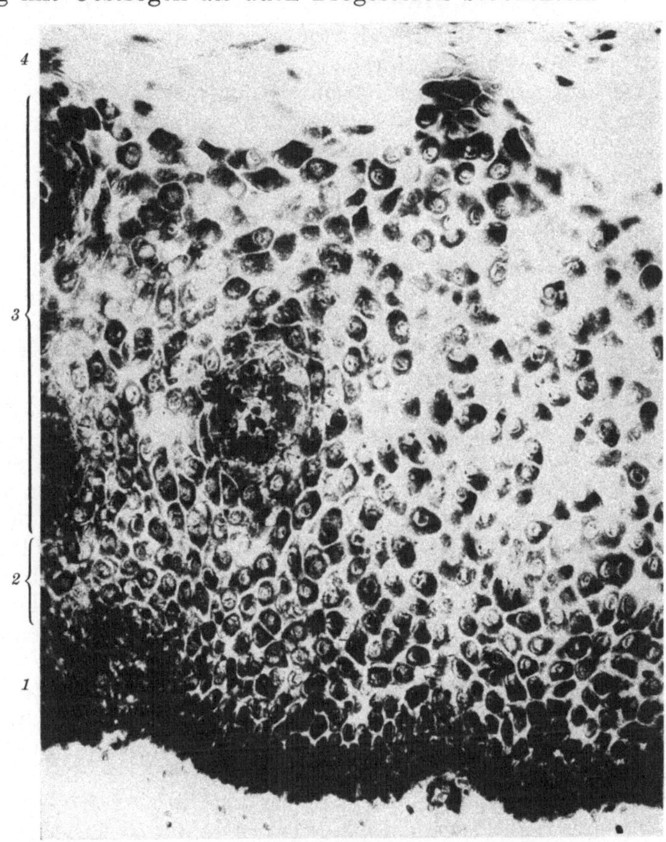

Abb. 88. Nachweis von Phosphoamidase im Scheidenepithel. Starke Re-aktion in der *1* Basal-, *2* Parabasal- und *3* Intermediärschicht; *4* Str. superficiale. Aus Winter (1954/55). Vergr. 200fach

In der späten Corpus luteum-Phase liegt das Maximum der Enzymaktivität in den oberflächlichen Schichten der Intermediärzone. Das gleiche Verteilungs-muster wird auch bei Frauen in der Menopause beobachtet. Im Bindegewebe sind keine Aktivitäten faßbar.

Diphosphopyridinnucleotid-Diaphorase ist im Scheidenepithel geschlechtsreifer und postklimakterischer Frauen vorhanden (Fishman und Mitchell 1959). Das Enzym ist bevorzugt in den Zellen der Basal- und Superfizialzone lokalisiert. Die Intermediärzone zeigt geringe oder fehlende Reaktionen. In der Menopause verringert sich die Reaktionsintensität. Bei der *Ratte* sinkt die DPN-Diaphorase-aktivität nach Ovariektomie steil ab (Rosa und Velardo 1959).

Foraker und Denham (1953) haben die Aktivität von *Succinodehydrogenase* im Scheiden- und Portioepithel untersucht und in Beziehung zum Reifegrad des

Epithels gesetzt. Im regelrechten Epithel beschränken sich die Fermentaktivitäten auf die Zellen der Basalzone. In stärker proliferierenden atypischen Epithelien und in den rückbildungsfähigen Epithelatypien, wie sie gelegentlich in der Schwangerschaft auftreten, können auch die Zellen der höheren Epithelschichten positive Reaktionen geben.

5. Kornifikation und Keratinisation des Scheidenepithels

Die Fähigkeit zur Zellverhornung gehört zu den normalen Potenzen der mehrschichtigen Plattenepithelien. Die Verhornung ist durch die Tendenz zu einer besonderen Form der Plasmaverdichtung gekennzeichnet, die mit der Umwandlung wenig resistenter Zelleiweiße in sehr stabile Faserproteine einhergeht. Dieser Prozeß kann bei allen mehrschichtigen Pflasterepithelien in graduell unterschiedlichem Ausmaß realisiert werden. Prinzipiell verläuft die Keratinisation des Scheidenepithels nach dem Modus der epidermalen Verhornung (soft keratinization). Im Scheidenepithel der *Nagetiere* wiederholt sich dieser Vorgang unter physiologischen Bedingungen in cyclischen Phasen. Im menschlichen Scheidenepithel ist dagegen vollständige Verhornung eine nur ausnahmsweise anzutreffende (prosoplastische) Differenzierung. Unter regelhaften, ovariell gesteuerten Bedingungen führen die mit der Alterung der Epithelzellen einhergehenden Kondensationsvorgänge nicht zur Bildung von Hornsubstanz. Trotzdem ist der physiologische Reifungsprozeß der Scheidenepithelzelle als „cornification" bezeichnet worden (Papanicolaou 1933); ein nicht exakt definierter Vorgang unvollständiger Verhornung, der von der echten oder kompletten Verhornung (keratinization) zu trennen ist. Hauptkriterium der sog. Kornifikation ist die *Kernpyknose* der Superfizialzelle. Nach den Untersuchungen von Bern. Alfert und Blair (1957) geht der Kernverdichtung im Ablauf der Verhornung unter ständigem Chromatin- und Eiweißverlust eine Zunahme der Kernvolumina voraus. Diese initiale Kernschwellung unterscheidet den Vorgang nach Meinung dieser Autoren vom typischen Verlauf einer degenerativen Kernpyknose.

Die numerische Zunahme der Kernpyknosen im Stratum superficiale ist ein Indicator der durch oestrogene Wirkstoffe geförderten Epithelproliferation und „Reifung". Daher können karyometrisch-statistische Methoden (Bestimmung des Karyopyknose-Index) in der Endokrinologie zur Objektivierung hormonaler Einflüsse auf das Epithel herangezogen werden.

Ein weiteres Kennzeichen der „kornifizierten" Zelle des menschlichen Scheidenepithels ist die Acidophilie (Eosinophilie) des Cytoplasmas. Korrekt genommen sind weder die Kernpyknose noch die cytoplasmatische Affinität zu sauren Farbstoffen spezifische Kennzeichen einer Zellverhornung, sondern lediglich diagnostisch verwertbare Attribute der reifen Zelle des Vaginalepithels.

a) Cytologie und Cytochemie der Verhornung

Die Keratinisation ist in ihren Details noch nicht soweit geklärt, daß alle Befunde sich in ein geschlossenes Bild einordnen lassen. Die Umwandlung der lebenden Zellen in Hornschuppen wird bereits in den tiefen Schichten des Epithels eingeleitet und geht parallel mit der Alterung der Zellen. Für den Histologen ist das Auftreten des isotropen Membrankeratins des Stratum corneum für die Verhornung charakteristisch. Zwei cytoplasmatische Komponenten sind an der Bildung des Keratins beteiligt; eine fibrilläre Komponente (Unna und Goldetz 1907, Unna und Schumacher 1925, Unna 1928: Keratin B in Form des α- und β-Keratins) besteht aus Proteinfibrillen, die zu lichtoptisch nachweisbaren Tonofibrillen verflochten sind (King 1949, Montagna 1952, Medawar

1953, ROTHMAN 1954). Eine amorphe Komponente (Keratin A bzw. γ-Keratin) bildet die isotrope Matrix, in die die Tonofilamente eingebettet sind. Die Entstehung und Ausrichtung der Tonofilamente in den tieferen Schichten des Epithels ist nicht lediglich ein Prozeß micellarer Selbstordnung, sondern nur aus bestimmten Wachstums- und Beanspruchungsspannungen verständlich. In Gewebekulturen sollen Tonofibrillen unregelmäßig und nur unter bestimmten Bedingungen auftreten (CHLOPIN 1932). Unmittelbare Beziehungen der Plasmafasern (Tonofibrillen) zur Zellverhornung hat bereits SCHMIDT (1924) auf Grund polarisationsoptischer Untersuchungen vermutet. Die Keratine besitzen Faserstrukturen mit typischen Faserdiagrammen (KÜNTZEL 1944, GRASSMANN und TRUPKE 1944, ASTBURY 1950, GRASSMANN SCHNEIDER und TRUPKE 1951). Die im Röntgendiagramm sichtbaren Ordnungen im Molekulargefüge sagen aber nur wenig über die chemische Natur der zugrunde liegenden Substanzen und ihre Veränderungen während des von der Basal- zur Superfizialzone ablaufenden Verhornungsprozesses aus. Nach HORSTMANN und KNOOP (1958) ist das faserige Keratin in den gebündelten Tonofilamenten vorgebildet und wird von Keratohyalin überlagert. Auch BRODY (1959a, b) vertritt die Auffassung, daß die Faserbestandteile in das Keratohyalin eingebettet sind. Die interfilamentöse Grundsubstanz (isotrope Matrix) leitet er auf Grund ihres Reichtums an SH-Gruppen von den cystinhaltigen Keratohyalingranula ab. Beim Übergang vom Stratum granulosum in das Stratum corneum wird die isotrope Substanz chemisch verändert und gleichmäßig zwischen die Tonofilamente verteilt.

SCOTT und FLESCH (1954) sowie MONTAGNA (1956) finden allerdings in den Keratohyalingranula nur einen geringfügigen Gehalt an SH- und SS-Gruppen. MERCER (1958) hält die Granula auf Grund von Untersuchungen am verhornenden Haar für direkte Vorstufen des Faserkeratins. Nach PATZELT (1926, 1929, 1954) sind die Keratohyalingranula kein Zwischenprodukt der Keratogenese. LEUCHTENBERGER und LUND (1951) schließen auf Grund des RNS-Gehaltes der Keratohyalinkörnchen auf eine unmittelbare Beteiligung an der Synthese spezifischer Eiweißkörper. Die hohe UV-Absorption erlaubt aber keine sicheren Rückschlüsse auf den RNS-Gehalt der Granula, da sie allein durch Konzentration organischen Materials in den superficialen Zellagen bedingt sein kann (MOBERGER und DE 1955).

Als zentraler *chemischer* Prozeß bei der Keratinbildung wird vielfach die Umwandlung SH-gruppenhaltiger Eiweißbausteine in Disulfidbrücken angesehen (ROTHMAN 1954). Durch Disulfidbildung freier SH-Gruppen soll das Cystin die Polypeptidketten vernetzen (ASTBURY 1933, 1950). Nach GIROUD und LEBLOND (1951) sind Sulfhydrylgruppen nur in präkeratinösen Schichten vorhanden und im Stratum corneum wegen ihrer vollständigen Umwandlung in Disulfidgruppen nicht nachzuweisen. Dieser Befund ist in nachfolgenden Untersuchungen nicht bestätigt worden. FLESCH (1958) findet in der Haut des *Menschen*, BERN, ALFERT und BLAIR (1957) im Plattenepithel der *Mäuse-* und *Ratten*vagina, BARRNETT (1953), REDFEARN und STRANGEWAYS (1957) sowie BARRNETT und SOGNNAES (1962) in der *Ratten*vagina auch im Stratum corneum SH-Gruppen.

Gehalt und Verteilung der SH-Gruppen zeigen im Vaginalepithel von *Ratte* und *Maus* cyclische Veränderungen (ASSCHER und TURNER 1955, VERNE, GABE und SCHRAMM 1957). Im Dioestrus sind sie in großer Menge in der Basalschicht nachweisbar. Im Prooestrus — unmittelbar vor Einsetzen der Verhornung — werden Sulfhydrylgruppen in der Transformationszone angereichert.

BARRNETT (1953) bezweifelt, daß die oxydative Umwandlung der SH- und SS-Gruppen im Mittelpunkt der Keratinbildung steht. Ein für die Oxydation von Cystin verantwortliches Fermentsystem sei bisher im epithelialen Reaktionsbereich nicht nachgewiesen worden. Zur Zeit ist die Diskussion über die Biochemie der Verhornung noch nicht abgeschlossen. Die Vorstellung, daß der Keratinisation eine aktive Synthese von Proteinen zugrunde liegt, wird jedoch von den meisten Forschern anerkannt und durch zahlreiche Befunde gestützt.

Während in unverhornten Plattenepithelien die RNS-Konzentration von der Basis zur Superfizialschicht kontinuierlich abnimmt, ist im verhornten Plattenepithel (Epidermis) der RNS-Gehalt im oberen Stratum spinosum und Stratum granulosum gegenüber der Basalschicht nur wenig vermindert (SANDRITTER 1953). Auch die Konzentration von markiertem Cystin (S^{35}-1-Cystin) unterhalb der „keratogenen Zone" spricht für eine aktive Proteinsynthese im Stratum granulosum (BERN, HARKNESS und BLAIR 1955).

Jede Konzeption verlangt den topochemischen Nachweis geeigneter biokatalytischer Systeme. Die elektive Darstellung bestimmter Enzyme in keratogenen Bezirken ist aber noch kein schlüssiger Beweis für die Beteiligung dieser Enzyme am Verhornungsprozeß, da Fermentanreicherung nicht gleichbedeutend mit erhöhtem Fermentbedarf sein muß und gerade ein gesteigerter Fermentverbrauch zu negativen Bilanzen führen kann. JEENER (1948) sowie RING (1950) und FORD (1956) schließen auf Grund der Anreicherung von *alkalischer Phosphatase* in der keratogenen Zone der *Ratten*vagina auf eine Beteiligung von Phosphomonoesterasen am Verhornungsvorgang. FELL und DANIELLI (1943) finden bei ihren Studien über die Bedeutung der alkalischen Phosphatasen im Wundheilungsprozeß unmittelbare Beziehungen des Enzyms zur Synthese von Faserproteinen. BERN und LEVY (1952) vermissen eine lokalisierte Phosphataseaktivität bei der Keratinbildung nach experimentellen Hautläsionen. Gegen eine obligate Beziehung des Enzyms zur Keratinbildung spricht auch der graduelle Abfall der Enzymaktivität vom phosphatasereichen cervicalen Abschnitt der Rattenvagina in Richtung auf das phosphatasefreie verhornte Vestibularepithel (KAHN 1954).

Saure Phosphatase ist nach den Vorstellungen von BEJDL (1954) an der Differenzierung der verhornenden Zellen, aber nicht unmittelbar an der Keratohyalinbildung beteiligt. Ähnlich wird auch die Bedeutung des *Glykogens* für die Verhornung bewertet. Die Beurteilung ist durch die Interferenz mit den glucoseverbrauchenden Teilungsvorgängen im proliferierenden Epithel erschwert (BULLOUGH und VAN OORDT 1950, BULLOUGH 1952, MONTAGNA, CHASE und LOBITZ jr. 1952). Als glykogenreichste Zone imponiert im Plattenepithel der Epidermis und der cutanen Schleimhäute das Stratum spinosum, während das Stratum basale keine oder nur spärliche Glykogeneinlagerungen enthält (s. S. 103). In den Zellen der Germinativschicht ist der Glucoseverbrauch für die Zellteilungen so hoch, daß die Glykogensynthese in den Hintergrund tritt. In Gewebsbezirken mit kompletten oxydativen Systemen ist eine Glykogenspeicherung offenbar bedeutungslos, im Gegensatz zu Gebieten mit unzureichender Vascularisation bzw. relativer Mangelernährung, in denen die Zellen gezwungen werden, ihren O_2-Bedarf aus anaerober Glykolyse zu decken (BRADFIELD 1951). Die keratogenen Bezirke können als Zonen erhöhten Energiebedarfs für die Synthese spezifischer Eiweißkörper angesehen werden. Eine lokale Glykopenie als Folge aktiver Proteinsynthesen wird in verschiedenen Organen mit starker Eiweißbildung gefunden (BRADFIELD 1951). PATZELT (1929) beobachtet eine Reduktion der epidermalen Glykogenlager im Ablauf der Verhornung. Auch im Scheiden- und Portioepithel verschwindet das Glykogen bei der gelegentlich auftretenden prosoplastischen Keratinisation (SCHILLER 1934). Nach DUPRÉ (1952, 1953) und BRAUN-FALCO (1954) enthalten epidermale Bezirke, in denen die Keratinisation besonders rasch abläuft, reichlich Glykogen in den Zellen des Stratum spinosum. In der *Affen-*

vagina soll der Glykogengehalt mit fortschreitender Verhornung ansteigen (ROBERTSON, MADDUX und ALLEN 1930, VAN DYKE und CH'EN 1936). Nach SCHRAMM (1953) sind die wechselnden Glykogenmengen der Epidermis eher ein Hinweis auf die untergeordnete Bedeutung der Polysaccharide für die Verhornung. Schon unter physiologischen Bedingungen finden sich jedoch relativ große lokale Unterschiede im Grad der epidermalen Regeneration und Keratinisation, die den wechselhaften Glykogengehalt verständlich machen (BRAUN-FALCO). Histotopochemische Untersuchungen allein können in die Dynamik der Mobilisations- und Depositionsvorgänge keine Einblicke verschaffen und daher die widersprechenden Befunde nicht überzeugend erklären.

b) Oestrogene Hormone und Verhornung

Eine direkte Wirkung der Oestrogene auf den Verhornungsprozeß ist unbewiesen. In situ wird offenbar die Zufuhr von Nahrungsstoffen zum Epithel durch eine unmittelbare Einwirkung der Oestrogene auf die geformten und ungeformten Bestandteile der Tunica propria verbessert und dadurch das Wachstum und die Ausreifung des Epithels gefördert. Änderungen im Polymerisationsgrad der Grundsubstanz und im Gefüge der fibrillären Bestandteile führen zu einer Erhöhung der Gewebspermeabilität.

Prinzipiell reagiert der gesamte Bindegewebsapparat des Organismus auf die Zufuhr oestrogener Stoffe. Im Wirbeltierorganismus sind aber bestimmte mesenchymale Bezirke durch auffallend starke Steroidempfindlichkeit ausgezeichnet (SZIRMAI 1956). Dazu zählen besondere Hautgebilde des Kopfes, der bindegewebige Stützapparat des Beckens und die Mesenchymlager des Genitalbereiches.

Die lokale Wirkung der Oestrogene auf die verschiedenen Bindegewebsprovinzen wird von der physiko-chemischen Ausgangslage der Grundsubstanz und vom Zustand der fibrillären Bestandteile bestimmt. Die „Reaktionsnorm" ist eine Desaggregation von Mucoproteiden der Grundsubstanz mit Vermehrung der wasserlöslichen Fraktionen, also eine Veränderung der extracellulären Anteile des Bindegewebes in Richtung auf seinen unreifen Zustand.

Unter speziellen lokalen Bedingungen können die oestrogenen Hormone auch in entgegengesetztem Sinne wirken (HISAW, GREEP und FEVOLD 1937, T. MÜLLER 1951). Die Basalmembranen unterliegen ebenfalls dem Einfluß oestrogener Hormone. Bereits ALLEN (1922) beobachtet an der *Mäuse*vagina phasenspezifische Änderungen der Basalmembran im Sexualcyclus. GREEN (1959) fand Veränderungen der fibrösen Komponente der Basalmembran durch Oestrogen und Androgen an der ovariektomierten *Maus*. Nach BARTOSZEWICZ und DUX (1961) wird unter dem Einfluß von Oestrogenen die PAS-positive Zone der Basalmembran verschmälert und die argyrophile Faserstruktur gelockert; dadurch wird die Permeation nutritiven Materials erleichtert. Umgekehrt folgt dem Abfall der Oestrogenzufuhr ein Zustand der Mangelernährung, der die Desquamation des Epithels auslöst.

Prinzipiell reagiert autoplastisch transplantiertes Scheidenepithel sowohl auf das körpereigene Follikelhormon als auch auf von außen zugeführtes Oestron qualitativ mit dem gleichen proliferativen Effekt wie das Scheidenepithel in situ (HILLARP und REINAND 1941). HARDY, BIGGERS und CLARINGBOLD (1953), KAHN (1954) sowie BIGGERS, CLARINGBOLD und HARDY (1956) haben in Scheidenexplantaten von *Mäusen* und *Ratten* durch Zugabe von Oestrogenen zum Nährmedium Epithelverhornung ausgelöst.

In geeigneten biologischen oder synthetischen Kulturmedien wird die Fähigkeit zur Verhornung im Scheidenepithel der *Maus* auch ohne Zusatz von oestrogenen Stoffen realisiert, wenn das Nährsubstrat auf Grund seiner biologischen Wirkung oder besonders günstiger Bedingungen die mitotische Aktivität stark genug fördert (MARTIN 1959). Damit wird die Auffassung von MARTIN und CLARINGBOLD (1958) gestützt, daß die Oestrogene über den mitotischen Effekt hinaus keinen spezifischen Einfluß auf die Epithelverhornung haben.

Die oestrogenspezifischen Umgestaltungen des Vaginalepithels sind anscheinend unabhängig von einer Mittlerfunktion der Innervation. Das Nervennetz degeneriert bei Auto- und Homoiotransplantaten in die Muskulatur der Ratte bereits am zweiten Tag (GREEN 1959). Eine neurohumorale Steuerung der Epithelreaktionen (SIMONNET 1955, DE BRUX 1958a, b) ist daher unwahrscheinlich. Nach DE BRUX ist die Wirkung der Oestrogene primär auf die Terminalganglien gerichtet. Diese stimulieren durch spezifische Vermittlersubstanzen die epithelialen Enzymsysteme.

Die Ausbildung einer vollständigen Vascularisation ist nach GREEN keine unbedingte Voraussetzung für die Verhornung des Transplantates. DUX (1960a, b) schließt dagegen auf Grund von Untersuchungen an Transplantaten, daß der Zustand des subepithelialen Bindegewebes von entscheidender Bedeutung für die Verhornung des Scheidenepithels ist. Bei hyaliner Degeneration des Bindegewebes bleibt auch nach Zufuhr von Oestrogen zum Nährmedium der Gewebekulturen die Verhornung aus.

HECHTER, LEV und SOSKIN (1940) sowie HECHTER, KROHN und HARRIS (1942) machen allein die vermehrte Durchblutung bei der Oestrogenbehandlung für die Proliferation und Verhornung verantwortlich. Ausgehend von der Beobachtung, daß Oestron im Uterus Acetylcholin freisetzt und eine Hyperämisierung bewirkt (REYNOLDS 1939), haben sie im Experiment versucht, durch gleichzeitige Atropingaben die Hyperämie zu verhindern. Im Vaginalepithel der Maus sei danach keine typische Keratinisation eingetreten, während Yohimbin Epithelproliferation und Verhornung auslöste. Zu ähnlichen Ergebnissen führten die Untersuchungen von LUDWIG und RIES (1932). KLEIN (1938b), DRUCKREY (1939) und VOSS (1939) können mit Yohimbin am Scheidenepithel keinen der Oestrogenwirkung vergleichbaren Effekt erzielen. Insulin kann anscheinend durch Stimulation der Phosphorylierungsprozesse die Keratinisation fördern. Progesteron vermag in geeigneter Dosierung die Verhornung zu verhindern (FREUD 1937, COURRIER und POUMEAU-DELILLE 1942). Die Hemmung ist anscheinend weder kompetitiv noch Folge eines reinen Wirkungsantagonismus, da die *primären* Manifestationen der Oestrogenwirkung bei simultaner Verabfolgung von Oestrogen und Progesteron quantitativ und qualitativ unbeeinflußt bleiben (MARTIN und CLARINGBOLD 1960).

Zusammenfassend kann man feststellen, daß die zahlreichen einander widersprechenden Befunde sich noch nicht in einer überzeugenden Konzeption über das Wesen der epithelialen Verhornung vereinigen lassen. Nur schmale Brücken verbinden die Ergebnisse biochemischer und morphologischer Forschung (BERN 1954). Wachstumsfördernde Einflüsse können anscheinend auch die Keratinisation anregen. Prinzipiell sind aber erhöhte Proliferation und Hypertrophik keineswegs obligate Voraussetzungen der Zellverhornung (MATOLTSY und SINESI 1957).

c) Vitamin A und Verhornung

Die Wirkung von Vitamin A und Carotinoiden auf die Verhornung ist aus Untersuchungen an mangelernährten Tieren bekannt. Bei der *Ratte* ist eine der frühesten Manifestationen des Vitamin A-Mangels die persistente Hyperkeratose des Scheidenepithels (ABERLE 1933, EVANS und BISHOP 1922). Das Epithelbild gleicht dem nach Oestrogenstimulation. Exzessive Zufuhr von Vitamin A oder

Carotinoiden soll bei den *Nagern* die Entwicklung der oestrogeninduzierten Epitheltransformation verhindern (SHERWOOD, BREND und ROPER 1936, SHERWOOD, DEPP, BIRGE und DOTSON 1937, DE VENANZI und MONTENEGRO 1945, HOHLWEG 1951). Ähnliche Effekte wurden mit Vitamin A-reichen Lebertranen erzielt (THORBORG 1948, MASIN 1950). Kombinierte Oestrogen- und Vitamin A-Gaben verhindern bei der Ratte die Verhornung der Superfizialschicht ohne Beeinträchtigung des proliferativen Effektes (KAHN 1954). MARTIN und CLARINGBOLD (1960) können bei der *Maus* in ähnlichen Versuchen weder einen inhibitorischen Effekt auf die Epithelverhornung noch eine Beeinflussung der Mitoserate gegenüber nur mit Oestron behandelten Tieren feststellen.

An kultivierten Hühnerherzfibroblasten erhöht sich die Mitoserate nach Zusatz von Vitamin A um ca. 50% (LASNITZKI 1955).

In der *Gewebekultur* wird nach Zusatz von Vitamin A zum Nährmedium die Keratinisation des Scheidenepithels gehemmt (KAHN 1954, 1959, DUX 1960a, b). FLESCH (1952, 1953) vermutet eine Blockierung der Sulfhydrylgruppen durch die —C=C-Bindung im Carotinmolekül. Diese Hypothese stützen die histochemischen Befunde von KAHN (1954) am Epithel der *Ratten*vagina. Mit der Methode von BARRNETT und SELIGMAN (1952) zum Nachweis proteingebundener SH-Gruppen findet er nach simultaner Oestrogen- und Vitamin A-Applikation einen deutlich schwächeren Reaktionsausfall. Im Widerspruch zu diesen Befunden stehen die Beobachtungen von REDFEARN und STRANGEWAYS (1957). BERN, ELIAS, PICKETT, POWERS und HARKNESS (1955) können an der *Ratten*epidermis nach Verabfolgung von Vitamin A keine Reduktion von SH-Gruppen nachweisen, ebensowenig finden sie elektronenmikroskopisch Veränderungen am Tonofibrillensystem, die einen unmittelbaren Einfluß des Vitamins auf die Synthese der Faserproteine morphologisch belegen könnten.

Nach den bisher vorliegenden z.T. widersprechenden Beobachtungen wirkt Vitamin A nicht ausschließlich fördernd oder hemmend auf die Keratinsynthese.

In Gewebskulturen reift das zweischichtige Ektoderm von 7 Tage alten *Hühnchen*keimen zu einem mehrschichtigen, verhornten Plattenepithel. Nach Zusatz von Vitamin A zum Nährmedium bilden die Zellen einen schleimbildenden oder flimmernden Epithelverband (FELL und MELLANBY 1953, FELL 1957). Gewebekulturen von der Epidermis 3—4 Monate alter menschlicher Feten zeigen nach Vitamin A-Zugabe ebenfalls eine mucoide Umwandlung der Zellen anstelle einer typischen Verhornung (LASNITZKI 1956).

An reifen Schleimhautepithelien kann Vitamin A-Mangel epidermoidale Metaplasien auslösen. Die Epithelumwandlung ist meist herdförmig begrenzt und nicht organspezifisch. Im cervico-vaginalen Epithel der Nagetiere wird mehrschichtiges Plattenepithel und schleimbildendes Cylinderepithel alternierend unter dem Einfluß der Hormone des Sexualcyclus gebildet. Vitamin A-Mangel unterbricht den cyclischen Ablauf der Epithelumgestaltung und führt zur Persistenz des verhornten Plattenepithels.

Die sog. Epidermisation des cervicalen Cylinderepithels beim *Menschen* stellt einen analogen Vorgang dar, der durch endogene oder exogene, milieubedingte Faktoren gefördert wird. Zu seiner Erklärung ist ein Rückgriff auf eine fiktive, spezielle Reserve- oder Basalzelle nicht notwendig (s. bei MEINRENKEN 1956, OBER, SCHNEPPENHEIM, HAMPERL und KAUFMANN 1958, SCHNEPPENHEIM, HAMPERL, KAUFMANN und OBER 1958, WALZ 1958).

II. Die Lamina propria mucosae

Das mehrschichtige Plattenepithel der Scheide ist mit weit vordringenden Leisten in der Lamina propria verankert. In den Bindegewebspapillen zwischen den Epithelleisten ziehen feine Gefäße in Richtung auf das Lumen. Das Grenzflächenrelief zwischen Epithel und Bindegewebe zeigt in den verschiedenen Gebieten der Epidermis und cutanen Schleimhäute, zu denen die Scheidenhaut

gehört, erhebliche regionäre Unterschiede. Innerhalb der örtlichen Besonderheiten lassen sich wiederkehrende „Motive" auffinden, deren Morphologie vom
Verlauf der epidermalen Leistennetze und den Hautanhangsgebilden bestimmt
wird (HORSTMANN 1952c). Nach v. EBNER (1902) sind die zahlreichen faden- und
kegelförmigen Papillen der Lamina propria des Scheidenepithels 130—180 μ lang
und 56—76 μ breit. Sie werden im Zuge der Epithelatrophie mit zunehmendem
Alter niedriger und verschwinden nach der Menopause (SCHRÖDER 1930). Die
unterschiedliche Ausbildung des Papillarkörpers erlaubt eine Unterteilung der
Vagina in ein introitusnahes, ein mittleres und ein portionahes Drittel (BUTTGE

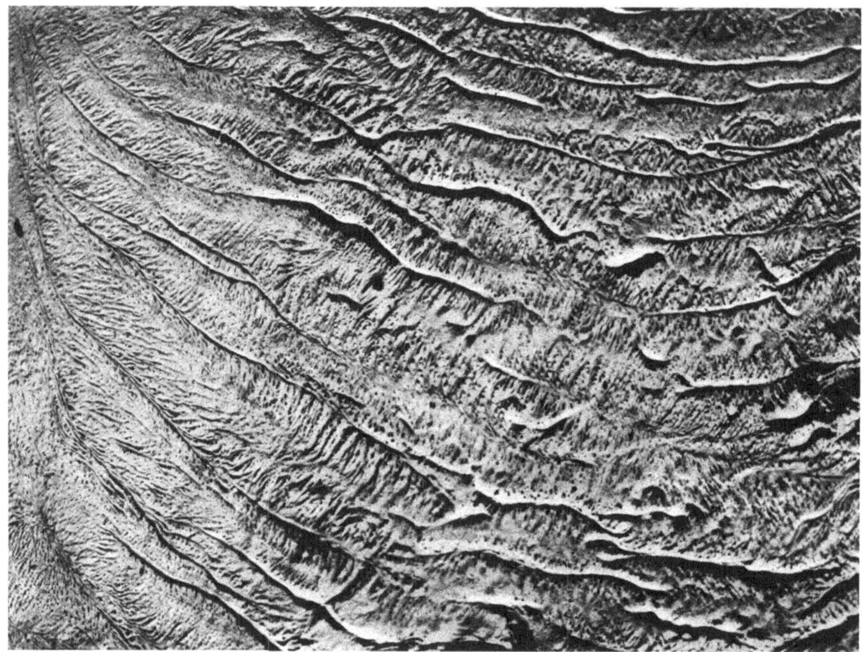

Abb. 89. Mittelteil der Vagina, Macerationspräparat, Relief der Epithelunterfläche. Dem Verlaufe der Rugae
vaginales entsprechende Querleisten. 49jährige Frau. Vergr. 5fach. Aus BUTTGE (1959)

1959). An der Hinterwand ist der Papillarkörper in allen Abschnitten stärker
ausgeprägt als im Bereich der vorderen Scheidenwand. In den mittleren Anteilen
der Vagina erkennt man, den Rugae vaginales folgend, querverlaufende, scharf-
randige Epithelleisten, die tief in das Bindegewebe eindringen, zwischen
diesen Leisten liegen reliefarme, nahezu ebene Gebiete (Abb. 89). Ein dichtes,
subepitheliales Netz elastischer Fasern (OBERMÜLLER 1899, SPEISER 1926, SCHRÖ-
DER 1930, SCHREIBER und BORN 1943, RUNGE 1954) sendet zarte Haltefäden
zur Epithelbasis und trägt zusätzlich zur Befestigung des Epithels bei. Die
Ausbildung des elastischen Fasergerüstes ist sehr variabel. HERZOG (1926) findet
eine Vermehrung elastischer Fasern bis etwa zum 4. Lebensjahrzehnt. Beim
Descensus vaginalis und Scheidenprolaps ist das Fasergerüst häufig kompensa-
torisch verstärkt. Im Alter kommt es zu Fragmentation und Quellung der Fasern.
Unter dem dünnen Filz des subepithelialen elastischen Netzes folgt eine flächenhaft ausgebreitete Lage kollagener Fasern. Durch Faseraustausch der annähernd
parallel und in Richtung der Rugae vaginales verlaufenden kollagenen Bündel
entsteht ein Gitter mit spitzwinkligen Rhomben. Diese Gitterung findet deutliche
Ausprägung im Oberflächenrelief der Rugae vaginales. Durch die länglichen

Schlitze des kollagenen Maschenwerkes ziehen Gefäße vertikal zur Epithelbasis. Feinste elastische Fasern aus dem subepithelialen Lager und dem muskulös-elastischen System umspinnen die kollagenen Fasern und bilden unter dieser Schicht eine Verdichtungszone, die enge Beziehungen zu den hier oberflächen-parallel verlaufenden größeren Gefäßen der Scheidenwand besitzt. Diese Gefäß-beziehungen bedingen die räumliche Orientierung des elastischen Netzes, dessen Maschen annähernd senkrecht zu denen des kollagenen Gitters stehen (SCHREIBER und BORN 1943).

III. Die Tunica muscularis

Die Muskelfasern der Vaginalwand sind nach dem Prinzip der Gitterbildung angeordnet. Dieses allgemeine Konstruktionsprinzip muskulärer Hohlorgane

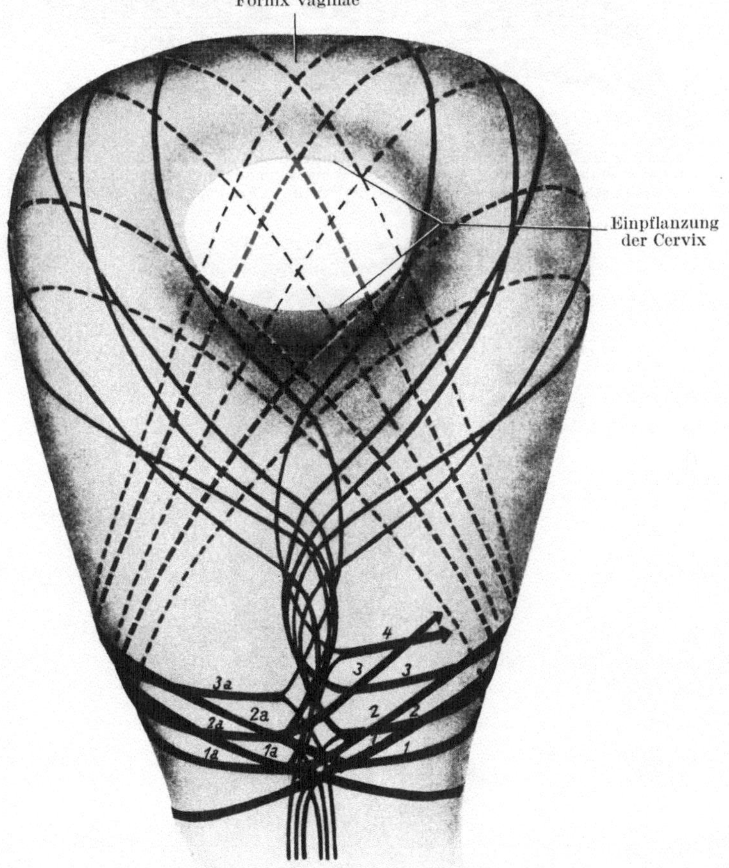

Abb. 90. Schema des Muskelverlaufes in der menschlichen Scheide. Aufsicht auf die ventrale Scheidenwand von außen. Jederseits sind drei der flachschräg (schwarz) und drei der steilschräg (rot) verlaufenden rechts- und linksläufigen Spiralsysteme eingetragen, median sind ihre Beziehungen zum ventralen Langsspanner deutlich gemacht. Nähere Beschreibung s. Text. Aus SCHREIBER u. BORN (1943)

wird jeweils durch die Besonderheiten der Organfunktion und Organtopogra-phie modifiziert. Obgleich im Wandbau der Vagina enge anatomische Bezie-hungen zu den Nachbarorganen bestehen, ist das Muskelsystem der Scheide organgebunden und weitgehend selbständig. SCHREIBER und BORN (1943) finden

bei ihrer mikroskopischen und lupenpräparatorischen Analyse im Gegensatz zu
OERTEL (1924) keine muskulären Zusammenhänge zwischen Vaginalwandmusku-
latur und der Tunica muscularis des Rectum oder der Urethra. Faseraustausch

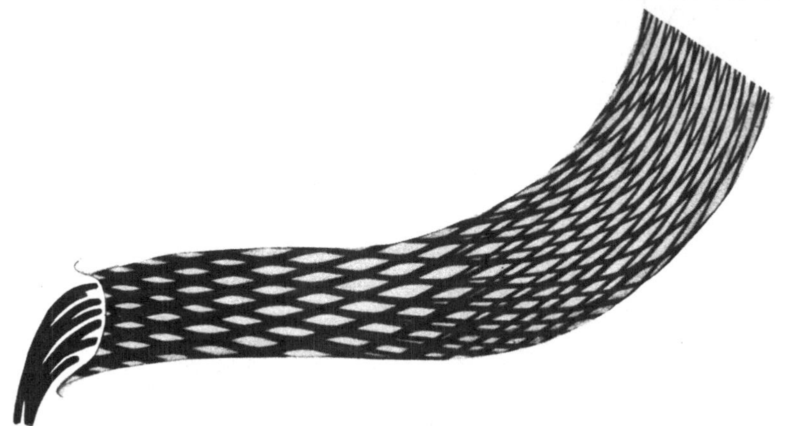

Abb. 91. Schema der Muskelgitterung in einem Ausschnitt der Vaginalwand zur Erläuterung der Gitterumstel-
lung in ventraler, lateraler und dorsaler Wand. Das Schema macht außerdem den schräg von außen nach innen
gerichteten Verlauf der Muskelzüge deutlich. Aus SCHREIBER u. BORN (1943)

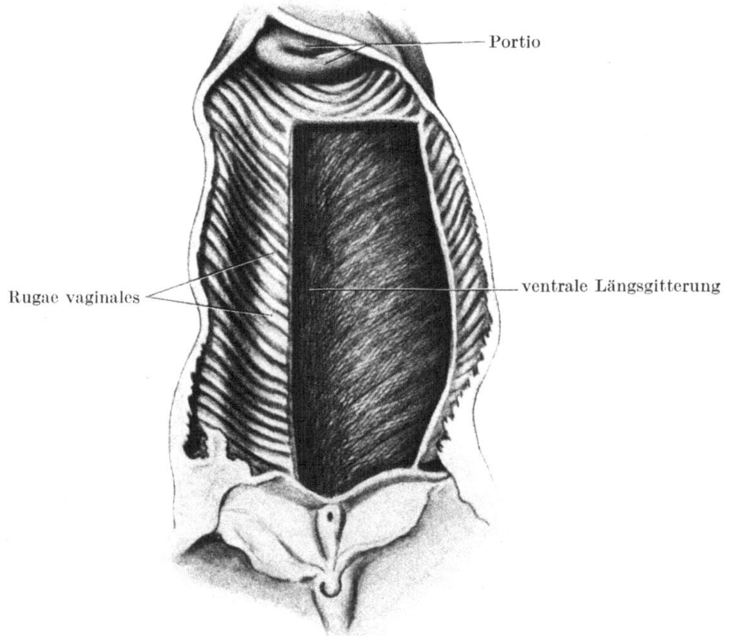

Abb. 92. Aufsicht auf die ventrale Wand der eröffneten Vagina, gefenstert. Darstellung des ventralen Längs-
gitters und seiner Abspaltung aus den spiraligen Muskelzügen. Aus SCHREIBER u. BORN (1943)

besteht lediglich mit der quergestreiften Beckenbodenmuskulatur. Abspaltungen
von Muskelfasern des Rhabdosphincter im Septum urethro-vaginale umschlingen
die Vagina in einer nach dorsal offenen Achtertour. In der ventralen Vaginalwand
besitzt die Tunica muscularis breite kräftige Muskelbündel, die stumpfwinklige
Gitter mit horizontal gestellten Maschen bilden. Die nahezu querverlaufenden

Muskelbündel steigen lateral stärker an, ziehen dorsal steil cranialwärts, kreuzen die dorsale Medianlinie und wenden sich an der gegenüberliegenden Seitenwand wieder steil nach caudal zur Mitte der Vorderwand. Hier biegen sie in eine der ursprünglichen Richtung gegenläufige Spiraltour ein (Abb. 90). Die beiden Spiralsysteme sind gegeneinander versetzt und zeigen innerhalb der Wandung einen schräg von außen nach innen gerichteten Verlauf (Abb. 91). Die Kreuzung der Spiralen

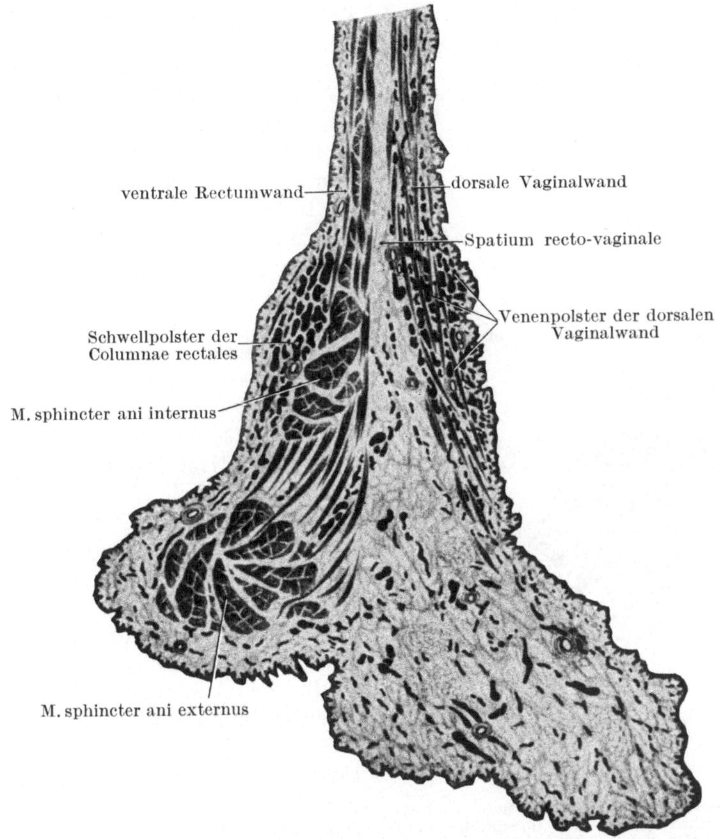

Abb. 93. Sagittalschnitt durch die dorsale Vaginalwand. Spatium rectovaginale und ventrale Rectumwand. Die Venenlichtungen sind schwarz dargestellt. Aus SCHREIBER u. BORN (1943). Vergr. 3fach

erzeugt die typischen Gitter. Im Bereich der Columna rugarum ventralis zweigen longitudinale Fasern ab und ordnen sich schleimhautwärts zu einem schmalen Längsgitter. Das ventrale Längsgitter verbindet die gegenläufigen Spiralen und wird durch Faserzüge aus dem Bereich des Perineums verstärkt (Abb. 90, 92). Elastische Fasern sichern die Gitterstruktur und den Einbau der Gefäße bei Spannungsänderungen und bilden die Verankerung an den Grenzzonen. Das zu einer funktionellen Einheit verknüpfte elastisch-muskulöse Netz bewirkt im Ruhetonus ein Aufeinanderliegen der vorderen und hinteren Vaginalwand. Dadurch ist die Lichtung des intrapelvinen Teils der Scheide bis zum Diaphragma pelvis in ventro-dorsaler Richtung eingeengt. Die Wände des Vestibulum vaginae und der Schamlippen legen sich dagegen infolge des bilateralen Weichteildruckes zu einem sagittalen Spalt zusammen. Die Kreuzung des horizontalen und sagittalen Spaltraumes führt in Höhe des Ostium vaginae zu einem funktionellen Verschluß

(Orsós 1957). Die ausreichende Funktion dieser Verschlußeinrichtung ist an die anatomische und physiologische Intaktheit aller Gebilde des Beckenbodens gebunden.

LIERSE (1960b) beschreibt die Nahtstelle zwischen Cervix und Vagina.
Die kollagenen und elastischen Fasern der Vaginalwand setzen sich in die peripheren Teile der Portio vaginalis uteri als ein Raumgitter fort, dessen Faser-
maschen annähernd vertikal gerichtet sind. Die äußeren längsgerichteten Fasern
der Vagina ziehen zur Pars supra-
vaginalis cervicis und geben gestaffelt
spiralige Faserbündel in die Cervix
ab. Die in die Cervix ziehende Vaginalmuskulatur könnte unter der
Geburt zur Eröffnung des Cervical-
kanals beitragen.

Blase und Rectum sind mit der
Vaginalwand an den korrespondierenden Abschnitten breitflächig verbunden. In den bilaminären Scheide-
wänden — dem Septum vesico-urethro-vaginale und Septum recto-vaginale — ist jedoch die Selbständigkeit der Wandung bewahrt, denn die
Tunica muscularis der Harnblase und
des Mastdarms sind vom Muskelmantel der Scheide deutlich durch
ein gefäßführendes, bindegewebiges
Interstitium getrennt. SCHREIBER und
BORN (1943) nennen diese Verschiebeschicht, die an die lateralen Anteile
des Parakolpiums kontinuierlich anschließt, Spatium vesico-urethro-vaginale bzw. Spatium recto-vaginale.
Auch GOFF (1931) und KRANTZ (1951)
halten es für verfehlt, diese adventitielle Verschiebeschicht als eigenstän-
dige Fascia perivaginalis zu bezeich-
nen, da die histologischen Kriterien
einer Fascie auf dieses lockere Bindegewebslager nicht zutreffen. In der

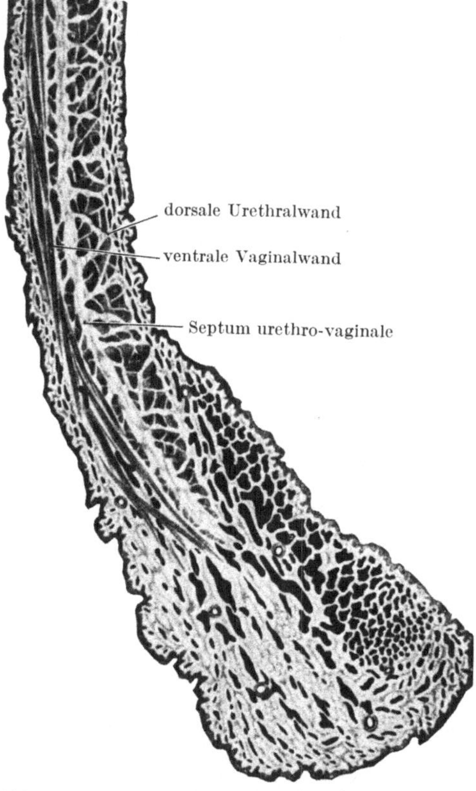

Abb. 94. Sagittalschnitt durch die ventrale Vaginalwand. Septum urethro-vaginale und dorsale Urethralwand. Lumina der Venen schwarz dargestellt.
Aus SCHREIBER u. BORN (1943). Vergr. 3fach

plastischen Chirurgie des Descensus genitalis kann diese Gewebeschicht nur
mit Hilfe der übrigen Wandelemente der Vagina zur Herstellung eines trag-
fähigen Polsters verwendet werden. Das Spatium recto-vaginale (Abb. 93) beginnt mit breiter Basis am Perineum und verjüngt sich keilförmig cranialwärts.
Dadurch wird die vordere Rectumwand der dorsalen Scheidenwand mehr und
mehr genähert. Die Pars vesico-vaginalis der vorderen Scheidenwand ist prinzipiell gleichartig aufgebaut; anders liegen die Verhältnisse im Bereich der Pars
urethro-vaginalis (Abb. 94). Die bindegewebige Trennschicht ist hier zu einem
derben Septum verdichtet (SCHREIBER und BORN). KRANTZ (1951) findet die
dorsale Urethralwand in den unteren zwei Dritteln untrennbar mit der vorderen Vaginalwand verlötet. Ausscherende Fasern der Vaginalmuskulatur sollen
in diesem Bereich die Urethra von dorsal umgreifen.

Uterus und Vagina verhalten sich beim Geburtsvorgang wie Teile eines funktionellen Systems. Beim *Kaninchen* hat die sehr kräftig ausgebildete Scheiden-

muskulatur einen wesentlichen Anteil an der Austreibung der Frucht. Kontraktionen an der isolierten *Kaninchen*vagina sind bereits von JASTREBOFF (1884) und v. SWIECICKI (1884) beobachtet worden, und später unter der Einwirkung kontraktionsfördernder und wehenhemmender Mittel an isolierten Streifen und in situ genauer studiert worden (SCHÜBEL und GEHLEN 1933, DWORZAK 1938, RUNGE, BECK und HUNT 1938). Hypophysenextrakte bewirken eine Tonuserhöhung im unteren Scheidendrittel, die DWORZAK als Verschlußmechanismus der Scheide auffaßt. Corpus luteum-Hormone sollen keinen Einfluß auf die Erregbarkeit der Scheidenmuskulatur haben.

SIEVERS (1940) findet beim *Kaninchen* koordinierte peristaltische Kontraktionen von Uterus und Vagina, die auf Hypophysenextrakte gleichsinnig reagieren. Die Kontraktionsfähigkeit der *menschlichen* Vagina ist als treibende Kraft sub partu bedeutungslos. Messungen mit kombinierten intravaginalen Druckkammern außerhalb und während der Gravidität zeigen jedoch gerichtete, spontane Kontraktionen der Scheidenmuskulatur. Die Kontraktionswellen laufen nach der Untersuchung von HUBER, NÖLKE und BECK (1956) bei Frauen in Ruhelage im Abstand von 10—84 sec vom Scheidengewölbe zum Introitus vaginae. Kontraktionsmittel mit Secalewirkung (Methylergobasin) führen zu einer Frequenzsteigerung, während Wehenmittel (Oxytocin) keine eindeutige Wirkung erkennen lassen. Da die Kontraktionswellen sehr träge aufeinander folgen, vermuten HUBER, NÖLKE und BECK eine *muskuläre* Erregungsübertragung.

Tonuslage und Kontraktionsablauf sind anscheinend den besonderen Erfordernissen der Schwangerschaft angepaßt. Bis etwa zum 270. Tag der Gravidität sollen die Kontraktionen an Uterus und Vagina synchron ablaufen (HUBER 1956). Diesem als „Verschlußreflex" gedeuteten Verhalten steht ein neuromuskulär gesteuerter „Entleerungsreflex" am Ende der Tragzeit und während der Austreibung des Geburtsobjektes gegenüber. Synchron mit der Wehe tritt in dieser Periode eine „aktive" Erschlaffung der Scheidenmuskulatur ein; daraus resultiert eine Bewegungsfolge, die der Darmperistaltik annähernd vergleichbar ist. Wie bei der Darmmotilität ist die *Bewegungsrichtung* konstant. GENELL (1937, 1939) beobachtet dagegen bei der *Ratte* zur Zeit des Oestrus sowohl eine koordinierte utero-vaginale Peristaltik, als auch eine Umkehr der Bewegungsrichtung. Die Antiperistaltik treibt den Uterusinhalt in Richtung auf die Tubenabgänge, während die peristaltischen Wellen in bezug auf den Sekrettransport frustran ablaufen, da der Cervicalkanal im Oestrus fest verschlossen ist und sich nur unter dem Reiz der Kohabitation reflektorisch öffnet. Im Dioestrus erlaubt der offene Cervicalkanal einen ungehinderten Sekretabfluß nach außen, der durch koordinierte Muskelkontraktionen von Gebärmutter und Scheide gefördert wird. Eine aktive Beteiligung der Vagina am Spermientransport durch rückläufige Peristaltik ist unbewiesen. Bei verschiedenen Säugetierarten (z.B. *Pferd, Schwein, Hund, Kaninchen*) wird das Ejaculat durch den offenen Cervicalkanal direkt in die Gebärmutter entleert (GENELL 1937, 1939, KAEMMERER und GRÜNDLER 1950).

IV. Die Nerven und Gefäße

1. Nerven

Die Vagina wird von sensiblen und motorischen Nervenfasern versorgt. Die Nerven kommen als sympathische Bahnen vom Ganglion mesentericum caudale. Seitlich vom Mastdarm gelangen sie in den Plexus utero-vaginalis, in den auch die parasympathischen Fasern aus den II.—IV. Sacralnerven einstrahlen (Nn. erigentes) (FELDMANN 1935. EGEA-ESTEBAN 1953). Im Parakolpium treten sie mit den Arterien an die Scheidenwand heran und senden Äste zur Tunica muscularis und Lamina propria mucosae. Im Grenzbereich zum Vestibulum vaginae erreichen Fasern des N. pudendus die caudalen Scheidenanteile. Ihr welliger Verlauf soll sie bei der extremen Aufweitung des Scheidenrohres unter der Geburt vor Überdehnung und Verletzung schützen.

Die Anzahl der Nervenfasern, die in das subepitheliale Bindegewebe ziehen, ist relativ klein; einzelne dringen als freie Nervenendigungen in den Epithelverband ein (KRANTZ 1958). JUNG (1907), ROITH (1907) und DAHL (1916) finden *Ganglienzellen* ausschließlich in der Tunica adventitia vorwiegend des oberen Scheidendrittels. Hier sind sie in typischen Ganglien vereint. Diese Befunde werden von SCHABADASCH (1930), FERRER Y JIMÉNEZ DE ANTA (1949), COUJARD (1951), YAMADA (1951a, b) und KRANTZ (1958) bestätigt. Vereinzelt sind Nervenzellen auch in der „Tunica submucosa" (KEHRER 1907) und als Rarität innerhalb der Mucosa (PROCOPÉ 1961) gefunden worden. Die Ganglienzellen sind vom multipolaren Typ. Die einstrahlenden Fasern sind marklos. MABUCHI (1924) und LANDAU (1952) finden markhaltige Fasern in der Adventitia. POLLE (1865), FINGER (1866), KRAUSE (1866), DOGIEL (1893), v. EBNER (1902), MABUCHI (1924) und KRANTZ (1958) haben Vater-Pacinische Körperchen in der Lamina propria mucosae beschrieben. Sie sollen bei der lokalen Steuerung der Blutzirkulation mitwirken. Andere corpusculäre sensorische Endorgane fehlen in der Scheidenhaut. Dieser Befund steht in Einklang mit der geringen Schmerz- und Berührungsempfindlichkeit der Vagina, von der die introitusnahen Abschnitte ausgenommen sind. Bakterielle Infektionen oder traumatische Epithelläsionen führen daher erst beim Übergreifen auf den Introitus vaginae zu Schmerzempfindung und Pruritus.

2. Blutgefäße

An der *arteriellen Versorgung* der Scheide beteiligen sich die Aa. uterinae, die Aa. rectales mediae, die Aa. vesicales inferiores und die Aa. pudendae internae. Die A. uterina, die sich in Höhe des mittleren Drittels der Cervix uteri in einen Ramus ascendens und einen Ramus descendens (Ramus cervico-vaginalis) gabelt, führt mit dem absteigenden Ast der Portio vaginalis uteri, den Scheidengewölben und dem oberen Scheidendrittel arterielles Blut zu (BERMANN 1956, KRANTZ 1959, ZINSER und ROSENBAUER 1960).

Der Ramus cervico-vaginalis teilt sich in drei Äste verschiedenen Kalibers; die proximalen umgreifen ringförmig die Cervix uteri, während der stärkste Ast die ursprüngliche Richtung beibehält und zur Scheide zieht. Die Scheidengewölbe und das obere Scheidendrittel erhalten außerdem Zufluß aus der A. vaginalis, einem Ast der A. ilica interna. Die A. rectalis media, A. vesicalis inferior und A. pudenda interna senden vom Parakolpium zahlreiche Äste zur Scheidenvorder- und -hinterwand und bilden dort durch vielfache Anastomosierung eine vertikale, vorn bis über das Orificium externum urethrae hinaufreichende unpaare Arterie der Scheide (Azygos vaginae; KLAFTEN 1934). Die Äste der genannten Arterien versorgen auf ihrem Wege zur Scheidenhaut die Tunica adventitia und muscularis. Sie bilden ein weitmaschiges Arteriennetz, welches in ein dichteres Netz der Lamina propria mucosae übergeht. Die von dort entspringenden Arteriolen verzweigen sich in einem feinmaschigen Capillarnetz, das in die Papillen der Scheidenhaut vordringt. Durch Polster- bzw. Sperrarterien und arteriovenöse Anastomosen ist eine adaptative örtliche Regulation des Blutstromes möglich. Die Entstehung dieser Einrichtungen wird offenbar durch lokale kreislaufdynamische Faktoren gefördert (ROTTER 1948, 1949). Intimapolster der Scheidenarterien werden bereits beim *Neugeborenen* gefunden (FREUNDLICH 1948). Die Polster bestehen in der Regel aus Bündeln glatter Muskulatur, die vorwiegend in der Längsrichtung, häufig auch zirkulär oder schräg verlaufen. Manchmal findet sich eine durch elastische Fasern getrennte Längs- und Ringmuskelschicht. Die Polster setzten sich durch eine kräftige Lamina elastica interna von der Gefäßmedia ab. Nach dem Lumen zu werden sie von einer subendothelialen elastischen Lamelle begrenzt (ROTTER 1948, 1949).

Die von der Vagina kommenden *Venen* bilden im Parakolpium den mächtigen Plexus vaginalis, der als Plexus utero-vaginalis in das parametrane Bindegewebslager hinaufreicht und mit den venösen Geflechten des Rectum und der Blase kommuniziert. Unmittelbare Verbindung besitzt der Plexus utero-vaginalis außerdem mit den Venen des muskulären Diaphragma urogenitale, des Perineum und des Alcockschen Kanals.

Die Venen an der Hinterwand der Vagina bilden im caudalen Bereich ein Schwellpolster, das mit den vestibulären Schwellkörpern in Verbindung steht. Nach DANESINO und PANINI (1951) können die paravaginalen Venen durch Intimapolster und gefäßeigene Muskelzüge in der Media und Adventitia gedrosselt werden. Wie die Uterusvenen (WATZKA 1936) besitzen auch die Venen des Plexus utero-vaginalis in speziellen Venenklappen zusätzliche passive Einrichtungen zur Regulation des Blutstromes (LIERSE 1958). Durch die Anordnung der Klappen wird die Hauptmenge des Blutes in die Vv. uterinae geleitet; ein Teil fließt über die Vorhofschwellkörper in die Vv. pudendae.

Durch die Blutfülle der Venenplexus wird bei der sexuellen Erregung eine starke Transsudation ausgelöst. Diese ist für die Befeuchtung der Scheidenhaut, zumindest in der Frühphase sexueller Stimulation, von größerer Bedeutung als die Absonderungen der Cervix- und Vestibulardrüsen (MASTERS 1959, MASTERS und JOHNSON 1961).

3. Lymphgefäße

Die Architektur des vaginalen *Lymphcapillarnetzes* wird aus den strukturellen Besonderheiten der Scheidenwand und aus den topographischen Beziehungen zu den Nachbarorganen verständlich. Die Gitterstruktur der kollagenen, elastischen und muskulären Fasern sowie das Oberflächenrelief der Scheide bestimmen den Verlauf der Lymphbahnen.

Die Lamina propria mucosae enthält ein feinmaschiges Lymphcapillarnetz, das in einem Geflecht elastischer Fasern stabilisiert wird. Die Lymphcapillaren stehen in Verbindung mit den Lymphbahnen der Tunica muscularis, der Portio vaginalis uteri und des Vestibulum vaginae. Die Maschen des Capillarnetzes sind polygonal oder rhombisch und in Richtung der Gitterung des elastisch-muskulösen Systems der Scheidenwand angeordnet. Der Durchmesser der Lymphcapillaren ist bei der geschlechtsreifen Frau 0,025—0,05 mm, der Durchmesser der Maschen 0,157 × 0,25 bis 0,1 × 0,5 mm (SATJUKOWA 1960). Blinde, teilweise arborisierte und ampullenartig erweiterte Auswüchse der Lymphcapillaren dringen bis in die Papillen der Scheidenhaut vor. Aus dem Capillarbett der Lamina propria mucosae und der Tunica muscularis entspringen Lymphgefäße I. Ordnung, die miteinander kommunizieren. Durch Verschmelzung entstehen Lymphgefäße II. und III. Ordnung, die in der Tunica adventitia ein weitmaschiges Geflecht bilden. In den Lymphgefäßen III. Ordnung ist durch Klappen eine passive Regulation der Strömungsrichtung möglich (SATJUKOWA).

Die Lymphgefäße der Scheide stehen mit denen der Harnblase, der Harnröhre, des Mastdarmes, des Scheidenvorhofes und der Portio vaginalis uteri in direkter Verbindung (PERNKOPF und PICHLER 1953, KISLOWA 1947, KURBSKAJA 1949, DOBROSSERDOW 1949, KRANTZ 1959, OLENEWA 1960, SATJUKOWA 1960). Nach CATEULA (1931) und VEREBY (1943) bestehen auch Kommunikationen zum Lymphgebiet der Vulva. Die Lymphe wird vom unteren Teil der Scheide und vom Vestibulum in die Nodi lymphatici inguinales profundi und die Nodi lymphatici anorectales abgeführt (SATJUKOWA). Vom mittleren Scheidenabschnitt fließt die Lymphe in die Nodi lymphatici iliaci am Teilungswinkel der A. iliaca communis und in die iliacalen Lymphknoten am Abgang der A. uterina aus der A. iliaca interna; ein Teil der Lymphe wird ebenfalls den Nodi lymphatici inguinales profundi zugeführt. Die Lymphe des oberen Scheidendrittels fließt zu den Nodi lymphatici iliaci, Nodi lymphatici iliaci interni, Nodi lymphatici sacrales (DOBROSSERDOW 1949) und den paraortalen Lymphknoten.

V. Die Vagina im Neugeborenen- und Kindesalter

Unmittelbar nach der Geburt stehen alle Abschnitte des kindlichen Genitale noch unter der protrahierten Wirkung der placentaren Hormone. Die Scheide zeigt neben der Cervix uteri, den Labia minora und dem Hymen die stärkste Beeinflussung. Die mesenchymalen Anteile der Neugeborenenvagina sind aufgelockert und durchsaftet. Das Epithel ist hochgeschichtet und besteht aus einer Basal- und Parabasalzone sowie einer breiten oberflächlichen Schicht aus voluminösen, glykogenreichen, in lockerem Verband liegenden Zellen (SMOLKA und KOSCH 1954). Die Zellgrenzen erscheinen in dieser Schicht — die der Intermediärzone

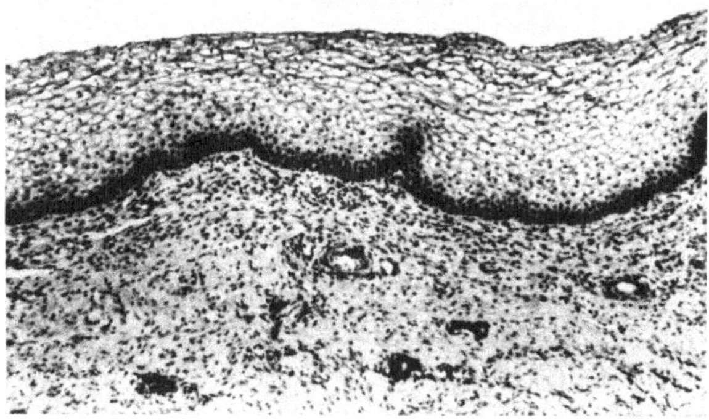

Abb. 95. Hochgeschichtetes, wabiges Scheidenepithel beim Neugeborenen. Hamalaun. Vergr. 80fach

des vollentwickelten Epithels entspricht — durch die fixationsbedingte Retraktion des Cytoplasmas auf einen peripheren Saum verbreitert. Das Epithel besitzt dadurch ein wabenartiges Aussehen (Abb. 95). Nur gelegentlich wird es nach oben durch wenige Lagen typischer Superficialzellen mit pyknotischen Kernen abgeschlossen. ZACHARESCU-KARAMAN, ALEXIU und URSU (1937) beobachten dagegen bereits beim Neugeborenen eine sog. intraepitheliale Verhornungszone, wie sie DIERKS (1927) für das Scheidenepithel der geschlechtsreifen Frau beschrieben hat. ALEXIU (1938) findet eine Superficialschicht aus kernlosen, verhornten Zellen.

Mit dem kontinuierlichen Abfall des Oestrogenspiegels werden die oestrogeninduzierten Veränderungen zurückgebildet. Das Epithel wird durch starke Zellabschilferung auf wenige Lagen, zum Teil bis auf die Basalschicht, reduziert. Die postnatale Involution ist nach etwa 3 Wochen abgeschlossen (PETER 1964). Es bleibt ein niedriges, glykogenarmes Epithel, das einem relativ dichten bindegewebigen Stroma aufsitzt. Durch Rückbildung der Epithelleisten und Abflachung der Bindegewebspapillen wird die Epithelbasis nivelliert. Diese für das Kindesalter bis zur Pubertät charakteristische „physiologische Atrophie" macht die Scheidenhaut außerordentlich anfällig für entzündliche Noxen. Die Ansprechbarkeit auf oestrogene Hormone bleibt jedoch in allen Phasen der kindlichen Entwicklung uneingeschränkt erhalten. Bei lokalen entzündlichen Affektionen (z.B. Gonorrhoe) ist dadurch jederzeit eine Stärkung der Resistenz und Abwehrlage der Scheidenhaut durch therapeutische Nutzung der proliferationsfördernden Wirkung oestrogener Substanzen möglich.

Mit dem Absinken des cellulären Glykogengehaltes vermindert sich das Substrat der fermentativen Glykolyse. Die Säuerung des Scheidensekretes steigt von pH 6 unmittelbar post partum auf Werte bis pH 4 in den ersten Lebenstagen. Nach Abklingen der hormonalen Periode sinkt die Wasserstoffionenkonzentration auf den Neutralwert oder in den alkalischen Bereich (KIENLIN 1926, LANG 1955, HUFFMAN 1959).

Der Umschlag der Reaktion verursacht Veränderungen in der Keimbesiedelung. Während die saure Reaktion der Neugeborenenvagina die frühzeitige Ansiedelung von acidophilen Bacillen (Döderleinsche Bacillen) begünstigt, überwiegt mit Einsetzen der Alkalisierung mehr und mehr eine Kokkenflora. Zur Zeit der Geburt ist der untere Genitaltrakt des Neugeborenen frei von Bakterien. Etwa 24 Std später ist die Scheide nicht selten bereits von verschiedenen Kokkenstämmen besiedelt (SOEKEN 1926, ABRAHAM 1929, PETTIT und HITCHCOCK 1933, GOETERS 1940a, b, LANG 1955, KOTCHER, KELLAR und GRAY 1958, HUFFMAN 1959). Lactobacillen treten am 4. Tage auf und weichen nach etwa einer Woche erneut einer vorwiegend kokkenhaltigen Mischflora, die bis zur Pubertät bestehen bleibt. Der Umschlag in die bacilläre Flora der geschlechtsreifen Frau fällt in die Präpubertät und steht gewöhnlich in zeitlichem Zusammenhang mit den ersten sichtbaren Zeichen der Geschlechtsreife (SOEKEN 1929, DYCHNO und DERTSCHINSKY 1930).

VI. Die Vagina während der Gravidität und im Wochenbett

Konstruktive Besonderheiten des Wandbaues ermöglichen die hochgradige Erweiterung der Scheide unter der Geburt. Doch ist der Dehnbarkeit des elastisch-muskulösen Systems durch die morphologische Verknüpfung mit dem kollagenen Grundgerüst der Scheidenwand eine Grenze gesetzt. Das kollagene Fasergeflecht ist nach Art eines Scherengitters aufgebaut. Die Längsdiagonalen der Gitterrhomben liegen bei der nicht entfalteten Scheide in Richtung der Rugae vaginales. Nach dem Prinzip der „Nürnberger Schere" ist auf diese Weise bereits ohne Faserdehnung unter Verkürzung des Vaginalschlauches eine beachtliche Lumenerweiterung möglich (SCHREIBER und BORN 1943). Die nur wenig dehnbaren kollagenen Fasern zeigen im entspannten Zustande einen wellenförmigen Verlauf. Die Streckung der Fasern bringt einen ersten Raumgewinn. Kurz nach dem Eintreten einer Schwangerschaft wird das Fasergerüst aufgelockert. Die mesenchymalen Bestandteile verändern sich in Richtung auf den jugendlichen Zustand des Bindegewebes. Die kollagenen Fasern weichen auseinander und erscheinen teilweise gesprengt, die Fibrillenstruktur wird undeutlich (RIEHM 1951). Durch Hypertrophie der fixen Bindegewebszellen verringert sich der intercelluläre Abstand; dadurch wird eine starke Zellvermehrung vorgetäuscht (STIEVE 1925). Die Zellvermehrung spielt jedoch gegenüber der Hypertrophie der cellulären und fibrillären Elemente im Zuge der Schwangerschaftsveränderungen eine untergeordnete Rolle. RUNGE (1924) und RIEHM (1951) deuten die Volumenzunahme der fibrillären Bestandteile als Folge einer starken Flüssigkeitsdurchtränkung. Die intrafibrilläre Auflockerung führt nach ihren Befunden zu einer Abnahme der Färbbarkeit. Durch Quellung der kollagenen Fasern wird ihre Plastizität erhöht. Histiocyten und Gewebslymphocyten nehmen an Zahl zu, während sich die Zahl der Gewebsmastzellen verringert (RIEHM 1951). Die Zellhypertrophie hat STIEVE durch Messungen an den Kernen und Fasern der Muskelzellen objektiv belegt. Die Kerne zeigen eine Volumenzunahme auf das 4—6fache. Schwierig zu beurteilen sind die Schwangerschaftsveränderungen an den elastischen Elementen, da Menge und Dichte des elastischen Faserwerks bereits bei der nichtgraviden Frau starke individuelle Schwankungen aufweisen. Das subepitheliale elastische Netz lockert sich auf; die einzelnen Fasern erscheinen dünner und nehmen offenbar auch an Zahl zu.

Die vermehrte Blutfülle der Genitalorgane in der Schwangerschaft ist mit starker Gefäßdilatation verbunden. Besonders die kleineren Venen von geringer Wandstärke sind hochgradig erweitert. In Gebieten mit starker Gefäßdichte (Scheidenhinterwand) entsteht dadurch ein System kavernöser Räume, das die Mächtigkeit der Grundplexus und Schwellkörper noch verstärkt (Abb. 96). STIEVE (1925) findet auch Hinweise auf eine Capillarneubildung. Das elastisch-muskulöse Gefüge der Gefäßwandungen ist aufgelockert, die Intimazellen sind hypertrophiert.

Am Epithel sistieren während der Schwangerschaft die cyclischen Veränderungen. Im Stratum basale finden sich Zeichen einer verstärkten Proliferation. Die Hochschichtung des Epithels ist aber weniger durch absolute Zellvermehrung als durch Zellhypertrophie in der Intermediärzone verursacht. Die Intermediärzellen sind sehr glykogenreich und liegen in gelockertem Verband. Das Stratum superficiale ist infolge gesteigerter Zelldesquamation relativ dünn. Das beschriebene Zellbild kennzeichnet besonders die fortgeschrittenen Stadien

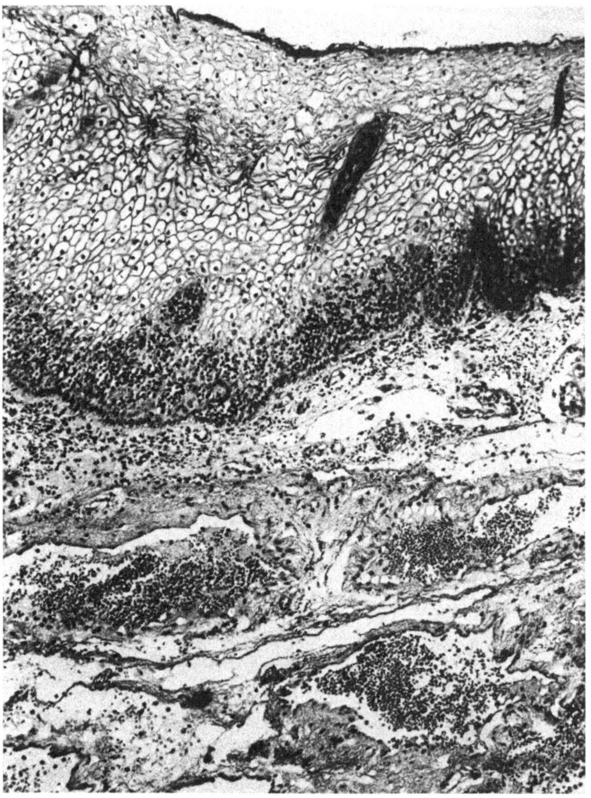

Abb. 96. Scheidenepithel post partum. Hochgradige venose Blutfulle in der Lamina propria mucosae. Hämatoxylin-Eosin, Vergr. 95fach

der Schwangerschaft und ähnelt dem des Neugeborenen (SMOLKA und SOOST 1964). Nach MURRAY (1938) ist trotz beachtlicher Dicke des Epithels die Zahl der Zellschichten bis zum 7. Schwangerschaftsmonat geringer als in der Proliferationsphase des physiologischen Cyclus. Diese „relative Atrophie" steht in Widerspruch zu dem ständig steigenden Oestrogenspiegel. Besonders in den parabasalen Zellschichten finden SMITH und BRUNNER (1934) häufig degenerative Zell- und Kernveränderungen. Auch im geschichteten Plattenepithel der Portio vaginalis uteri sind Zelldegenerationen in der Gravidität nicht selten und können in diesem pathogenetisch bedeutsamen Terrain zu Verwechslungen mit malignen Atypien Anlaß geben.

VII. Die Vagina in der Menopause

Die postklimakterische Involution der Vagina führt zur Reduktion des Epithels auf wenige Schichten. Durch Abflachung der Bindegewebspapillen und

Rückbildung der Epithelleisten wird die Epithelbasis nivelliert. Die Abflachung betrifft nicht nur den Papillarkörper, sondern auch die makroskopisch sichtbaren Falten der Scheidenhaut einschließlich der Columnae rugarum. Mit zunehmendem Verlust des Gewebsturgors tritt eine relative Vermehrung der Faserbestandteile des Scheidenbindegewebes ein. Die Verdichtung und Vergröberung des kollagenen Faserwerkes ist zum Teil von Hyalinisation der Gefäßwandungen und Obliteration der Lumina begleitet. Die Anzahl der elastischen Fasern nimmt nach OBERMÜLLER (1899) mit fortschreitendem Alter zu. SPEISER (1926) findet ausgedehnte degenerative Veränderungen im Bereich der verdickten elastischen Elemente. Der Altersumbau am Fasergrundgerüst beeinflußt die Architektonik der Lymphcapillarnetze und Lymphgefäße der Scheide (SHDANOW 1958, SATJUKOWA 1961). Unter Reduktion der Capillaren und Vergröberung des Maschenwerkes wird die Strombahn des Lymphcapillarsystems eingeengt.

Mit Eintreten der Menopause erlischt die körpereigene Oestrogenbildung nicht völlig. Eine mäßige Inkretion von wechselndem Ausmaße bleibt erhalten und wird durch geringe exogene Hormonzufuhr mit der Nahrung ergänzt. Bei der hohen Oestrogensensibilität des Scheidenepithels genügen diese Minimalmengen für eine mehr oder weniger ausgeprägte Stimulation des Epithels. Bis in das hohe Greisenalter hinein können daher auch unter physiologischen Bedingungen proliferative Effekte am Vaginalepithel registriert werden.

VIII. Der Vaginalcyclus

1. Der Oestruscyclus der Mammalier

Die cyclischen Veränderungen am Genitale bestehen in einander ablösenden anabolen und katabolen Phasen mit einem funktionellen Höhepunkt zur Zeit des Oestrus. Mit diesem von HEAPE (1900) dem Griechischen entlehnten Begriff wird die Periode der sexuellen Bereitschaft des Wirbeltierweibchens bezeichnet. Sie steht bei spontan ovulierenden Tieren in zeitlichem Zusammenhang mit dem Follikelsprung. Bei verschiedenen Säugetieren (z. B. *Kaninchen, Nerz, Katze*) wird der Follikelsprung erst unter dem Reiz der Begattung ausgelöst. Cyclische Blutungen sind Folge einer Hyperämie und daher kein Analogon der mensuellen Blutung der Frau. Lediglich bei den Primaten tritt durch Abstoßung der sekretorisch umgewandelten Uterusschleimhaut eine vergleichbare Regelblutung auf. Die Periodik der Oestruscyclen ist artspezifisch und auch beim Einzeltier variabel. Monoestrische Arten mit jährlich einer Brunstperiode stehen polyoestrischen Tierarten mit jährlich mehreren Cyclen gegenüber. Äußere Faktoren (Domestikation, Gruppenbildung, Paarung oder Trennung der Geschlechter) können die Cyclusperiodik in starkem Maße beeinflussen (VAN DER LEE und BOOT 1955, 1956, 1957, WHITTEN 1954, 1957, LAMOND 1958, 1959). Die Mehrzahl der Haussäugetiere ist wie der Mensch kontinuierlich polyoestrisch.

Im allgemeinen wird der Oestruscyclus in vier Hauptphasen unterteilt. Der *Prooestrus* ist eine Periode zunehmender Kongestion, Proliferation und Sekretion im Bereiche des Genitale, die im *Oestrus* kulminiert. Bei nicht eintretender Konzeption folgt nach einer Phase der Rückbildung — dem *Metoestrus* — ein Intervall mit relativer Ruhe der generativen Organe. Diese Periode scheinbarer Inaktivität — der *Dioestrus* — kann in manchen Fällen mit Trächtigkeitssymptomen einhergehen und als Pseudogravidität über längere Zeit bestehen.

Der Oestruscyclus ist durch phasenspezifische, der Ovarialfunktion koordinierte Strukturänderungen am Genitale gekennzeichnet. Die Strukturveränderungen sind auf die physiologischen Aufgaben der Reproduktionsorgane abgestimmt. Die einzelnen Abschnitte des Genitalkanals zeigen unterschiedliche Hormonsensitivität. Die *Scheidenhaut* reagiert unter dem Einfluß des erhöhten Oestrogenangebotes im Prooestrus und Oestrus mit einer Epithelproliferation, die bei manchen Tierarten zur Verhornung und Desquamation der oberflächlichen Zellschichten führt. Im Metoestrus und Dioestrus beherrschen degenerative Veränderungen das Bild. Im Dioestrus und in der Gravidität kann eine mucoide Umwandlung der Superfizialzallen eintreten. Unter starker leukocytärer Infiltration wird das hochgeschichtete Plattenepithel in den Abbauphasen erneut auf wenige Zellagen reduziert.

Die Reaktionen am Scheidenepithel sind durch die Untersuchung von Vaginalabstrichen am lebenden Tier verfolgbar. Laboratoriumstiere mit ausgeprägter Oestrogenempfindlichkeit des Scheidenepithels *(Ratte, Maus, Meerschweinchen)* sind daher geeignete Testobjekte für die Wirksamkeit der Sexualhormone (Allen-Doisy-Test; ALLEN und DOISY 1923, ALLEN, FRANCIS, ROBERTSON, COLGATE, JOHNSTON, DOISY, KOUNTZ und GIBSON 1924).

Die artbedingten Abweichungen vom einheitlichen Reaktionsprinzip des Scheidenepithels sollen im folgenden bei einigen Species dargestellt werden (Übersichten: ASDELL 1946, ECKSTEIN und ZUCKERMAN 1960, STRAUSS 1962).

Tabelle 4. *Dauer der Cyclusphasen bei Maus und Ratte*

	Maus (PREISSECKER 1931)	Ratte (LANGE 1939)
	Std	Std
Prooestrus	12	12
Oestrus. .	10—18	9—12
Metoestrus	24—30	25
Dioestrus .	50—60	48

Ratte und Maus. Die kleinen Nagetiere sind das klassische Studienobjekt des Scheidencyclus. Durch die deutliche Ausprägung der phasischen Epithelveränderungen waren sie bis zur Einführung exakter chemischer Methoden für die biologische Austestung und Aktivitätsbestimmung oestrogener Wirkstoffe unentbehrlich. Die oestrische Verhornung ist die Grundlage des Allen-Doisy-Testes, der später im Bemühen um größere Spezifität vielfach modifiziert worden ist (CURTIS und DOISY 1931, EMMENS 1939a, b, 1949/50, PEDERSEN-BJERGAARD 1939, MATHER 1942, BUTENANDT und SCHRAMM 1951).

Im histologischen Aufbau des Scheidenepithels und in den hormonell induzierten Veränderungen stimmen *Ratte* und *Maus* weitgehend überein. Die Cyclusdauer beträgt nach LONG und EVANS (1922) sowie LANGE (1939) 4—6 Tage, nach ZONDEK und ASCHHEIM (1926) 6—8 Tage, nach CLAUBERG (1931) 9 bis 10 Tage. LEWIS und WRIGHT (1935) finden mit 4—17 Tagen, PARKES (1926, 1928) mit 2—28 Tagen erheblich größere Schwankungen. Die Streuung ist vermutlich weniger durch Rassenunterschiede als durch exogene Irritation und unterschiedliche Deutung der Zellbilder des Vaginalsmears bedingt.

Die Gesamtdauer eines Cyclus verteilt sich auf die einzelnen Phasen etwa wie Tabelle 4 zeigt.

Im Dioestrus besteht das Vaginalepithel der *Maus* und *Ratte* aus einem drei- bis siebenschichtigen Epithel, das in der Superfizialschicht eine mucoide Umwandlung zeigt (RETTERER und LEVIÈVRE 1914, LONG und EVANS 1922, KLEIN 1938a, LANGE 1939, BIGGERS 1953, SUOMALAINEN 1954, Abb. 97a und b). Mitosen sind selten. Im Epithelverband finden sich reichlich Leukocyten. Mit Einsetzen der Follikelhormonwirkung wächst das Epithel im *Prooestrus* auf 8—16 Schichten heran. Zahlreiche Mitosen sind Ausdruck der starken Proliferation. Unter der Superfizialschicht bildet sich eine verhornte Zone, die im *Oestrus*, nach Ablösung der mucoid umgewandelten Zellen, an die Oberfläche rückt (Abb. 97c und d). Die leukocytäre Invasion ist im Oestrus verschwunden. Im

Metoestrus I [Abbauphase I: ALLEN (1922)] löst sich die verhornte Schicht und wird schließlich vollständig abgestoßen (Abb. 97e). Das Epithel ist von eingewanderten Leukocyten durchsetzt. Die Vaginallichtung enthält reichlich Detritus. Im *Metoestrus II* (Abbauphase II) ist das Epithel erneut auf 4—8 Schichten reduziert (Abb. 97f.).

Elektronenoptische Untersuchungen zeigen, daß die Keratinisation des oestrischen Scheidenepithels der *Ratte* schon im Stratum basale eingeleitet wird, d. h.

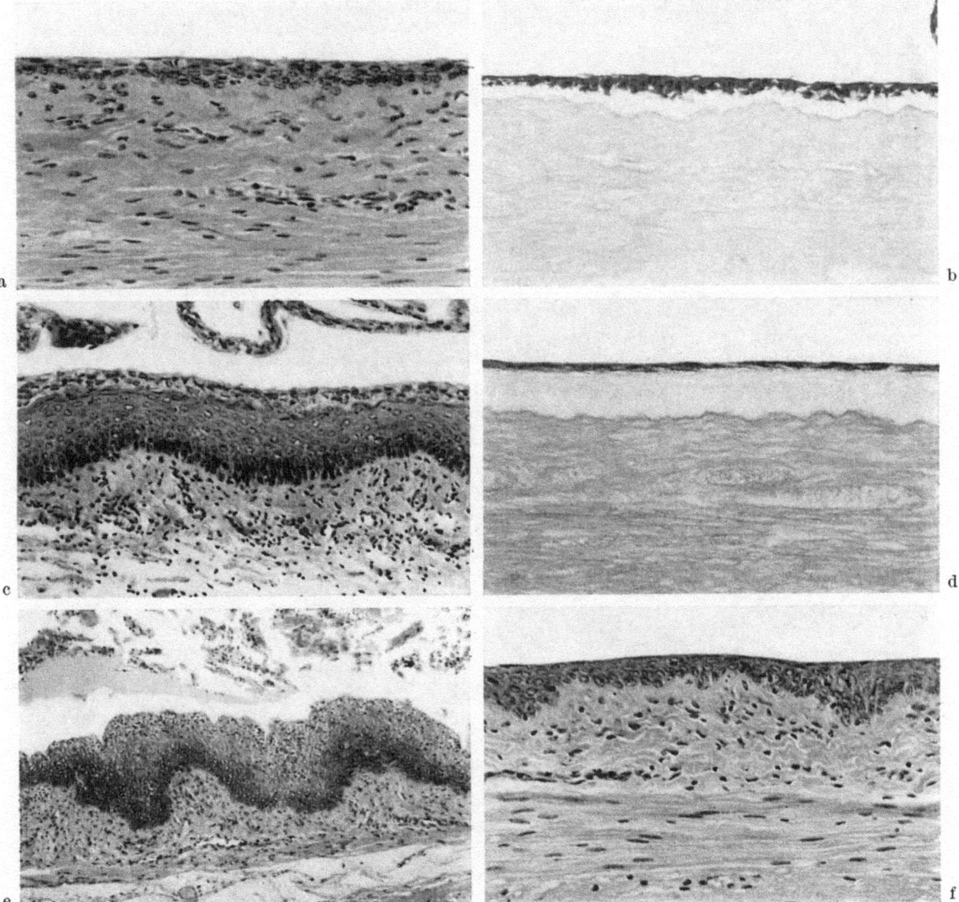

Abb. 97a—f. Die cyclischen Veranderungen im Scheidenepithel der Ratte. a Dioestrus, das Epithel besteht aus nur wenigen Zellagen, die Zellen der oberflachlichen Schicht sind mucoid umgewandelt; b das gleiche Praparat bei PAS-Reaktion, die mucoiden Zellen sind stark perjodatreaktiv; c fruher Oestrus Dreischichtung des Epithels durch eine intraepitheliale Verdichtungszone (beginnende Verhornung), die oberflachliche Mucoidschicht in beginnender Abstoßung); d spater Oestrus PAS-Reaktion. Mucoidschicht und Teile der verhornten Schicht sind abgestoßen; e Metoestrus: beginnende Regression der Epithelzellen nach starker leukocytarer Invasion; f das Epithel ist auf wenige Zellagen reduziert. Vergr. a—d, f 100fach, e 40fach

die cyclischen Epithelveränderungen entwickeln sich nicht aus einer in allen Phasen des Cyclus strukturell gleichförmigen „undifferenzierten" Germinativzelle: bereits in der Basalzelle ist die phasenspezifische Differenzierung morphologisch angedeutet (IWATA und STEGNER, unveröffentlicht). Die Basalzellen des oestrischen Epithels der *Ratten*vagina sind mit tiefen Zellausläufern in der Lamina propria verankert (Abb. 98) und mit gleichartigen Fortsätzen miteinander verzahnt. Die Intercellularräume sind weit. Das Cytoplasma enthält Mitochondrien in mäßiger Menge mit reicher Leistenstruktur. Neben freien Ribosomen finden sich vereinzelte Ergastoplasmalamellen. Die Basalzelle enthält bereits zahlreiche Tonofibrillenbündel, die z.T. konzentrisch perinucleär liegen, teils dem Verlauf der Zellfortsätze folgen oder auch haarlockenartige Strukturen ohne erkennbare Orientierung bilden (Abb. 99). In den höheren Epithellagen sind die

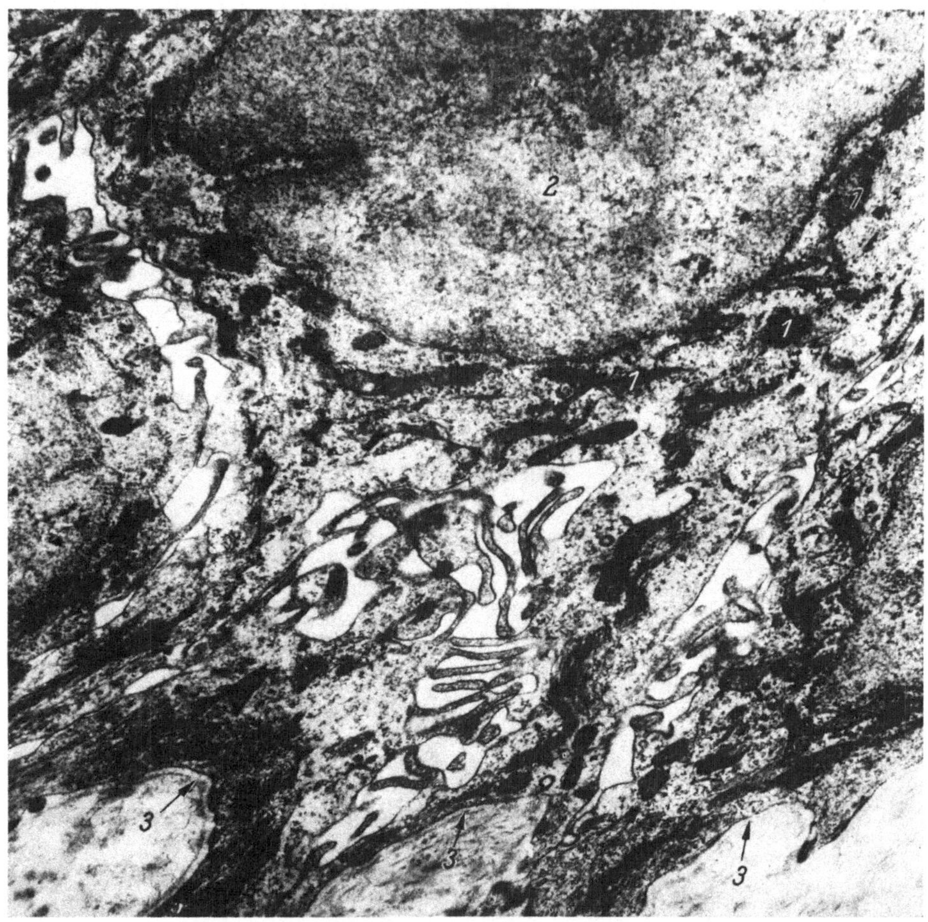

Abb. 98. Oestrisches Scheidenepithel der Ratte. Die Basalzellen sind mit tiefen Zellausläufern in der Lamina propria verankert und durch entsprechende Fortsätze miteinander verzahnt. *1* Tonofibrillen; *2* Kern, *3* Basalmembran. Fixierung OsO₄, Kontrast Bleinitrat. Vergr. 28200fach

Bündel stärker verdichtet und strahlen in Richtung der epithelialen Spannungsfelder in die Desmosome ein (Abb. 100). Die Basalzelle des dioestrischen Scheidenepithels ist reicher an Ribosomen und Ergastoplasma, aber ärmer an cytoplasmatischen Filamenten als die des oestrischen Epithels. Entsprechende elektronenmikroskopische Befunde haben BURGOS und WISLOCKI (1958) am Scheidenepithel des *Meerschweinchens* erhoben. Parallel zu den histologischen Umgestaltungen ändert sich das Zellbild des Scheidenabstriches. Im Cyclus sind qualitative Änderungen der Zellen mit einem phasenspezifischen Wechsel der zahlenmäßigen Proportionen kombiniert.

Während des *Dioestrus* zeigt das Abstrichpräparat reichlich Schleim und Leukocyten sowie basophile, teilweise vacuolisierte kernhaltige Epithelzellen. Im *Prooestrus* verschwinden die Leukocyten, und polygonale, acidophile Zellen treten in den Vordergrund. Mit Einsetzen des *Oestrus* beherrschen kernlose, verhornte Schollen das Bild. Leukocyten sind erst im späten Oestrus wieder vorhanden. Im *Metoestrus* sind sie anfangs mit Resten der kernlosen Schollen

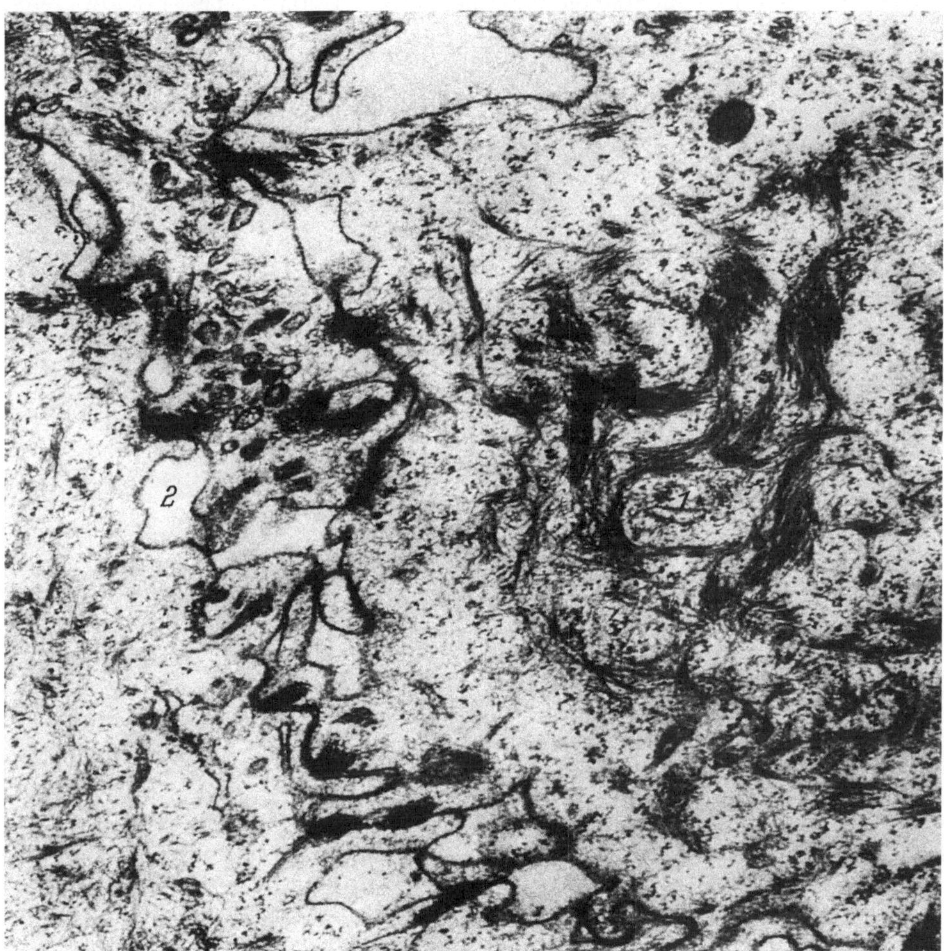

Abb. 99. Oestrisches Scheidenepithel der Ratte. Haarlockenartig gewundene Tonofibrillenbundel in Zellen des Stratum spinosum (*1*); *2* weiter Intercellularraum. Technik wie Abb. 98. Vergr. 36500fach

und später zusammen mit kernhaltigen Epithelzellen in reicher Zahl vorhanden. Bei graviden Ratten enthält der Scheidenabstrich reichlich Schleim, wenig Leukocyten und kernhaltige Epithelien. Zwischen dem 12. und 16. Tag der Schwangerschaft können durch leichte uterine Blutungen aus Deciduagefäßen und Placentarsinus dem Scheidensekret Erythrocyten beigemengt sein.

Im sexuellen Verhalten der *Nager* besteht keine strenge Parallelität zur Periodik der Epithelveränderungen, d.h. Brünstigkeit kann auch außerhalb des „Schollenstadiums" auftreten (YOUNG 1937, YOUNG, DEMPSEY, HAGQUIST und BOLING 1939). Außerdem wird eine dem Oestrus vergleichbare Epithelverhornung

auch durch andere Ursachen (mechanische Irritation, Vitamin A-Mangel u. a.,
s. S. 114) ausgelöst und kann ein Brunststadium vortäuschen. Diese Störungs-
quellen und die Subtilität der kolpocytologischen Technik schränken den Wert
der Scheidencytologie für endokrinologische und tierphysiologische Untersuchungen ein. Zur Bestimmung der Cyclusphasen sind deshalb auch andere Methoden
herangezogen worden. Die Wasserstoffionenkonzentration im Scheidenepithel
zeigt für die einzelnen Stadien typische Werte (BEILLY 1939, LIPKOW 1958).

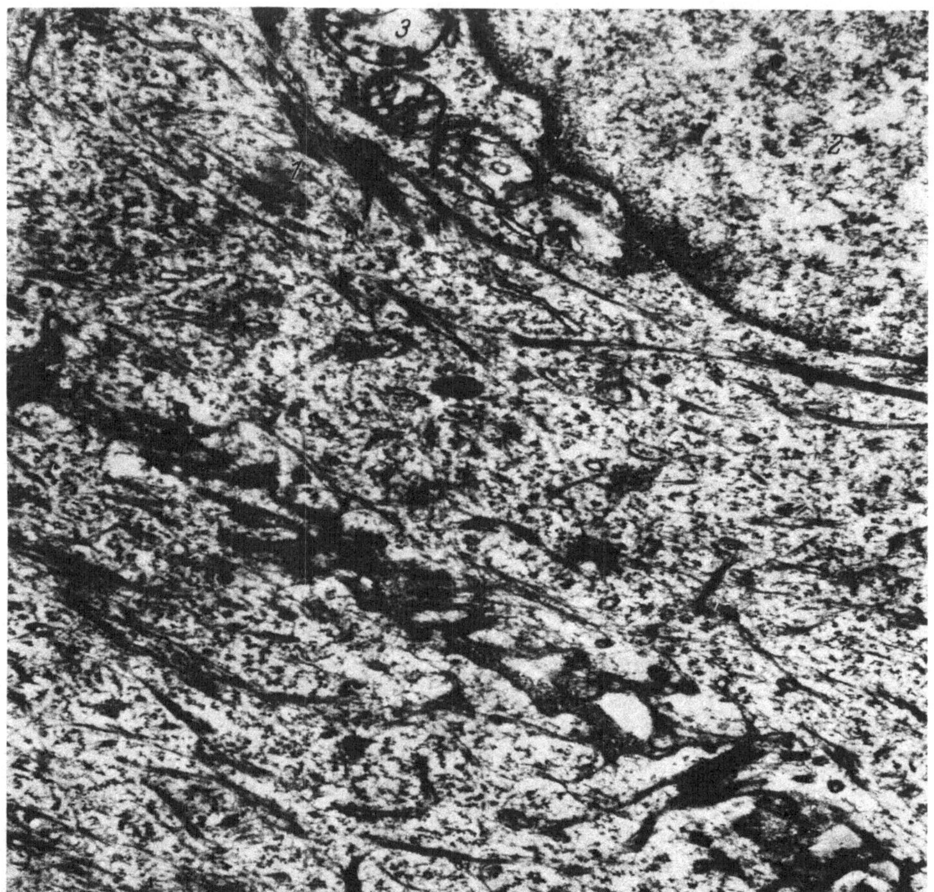

Abb. 100. Oestrisches Scheidenepithel der Ratte. Oberes Stratum spinosum. Die Intercellularräume sind mit
körnigem Material angefüllt. Die Tonofibrillenbundel (*1*) umgeben teils konzentrisch den Kern (*2*), teils strahlen
sie in die Desmosomen ein; *3* Mitochondrien. Technik wie Abb. 98. Vergr. 28 200fach

Regionäre pH-Unterschiede, wie sie von RAKOFF, FEO und GOLDSTEIN (1944)
im menschlichen Scheidenepithel durch Punktmessungen gefunden wurden, sind
in der Vagina der *Maus* weniger ausgeprägt (LIPKOW 1958). Die niedrigsten
pH-Werte werden bei *Ratte* und *Maus* während des Oestrus gemessen.
    Die Vagina des *Goldhamsters* ist in den oberen Anteilen von schleimbildenden
Zellen ausgekleidet, die einem 3—8 Schichten hohen Pflasterepithel aufsitzen.
In einem etwa 1 cm breiten caudalen Segment findet sich typisches Plattenepithel. Die Schleimzellen werden am Ende des Oestrus in das Vaginallumen abgegeben und führen zur Absonderung eines opaken Sekretes. Im Vaginalsmear
konnte DEANESLY (1938) keine überzeugenden cyclischen Veränderungen sehen.

Peczenik (1942), Kent und Smith (1945) sowie Ward (1946) unterscheiden cytologisch drei Hauptphasen. Der Oestrus ist durch das Fehlen von Leukocyten und durch zahlreiche polymorphe, kernhaltige Epithelzellen und spärliche verhornte Zellen gekennzeichnet. Nach Gieseking und Schümmelfeder (1950) läuft der Cyclus grundsätzlich in gleicher Weise wie bei Ratte und Maus ab. Das Kornifikationsstadium ist ihrer Ansicht nach wegen der Kürze der Cyclusperiodik und der Überschneidung mit der vorausgegangenen Phase im Zellabstrich nicht eindeutig faßbar.

Periodische Epitheltransformationen in der Scheide des *Meerschweinchens* sind bereits von Retterer (1892) und Lataste (1893) beschrieben worden. Loeb (1919) beobachtete einen Synchronismus des Epithelumbaues mit rhythmischen Funktionsphasen des Eierstockes. Auf der Suche nach faßbaren Kriterien der Ovulation fanden Stockard und Papanicolaou (1917) eine Korrelation des ovariellen Cyclus mit phasischen Veränderungen der Zellbestandteile des Scheidensekretes. Der Vaginalsmear erwies sich damit als empfindlicher Index der Ovarialfunktion. Die Befunde am *Meerschweinchen* gaben den Anstoß für das detaillierte Studium der Scheidencytologie beim Menschen und zahlreichen Säugetieren. Sie wurden zur Grundlage für eine Vielzahl neuer Erkenntnisse auf dem Gebiete der Endokrinologie und Physiologie.

Der Scheidencyclus des *Meerschweinchens* ähnelt dem von Ratte und Maus. Die Cyclusdauer beträgt 15—17 Tage (Stockard und Papanicolaou 1917, Selle 1922, Nicol 1933). Die Scheide des infantilen *Meerschweinchens* ist bis etwa zur 4. Woche von einem cylindrischen Epithel ausgekleidet. Zu Beginn der Geschlechtsreife wird es durch Pflasterepithel ersetzt, das im frühen Dioestrus lediglich aus einer Basalschicht und einem schmalen Stratum spinosum besteht. Unter dem Stimulus des Follikelhormons wächst das 10—20 μ dicke Epithel auf etwa fünffache Höhe heran. Im frühen Oestrus ist es in eine basale Lage cylindrischer Zellen, eine intermediäre Stachelzellschicht und eine Superfizialschicht aus mucoiden Zellen gegliedert. Während des Oestrus verhornen die oberflächlichen Lagen des Stratum spinosum. Durch Abstoßung der Schleimzellen und der daruntergelegenen Hornschicht beginnt bereits im Spätoestrus ein schrittweiser Abbau des hochgeschichteten Epithels, der im Metoestrus durch weitere Zelldesquamation und leukocytäre Invasion vollendet wird. Die cyclischen Epitheltransformationen beginnen im distalen Teil der Vagina und schreiten nach proximal fort (Stockard und Papanicolaou 1917, Burgos und Wislocki 1956). Der Zellgehalt des Scheidensekretes ändert sich nach Stockard und Papanicolaou (1917, 1919), Selle (1922), Young (1937) sowie Burgos und Wislocki (1956) im Verlaufe des Cyclus wie folgt:

Im frühen Prooestrus enthält der Scheidenabstrich große kernhaltige Epithelzellen und einzelne Leukocyten. Im Oestrus verschwinden die Leukocyten und verhornte Zellen beherrschen das Bild. Im Metoestrus sind die verhornten Zellen mit kleineren kernhaltigen Epithelzellen und Leukocyten vermischt. Wenig kernhaltige Epithelzellen und eine wachsende Zahl polymorphkerniger Leukocyten kennzeichnen den Dioestrus.

Die Änderungen des Zellstoffwechsels und der Zelldifferenzierung finden ihren Ausdruck im histochemischen Verhalten. Glykogen wird während des Prooestrus und Oestrus in den Zellen der Stachelzellschicht abgelagert (Tribby 1943, Nicol und Snell 1954a, b). Dem Glykogengehalt geht eine gesteigerte Aktivität von Glucose-6-Phosphat im Stratum intermedium parallel. Alkalische Phosphatase ist im Stratum basale und Stratum spinosum während des Prooestrus, Oestrus und Metoestrus nachzuweisen mit einem Intensitätsabfall in Richtung auf die Epitheloberfläche. Sudanophiles Material findet sich in den Epithelzellen vorwiegend im Oestrus und frühen Metoestrus (Nicol und Snell). Die mucoide Substanz der dioestrischen Superfizialzellen gibt bei Toluidinblaufärbung eine metachromatische Reaktion. Tribby (1943) findet den höchsten Gehalt an Mucoidstoff im Prooestrus. Metachromasie wird in den proliferativen Stadien des Cyclus auch in den Basalzellen beobachtet.

Bei elektronenmikroskopischen Untersuchungen wird die Änderung der Differenzierungsrichtung frühzeitig erkennbar. Burgos und Wislocki (1958) finden phasenspezifische Unterschiede in der Feinstruktur beim *Meerschweinchen* schon an den Basalzellen des Vaginalepithels. Die Basalzelle des oestrischen Epithels ist ergastoplasmaarm und von Tonofilamenten durchsetzt. Die Basalzelle des dioestrischen Schleimepithels enthält dagegen bereits reichlich Ergastoplasma, in dessen Zisternen die mucoide Substanz gebildet wird.

Die Scheide des *Kaninchens* ist mit Ausnahme eines kleinen caudalen Segmentes von einem einschichtigen schleimbildenden Cylinderepithel bedeckt. Zwischen den cylindrischen Zellen liegen kleine Epithelzellen, die im Prooestrus an Zahl zunehmen und im Oestrus, nach Abstoßung der Schleimzellen, ein mehrschichtiges Epithel aus polygonalen Zellen bilden (Brunstepithel: Tsu 1924). Im Metoestrus beginnt die Reduktion dieser Zellen. Das „Brunstepithel" wird erneut durch cilienhaltige, im Dioestrus verschleimende Cylinderzellen ersetzt.

Bei der *Stute* ist die Cycluslänge außerordentlich variabel. Rassische und geographische Unterschiede sowie Domestikations- und Ernährungsbedingungen haben einen starken Einfluß auf die jahreszeitliche Verteilung und Dauer der Cyclusphasen. Die durchschnittliche Cycluslänge soll 22 Tage betragen (Asdell 1946).

Die Reaktionen des Scheidenepithels sind geringfügig und im supraurethralen Teil der Vagina deutlicher als im infraurethralen Abschnitt. Die oberflächlichen Schichten des proliferierten und verhornten Epithels werden am Ende des Oestrus abgestoßen. Nach leukocytärer Durchwanderung beginnt im Metoestrus die Epithelregeneration. Die Treffsicherheit einer Cyclusdiagnose durch Untersuchung von Scheidenabstrichen ist auf Grund der wenig markanten Epithelveränderungen und der geringen Cyclusstabilität gering (Aitken 1927, Asdell 1946).

Die Vagina des *Rindes* ist in zwei strukturell differente und auch histologisch abweichend reagierende Anteile gegliedert. Der obere Abschnitt ist von einem niedrigen Epithel mit einer schleimbildenden Superfizialschicht ausgekleidet, während der vestibuläre Abschnitt von einem mehrschichtigen Epithel polygonaler Zellen bedeckt ist. Im cervixnahen Teil der Vagina sind die cyclischen Veränderungen tiefgreifender als im Vestibulum. Im Oestrus wird das mittelhohe Epithel der oberen Vagina auf 1—2 Lagen reduziert; die Becherzellen der Superfizialschicht gewinnen an Höhe und bilden reichlich Mucin, das sich dem Sekret der schleimproduzierenden Cervixdrüsen beimengt. Das Stroma ist ödematös und stark durchblutet. 8—11 Tage nach der Brunstperiode beginnt eine vacuoläre Degeneration und lymphocytäre Durchwanderung des Epithels (Cole 1930). Das Epithel der Vestibularregion zeigt am Ende des Oestrus den stärksten Wachstumsschub und kann gelegentlich verhornen (Cole).

Beim *Schaf* erreicht das Vaginalepithel im Oestrus und unmittelbar danach seine größte Höhe. Verhornung und Desquamation sollen aber mit Ausnahme des frühen Oestrus in allen Phasen des Cyclus eintreten (Grant 1934). Eine mucoide Umwandlung des Scheidenepithels wird während der Gravidität beobachtet. Nach Cole und Miller (1935) leistet der Vaginalsmear beim *Schaf* für die Bestimmung der Brunstperiode gute Dienste.

Beim *Schwein* geht die Proliferation des Vaginalepithels parallel mit dem Fortschreiten des Prooestrus und Oestrus. Kornifikation wird im allgemeinen nicht beobachtet (WILSON 1926). Die Rückbildungsphasen sind durch Leukocyteninfiltration und vacuoläre Degeneration der Epithelzellen gekennzeichnet.

Die *Hündin* hat 2—3 Brunstperioden im Jahr. Cyclus- und Phasenlänge zeigen rassische Unterschiede. Das saisonal polyoestrische Verhalten ist vermutlich die Folge von Domestikation und Zuchtgepflogenheiten. Der Prooestrus dauert 3—16 Tage (im Durchschnitt 9 Tage); annähernd gleich lang ist auch die Oestrusphase. Der Metoestrus dehnt sich über einen Zeitraum von ca. 3 Monaten. Die Oestrusperiodik wird im wesentlichen von den sehr variablen anoestrischen Intervallen bestimmt. Zwischen den jährlich zweimal wiederkehrenden Brunstperioden liegt nach SCIPIADES (1941) kein „genitales Ruhestadium", sondern eine Folge abortiver Cyclen, die den anovulatorischen Cyclen beim Menschen ähnlich sind. Die Ovulation tritt gewöhnlich 1—3 Tage nach dem Deckakt ein. Die Tragzeit dauert 58—63 Tage. Bei nicht stattfindender Befruchtung folgt der Ovulation eine etwa 8 Wochen andauernde Scheinträchtigkeit.

Die *Hündin* hat einen deutlichen Scheidencyclus. Im Anoestrus besteht das Vaginalepithel aus 2—3 Lagen kubischer Zellen. Im Prooestrus wird das Epithel zu einem geschichteten Plattenepithel aus 15—20 Zellagen aufgebaut. Die verhornten Superfizialzellen werden im Prooestrus und Oestrus abgestoßen (EVANS und COLE 1931). ARENAS und SAMMARTINO (1939) vermissen bei ihren Untersuchungen eine Kornifikation des Stratum superficiale. Etwa 8—10 Tage nach Ausklingen der Brunst ist das oestrische geschichtete Epithel durch ein zylindrisches Epithel ersetzt. Der Vaginalausstrich enthält im Brunststadium neben verhornten Epithelien reichlich Erythrocyten infolge von Diapedesisblutungen der hyperämischen Uterusschleimhaut. Ein mensueller Zerfall des Endometriums tritt bei der *Hündin* nicht auf. Erythrocytäre Beimengungen sind bereits vor der makroskopisch wahrnehmbaren Genitalblutung im Zellabstrich vorhanden. Kernhaltige Epithelzellen und reichlich Leukocyten zeigen den Beginn des Metoestrus an und kennzeichnen auch das anoestrische Intervall.

Unter den *Primaten* ist der Scheidencyclus des *Rhesus-Affen (Macacus mulatta)* dem der Frau am ähnlichsten. Zur Zeit der Ovulation hat das Epithel die größte Höhe. Der Schichtaufbau entspricht dem des menschlichen Scheidenepithels. Einem Stratum basale aus kubischen oder cylindrischen Zellen sitzt ein breites Stratum spinosum auf, das von dem darübergelegenen Stratum superficiale durch einen schmalen Verdichtungsbezirk (intraepitheliale Verhornungszone) getrennt ist (WESTMAN 1932, DAVIS und HARTMAN 1935).

Verdichtungszone und Superfizialschicht werden zu Beginn der Menstruation oder schon im Verlaufe der Corpus luteum-Phase abgestoßen (DAVIS und HARTMAN 1935). Während der Menstruation dringen Leukocyten aus dem subepithelialen Bindegewebe in den Epithelverband ein. Am Ende der Menstruationsphase ist das Epithel auf eine Basalschicht und wenige Lagen flacher, unverhornter Zellen reduziert. Eine genaue Beschreibung der cyclischen Veränderungen der Zelle im Abstrich geben DE ALLENDE, SHORR und HARTMAN (1945). In der Follikelphase wird — wie beim *Menschen* — eine stetige Zunahme von acidophilen Oberflächenzellen mit pyknotischen Kernen beobachtet. Nach der Ovulation nimmt der Anteil basophiler Epithelzellen zu, die stark gefaltet sind und in Haufen beisammenliegen. Leukocyten und Schleim sind reichlich vorhanden. Etwa eine Woche vor Beginn der Menstruation steigt der Prozentsatz der acidophilen Superfizialzellen mit pyknotischen Kernen erneut an, ohne die Werte der Ovulationsphase zu erreichen. Dieser zweite Gipfel des Karyopyknose- und Acidophilenindex wird auch im Scheidenabstrich der Frau gefunden (PUNDEL 1957).

2. Der Vaginalcyclus der Frau und die klinische Kolpocytodiagnostik

Die cyclischen Veränderungen am Scheidenepithel der Frau sind im histologischen Präparat wenig ausgeprägt. Die Beobachtungen von DIERKS (1927, 1929a, b, 1930) über phasenspezifische Auf- und Abbauvorgänge am menschlichen Scheidenepithel blieben daher zunächst nicht unwidersprochen.

In Analogie zum Endometrium unterscheidet DIERKS am histologischen Schnitt eine „Functionalis" und eine „Basalis". Epithelproliferation, Sequestration und Abstoßung spielen sich in der Funktionalis ab, während aus der Basalis die Regeneration erfolgt. Im Prämenstruum ist das hochgeschichtete Plattenepithel durch eine intraepitheliale Verhornungszone in drei Schichten gegliedert. Bei der Menstruation wird die Superfizialschicht zum Teil einschließlich der Verhornungszone abgestoßen (Abb. 101). Die verschiedenen von DIERKS beschriebenen Epithelbilder konnten auch von anderen Untersuchern im histologischen Schnitt gefunden werden (ADLER 1928, KELLER 1930, VINOS 1932), eine gesetzmäßige Beziehung zu bestimmten Phasen des Ovarialcyclus wurde aber von NÜRNBERGER (1928), STEMSHORN (1928), LINDEMANN (1928), GISBERTZ (1929), KÜCKENS (1929), WALTER (1929), und STIEVE (1931a) in Frage gestellt. Andere Untersucher bestätigten prinzipiell einen *histologisch* erkennbaren Scheidencyclus bei der Frau,

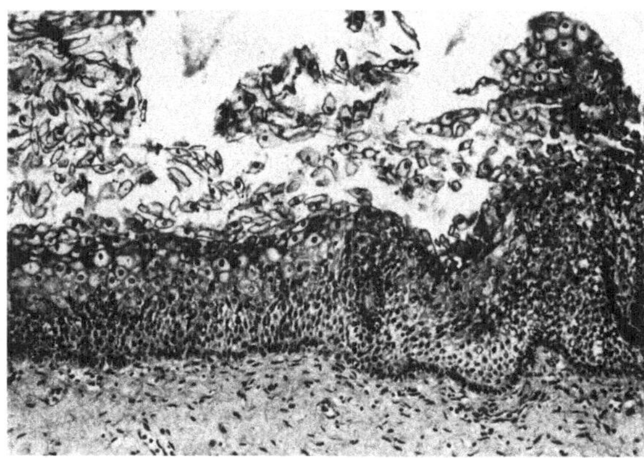

Abb. 101. Scheidenepithel einer geschlechtsreifen Frau in Desquamation. Hämatoxylin-Eosin-Farbung. Vergr. 70fach

landen aber die Veränderungen entweder rudimentär und wenig ausgeprägt HEYNEMANN 1928) oder durch individuelle Unterschiede (PANKOW 1928, FELS (928, GEIST 1930) bzw. äußere Einflüsse (DYROFF 1928) so stark modifiziert, daß sie ihnen für eine Funktionsdiagnose nicht geeignet erschienen. STIEVE 1931a) gab zu bedenken, daß die histologische Beurteilung eines kleinen Excisionsstückes bei einem Epithel mit regionär unterschiedlichen Verhornungsgraden (SMITH 1929, ZONDEK und FRIEDMANN 1936) keine beweiskräftigen Resultate erbringen kann.

Im Gegensatz zur Untersuchung histologischer Schnitte kann mit der Abstrichtechnik das oberflächlich liegende Zellmaterial eines großen Scheidenareals der Beurteilung zugänglich gemacht werden. In einer eingehenden Darstellung veröffentlichte PAPANICOLAOU 1933 seine Beobachtungen über die cyclischen Zellveränderungen im Vaginalsmear der Frau. Seine Befunde sind in einer Vielzahl nachfolgender Publikationen überzeugend bestätigt worden. Heute ist die Kolpocytodiagnostik eine anerkannte und unentbehrliche klinische Methode (s. die monographischen Darstellungen der Kolpocytologie von PAPANICOLAOU, TRAUT und MARCHETTI 1948, DE ALLENDE und ORIAS 1950, PUNDEL 1950, 1957, RAUSCHER 1954, RUNGE 1954, SCHÜLLER 1955, ZINSER 1957, IGEL 1959, BOSCHANN 1960, SMOLKA und SOOST 1964). Spezielle Fixations- und Färbeverfahren erlauben eine differenzierte Beurteilung der Zell- und Kernform und der cellulären Binnenstrukturen.

Die Unterscheidung nach färberischen Affinitäten wird durch Kontrast- oder Polychromfärbungen möglich. Prinzipiell handelt es sich um mehrphasische Färbungen nach Fixierung der frischen Präparate in Äther-Alkohol-Gemisch. Die gebräuchlichsten gehen auf die Angaben von Shorr (1940a, b) und Papanicolaou (1942) zurück. Diagnostisch verwertbares Kriterium ist die Basophilie oder Acidophilie des Cytoplasma. Da der physikalische Färbevorgang auf der Elektroadsorption ungleich geladener Teilchen beruht (Zeiger 1936, 1938), wird die Affinität zu basischen oder sauren Farbstoffen vom elektrischen Potential des Zellsubstrates bestimmt. Ein Maßstab der physikochemischen Zellstruktur ist die Lage des isoelektrischen Punktes (IEP$_M$). Eine Verschiebung des IEP$_M$ von sauren Werten zum Neutralpunkt hin ist nach Schlief (1954) die Ursache des Rückganges der Basophilie in der ersten Cyclushälfte. In der Corpus luteum-Phase nehmen durch Verschiebung des IEP$_M$ zur sauren Seite die basophilen Elemente erneut zu. Die Änderung des IEP$_M$ ist vom wechselnden Ribonucleoproteidgehalt des Epithels abhängig.

Form und Färbbarkeit der Einzelzelle können nach verschiedenen Gesichtspunkten ausgewertet werden. Von größter praktischer Bedeutung ist erstens die Möglichkeit einer frühzeitigen Erkennung abnormer oder atypischer Epithelveränderungen und zweitens die Abschätzung der aktuellen Oestrogenaktivität im physiologischen Cyclus und bei hormoneller Dysfunktion.

a) Beurteilung der Hormonwirkung an den Zellen des Scheidenabstriches

Da die Zellen des Scheidenepithels in Abhängigkeit von der wirksamen Oestrogenmenge sukzessive ausreifen, ist in einem begrenzten Bereich biologischer Reaktionsbreite eine halbquantitative Beurteilung der Oestrogenaktivität möglich. Nach den im Ausstrich überwiegenden Zellreifungsformen kann eine graduelle Einteilung des Oestrogeneffektes vorgenommen werden (Férin 1945, 1947, Brown und Bradbury 1949, Varangot und Labatut 1948, Moracci 1949, Roth 1950, 1952, Férin und Demol 1950, Nykliček 1952, Napp und Plotz 1952, Rauscher 1951, Artner und Koller 1953, Langreder und Zimmerer 1953, Schmitt 1953, 1954, Wied 1954, Zinser 1957, v. Haam 1960). Bei starkem Oestrogenmangel herrschen Basal- und Parabasalzellen vor, bei mittlerem Oestrogenmangel Intermediärzellen und bei gutem bzw. vermehrtem Oestrogeneffekt acidophile Oberflächenzellen. Da ein anhaltendes Überangebot von Oestrogenen am bereits hoch aufgebauten Epithel keine progressiven Veränderungen mehr auslösen kann, ist die Beurteilung einer Hyperfollikulinie im Zellbild problematisch. Vergleichende Untersuchungen über die Oestrogenwirkung am Scheidenepithel und die Oestrogenausscheidung im Urin bestätigen die Erfahrung, daß Schwankungen in der Menge der zirkulierenden Oestrogene aus dem Zellbild verläßlich registriert werden können (Rubenstein 1938, Rubenstein und Duncan 1941, Napp 1955, Jayle, Genet, Pujol und Veyrin-Forrer 1960). Weder die *aktuelle* Situation noch *kurzdauernde* Änderungen im Hormonangebot werden aber im Ausstrich erfaßt, da die Manifestationen am Epithel erst nach einer Latenzzeit von 24 Std bis 6 Tagen auftreten (Aeppli und Rosenmund 1951, Napp 1955). Nach Aufhören der Hormonwirkung ist die Ausgangslage des Epithels nach 3—10 Tagen wieder erreicht. Diese Faktoren sind bei der Beurteilung der hormonalen Cytodiagnostik zu berücksichtigen.

Bei der Musterung des Ausstriches gibt das Gesamtbild dem geübten Untersucher ausreichende Hinweise auf den hormonell induzierten Proliferationsgrad. Die genaue Bestimmung des prozentualen Anteils der verschiedenen Zellformen erhöht nicht den Aussagewert der Methode, liefert aber eine vergleichbare Basis für die Registratur und graphische Darstellung der Resultate. Die Zählung der ausgereiften Zellformen kann nach färberischen oder kernmorphologischen Kriterien erfolgen. Der Karyopyknoseindex (Prozentsatz der Superfizialzellen mit pyknotischen Kernen) ist für die Funktionsdiagnostik empfindlicher und sicherer als der Acidophilenindex (Prozentsatz der acidophilen Superfizialzellen). Pundel (1952, 1957) sowie Gaudefroy, Korte und Pundel (1958) empfehlen die kombinierte Bestimmung beider Indices. Von geringerem diagnostischen Wert ist die von MACK (1942, 1943) vorgeschlagene Bestimmung des Glykogenindex (AYRE und AYRE 1949, AYRE 1951). Bei der Ausreifung („full cornification": PAPANICOLAOU) der Zellen geht die Kernpyknose der Acidophilie voraus (PUNDEL 1933, 1952, RAUSCHER 1954). Exakter als die Ermittlung des Karyopyknose-Index zur Objektivierung des Oestrogeneffektes ist die Bestimmung der Mitoserate, da, wie oben dargestellt (S. 113), die Kornifikation anscheinend *indirekte*, mittelbare Folge der Hormonwirkung ist, während die Zellteilung *direkt* durch Oestrogen stimuliert wird.

Bei kastrierten *Ratten* induziert Oestron ein Interphasenwachstum der Kerne des endometrialen Drüsenepithels (SALVATORE 1950). Das Wachstum führt zu einer Verdopplung des Kernvolumens. Die Volumenzunahme ist Folge einer Verdopplung des Kernmaterials in Vorbereitung auf die kommende Teilung. Sie entspricht dem gesetzmäßigen prämitotischen Größenzuwachs des Zellkernes in ganzzahligen Proportionen eines Grundquantums (JACOBJ 1925, 1935). Wegen der bekannten proportionalen Beziehungen zwischen Kernvolumina und chromosomaler Substanz vermutet SALVATORE eine unmittelbare Wirkung der Oestrogene auf die Reproduktion des genetischen Materials.

ALLEN, SMITH und GARDNER (1937) haben den zeitlichen Ablauf der mitotischen Aktivität am Scheidenepithel von *Mäusen* studiert. Etwa $9^1/_2$ Std nach einmaliger Gabe von 5 mg Oestron subcutan steigt die Mitoserate an und erreicht nach 37 Std ein Maximum. BIGGERS und CLARINGBOLD (1955) beobachten bei intravaginaler Applikation erst nach 18 Std einen Anstieg der Mitoserate.

Der proliferative Effekt ist unabhängig von der Konstitution des angewandten Oestrogens, d. h. die Wirkung *synthetischer Oestrogene* (steroider und nichtsteroider Natur) unterscheidet sich am Vaginalepithel weder morphologisch noch histochemisch von der natürlicher Oestrogene. Die Dosiswirkungskurven verlaufen parallel. Dadurch ist diese Testmethode für eine qualitative Unterscheidung der aktuell wirksamen Oestrogene nicht geeignet und mit chemischen Oestrogenbestimmungen nicht konkurrenzfähig.

Auch progestative und androgene Hormone können unter bestimmten Bedingungen das Vaginalepithel stimulieren. SANNICANDRO (1939) und PUNDEL (1950) konnten bei Frauen in der Menopause mit *Progesteron* erneut Proliferation und Kornifikation des Vaginalepithels erzielen, wenn auch nicht in gleicher Ausprägung, wie nach Oestrogenbehandlung. Am intakten Organismus ist allerdings eine permissive Wirkung konkurrierender Hormone nicht auszuschließen. Das Ausmaß der Proliferation hängt offenbar weitgehend von noch vorhandener unterschwelliger Oestrogenaktivität ab, die die Wirkung des zugeführten Progesterons moduliert (SMOLKA und SOOST 1964).

Androgene besitzen in unphysiologischen Dosen eine „antioestrogene" Wirkung, die bis zu völliger Epithelatrophie führen kann (PAPANICOLAOU, RIPLEY und SHORR 1938, SHORR, PAPANICOLAOU und STIMMEL 1938, SALMON, WALTER und GEIST 1938, GEIST, SALMON, GAINES und WALTER 1940). Entscheidend für den androgenen Effekt ist die Ausgangslage des Epithels. Mittelhoch proliferiertes Epithel bleibt im allgemeinen unbeeinflußt, während hochproliferiertes Epithel unter der Wirkung großer Androgendosen deutlich zurückgebildet wird (ELSNER und TISCHER 1953, BOSCHANN 1955). Am atrophischen Epithel wird durch Testosteron dagegen erneutes Wachstum ausgelöst, besonders infolge einer Vermehrung der intermediären Zellen (PUNDEL 1949, WIED 1952, ELSNER und TISCHER 1953, LANGREDER und ZIMMERER 1953, SCHLÖSSER 1954). Am atrophischen Scheidenepithel von Kastratinnen können WIED und DAVIS (1959) sowohl mit Androgenen als auch mit Gestagenen eine mäßig starke Proliferation des Scheidenepithels induzieren. In Kombination mit Oestrogenen wirken Androgene bei Einhaltung einer bestimmten Dosierung antagonistisch. Auch Progesteron hat bei simultaner Verabreichung in Abhängigkeit von der Mengenrelation einen antagonistischen Effekt auf die wachstumsfördernde Wirkung des Oestrogens. In Androgen-Oestrogengemischen ist etwa die 20fache Androgenmenge notwendig, um die Proliferationswirkung der Oestrogenkomponente zu blockieren (BOSCHANN 1955). Bei der Deutung der wachstumsfördernden Androgenwirkung muß die Konvertierbarkeit der androgenen Steroide in oestrogene Verbindungen in Rechnung gestellt werden (PLOTZ 1957, FINKBEINER 1957, RAKOFF 1957).

Bei *Ratten* erzeugten McCAHEY und RAKOFF (1939) nach hohen Gaben von Testosteronpropionat Hyperplasie und Verhornung des Scheidenepithels. ROBSON (1936, 1938a, b) konnte durch Testosteron die oestrische Reaktion am Scheidenepithel der *Maus* verhindern. Im Gegensatz zu W. MÜLLER (1954) fand er keine Blockierung bei lokaler Applikation von Testosteron. Die inhibitorische Wirkung der männlichen Geschlechtshormone auf die oestrische Proliferation des Vaginalepithels wird auch nach Explantation von Scheidengewebe auf männliche Wirtstiere deutlich (ARHELGER und HUSEBY 1951). Am Scheidenepithel der *Ratte* blockieren 1 mg Testosteronpropionat oder 17-Äthyl-19-Nortestosteron die proliferative Wirkung einer einmaligen parenteralen Dosis von 10 mg Oestron (EGREN 1959).

Konvertierbarkeit und Interferenz der verschiedenen Sexualhormone machen eine exakte Zuordnung von Wirkstoff und Gewebsreaktion im Tierexperiment nahezu unmöglich, da das Sortiment der endogenen Hormone im lebenden Organismus nicht völlig ausgeschaltet oder blockiert werden kann. Für die Balance der Wirkstoffe ist aber die Proportion der Komponenten von entscheidender Bedeutung. Durch Veränderungen der Proportion kann nicht nur eine funktionelle Dominanz der überwiegenden Fraktion, sondern auch eine völlige Umkehr im synergistisch-antagonistischen Effekt der konkurrierenden Hormone ausgelöst werden. Unter physiologischen Bedingungen wird dadurch eine biologische „Pufferung" der hormonabhängigen Reaktionen erreicht (Homoeostasis).

b) Die Veränderungen des Scheidenabstriches während des Cyclus

Im physiologischen Cyclus der geschlechtsreifen Frau ändert sich der Scheidenabstrich in direkter Abhängigkeit von den Konzentrationsschwankungen der Sexualhormone. An der Prägung des Zellbildes sind verschiedene Hormone teils hemmend, teils stimulierend beteiligt, unter denen die Oestrogene die maßgebliche Rolle spielen. Die Proliferationsmaxima des Scheidenepithels decken sich annähernd mit den Gipfeln der Oestrogenausschüttung. Geringe zeitliche Verschiebungen sind durch die Latenzzeit der morphologischen Manifestationen bedingt.

Oestron, Oestriol und Oestradiol werden im ersten Drittel des Cyclus in geringer Menge ausgeschieden. Vom 7.—8. Tag an setzt ein kontinuierlicher Anstieg der Oestrogene ein, der am 13. oder 14. Tag ein Maximum erreicht. Der Ausscheidungsgipfel von Oestriol liegt ca. 24 Std später als der von Oestron und Oestradiol. Nach dem Follikelsprung sinkt der Oestrogenspiegel kurzfristig ab, um am 21. Tag nochmals zu einem kleineren Gipfel (luteales Maximum) anzusteigen (BROWN 1955, BROWN, KLOPPER und LORAINE 1958, DICZFALUSY und LAURITZEN 1961).

Unter dem kontinuierlichen Anstieg des Oestrogenspiegels kommt es zum gehäuften Auftreten acidophiler Superfizialzellen mit pyknotischen Kernen. Der Karyopyknoseindex erreicht unmittelbar post ovulationem einen Gipfel von 50% (WACHTEL und PLESTER 1954) bis 90% (DE ALLENDE und ORIAS 1950). Um die gleiche Zeit liegt auch der Gipfel des Acidophilenindex. In der postovulatorischen

Phase verschiebt sich die Relation von basophilen zu acidophilen Oberflächenzellen wieder zugunsten der basophilen. Das luteale Maximum der Oestrogenausscheidung kommt im Zellbild nicht oder nur angedeutet zum Ausdruck.

Sind zu Beginn der *Follikelphase* noch überwiegend basophile oder annähernd gleichviel basophile und acidophile Superfizialzellen vorhanden, so verändert

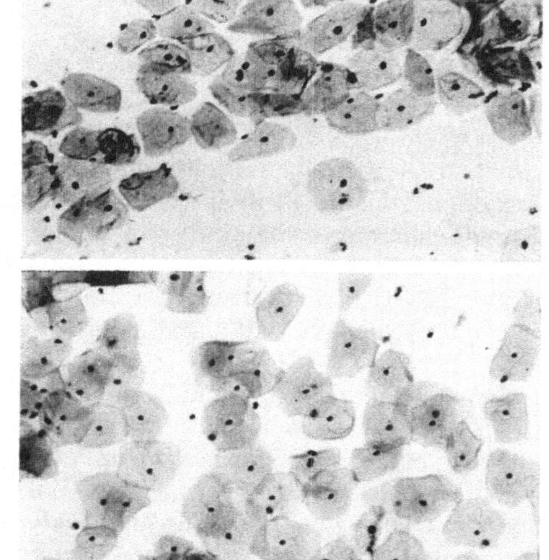

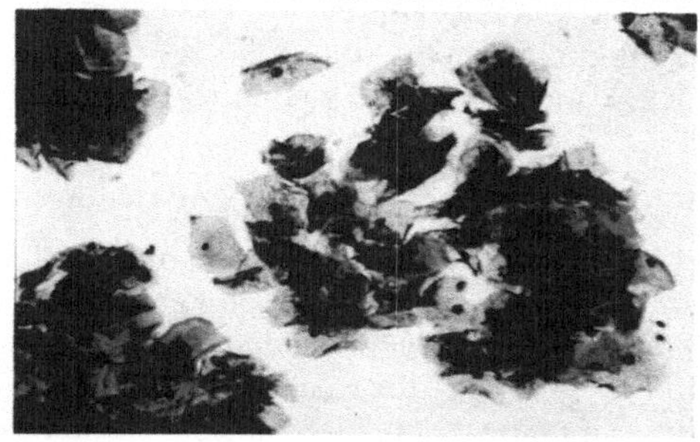

sich in den folgenden Tagen die Relation zugunsten der acidophilen Elemente (Abb. 102a und b). In der fortgeschrittenen Proliferationsphase bestimmen die acidophilen Zellen das Bild. Die großen, polygonalen Zellen sind flach ausgebreitet, scharf konturiert und klar gefärbt; die intracellulären Granulationen sind deutlich. Die isolierte Lagerung der ausgebreiteten und transparenten Zellen ist auf den erhöhten Zellturgor zurückzuführen. Leukocyten sind nur spärlich vorhanden. Die *Sekretionsphase* ist durch eine Zunahme der basophilen Oberflächenzellen mit bläschenförmigen Kernen gekennzeichnet. Die Zellen neigen zu Gruppen- oder Haufenbildung. Sie sind stark gefaltet, die Ecken und Ränder eingerollt (Abb. 102c). Nicht selten sind die Konturen durch bakterielle Cytolyse verwaschen. Leukocyten sind in wechselnder Menge vorhanden. In der prämenstruellen Phase nimmt ihre Zahl zu.

In der *Menstruationsphase* sind reichlich Erythrocyten im Zellbild vorhanden. Die Epithelzellen entstammen der oberflächlichen Schicht und haben ein basophiles Cytoplasma. Nach PAPANICOLAOU (1933) überwiegen basophile Zellen, ROTH (1950) findet vorherrschend acidophile Superfizialzellen. Schleim und Leukocyten sind reichlich vorhanden und geben dem Zellausstrich ein „unsauberes" Bild. Gelegentlich sind zur Zeit der Menstruation auch Endometrium-

Abb. 102a—c. Die cyclischen Veränderungen im Scheidenabstrich der Frau. a Frühe Follikelphase mit basophilen und acidophilen Superfizialzellen. b Späte Follikelphase mit fast ausschließlich acidophilen Superfizialzellen. Die Zellen sind flach ausgebreitet und scharf konturiert. c Corpus luteum-Phase, basophile Zellen herrschen vor, die Zellen sind gefaltet und eingerollt und liegen in Haufen beisammen. Vergr. 40fach

zellen und histiocytäre Elemente dem Sortiment der ortsständigen Zellen des Scheidenepithels beigemengt (Abb. 103). Endocervicale Zellen können in allen Phasen des Cyclus im Scheidenabstrich auftreten.

Die phasischen Änderungen der Kerngröße sind durch Planimetrie bzw. rechnerische Ermittlung der Kernvolumina aus den Flächenmaßen objektiv verfolgbar. MALSCH (1951) sowie MALSCH und SCHMITT (1952) haben auf Grund einer Häufigkeitsstatistik die Kerne sämtlicher Vaginalepithelzellen in ein Gruppensystem geordnet und die prozentuale Beteiligung der einzelnen Kerngruppen an der Gesamtzahl der im Abstrich gemessenen Kerne für die Dauer des Cyclus in Kurven dargestellt. Der „Normtyp" ist durch Häufigkeitsmaxima der großen Kerne vor und nach der Menstruation charakterisiert. Die prozentuale Vermehrung kleinkerniger Zellen zwischen dem 7. und 21. Tag wird als Ausdruck der Epithelproliferation gedeutet.

Die absoluten Werte der Karyopyknose- und Acidophilenindices sind für die Bestimmung der Cyclusphase von geringer Relevanz, da sie die Ausgangslage

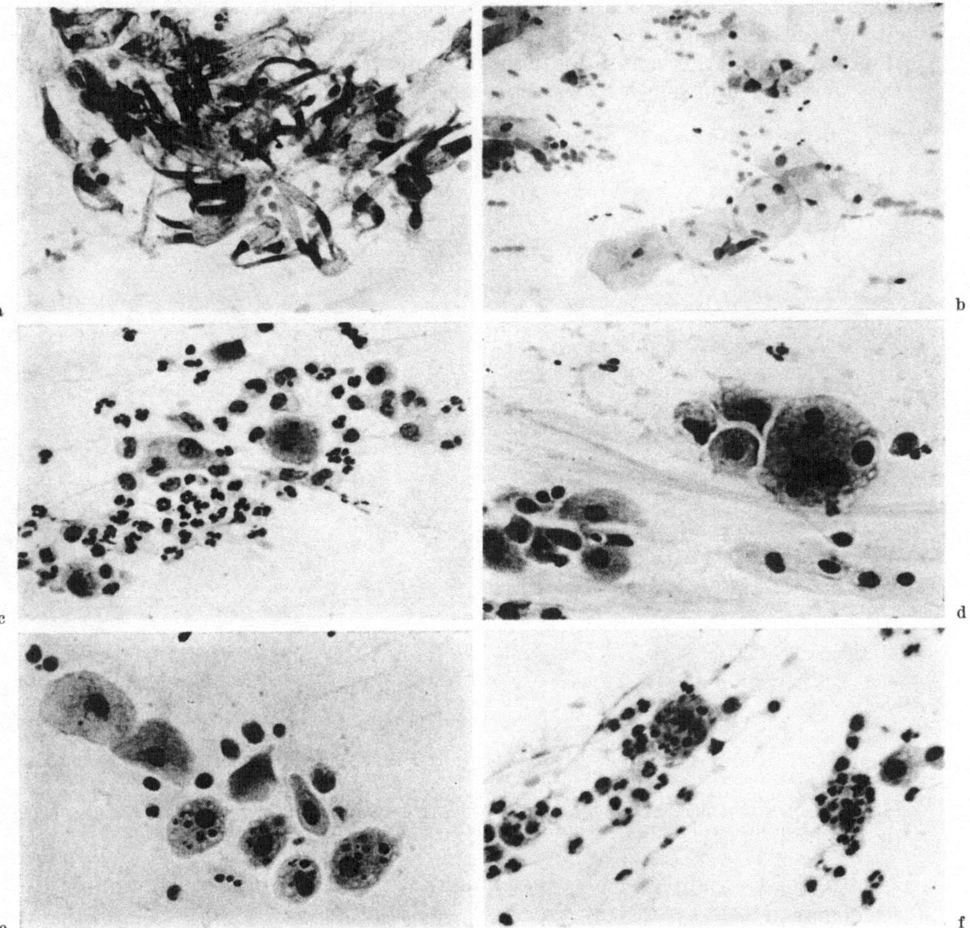

Abb. 103a—f. Sonstige, nicht dem Plattenepithel entstammende Zellen im Vaginalsmear. a Hochcylindrische endocervicale Zellen, b kleine endocervicale Zellen neben Superfizialzellen, c Histiocyten und Leukocyten, d histiocytäre Riesenzellen, e, f Makrophagen. Vergr. 160fach

unberücksichtigt lassen. Ihr Aussagewert erhöht sich bei wiederholten Bestimmungen und durch die Beachtung weiterer zellmorphologischer Kriterien.

c) Der Scheidenabstrich beim Neugeborenen und in der Kindheit bis zur Pubertät

Oestrogene passieren die Placentarschranke und verursachen eine pränatale Stimulation der Geschlechtsorgane des weiblichen Feten. ZACHARESCU-KARAMAN, ALEXIU und URSU (1937) vermuteten eine Auslösung abortiver Ovarialcyclen beim Neugeborenen durch die mütterlichen Gonadotropine. Diese Vorstellung wurde durch den histologischen Befund heranreifender Follikel in den Ovarien Neugeborener gestützt. Beim Vergleich der Phenolsteroidausscheidung von Knaben und Mädchen werden jedoch im allgemeinen keine Geschlechtsunterschiede gefunden (s. bei DICZFALUSY und LAURITZEN 1961). Es bestehen daher kaum noch Zweifel, daß die von den Neugeborenen ausgeschiedenen Oestrogene zum überwiegenden Teil metabolisierte Oestrogene *placentarer* Herkunft sind. Die proliferativen Veränderungen an den fetalen und neonatalen Geschlechtsorganen entwickeln sich unter der direkten Wirkung der placentaren Hormone. Mit der Abnabelung beginnt beim Kind ein kontinuierlicher Abfall der Oestrogenkonzentration. Das Aufhören der Oestrogenausscheidung fällt mit der Beendigung des

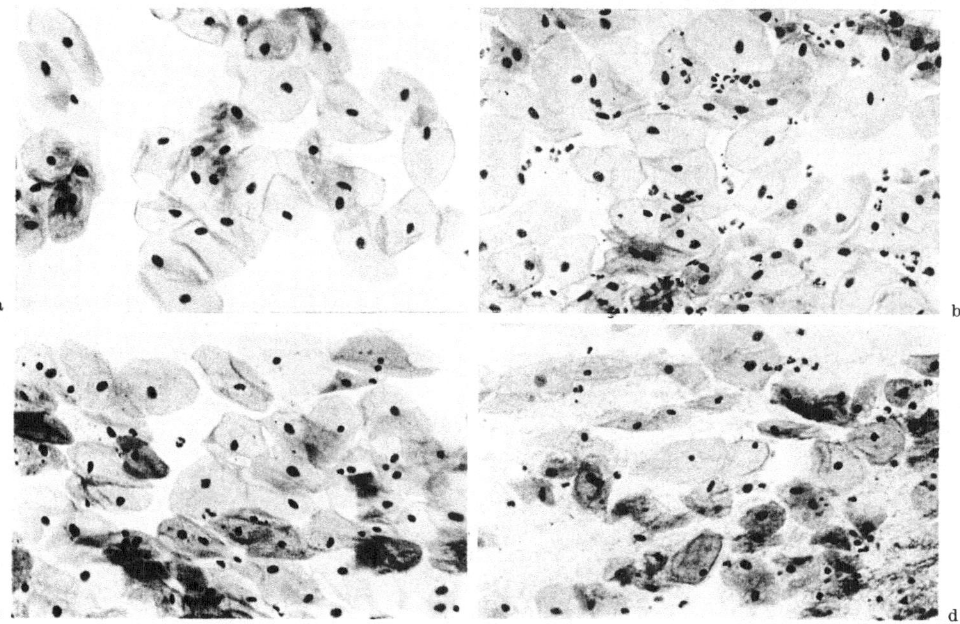

Abb. 104a—d. Der Scheidenabstrich des Neugeborenen in den ersten Lebenstagen. a 1.Tag post partum, zart gefärbte, transparente Intermediärzellen, z.T. Navicularformen. b 2.Tag post partum, neben Intermediär- und Superfizialzellen treten Leukocyten im Abstrich auf, c 3.Tag post partum, zunehmende Ausreifung unter der protrahierten Wirkung der mütterlichen Hormone, neben Intermediarzellen reichlich, teilweise acidophile Superfizialzellen, d Doderleinsche Bacillen zwischen den Epithelzellen. Vergr. 100fach

postnatalen Gewichtsverlustes zusammen. Das relativ kurzzeitige Absinken des Oestrogenspiegels verursacht Entzugsfolgen, die als sog. „Genitalkrise" des Neugeborenen in Erscheinung treten (PHILIPP 1938). Das Scheidenepithel, als empfindlicher Indicator der Hormonwirkung, verändert sich in Abhängigkeit von den aktuellen Hormonkonzentrationen der ersten Lebenstage (ZACHARESCU-KARAMAN, ALEXIU und URSU 1937, ALEXIU 1938, FRAENKEL und PAPANICOLAOU 1938, SMOLKA und KOSCH 1954).

Der cytologische Abstrich enthält unmittelbar post partum bis zum 2. Lebenstage Epithelzellen aus den intermediären Schichten. Das Cytoplasma ist durchscheinend und zart basophil gefärbt. Die Zellen sind teilweise gefaltet und ähneln den Navicularzellen (Abb. 104a). Die Kerne sind relativ dicht, aber nicht pyknotisch. Das Fehlen von Bakterien, Leukocyten und Detritus gibt dem Ausstrich ein klares Bild. Erst vom 3. Lebenstage an sind den Epithelzellen Bakterien und Leukocyten beigemengt, die in den folgenden Tagen reichlicher werden (Abb. 104b—d). Vom 4. Tage an bis in die 2. Woche können kernlose Schollen auftreten. Am 6. Tage werden in einzelnen Fällen Erythrocyten im Abstrich aufgefunden. Im Verlauf der 2. und 3. Woche rücken zunehmend Zellen aus den tieferen Epithelschichten in den Vordergrund. Unter fortlaufender Verminderung der Intermediärzellen zugunsten der Parabasalzellen macht das Proliferationsbild der ersten Tage einem atrophischen Zellbild Platz, welches bis zur Pubertät bestehen bleibt.

d) Der Scheidenabstrich während der Gravidität und im Wochenbett

In der Schwangerschaft besteht keine strikte Parallelität zwischen den quantitativen Änderungen der Oestrogenkonzentration und dem cytologischen Bild des Scheidenabstriches. Die produzierten Oestrogenmengen gehen weit über den Wert hinaus, der zur Erzielung eines maximalen Proliferationseffektes notwendig ist.

Die Oestrogeninkretion steigt am Anfang der Schwangerschaft zunächst langsam, in der 7. Woche, mit Einsetzen der placentaren Oestrogenbildung, steil an. Die Oestriolausscheidung nimmt im Verlaufe der Gravidität sowohl absolut als auch relativ zu. Am Ende der Schwangerschaft werden Ausscheidungswerte gefunden, die beim Oestriol ca. 1000fach, beim Oestron und Oestradiol ca. 100fach über dem Durchschnittswert des physiologischen Cyclus liegen.

Die Mannigfaltigkeit der cytologischen Ausstrichbilder in der Gravidität zeigt deutlich, daß die Zellveränderungen keine einfache Funktion der Oestrogenmengen sind, sondern das Resultat der komplexen Wirkung eines Hormonsortimentes. Auch Oestrogentherapie in der Gravidität bewirkt nicht die bekannten oestrogenspezifischen Epithelveränderungen (VANDEKERKHOVE 1954, DE ALLENDE 1958, GAUDEFROY 1958, PUNDEL 1958, ZIDOVSKY und KAZDA 1960). Die Epithelempfindlichkeit erscheint allerdings unbeeinflußt, da bei lokaler Applikation ein überzeugender Proliferationseffekt zu beobachten ist. Andererseits sind grundsätzliche Abweichungen im Oestrogen*metabolismus* während der Schwangerschaft nicht sicher bekannt (PEARLMAN, PEARLMAN und RAKOFF 1954, DICZFALUSY und LAURITZEN 1961). Nach DE ALLENDE (1958) wird der Oestrogeneffekt am Scheidenepithel der Schwangeren besonders in den letzten Graviditätsmonaten durch die konkurrierende Progesteronwirkung maskiert.

Das häufigste Bild des Scheidenabstriches in der Schwangerschaft ist der „*Naviculartyp*" (PAPANICOLAOU). Er enthält nur wenige ausgereifte Superfizialzellen und wird von basophilen Intermediärzellen mit gestreckter, kahnartiger Form geprägt. Die Ecken und Ränder der Zellen sind gefaltet oder eingerollt. Als Ursachen dafür werden Änderungen der Cytoplasmahomogenität durch exzessive Glykogenspeicherung angegeben. Die Abstriche sind im allgemeinen sehr zellreich. Nicht selten wird bei Anwesenheit Döderleinscher Stäbchen bakterielle Cytolyse der Epithelzellen beobachtet. Durch Zellauflösung und Zelluntergang entsteht reichlich Detritus, der freie Kerne, Leukocyten und Bakterienmassen enthält. Die Absonderung eines speziellen „*Cytolysetyps*" ist aber nicht gerechtfertigt, da bakterielle Zellzerstörung auch außerhalb der Schwangerschaft unter geeigneten Milieubedingungen nicht selten vorkommt. Phasen stärkerer Cytolyse können mehrfach während der Gravidität auftreten und das zugrunde liegende Zellbild verschleiern. Nur in etwa 10—15% finden sich in der Schwangerschaft cytologische Zeichen einer stärkeren *oestrogenen Proliferation* (ARTNER und KOLLER 1953, KOLLER und ARTNER 1953, WIED 1954).

In begrenztem Umfang kann die Bestimmung des prozentualen Anteils der glykogenhaltigen Zellen zur cytologischen Diagnose der Schwangerschaft herangezogen werden (FORAKER und BRAWNER 1951). Nach BOTELLA-LLUSÍA, NOGALES und RUIZ (1958) ist der Abstrich nicht repräsentativ für den tatsächlichen

epithelialen Glykogengehalt in der Schwangerschaft, da die erhöhte Glykogenspeicherung vorwiegend die Zellen der Intermediärzone betrifft und im oberflächlich entnommenen Zellmaterial nicht erfaßt wird.

Unabhängig vom Entwicklungsstand der Schwangerschaft bleibt das cytologische Bild über die gesamte Gestationsperiode bei ungestörtem Verlauf relativ
konstant. Änderungen im Charakter des Zellausstriches kommt daher gewisse
klinische Bedeutung zu für die Prognose der Schwangerschaft oder die Voraus-
sage des Geburtseintrittes. Ein Umschlag in Richtung eines „mehr oestrogen
betonten" Bildes kann einen drohenden Abort ankündigen. Für das Herannahen
des Geburtsbeginnes gibt es cytologische Indizien, deren Aussagewert allerdings

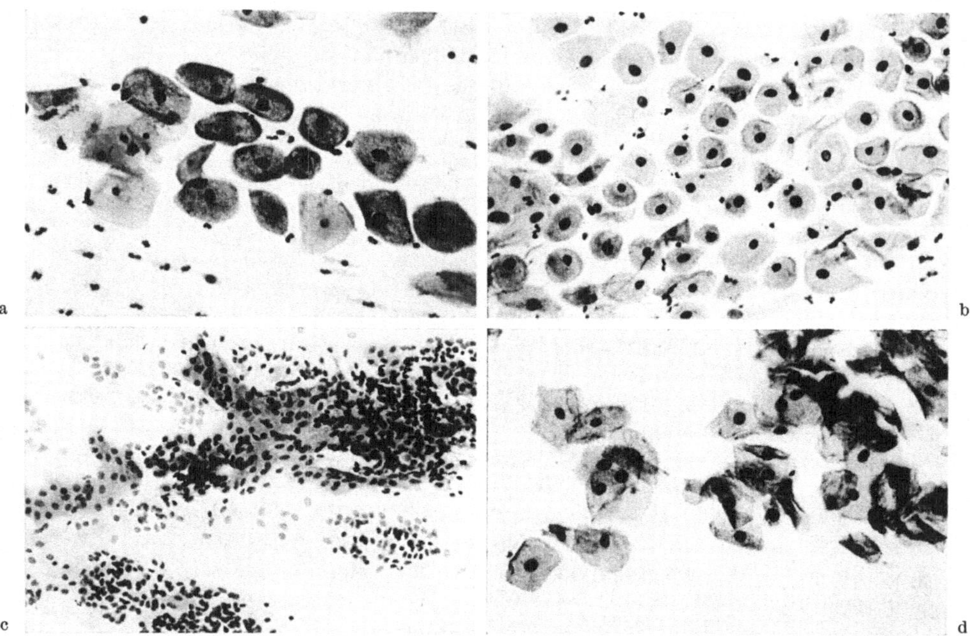

Abb. 105a—d. Cytologie der Menopause. a Sog. Mischtyp (LIMBURG). Vorherrschend Zellen aus den tiefen
Epithelschichten, daneben noch einzelne ausgereifte Superfizialzellen, b atrophischer Ausstrich mit nahezu ausschließlich basalen und parabasalen Zellen, einzelne Intermediärzellen, c hochgradige Atrophie mit massenhaft
freien Kernen und Basalzellen im Zellverband, d sog. androgener Proliferationstyp (WIED). Vergr. a, b, d
ca. 100fach, c 40fach

umstritten ist (LEMBERG-SIEGFRIED und STAMM 1955, NYKLIČEK 1958, LICHTFUS,
PUNDEL und GANDAR 1958, ZIDOVSKY 1962). Nach der Geburt treten die Navicularzellen allmählich zurück. In den ersten Wochenbettagen können basophile
Parabasalzellen mit vacuolisiertem Cytoplasma und verschieden großen Kernen
(post partum-Typ der äußeren Basalschicht) das Bild beherrschen. Sie weichen
spätestens nach etwa 10 Tagen den wieder zunehmenden Intermediär- und
Oberflächenzellen (EICHENBERGER 1951).

e) Der Scheidenabstrich in der Menopause

Mit der Altersrückbildung der generativen Organe sinkt die Oestrogenproduktion kontinuierlich ab. Auch im Senium bleibt allerdings eine meßbare Oestrogen-
sekretion bestehen. Als Quellen der postklimakterischen Hormonbildung kommen
sowohl die Ovarien als auch die Nebennieren in Betracht. In begrenztem Umfange
kann die ovarielle und corticale Oestrogenproduktion durch gonadotrope (BERGER

und Keller 1954, Paulsen, Leach, Sandberg, Sheinfeld und Maddok 1958)
bzw. adrenocorticotrope (Berger und Keller 1954, Lauritzen 1961) Hormone
erneut stimuliert werden. Auch exogene Oestrogenzufuhr mit der Nahrung sorgt
für die Aufrechterhaltung eines wirksamen Blutspiegels, dessen „Normalbereich"
schwer festzulegen ist. Infolge der hohen Oestrogensensitivität der Scheide genügen jedoch Minimalwerte zur Ausübung eines proliferativen Reizes auf die
Epithelzellen. Die üblicherweise in der Menopause vorkommenden Abstrichbilder
sind daher außerordentlich mannigfaltig (Abb. 105). Wied (1953, 1954) findet
bei Frauen mit klimakterischen Ausfallserscheinungen nur in etwa einem Drittel
der Fälle einen atrophischen Ausstrichtyp. Einen entsprechenden Prozentsatz
geben Smolka und Soost (1964) bei Frauen an, die mindestens 5 Jahre in der
Menopause waren. Nach Berger und Keller (1954) haben noch etwa 50%
der Frauen im Menopausealter Zeichen einer Oestrogenwirkung.

Der *atrophische Zellausstrich* kann als Endzustand der Altersrückbildung angesehen werden, bei dem die aktuelle Konzentration der Oestrogene unterhalb
des Schwellenwertes der cellulären Ansprechbarkeit liegt. Der Abstrich enthält
nahezu ausschließlich parabasale und basale Zellen. Ihr Cytoplasma ist basophil,
kann aber auch infolge von Milieuänderungen der Scheide eine acidophile Eigen-
schaft annehmen (Smolka und Soost 1964). Oft finden sich degenerative Kern-
und Plasmaveränderungen und Beimengungen von Leukocyten und Erythrocyten
infolge der leichten Verletzbarkeit und Entzündungsneigung der atrophischen
Scheidenhaut. Neben diesen atrophischen Zellbildern werden Abstriche mit mitt-
lerer bis hoher Proliferation gefunden. Papanicolaou (1933) bezeichnet Aus-
striche mit vorwiegend intermediären, in Haufen beisammenliegenden Zellen als
"crowded menopausal type". Beim sog. „*Mischtyp*" (Limburg 1951) finden sich
Parabasal-, Intermediär- und Superfizialzellen in wechselnder Menge nebeneinander. Der „*Mangeltyp*" von Stoll (1954) und der „*androgene Proliferationstyp*"
von Wied (1954) sind weitere cytologische Varianten im Gefolge reduzierter
oder imitierter Oestrogenwirkung im Greisenalter.

IX. Die biologische Infektabwehr der Scheide

Die offene Verbindung des weiblichen Genitalsystems mit der Bauchhöhle
macht eine zuverlässige Sicherung gegen aufsteigende Infektionen notwendig.
Dem Hymen kommt als Infektionsschutz nur geringe praktische Bedeutung zu.
In der Tierreihe wird ein Schutz gegen die Aszension von Keimen durch vielfach
modifizierte mechanische und biologische Maßnahmen erreicht.

Bei *Vulpes, Sciuridae, Cavia* und *Talpa* (Kelly und Papanicolaou 1928,
Rowlands und Parkes 1935, Matthews 1935) ist die Scheide im Anoestrus
vollständig verschlossen. Zur Zeit der Brunst entsteht eine Öffnung durch Verhornung und Abstoßung der zentralen Anteile eines epithelialen Pfropfes, der die
solide Fortsetzung der kanalisierten Müllerschen Teile des Genitaltraktes dar-
stellt. Die periodische Öffnung schließt sich nach dem Oestrus erneut unter dem
Bilde eines Heilungsvorganges (Kelly und Papanicolaou 1928). Ein partieller
Verschluß des Introitus vaginae virgineller Tiere durch eine Hymenalmembran
findet sich z.B. beim *Pferd, Rind* und *Schwein.* In der *Stuten*vagina markiert
die Hymenalscheibe den Grenzbereich von proximalem (supraurethralem) und
distalem (infraurethralem) Scheidensegment. Unter den anthropoiden Affen besitzt wahrscheinlich nur die Gruppe der *Simiae* eine hymenartige Verschlußeinrichtung der Scheide (s. bei Wislocki 1932 und Ashley-Montagu 1937).

Die *saure Reaktion des menschlichen Scheidensekretes* ist zuerst von A. Döderlein (1892) als biologische Abwehrmaßnahme gegen die Ansiedlung und Aszension

von pathogenen Keimen gedeutet worden. Die Wasserstoffionenkonzentration des Vaginalinhaltes liegt bei gesunden Frauen in Bereichen, die mit den Lebensbedingungen der meisten Krankheitserreger nicht vereinbar sind (HINRICHS 1925, DEMME 1927). Es ist nicht endgültig entschieden, ob die Funktion der „Selbstreinigung" und biologischen Abwehr *obligat* an das Vorhandensein bestimmter apathogener Mikroorganismen gebunden ist, unter denen die Döderleinschen Stäbchen eine wichtige Rolle spielen. Diese grampositiven, fakultativ anaeroben Bacillen sind unter physiologischen Bedingungen nahezu regelmäßig im Vaginalsekret anzutreffen. Aus den Untersuchungen von LASH und KAPLAN (1926) geht hervor, daß es sich um keine einheitliche Gruppe handelt. THOMAS (1928) sowie HUNTER und LONG (1958) ordnen sie auf Grund ihrer Morphe und kulturellen Verhaltensweise den *Lactobacilli acidophili* zu. Nach WILSON und MILES (1946) sowie HUNTER, LONG und SCHUMACHER (1959) ist eine exakte Klassifizierung und Differenzierung sämtlicher in der Scheide vorkommender Keime der Lactobacillusgruppe bis jetzt nicht möglich. Entgegen der ursprünglichen Annahme wird Glykogen von isolierten Stämmen der Milchsäurebacillen nicht mit Regelmäßigkeit und nur in geringem Umfange und unter geeigneten Bedingungen gespalten (RAKOFF, FEO und GOLDSTEIN 1944, ROGOSA und SHARPE 1960). Diese Befunde stützen die Auffassung, daß die *bakterielle* Glykolyse für die Aufrechterhaltung eines physiologischen pH in der Vagina von untergeordneter Bedeutung ist und die Spaltung des Glykogens vorwiegend durch *glykolytische Fermente* der Epithelzellen oder Genitalsekrete bewirkt wird. Dabei auftretende Zwischenprodukte können durch die Vaginalbacillen vergoren werden und die Säuerung des Scheidensekretes verstärken (ROTHER 1925, PANGALOS 1941). Die Bereitstellung des Glykogens im Scheidenepithel wird durch die Ovarialhormone reguliert (DOBSZAY 1938, RAKOFF, FEO und GOLDSTEIN 1944). Abweichungen vom normalen Säuregrad ändern die Keimbesiedlung (WEINSTEIN 1938, WEINSTEIN, BOGIN, HOWARD und FINKELSTONE 1936, WEINSTEIN und HOWARD 1939, HUNTER und LONG 1958). Die zahlenmäßige Relation der saprophytischen acidophilen Vaginalbacillen zu den Keimen einer pathogenen Mischflora (Reinheitsgrade: HEURLIN 1914, R. SCHRÖDER 1925) ist dadurch ein Gradmesser der lokalen Abwehr und ein Index der Ovarialfunktion.

Die Gesamtacidität des Scheideninhaltes wird im wesentlichen durch den Gehalt an freier und gebundener Milchsäure bestimmt (ZWEIFEL 1908); außerdem finden sich geringe Mengen von Phosphorsäure (ROSSENBECK 1925) und Aminosäuren (RAAB 1930, NÜRNBERGER 1930, 1932a, b, GREGOIRE 1959, HUNTER und NICHOLAS 1959).

GREGOIRE (1959) identifizierte papierchromatographisch 14 verschiedene Aminosauren: Alanin, Arginin, Asparaginsäure, Glutaminsäure, Glycin, Histidin, Isoleucin, Leucin, Prolin, Serin, Taurin, Threonin, Tryptophan, Valin.

Nach SCHRÖDER (1925), BEHRENS und NAUJOKS (1925), HINRICHS (1925), KESSLER und UHR (1927), KESSLER und RÖHRS (1927), SEGUY und VINNEUX (1933), SCHOCKAERT und DELRUE (1936), RAKOFF, FEO und GOLDSTEIN (1944), SIEGLER (1944) liegt der pH-Wert des Scheidensekretes gesunder, geschlechtsreifer Frauen zwischen 3,8 und 5,0. Annähernd übereinstimmende pH-Werte von durchschnittlich 7,8 werden im Kindesalter (KIENLIN 1926, MALCZEWSKA 1958) und nach der Menopause (RAKOFF, FEO und GOLDSTEIN 1944) gemessen. Gegenüber älteren Indicatormethoden erlauben potentiometrische Bestimmungen mit Glaselektroden exakte lokalisierte pH-Messungen an der Epitheloberfläche (KESSLER und UHR 1927, DEMME und BALTZER 1927, OBERST und PLASS 1936, RAKOFF, FEO und GOLDSTEIN 1944). Punktableitungen von der Schleimhaut zeigen örtliche pH-Differenzen mit einem ansteigenden Gradienten in Richtung auf den Introitus vaginae (Trussell und McDougall 1940). Dadurch wird der Wert einer orientierenden pH-Bestimmung im verdünnten oder unverdünnten Vaginalsekret in Frage gestellt, zumal auch cyclische Schwankungen im Säuretiter nachgewiesen worden sind. Schultheiss (1929a—c), Guthmann und Koch (1932) sowie Milco und Piris (1941) finden eine prämenstruelle Aciditätssteigerung und ein postmenstruelles Absinken der Wasserstoffionenkonzentration gegen den Neutralpunkt. Während der Menstruation werden — möglicherweise infolge einer Alkalisierung durch beigemengtes Blut — die niedrigsten Werte gemessen (Oberst und Plass 1936). Nach Gräfenberg (1918), Guest (1940) und Rakoff, Feo und Goldstein (1944) sinkt der Säuregrad zur Zeit des Follikelsprunges. Die erhöhte Abgabe alkalischen Cervixschleimes könnte dafür eine Erklärung geben. D. Müller (1960) findet die im Ablauf des Cyclus gemessenen Werte innerhalb der mittleren quadratischen Abweichung, und damit keine signifikanten phasenspezifischen Änderungen im Säuregrad. Während der Gravidität nimmt die saure Reaktion deutlich zu (Bock und Wolf 1933, Neuhaus 1953). Für die Abschätzung der ovariellen Funktion hat die Bestimmung des Scheiden-pH wegen der starken individuellen Schwankungen nur geringen Wert. Aufschlußreicher ist nach Marocco und Scorta (1957) die kombinierte Bestimmung des pH von Cervix und Scheide. Der Quotient beider Werte beträgt bei der geschlechtsreifen Frau um die Zeit der Ovulation im Durchschnitt 1,32. Hypo- und Hyperfollikulie gehen mit Veränderungen des Quotienten einher.

Die Säuretoleranz der Spermatozoen liegt unterhalb der physiologischen Säurewerte des Scheidensekretes. Das Milieu der Vagina bietet daher den Spermatozoen außerordentlich ungünstige Lebensbedingungen. Nach älteren Untersuchungen sollen die Spermien in der Vagina mehrere Tage lebensfähig bleiben. Bereits Sims (1868) und Hausmann (1879) finden dagegen bis höchstens 12 Std post cohabitationem bewegliche Spermatozoen in der Vagina. Belonoschkin (1934, 1939, 1948) beobachtet nach künstlicher Insemination bewegliche Spermien bis maximal 2 Std und 20 min im Scheidensekret. Nach Harmsen und Fromm (1960) ist die Lebensdauer der Spermien im weiblichen Organismus, gemessen an ihrer Bewegungsfähigkeit, kürzer als 48 Std, die Befruchtungsfähigkeit soll allerdings schon nach 4—6 Std erlöschen (Joel 1953). Neuhaus (1953) hat die Überlebensdauer der Spermien in der Vagina *gravider* Frauen im Hinblick auf die Möglichkeit einer Superfetation untersucht. Er findet 20 min nach der Kohabitation in Proben des suspendierten Scheideninhaltes nur noch vereinzelt bewegliche Spermien. Die Beurteilung der Überlebensdauer stützt sich auf die wahrnehmbaren Lebensäußerungen. Eine Kontrolle der Stoffwechselvorgänge ist außerordentlich schwierig, so daß bei klinischen Untersuchungen im allgemeinen die Prüfung der Spermienmotilität als Test verwendet wird. Reversible inaktive Phasen bei potentieller Bewegungs- und Befruchtungsfähigkeit können zu Fehldeutungen führen: außerdem ist die Motilität nicht unmittelbar der Befruchtungsfähigkeit gleichzusetzen. Nach Muschat (1926) liegt das pH-Optimum für die Beweglichkeit menschlicher Spermien bei 8,5—9,0. Unter pH 6,0 und über pH 10,0 tritt eine Lähmung ein. Eine geringere Empfindlichkeit von Y-Spermatozoen gegenüber dem sauren Milieu der Vagina soll der Mehrzeugung männlicher Früchte zugrunde liegen. Von Rothschild (1960) wird diese Erklärung als „wilde Hypothese" abgelehnt. In vivo wird das aktuelle Milieu im Receptaculum seminis nach der Kohabitation von mehreren Faktoren bestimmt. Eine Beimischung verschiedener im Orgasmus freiwerdender Sekrete führt zu einer Pufferung des sauren Vaginalinhaltes (Vignes und Boros 1934). Eine nennenswerte Verlängerung der Lebensfähigkeit der Spermien wird dadurch nicht erreicht. Ein möglichst kurzfristiger Aufenthalt in der Vagina ist daher für die Spermatozoen von vitaler Bedeutung. Vermutlich wirken neben dem Säuregrad noch andere Faktoren ungünstig auf die Motilität und Lebensfähigkeit der Spermien. SEGRÉ und VALLE (1935) finden die Spermatozoen in einer 0,5%igen reinen Milchsäurelösung längere Zeit beweglich als nach Durchmischung mit frisch entnommenem Scheidensekret. Durch Speculumuntersuchungen post cohabitationem hat BELONOSCHKIN (1948, 1957) beim Menschen saugende Bewegungen der Portio beobachtet, die eine rasche Aufnahme des Ejaculates aus dem hinteren Scheidengewölbe (Receptaculum seminis) in die Gebärmutter fördern sollen.

X. Die Resorptionsleistung des Scheidenepithels

Kasuistische Mitteilungen über Allgemeinintoxikationen nach vaginaler Applikation verschiedener Chemikalien haben zuerst die Aufmerksamkeit auf die Resorptionsleistung des Scheidenepithels gelenkt (Übersichten bei MACHT 1917/18, ROBINSON 1925, 1927, HARTMAN 1959).

Durch diese Berichte sind experimentelle Untersuchungen über die Resorption anorganischer und organischer Verbindungen angeregt worden. Diese Versuche dienten unter anderem dem Zweck, die Voraussetzungen für eine intravaginale Arzneimittelapplikation zu erproben. Die inkorporierten Substanzen wurden mit qualitativen und quantitativen chemischen Nachweismethoden im Blut, Harn und Speichel oder indirekt durch die Beobachtung substratspezifischer pharmakologischer Effekte identifiziert. Die von den älteren Autoren benutzten Versuchsanordnungen und Nachweismethoden sind mit zahlreichen Fehlerquellen behaftet und erlauben nur eine grobe Orientierung. Genauere Resultate über Resorptionsmenge und Resorptionszeit ergibt das Experiment mit radioaktiv markierten Stoffen. POMMERENKE und HAHN (1943) finden eine Stunde nach vaginaler Instillation von Na^{24} 0,04 bzw. 0,09% des Elementes im zirkulierenden Blut von zwei gesunden Probandinnen. BENGTSSON (1954) beobachtet eine rasche Absorption von P^{32} aus der *Kaninchen*vagina mit einem Aktivitätsmaximum im Blut $^1/_2$ Std nach Instillation. Mit gleicher Geschwindigkeit wird Jod (J^{131}) von der *Ratten*vagina resorbiert (CONTI, SBERNARDORI und TADDIA 1956). Durch Messung des Aktivitätsabfalles intravaginal oder paravaginal applizierter Isotopendepots kann die epitheliale oder mesenchymale Resorptionsleistung quantitativ erfaßt werden. Als Maß dient die Resorptionshalbwertzeit oder die sog. Clearance-Rate (das ist der pro Minute abtransportierte Prozentsatz der ursprünglichen Aktivität, s. bei KÜNKEL und SCHMERMUND 1953, SCHMERMUND, KÜNKEL und KÜCHMEISTER 1954, SCHUBERT 1955).

Die Resorptionsrate paravaginaler Depots wird durch Oestrogene bei der *Ratte* nicht signifikant verändert, während die Rate intravaginaler Depots 4 Tage nach Verabfolgung von Oestradiol-mono-benzoat eindeutig absinkt (WESTIN 1957). Die Verminderung der Resorption geht parallel mit dem hormonal induzierten Wachstums- und Verhornungsprozeß des Scheidenepithels (BAKER 1928, WESTIN 1957). Damit ist nicht gesagt, daß der Verhornungsvorgang selbst für die Barrierenfunktion verantwortlich ist. BENGTSSON (1954) hat beim *Kaninchen* die Resorption von P^{32} unter verschiedenen hormonellen Bedingungen studiert. Er findet eine Steigerung der Phosphatabsorption nach Oestrogenbehandlung.

LOESER (1925) findet in der Menopause nach intravaginaler Applikation von Kaliumjodat stark verlängerte Resorptionszeiten.

Da die biochemischen und morphologischen Veränderungen der oestrogensensitiven Gewebe ein außerordentlich komplexes Geschehen bilden, bleibt zunächst unentschieden, welche Faktoren für die hormonabhängigen Änderungen der Resorptionsrate im Einzelfall verantwortlich zu machen sind (s. Veränderungen der Basalmembran unter dem Einfluß von Oestrogenen). Bei den bisher getesteten Substanzen handelt es sich zum Teil um die Isotope wichtiger, für den normalen Zellmetabolismus obligater Kationen, z.T. um körperfremde Verbindungen verschiedener Konstitution. Neben der Beobachtung allgemein permeabilitätssteigernder oder -hemmender Effekte müssen in jedem Falle die spezifischen, an das Testsubstrat gebundenen Bedingungen untersucht werden.

Für Sulfonamide (LUCCHETTI 1943, CARRINGTON, HANNAK und BRADFORD 1946: Sulfanilamid, Sulfathiazol), Penicilline (GOLDBERGER, ROCK, BARKER und BACON 1947, GOLDBERGER, WALTER und LAPID 1947, ABEL, FARMER und DOUCETTE 1948, SCHUDMAK und HESSELTINE 1951, BUCCELLATO 1952) und Tetracycline (OLIVELLI 1953) ist das Resorptionsvermögen der intakten Vagina zur Aufrechterhaltung eines therapeutischen Blutspiegels ausreichend. Das Konzentrationsmaximum ist 1 bis $^1/_2$ Std nach vaginaler Applikation erreicht. Beim Kaninchen ist die Penicillinresorption in der Vagina nach Instillation von Hyaluronidase eklatant gesteigert (BUCCELLATO 1952).

Auch hochmolekulare Eiweißstoffe können offenbar in begrenztem Umfang von der intakten Vaginalwand resorbiert werden (FISHER 1923/24: Insulin; ROSENZWEIG und WALZER 1943: Erdnußprotein; ISOJIMA und ASHITAKA 1964: Resorption von Spermatozoen-Antigen durch die Scheidenwand des Meerschweinchens).

BILLICH (1961) versucht bei Permeabilitätsstudien an der Scheidenwand der Frau vor allem die Frage einer „transudativen" Passage von Gewebsflüssigkeit zu klären. Diese Frage ist mit dem klinischen Problem des Fluor vaginalis eng verknüpft. Weder mit fluorescierenden Farbstoffen noch mit Harnstoff ist nach seinen Befunden an der intakten Vaginalwand eine Permeabilität zum Scheidenlumen hin nachzuweisen. Dagegen kann bei den Untersuchungen mit radioaktiv markiertem Phosphat (P^{32}) in einem Teil der Fälle sowohl nach paravaginaler als auch nach intravenöser Applikation ein Durchtritt der markierten Phosphationen in die Vaginallichtung nachgewiesen werden. BILLICH vermutet eine Ausbreitung der Phosphationen per diffusionem durch die Intercellularräume des Epithels. Eine Abhängigkeit der Permeabilität von der Hormonlage, vom sog. „Reinheitsgrad" des Vaginalsekretes oder vom pH-Wert kann er nicht feststellen.

D. Die äußeren Geschlechtsorgane

Die äußeren Geschlechtsorgane entwickeln sich im Grenzbereich von Kloake und Ektoderm. Integument und Anhangsgebilde behalten im Vestibulum vaginae Schleimhautcharakter, während die Schamlippen und der Mons pubis von Epidermis bedeckt sind. Die Derivate des Sinus urogenitalis und die unmittelbar benachbarten Strukturen des Ektoderm zeichnen sich durch hohe Hormonempfindlichkeit aus (RAYNAUD 1941, 1962, ZUCKERMAN 1940, 1950). Alle Teile des äußeren Genitale unterliegen daher im prä- und postnatalen Leben dem Einfluß androgener und oestrogener Steroide. Die cyclischen Schwankungen im Hormonangebot der geschlechtsreifen Frau verursachen keine auffallenden Veränderungen am äußeren Genitale. Bei verschiedenen Säugetieren — insbesondere bei Affenweibchen — finden sich dagegen deutliche periodische Änderungen der Turgescenz und Kongestion des Genital- und Perigenitalbereiches (sexual skin: GILLMAN 1935, HISAW, GREEP und FEVOLD 1937, ZUCKERMAN, VAN WAGENEN und GARDINER 1938, DURAN-REYNALS, BUNTING und VAN WAGENEN 1950, PARVIS 1961).

I. Labia majora pudendi und Mons pubis

Die Labia majora sind paarige, mit Fettgewebe unterpolsterte Hautwülste. Sie werden lateral durch den Sulcus genito-femoralis und cranial vom Mons pubis begrenzt. Analwärts flachen sie sich ab und können am Damm durch eine Commissura labiorum dorsalis verbunden sein. Die pigmentierte *Epidermis* enthält Talgdrüsen sowie ekkrine und apokrine Schweißdrüsen (OHARA 1958) (Abb. 106). Die Behaarung ist an der Innenseite schwächer als an der Außenseite und kann am Übergang zum Sulcus interlabialis völlig fehlen. Die lateralen Anteile sind stärker pigmentiert als die medialen. Die großen apokrinen Schweißdrüsen liegen vor allem in der Furche zwischen Labium majus und Labium minus. Freie Talgdrüsen finden sich überwiegend an der Innenseite der großen Labien. Am Grenzflächenrelief von Epithel und Bindegewebe erkennt man deutliche Unterschiede gegenüber dem benachbarten Hautgebiet der Schenkelbeuge (BUTTGE 1959). Die Epidermisunterseite zeigt ein engmaschiges Netz wulstiger Epithelleisten. Der Papillarkörper ordnet sich konzentrisch um die zahlreichen, dicht stehenden epidermalen Anhangsgebilde (Haartrichter, Drüsenausführungsgänge). Das Grenzflächenbild ist dadurch gegenüber der Schenkelbeuge stärker ornamental gegliedert. In Richtung auf den Sulcus interlabialis flacht sich das Relief ab. Innen- und Außenseite der Labia majora sind durch die Strichrichtung der Terminalhaare zu trennen. Die Haarspitzen weisen an der Außenseite der Labien nach medial, an der Innenseite nach lateral. Nahe dem Mons pubis und im dorsalen Abschnitt sind die Terminalhaare in Gruppen geordnet, in den mittleren Anteilen stehen sie vorwiegend einzeln. Alle Abschnitte enthalten außerdem Wollhaare in relativ gleichmäßiger Dichte. Die Terminalhaare sind sehr dick und im Querschnitt nicht drehrund, sondern kantig. Der Haarkanal erweitert sich zur Epidermis hin zu einem Haartrichter. Die Talgdrüsen sind auf der Außenseite zahlreicher und voluminöser als auf der Innenseite, wo sie nicht selten als freie Talgdrüsen münden.

Die *Epidermis* besteht aus einem mehrschichtigen, verhornten Plattenepithel. Die Innenseite der großen Labien weist geringere Verhornungsgrade auf als die mittleren und äußeren Bezirke. Glykogen ist nur in Spuren nachweisbar. Nach LAJOS und PALI (1952) ist die Epidermis der Labia majora perjodatnegativ.

Das *Corium* besteht aus einer oberflächlichen derben Bindegewebslage mit zahlreichen elastischen Fasern und aus einer tiefen Schicht, deren Fasern lockerer gewebt und mit Fettgewebe durchsetzt sind.

Die *Subcutis* wird von einer Faserplatte aus übereinandergeschichteten bindegewebigen Lamellen gebildet (Corpus fibrosum der großen Schamlippen). Sie ist ein Teil der Tunica fibrosa urogenitalis externa, die mit den Aponeurosen der Bauchmuskulatur und dem bindegewebigen Perinealkeil des Dammes in Verbindung steht. Gegen die Unterlage ist sie leicht verschieblich. Die cutisnahen Anteile enthalten wie die Scrotalhaut des Mannes (Tunica dartos), Züge von glatter Muskulatur. Das

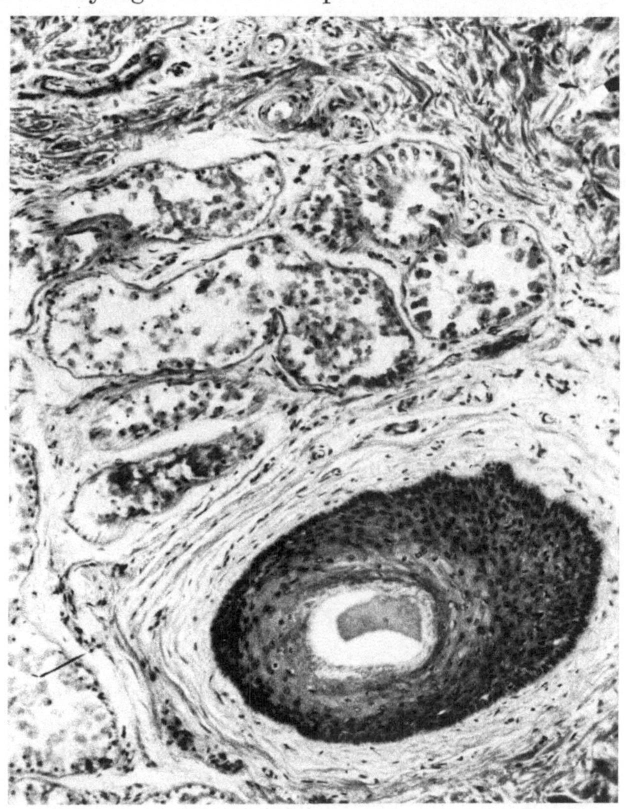

Abb. 106. Große apokrine Schweißdrüßen um eine Haarwurzel im Labium majus. Die Drüsenzellen sind stellenweise von der Epithelbasis gelöst. Vergr. 130fach

subcutane Fettlager ist im circumgenitalen Bereich stark entwickelt und bestimmt die Form der Labia majora und des Mons pubis.

Die *Gefäßversorgung* der großen Labien erfolgt aus Ästen der A. pudenda interna. Die Arterienäste zweigen innerhalb des Alcockschen Kanals von der A. pudenda ab, durchbohren die Fascia obturatoria und den M. transversus perinei profundus und versorgen neben der Anal- und Perinealregion zusammen mit Zweigen der A. pudenda externa (Aa. labiales anteriores) als Aa. labiales posteriores die großen Schamlippen.

Die Vv. labiales posteriores und anteriores münden in die V. pudenda externa, teilweise auch in die V. perinealis, einem Ast der V. pudenda interna. Zwischen den Labialvenen und der V. comitans chordae utero-inguinalis bestehen zahlreiche Anastomosen. Die Aa. und Vv. labiales besitzen eine kräftige Muskulatur und wie die Arterien der Penisschwellkörper polsterartige Verdickungen der Intima. Die Intima ist reich an elastischen Elementen.

Das Strombett der capillären Lymphbahnen folgt der Anordnung des fibrillären Bindegewebsgerüstes. Die Stromrichtung entspricht weitgehend dem Verlauf des cutanen Blutcapillarnetzes (SATJUKOWA 1961). Die Lymphe wird den Lymphknoten der Regio subinguinalis (Lymphonoduli subinguinales superficiales) zugeleitet, ein Teil fließt in die Lymphgefäße des Leistenkanals und erreicht dadurch die epigastrischen, iliacalen und aortalen Lymphknotengruppen. Elastische Fasern sind im subepithelialen Bindegewebe in großer Zahl vorhanden.

Die cutanen *Nerven* der großen Labien sind einerseits Äste des N. pudendus, die als Nn. labiales posteriores die dorsalen Abschnitte versorgen, während die ventralen Anteile von den Nn. labiales anteriores aus Endästen des N. ilioinguinalis und dem Ramus genitalis des N. genitofemoralis innerviert werden. Die Nerven sind sowohl vom markhaltigen als auch vom marklosen Typ. Eine Vielzahl corpusculärer *nervöser Endorgane* ist in allen Hautabschnitten der Labia majora zu finden, wenn auch in geringerer Menge als in den hochsensiblen Labia minora. Die Subcutis enthält Pacinische Körperchen, die mit markhaltigen Nervenfasern verbunden sind (SCHWEIGGER-SEIDEL 1866, WEBSTER 1891, KRANTZ 1958). In variabler Zahl finden sich Meissnersche, Ruffinische und Dogiel-Krausesche Körperchen (KRANTZ 1958, s. Tabelle 5, S. 160). Unterhalb und zwischen den Zellen des Stratum germinativum lassen sich mit Silbermethoden freie Nervenendigungen nachweisen.

Der *Mons pubis* wird durch eine Verdickung des subcutanen Fettlagers gebildet, das durch Bindegewebssepten mehrfach unterteilt und mit der Unterlage verhältnismäßig fest verbunden ist. Die Terminalbehaarung ähnelt der der Labia majora. Im Corium und subcutanen Fettgewebe liegen Züge glatter Muskelfasern. Auch apokrine Schweißdrüsen kommen in der Haut des Mons pubis vor.

II. Labia minora pudendi

Die Labia minora (Nymphen) sind paarige, häufig asymmetrische Hautduplikaturen von sehr variabler Größe und Gestalt. Durch die Sulci nympholabiales sind sie beiderseits von den großen Schamlippen getrennt. Cranial spalten sie sich unter Verschmälerung und Abflachung in zwei Blätter. Das äußere umgreift oben die Clitoris und verbindet sich mit dem der anderen Seite zum Praeputium clitoridis; das innere zieht als Frenulum clitoridis zur unteren Medianlinie der Clitoris.

Das *Epithel* der Labia minora ist ektodermaler Herkunft und geht fließend in das entodermale Vestibularepithel über. Nach LIPSCHÜTZ (1924) wird der Grenzbereich durch die „Hartsche Leiste" markiert, die an der Innenfläche einen scheidenwärts gelegenen Teil mit relativ glatter Oberfläche von einem distalen Abschnitt mit echtem Hautcharakter trennt.

Das Epithel der kleinen Labien ist ein mehrschichtiges Plattenepithel. Die Außenseite trägt eine dünne Hornschicht, die Innenseite ist größtenteils unverhornt, doch findet man hier und da auch verhornte Abschnitte. In die Basalschicht sind reichlich Pigmentzellen eingesprengt. Die individuell verschieden starke Pigmentierung nimmt nach der Innenseite hin ab und hört dort auf, wo der Papillarkörper (s. unten) sich vereinfacht und die Talgdrüsen in großer Zahl beieinander stehen. Die Pigmentzellen sind gegen den freien Rand der in das Bindegewebe vordringenden Epithelleisten angereichert. Glykogen findet sich im Epithel der Innenseite (LAJOS und PALI 1952). Die Verteilung entspricht der des Scheidenepithels, die Basalzone ist perjodatnegativ.

Die Unterseite der Epidermis zeigt am Macerationspräparat ein stark gegliedertes plastisches Relief von breiten Epithelleisten (BUTTGE 1959). In dem

ornamentalen Grenzflächenmuster ist eine radiär auf die Vestibularregion zu-
laufende Hauptrichtung des Leisten- bzw. Papillarsystems zu erkennen. Der
Papillarkörper ist unter dem freien Rand der kleinen Schamlippen am stärksten

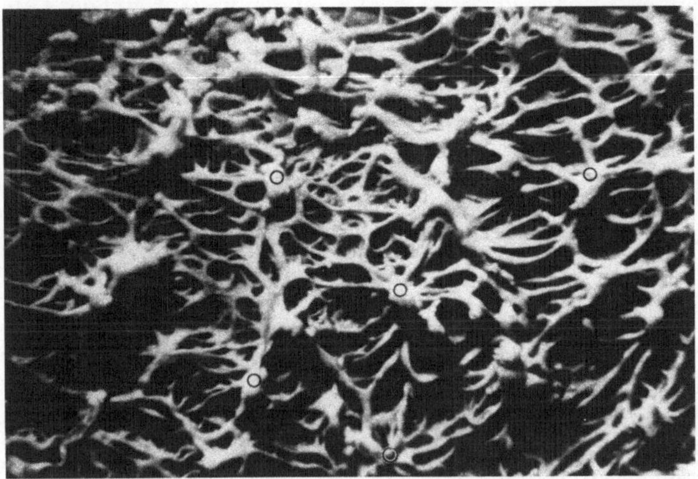

Abb. 107. Labium minus einer 49 Jahre alten Frau. Macerationspräparat. Unterseite der Epidermis.
Leistenzentren mit Talgdrusen (○). Vergr. 20fach. Aus Buttge (1959)

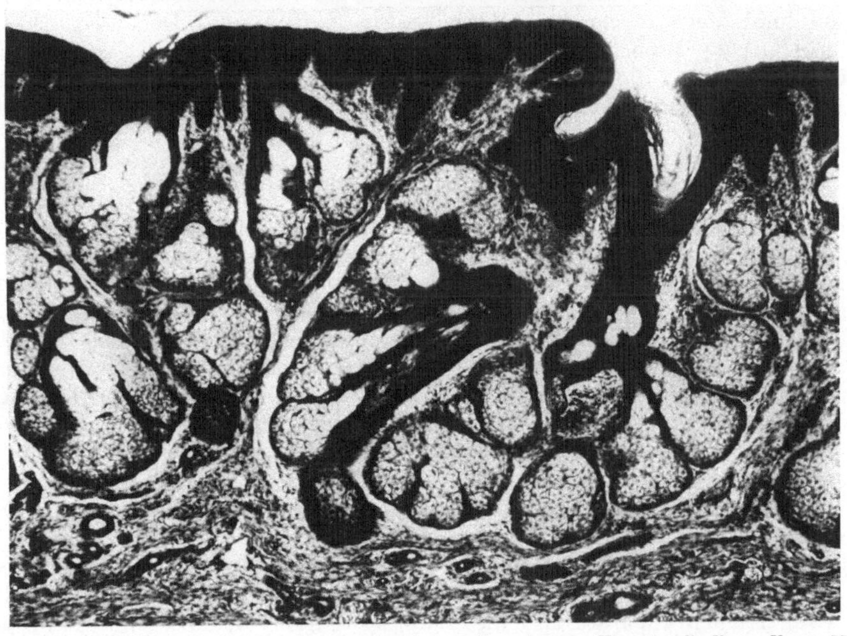

Abb. 108. Freie Talgdrüsen im Labium minus pudendi einer Erwachsenen. Hamatoxylin-Eosin. Vergr. 77fach.
Aus Horstmann (1961a)

profiliert. vestibularwärts werden die Papillenstöcke zunehmend flacher und
zarter. Eine Vielzahl freier Ausführungsgänge von Talg- und apokrinen Drusen
bildet das Zentrum von kokarden- oder rosettenförmigen Leistenmotiven (Abb. 107)
Die Talgdrüsengänge sind nach einem wiederkehrenden Muster auf die Gesamt-
fläche der Labia minora verteilt. Im Sulcus interlabialis finden sich zahlreiche

dichtstehende und linear aufgereihte freie *Talgdrüsen*. Die einzelnen Drüsen sind groß und kugelig abgerundet (Abb. 108). An der Innenseite der kleinen Labien liegen sie angehäuft in einem bandförmigen Streifen, der vestibularwärts die stärkste Konzentration zeigt. In Richtung auf den freien Rand der Labien werden die Talgdrüsen seltener und kleiner, sie fehlen in der Regel auf der Innenseite des vorderen Labiendrittels an der Grenze zum Frenulum clitoridis. *Schweißdrüsen* sind in spärlicher Anzahl im subepithelialen Bindegewebe des vorderen und mittleren Drittels der Labia minora vorhanden. R. MEYER (1901) hat vereinzelt *Schleimdrüsen* in diesem Bereich beobachtet.

Das fettzellenfreie *Bindegewebe* ist reich an elastischen Fasern und Venengeflechten. In der subepithelialen Schicht überwiegen auf der vestibularen Seite die elastischen Fasern, auf der Außenseite die kollagenen Elemente. Glatte Muskelfasern durchziehen in lockeren Bündeln das Bindegewebe.

Die Äste der Aa. labiales bilden ein tiefes und ein oberflächliches *Gefäßnetz*, das mit feinen Verzweigungen bis in die Bindegewebspapillen vordringt. Die venösen Plexus kommunizieren in der Tiefe mit den Vorhofschwellkörpern. Zwischen den venösen Bluträumen verlaufen Züge *glatter Muskulatur*.

Die vorderen und mittleren Anteile der kleinen Labien sind reich an corpusculären *Nervenendorganen*. Pacinische Körperchen sind entlang den Verzweigungen der Pudendalnerven verteilt (KRANTZ 1958). Freie Nervenendigungen dringen in das Stratum basale des Epithelverbandes ein. Wie die Clitoris, enthalten auch die Labia minora, besonders in den clitorisnahen Abschnitten, zahlreiche Merkel- und Meissnersche Körperchen sowie Ruffini- und Dogiel-Krause-Endkolben (KRAUSE 1866, WEBSTER 1891). Zahl und Sortiment der corpusculären Endorgane machen die Labia minora neben der Clitoris- und Vestibularregion zu einer Zone hoher Reizempfindlichkeit.

III. Das Vestibulum vaginae

Das Vestibulum vaginae entsteht aus dem ventralen Kloakenrest. Es ist das gemeinsame Mündungsgebiet von Urethra und Scheide. Seine räumliche Begrenzung bilden nach außen die Labia minora und das Frenulum clitoridis. Dammwärts zeigt die Vestibularwand eine als Fossa navicularis bezeichnete Vertiefung. Zwischen Clitoris und Urethramündung liegt der Sulcus urethralis, eine sagittale Rinne, die gelegentlich durch einen medianen Längswulst unterteilt ist. Beiderseits des Orificium urethrae externum öffnen sich die Skeneschen Gänge (Ductus paraurethrales) in den Scheidenvorhof. Die Grenze zwischen Epidermis und cutaner Schleimhaut (Limbus cutaneus vestibuli) entspricht der Rißstelle der Kloakenmembran und ist bei der Frau nicht allseitig scharf markiert. Sie verläuft vorn an der Innenseite der konvergierenden Hälften des Frenulum nympharum, seitlich an der Basis der Labia minora. Das Grenzflächenrelief von Epithel und Bindegewebe ist in den Übergangsbezirken außerordentlich vielgestaltig. BUTTGE (1959) unterteilt das Vestibulum auf Grund der Morphologie der Grenzflächenpräparate in eine Pars nympho-hymenalis, eine Pars praeurethralis und eine Übergangszone des Perineum in die Vagina. In der Pars nympho-hymenalis ist am Macerationspräparat der schrittweise Übergang der Haut der Labia minora über die Vestibularschleimhaut in die Scheidenhaut deutlich erkennbar (Abb. 109).

Im präurethralen Anteil kreuzen sich die von den Labia minora einstrahlenden Epithelleisten in einer medianen Raphe, die als schmaler nivellierter Streifen imponiert und nur vereinzelte feine Papillenkrypten enthält (Abb. 110).

Das geschichtete unverhornte Plattenepithel des Scheidenvorhofes ist ein Differenzierungsprodukt des Sinusepithels. Die vom Sinus urogenitalis abstammenden Epithelien zeichnen sich wie die Abkömmlinge des Müllerschen Epithels durch hohe Oestrogenempfindlichkeit aus (RAYNAUD 1941, 1962, ZUCKERMAN 1940, 1950). Das Vestibularepithel zeigt deshalb wie das Scheidenepithel cyclische Veränderungen.

Im Gegensatz zur Scheidenhaut, die normalerweise drüsenfrei ist, enthält das Vestibularepithel einzelne. verstreute echte *Schleimdrüsen* (Glandulae vestibulares minores), die vorwiegend im Sulcus nymphohymenalis und der Fossa navicularis lokalisiert sind. Teils sind es kurze einfache Drüsenschläuche, teils Epithelbuchten mit verzweigten Endgängen. Die neben dem Orificium urethrae externum mündenden Ductus paraurethrales sind den Prostatadrüsen des Mannes vergleichbar, aber weitgehend rudimentär.

Die *Vorhofschwellkörper* (Bulbi vestibuli) sind den Penisschwellkörpern homolog. Die von einer fibrösen Haut umhüllten länglichen Venenkonvolute liegen medial der Schleimhaut an und werden

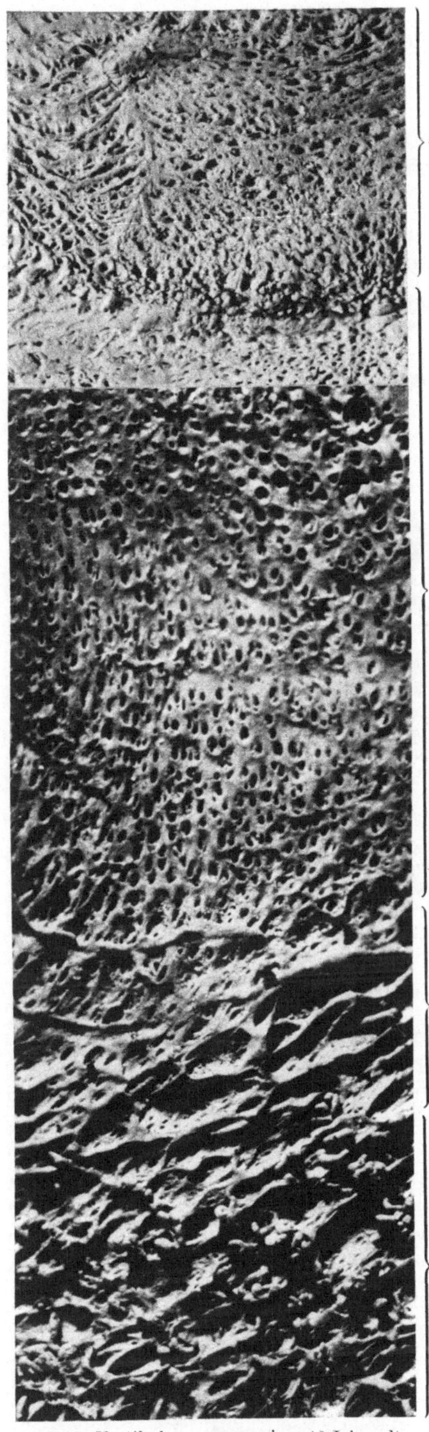

Abb. 109. Vestibulum vaginae einer 48 Jahre alten Frau. Macerationspraparat. Epithelunterseite. *1* Talgdrusenzone des Labium minus; *2* talgdrusenfreies Gebiet mit hohen Epithelleisten, *3* Sulcus nympho-hymenalis; *4* Hymen. Vergr. 20fach.
Aus BUTTGE (1959)

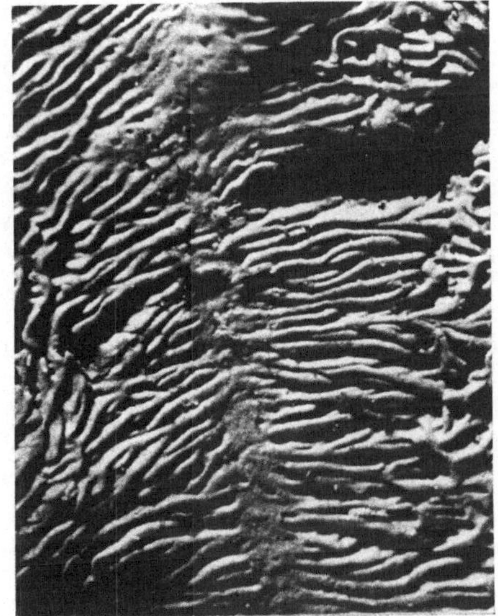

Abb. 110. Macerationspraparat, Pars praeurethralis des Scheidenvorhofs. die Epithelleisten munden in einer medianen Raphe. Vergr. 33fach.
Aus BUTTGE (1959)

lateral vom M. bulbo-cavernosus umfaßt. Die paarigen Bulbi vestibuli kommunizieren miteinander und mit den Venenplexus der Glans clitoridis und Labia minora.

IV. Die Glandulae vestibulares majores (Bartholini)[1]

Die Glandulae vestibulares majores entstammen dem Epithel des Sinus urogenitalis. Sie sind den Glandulae bulbo-urethrales (Cowper) des Mannes homolog und von entsprechendem histologischem Aufbau. Ihre Größe zeigt individuelle

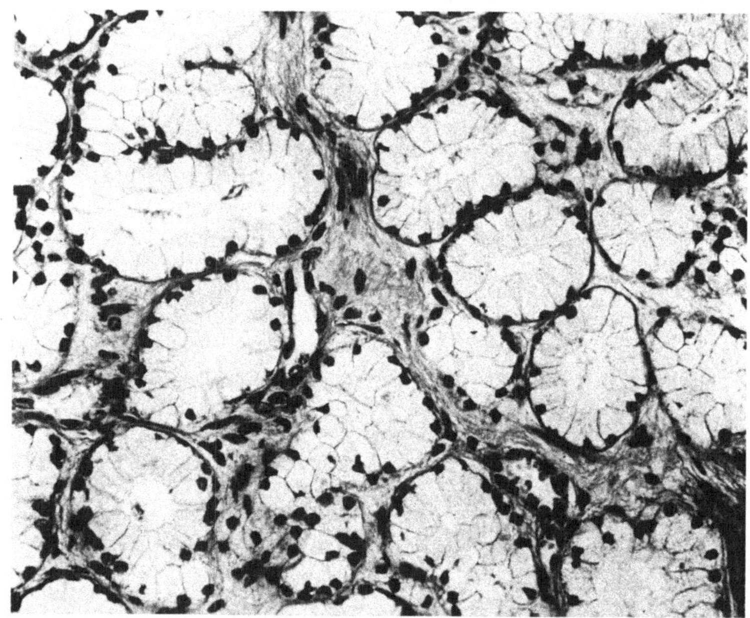

Abb. 111. Drusenendstucke der Glandula vestibularis major (Bartholini). Hamatoxylin-Eosin-Farbung. Vergr. 270fach

Schwankungen. nicht selten bestehen nach Form, Größe und Lage erhebliche Seitendifferenzen (Melnikoff 1923). In der Regel sind sie erbsen- bis bohnengroß und infolge der Lappung des Parenchyms von unregelmäßiger Oberfläche. Sie liegen beiderseits, bedeckt vom M. bulbocavernosus, nahe der perinealen Wand des Vestibulum, dem Diaphragma urogenitale auf. Von der unteren Fascie des M. transversus perinei profundus werden sie eingehüllt und zum Teil von den posterioren Anteilen der Bulbi vestibuli verdeckt. Der Ausführungsgang der Bartholinschen Drüse ist 1—2 cm lang und mündet mit einer punktförmigen Öffnung an der Innenseite der kleinen Labie in das Vestibulum vaginae. Dem histologischen Bau nach handelt es sich bei den Bartholinschen Drüsen um zusammengesetzte tubulo-alveoläre Drüsen. Das Drüsenparenchym entwickelt

---

[1] Bartholin, Caspar Secundus (1655—1738), Professor für Medizin, Anatomie und Physik in Kopenhagen. war Sohn des Arztes Thomas Bartholin. Beide gebrauchten als Autoren die latinisierte Form *Bartholinus*. Der Ausdruck „Bartholinische Drüse" ist falsch. Er würde bedeuten, daß Bartholin Bartholini (italienisch) geheißen hatte. Im 18. und 19. Jahrhundert war die Schreibweise Bartholinische Drüse tragbar (wie „Schillerische Stücke"). Bartholinische als Adjektivierung des lateinischen Genitivs von Bartholinus gab es nicht. Der Genitiv in Klammern wie bei der Überschrift war dagegen bei latinisierten Namen gebräuchlich.

sich im 3. Schwangerschaftsmonat und ist im 4. und 5. Monat voll differenziert. Das Cytoplasma der Drüsenzellen ist zu diesem Zeitpunkt bereits mucicarmin-positiv und metachromotrop (Müller 1892, Schröder 1930). Der Zeitpunkt des ersten Auftretens der Drüsenanlage ist nach älteren Untersuchungen sehr variabel (Huguier 1850, Toldt 1877, van Ackeren 1889, Tourneux 1889a, b).

Die feingekörnten kubischen oder zylindrischen Drüsenzellen sitzen einer schmalen Membrana propria auf. Die Kerne sind rund, oval oder abgeplattet und nach der Zellbasis verdrängt (Abb. 111). Die Drüsenschläuche sammeln sich in einem Ausführungsgang, der mit kubischem bis zylindrischem Epithel aus-gekleidet ist und in den distalen Anteilen, nahe der Mündung, Vestibularepithel trägt. Der Ausführungsgang ist stellenweise buchtig ausgeweitet. Ampulläre Erweiterungen des Endabschnittes werden von Henle (1873), De Sinéty (1906) und Melnikoff (1923) als ampulläre Sekretspeicher angesehen.

Die Drüsenläppchen werden durch Bindegewebssepten, die reichlich Gefäße und Nerven sowie glatte und quergestreifte Muskelfasern enthalten, unterteilt (Kehrer 1929). Pasqualetti (1943) findet nur selten Abspaltungen des M. bulbo-cavernosus im bindegewebigen Interstitium der Drüse.

Als morphologische Besonderheit findet Schaffer (1917, 1933) in den Schleim-zellen der Bartholinschen Drüse bei Mallory-Färbung scharf begrenzte Einschlüsse von spindel- oder stäbchenförmiger Gestalt. Diese von ihm als *Atraktosomen* bezeichneten Gebilde werden dem eigentlichen mukösen Sekretionsprodukt bei-gemischt. Nach Clara (1937) sind Atraktosomen vermutlich eiweißhaltige intra-vital entstandene Ausfällungsprodukte oder organisierte kristalloide Eiweiß-körper, die in allen mukösen und gemischten Drüsen des Menschen vor-kommen.

Über cyclische Veränderungen im Sekretionsgeschehen liegen unseres Wissens bei der Frau keine Untersuchungen vor. Barrington (1941) hat bei der *Katze*, der *Ratte* und dem *Meerschweinchen* den Schleimgehalt der Bartholinschen Drüsen in verschiedenen Funktionszuständen mit der Thioninmetachromasie und der Mucicarminfärbung untersucht.

V. Der Hymen

Der Hymen besitzt ein zellreiches bindegewebiges Grundgerüst, das auf der vaginalen und vestibularen Seite von geschichtetem Plattenepithel bedeckt ist. Das bindegewebige Stroma dringt auf der vaginalen Fläche mit hohen Papillen gegen das Epithel vor. Auf der vestibulären Seite ist der Papillarkörper wesentlich schwächer ausgebildet. Die epithelio-mesenchymale Verbindung ist im Bereich des Hymen besonders innig und von Takamura und Sakata (1955) eingehend studiert worden. Das *Epithel* ist im allgemeinen auf der vaginalen Fläche höher geschichtet als auf der vestibularen Seite. Es zeigt die gleichen cyclischen Ver-änderungen wie das Scheidenepithel. Dementsprechend sind auch übereinstim-mende histochemische Befunde zu erheben. Takamura, Ishida und Sakata (1955) finden *Glykogen* im Stratum spinosum und superficiale, während die Basalschicht perjodatnegativ ist. Die Glykogendeposition ist in den ersten Schwangerschaftsmonaten am stärksten, um in der zweiten Schwangerschafts-hälfte allmählich geringer zu werden. Das subepitheliale *Bindegewebe* enthält einen Zug elastischer Fasern, gelegentlich auch glatte Muskulatur. Das Stroma ist reichlich vascularisiert. Über die *nervöse Versorgung* liegen nur einzelne Beob-achtungen vor. Krantz (1958) findet in der Region des Hymenalringes zahlreiche freie Nervenendigungen.

VI. Die Clitoris

Das Grundgerüst der Clitoris bilden die beiden *Corpora cavernosa clitoridis*, die sich mit je einem Schenkel (Crus clitoridis) seitlich an die unteren Schambeinäste zwischen Crista phallica und dem Ursprung des M. transversus perinei profundus anlegen. Durch eine Bindegewebsplatte, die Lamina intercruralis, sind sie miteinander verbunden. Vor dem Ligamentum arcuatum pelvis vereinigen sich die Crura clitoridis zu einem kurzen Schaft, dem Corpus clitoridis, der zunächst ansteigt (Pars ascendens), danach im Genu corporis clitoridis nach caudal abbiegt (Pars descendens) und in der Glans clitoridis endet. Das Corpus und Teile der Glans sind vom Praeputium clitoridis bedeckt.

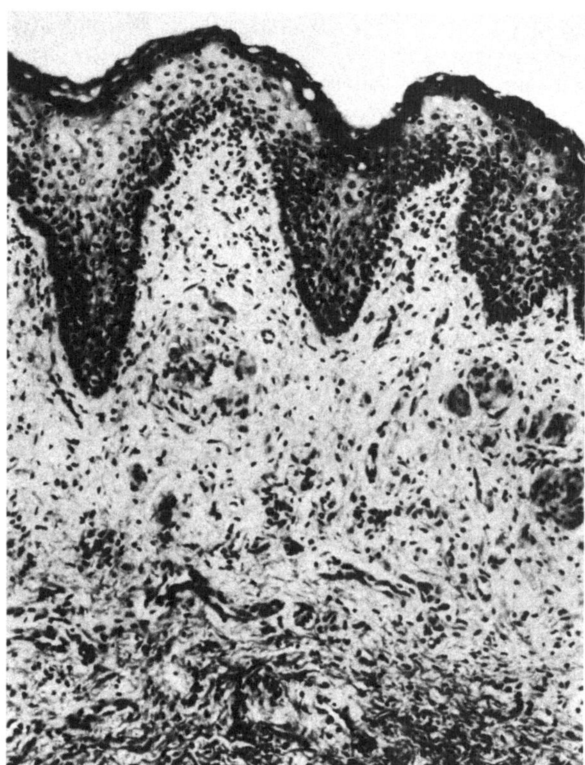

Abb. 112. Epithel und Lamina propria der Glans clitoridis einer 19jährigen Frau. Hämatoxylin-Eosin. Vergr. 130fach

Das *Epithel* der Glans und des Praeputium ist ein schwach oder unverhorntes Plattenepithel und hat einen lockeren embryonalen Charakter (DELBANCO 1904) (Abb. 112). Der Papillarkörper besteht fast ausschließlich aus primären Papillen, deren Höhe 70 bis 90 μ beträgt (v. EBNER 1902). Haare und Drüsen fehlen im Bereich der Glans. Nach SCHRÖDER (1930) finden sich Talg- und Schweißdrüsen am inneren und äußeren Präputialblatt. An der Umschlagstelle des Praeputiums in die Haut der Glans hat R. MEYER (1901) einzelne verzweigte Drüsenschläuche beobachtet, die bis in das Corpus cavernosum des Clitorisschaftes reichen. Vermutlich handelt es sich jedoch nicht um den Glandulae praeputiales homologe funktionsfähige Drüsen, sondern um epitheliale Krypten ohne spezifische sekretorische Aufgaben. Die Drüsen und der Verlauf der Epithelleisten prägen das *Grenzflächenmuster* zwischen Epithel und Bindegewebe. Am Relief der Glans clitoridis fallen kräftige parallele Leisten auf, die vom Sulcus coronarius zum Apex und zur dorsalen Medianlinie ziehen (BUTTGE 1959). Von den Hauptleisten zweigen lateral flache Nebenleisten ab und gehen bogenförmig in eine niedrige, zu den Hauptleisten parallel laufende Zwischenleiste über. Den Epithelleisten entsprechend, finden sich doppelreihige Züge von Bindegewebspapillen im Bereich der Glans clitoridis, die in Richtung auf den Apex geneigt sind. Gestalt und Anordnung der Papillenformationen erinnern an das Papillarmuster der Palma manus und Planta pedis.

Die *Schwellkörper* (Corpora cavernosa) bestehen aus zahlreichen kommunizierenden Venenräumen. Die Wandung dieser Bluträume bildet ein Balkenwerk aus glatten Muskelfasern, derbem Bindegewebe und elastischen Fasern. Im Septum corporis cavernosi sind die elastischen und kollagenen Fasern membranös verdichtet (Abb. 113). Das Schwellgewebe wird von einer festen bindegewebigen Haut (Tunica albuginea) umhüllt. Auch die Glans clitoridis besitzt einen Kern aus kavernösem Schwellgewebe, das den vereinigten Crura clitoridis kappenartig aufsitzt.

Die *arterielle Versorgung* der Clitoris erfolgt aus einem Ast der A. pudenda, der sich in die A. clitoridis dorsalis und die A. clitoridis profunda teilt. Beide Gefäße haben Einrichtungen zur Regulation des Blutstromes in Form von Intimapolstern, die reichlich mit elastischen Fasern durchsetzt sind.

Die *Lymphe* der Clitoris fließt in oberflächlichen Bahnen vom Praeputium in die Nodi lymphatici inguinales superficiales. Tiefe Lymphgefäße haben Verbindung zu den Nodi lymphatici inguinales profundi, und den iliacalen Lymphknoten.

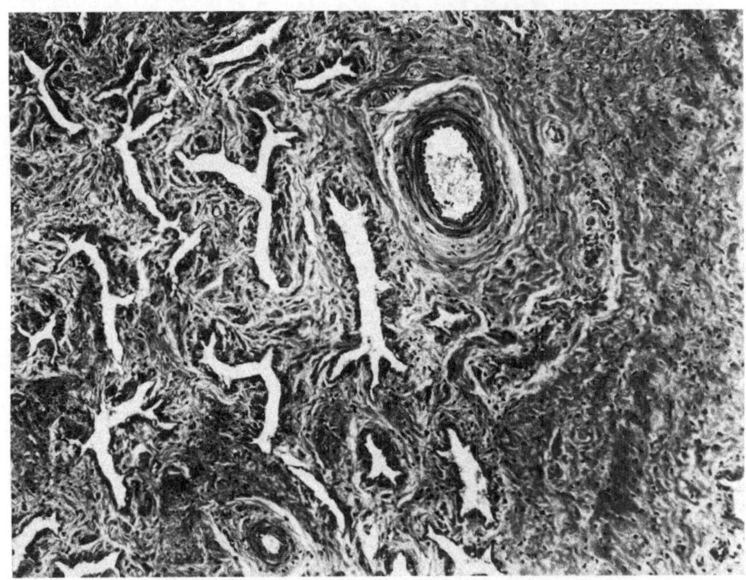

Abb. 113. Corpus cavernosum clitoridis einer 19jahrigen Frau. Die kommunizierenden Venenräume werden durch ein Balkenwerk aus derbem Bindegewebe und glatter Muskulatur begrenzt. Rechts im Bilde das Septum corporis cavernosi. Hamatoxylin-Eosin-Farbung. Vergr. 130fach

In der Haut der Clitoris liegen ausgedehnte Endgeflechte des vegetativen und spinalen Nervensystems. Die *spinalen Nervenfasern* bilden nervöse Endnetze und eingekapselte corpusculäre Endorgane oder enden frei als sensible intraepitheliale Fasern. Das Endgeflecht geht aus gröberen, markhaltigen Fasern hervor, die sich zunehmend aufteilen. Im Zuge der Verästelung verlieren sie ihre Markscheiden. Unmittelbar vor Bildung eines sensiblen corpusculären Endorgans splittern sich die Nervenfasern auf und entwickeln durch Aufteilung und Wiedervereinigung, spiralige Windung und gegenseitige Durchflechtung die verschiedenen Formen der von einer kernhaltigen Kapsel umschlossenen Endorgane (Abb. 114 und 115). STÖHR jr. (1928, 1951) sieht das entscheidende Moment der sensiblen Nervenendigung in der Oberflächenvergrößerung der nervösen Substanz. Der Formenreichtum dieser Endkörperchen hat zur Aufstellung einer Vielzahl von „Typen" geführt, die im allgemeinen die Namen der Erstbeschreiber tragen.

In vielen Fallen sind vermutlich Varianten der gleichen Endformation mit unterschiedlichen Namen belegt worden. KANTNER (1952/53) gibt eine kritische Übersicht der Literatur. Eine Übereinkunft in den Fragen der Definition ist bis jetzt nicht erzielt worden. Nach

KANTNER (1952/53, 1954) sind Netz- und Schlingenkörperchen zu unterscheiden (Abb. 116).
Beide Typen können hintereinander geschaltet sein. Ein weitmaschiges Nervengeflecht verbindet die Körperchen. Form, Große, Kapseldichte und Anzahl der zuführenden Nerven-

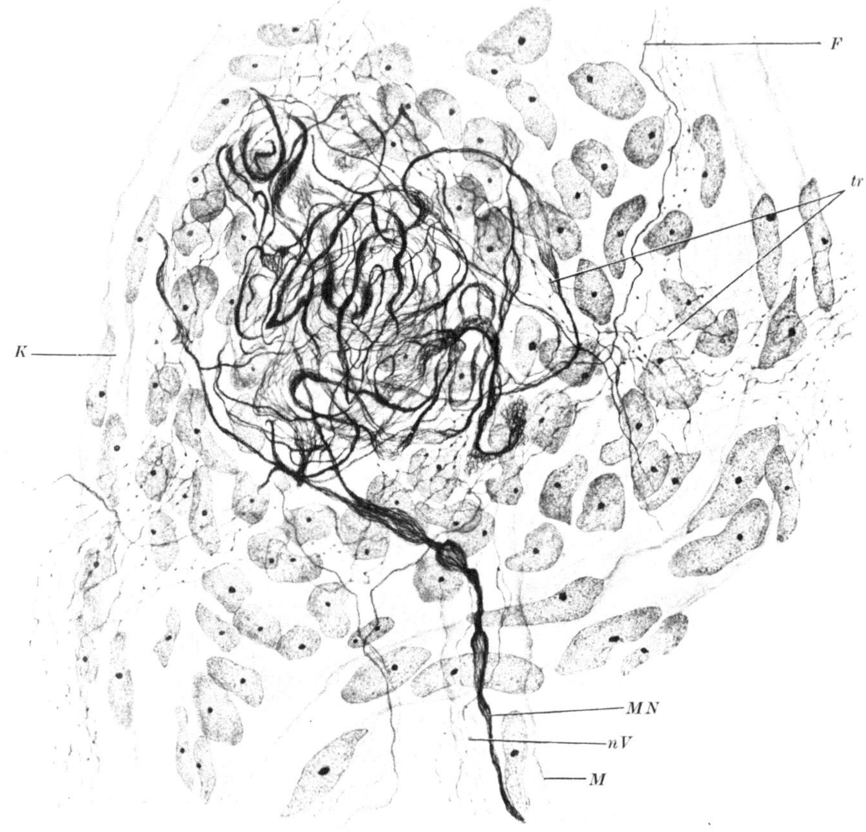

Abb. 114. Sensibles Endkörperchen, Clitoris, Affe. *tr* Terminalreticulum; *MN* markhaltige Nervenfaser; *M* Mark-
scheide; *nV* vegetative Nervenelemente; *F* Nervenfaser der sensiblen Korperchen innerhalb der vegetativen
Endformation. Versilberung nach BIELSCHOWSKY. Vergr. 1160fach. Aus KNOCHE (1954)

Tabelle 5. *Die quantitative Verteilung corpuscularer Nervenendorgane in verschiedenen Regionen
des weiblichen Genitale.* (Nach KRANTZ 1958)

	Meissnersche Korperchen	Merkelsche Korperchen	Peritricheale Korperchen	Pacinische Korperchen	Freie Nervenendigungen	Ruffinische Korperchen	Dogiel-Krausesche Korperchen
Mons pubis . .	+ + · +	· + + +	+ + , −	+ + +	- + -	- + + +	+ +
Labia majora .	+ −		+	+ +	+ +		+ + +	+ + +	+ + +	+ +
Clitoris	+	+	0	+ + + +	+ + +	+ + +	− +
Labia minora .	−		+ +	0	+ +	+ +	+ +	+ − +
Hymen	0	+	0	0	+ + +	0	0
Vagina	0	0	0	0	+ gelegent- lich	0	0

fasern sind so variabel, daß sie nicht als Kriterien zur Systematisierung der Endkörperchen
dienen konnen. Nach KNOCHE (1954) ist eine Einteilung der Endkorperchen in Gruppen
spezifisch gebauter und spezifisch funktionierender Endorgane nur mit größtem Vorbehalt
moglich. Nur wenige organisierte Endigungen lassen sich miteinander vergleichen. Eine

strenge Unterteilung in Meissnersche, Ruffinische sowie Golgi-Mazzonische Körper und Krausesche Endkolben oder Genitalnervenkörper läßt sich weder in der Clitoris noch in anderen Hautgebieten vornehmen. Auch Boeke (1926) und Stöhr jr. (1928, 1951) halten die Mehrzahl der mit Eigennamen versehenen Typen für Varianten eines Prototyps oder ,,Kurvengipfel zwischen Übergängen". Das schließt nicht die Annahme einer spezifischen Funktion für bestimmte sensible Körper aus (s. bei Rein u. Schneider 1955).

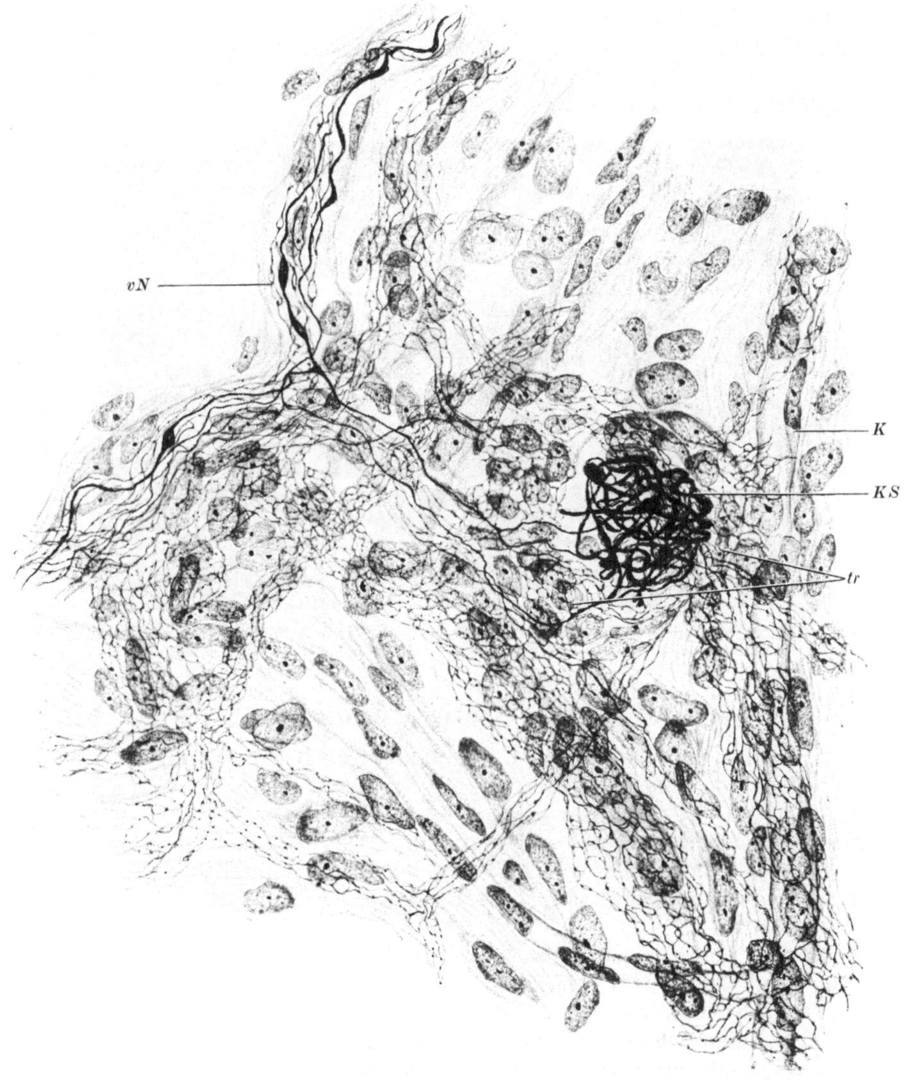

Abb. 115. Sensibles Endkörperchen in der Clitoris des Affenweibchens. *tr* sog. Terminalreticulum; *KS* sensibles Körperchen; *vN* vegetatives Nervenelement in der Plasmahülle der cerebrospinalen Nervenfasern. Färbung nach Bielschowsky, 700fach. Aus Knoche (1954)

Krantz (1958, s. Tabelle 5) findet in der Clitoris typische Pacinische Körper im Epineurium der Pudendalnervenäste. Merkelsche Tastkörper im Präputialblatt und Ruffini- sowie Dogiel-Krause-Körperchen in großer Zahl unter dem Epithel. Schröder (1930) zählt in diesem Handbuch zum Sortiment der Endorgane Vater-Pacinische Körperchen. Meissnersche Tastkörperchen, Krausesche

Endkolben und „Genitalnervenkörperchen". Nach Matsuda (1937) unterscheiden sich die sensiblen Endorgane des äußeren Genitale im Bau und Arrangement deutlich von den corpusculären Endorganen anderer Gewebe.

Die Geflechte und Endorgane des spinalen Fasersystems zeigen enge Beziehungen zum *Gefäßnetz* (Knoche 1954, Kubota 1955). Sensible Endorgane liegen nicht selten im Bereich arteriovenöser Anastomosen und innerhalb der Schwellkörper. Diese Endkörperchen haben möglicherweise Receptorfunktionen zur Steuerung der örtlichen hämodynamischen Regulationsmechanismen. Durch die enge Verbindung des spinalen Fasersystems mit dem Gefäßsystem entstehen topographische Beziehungen zum gefäßgebundenen neurovegetativen Geflecht.

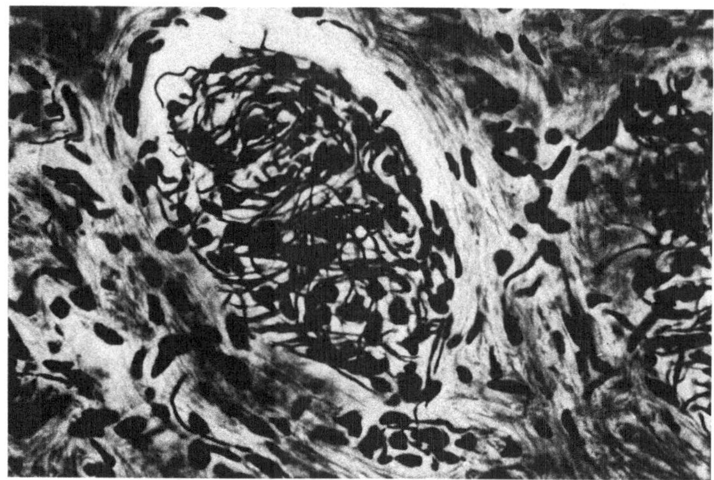

Abb. 116. Netzkörperchen aus der Glans clitoridis einer 68jährigen Frau. Versilberung nach Bodian-Ziesmer Vergr. ca. 600fach. Präparat und Photo von Prof. M. Kantner, Heidelberg

VII. Die Urethra feminina

Die 2,5—4 cm lange weibliche Urethra kann nach topographischen, funktionellen und histologischen Gesichtspunkten in verschiedene Abschnitte unterteilt werden. Kopsch (1948) unterscheidet eine Pars intramuralis und eine Pars cavernosa. Die Gliederung des supravaginalen Abschnittes in eine Pars superior libera und eine Pars inferior fixa trägt den unterschiedlichen histologischen Beziehungen zum Spatium vesico-urethro-vaginale Rechnung (Pernkopf und Pichler 1953).

Die beiden Teile des Spatium vesico-urethro-vaginale, die Pars vesico-vaginalis und die Pars urethro-vaginalis sind verschieden stark mit der ventralen Scheidenwand verbunden. In der Pars vesico-vaginalis ist eine lockere bindegewebige Verschiebeschicht zwischen die selbständigen Wandungen beider Organe eingeschaltet. Dadurch können Volumenschwankungen der Harnblase leicht ausgeglichen werden. In der Pars urethro-vaginalis sind dagegen dorsale Urethralwand und ventrale Scheidenwand fest miteinander verlötet. Die bindegewebige Zwischenschicht ist hier zu einer derben Membran verdichtet, die auf Grund ihres histologischen Baues als *Septum urethro-vaginale* bezeichnet werden kann. Urethral- und Scheidenmuskulatur sind durch dieses Septum streng voneinander geschieden (Schreiber und Born 1943). Nach Krantz (1951) führt Faseraustausch in diesem Bereich zur untrennbaren Verbindung von Scheiden- und Urethralwand. Goff (1931) findet in allen Abschnitten der vorderen Scheidenwand nur ein lockeres, bindegewebiges Interstitium. Eine entsprechende Lage trennt die dorsale Scheidenwand vom Rectum. Beide vereinigen sich lateral

der Vagina zur perivaginalen Fascie, die ein Teil der Fascia endopelvina ist (GOFF 1931, KRANTZ 1951). Die Trennschichten können nach der Auffassung von GOFF nicht als Fascien im klassischen histologischen Sinne bezeichnet werden. Eine präparatorische Isolierung dieser Schichten und Verwendung in der plastischen Chirurgie des Beckenbodens ist nicht möglich.

Die freie Wand des oberen Drittels der Urethra besteht aus einer Tunica mucosa und einer Tunica muscularis. Die *Schleimhaut* bildet mehr oder weniger stark in die Lichtung vorspringende Falten, die das Lumen sternförmig einengen. An der dorsalen

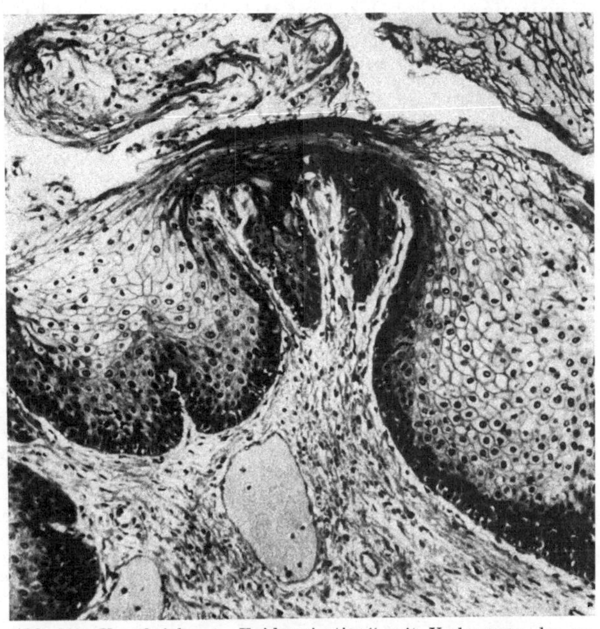

Abb. 117. Umschriebene „Epidermisation" mit Verhornung des geschichteten Epithels der weiblichen Urethra. Hämatoxylin-Eosin. Vergr. 140fach

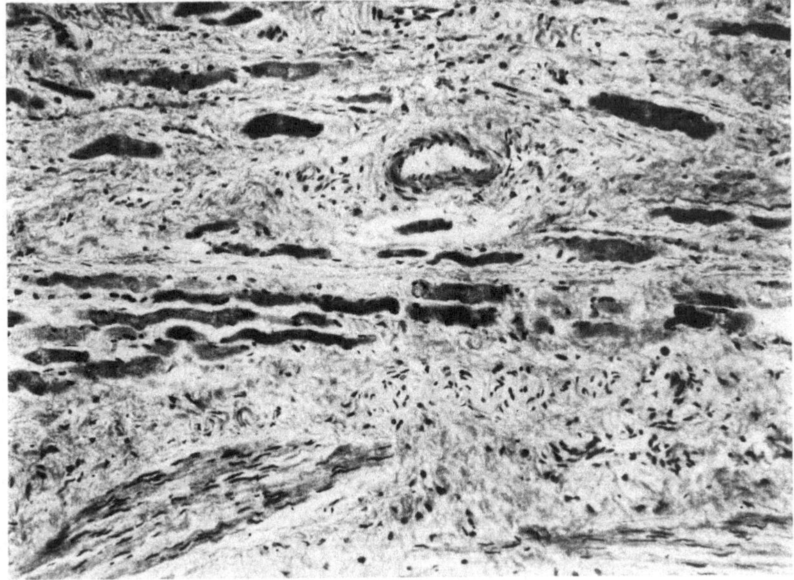

Abb. 118. Quergestreifte, vom M. transversus perinei profundus abgespaltene Muskelfasern in der Ringmuskelschicht der Urethra. Hämatoxylin-Eosin. Vergr. 140fach

Wand der Urethra setzt sich die *Uvula vesicae* als *Crista urethralis* weit nach distal fort. Zwischen den Falten liegen einfache oder verzweigte Krypten

(Lacunae urethrales). an deren Grund die urethralen Drüsen münden. Das Epithel ist im proximalen Abschnitt der Urethra Übergangsepithel, im distalen Vestibularepithel (KOPSCH 1948, PERNKOPF und PICHLER 1953). Im Verband des geschichteten Epithels liegen Inseln von mehrreihigem Cylinderepithel. Nach ASCHOFF (1894), STÖHR (1951), BRAUS und ELZE (1956) sowie BARGMANN (1964) ist das orthotope Epithel der proximalen Urethra Übergangsepithel, das distal von mehrschichtigem Cylinderepithel mit Einschlüssen von Übergangsepithel abgelöst wird. Herdförmige „Epidermisationen" des Cylinderepithels der Harnröhre und der urethralen Drüsen sind relativ häufig und entstehen nach HEDBERG

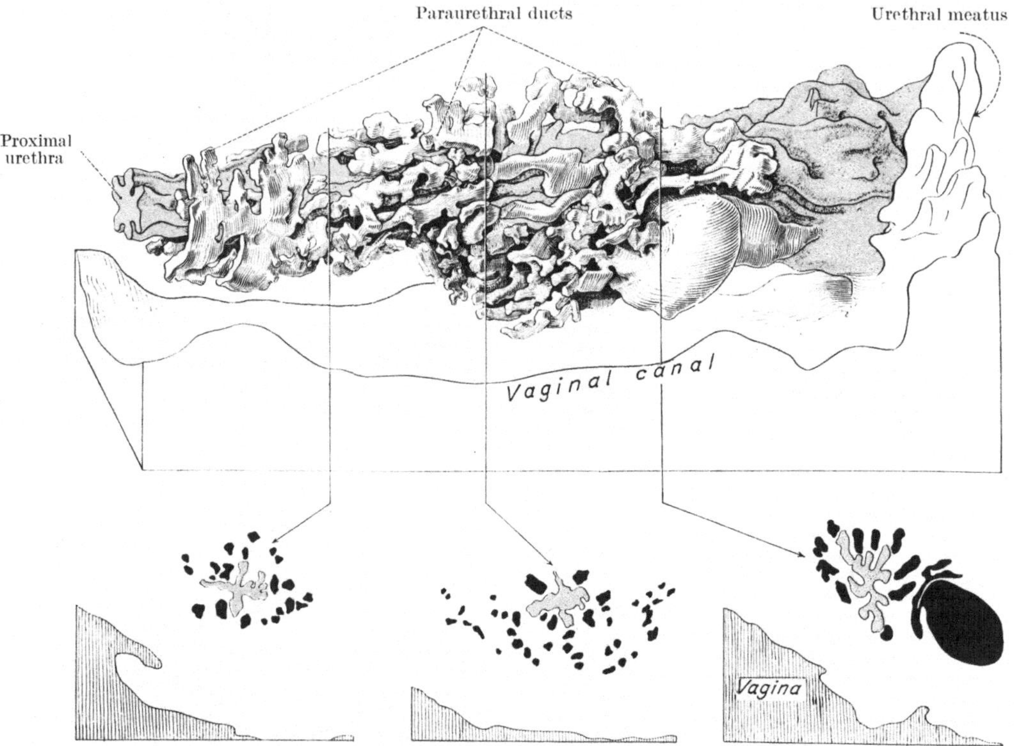

Abb. 119. Plastische Rekonstruktion der paraurethralen Drüsen. Aus HUFFMAN (1948)

(1949) vermutlich unter dem Einfluß von Follikelhormon, da das Epithel der Harnröhre als Abkömmling des Sinusepithels zu den Epithelien mit starker Oestrogenempfindlichkeit zählt (Abb. 117).

Die *Krypten* der Tunica mucosa urethrae und die verzweigten Gänge der urethralen und paraurethralen Drüsen sind günstige Schlupfwinkel für pathogene Keime und dadurch oft Ausgangsherde chronisch-entzündlicher Prozesse. Subepitheliale lymphocytäre und plasmacelluläre Infiltrate werden in vielen Fällen beobachtet und sind Zeichen einer lokalen Abwehrreaktion auf die häufigen latenten Infektionen in diesem Bereich. *Lymphfollikel* zählen zum nahezu regelmäßigen Bestand der Lamina propria mucosae (PETROWA, KARAJEWA und BERKOWSKAJA 1937).

Die Lamina propria mucosae enthält ein weitmaschiges *Venennetz* mit einem elasticareichen Bindegewebsgerüst, das in den peripheren Anteilen mit glatten Muskelfasern untermischt ist (Corpus cavernosum urethrae, Corpus spongiosum

[Kobelt], Plexus urethralis venosus). Die venösen Bluträume der Urethra stehen mit den Venenplexus des äußeren Genitale in Verbindung.

Die *Tunica muscularis* besteht aus einer inneren longitudinalen und einer äußeren zirkulären Schicht. Sowohl die Vagina als auch die Urethra gewinnen beim Durchtritt durch das Diaphragma urogenitale Beziehungen zur quergestreiften Muskulatur des M. transversus perinei profundus (Abb. 118). Abspaltungen dieses Muskels umgreifen als Sphincter urethrae diaphragmaticus mit zirkulären Fasern die Urethra und zum Teil die seitlichen Anteile der Vagina. Auch die oberhalb der Durchtrittsstelle durch das Diaphragma urogenitale gelegenen zirkulären Touren des M. rhabdosphincter ziehen nach Faserkreuzung im Spatium

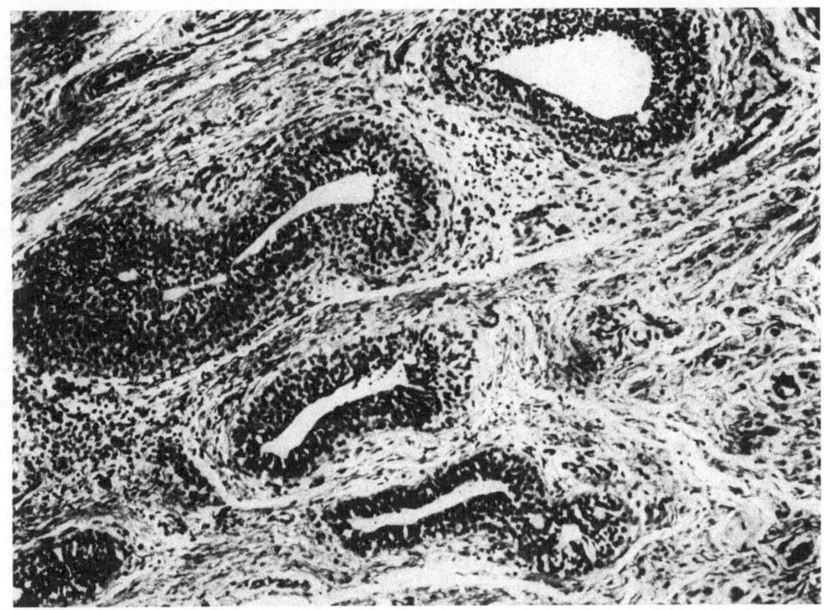

Abb. 120. Von Übergangsepithel ausgekleidete Ductus paraurethrales. Hamatoxylin-Eosin. Vergr. 130fach

urethro-vaginale zu den lateralen Wandanteilen der Vagina, ohne das Scheidenrohr jedoch konzentrisch zu umfassen. Die kreuzenden Bündel des Rhabdosphincters umgeben also Urethra und Vagina in einer nach dorsal offenen Achtertour (SCHREIBER und BORN 1943).

Im distalen Abschnitt der Urethra liegt ein System verzweigter tubulöser *Drüsen*, die in die Urethra einmünden. Diese *urethralen Drüsen* sind schon von DE GRAAF (1672) und später von TOURNEUX (1889b) als den Prostatadrüsen des Mannes homologe Gebilde angesehen worden. Sie gehen spitzwinklig vom Urethralepithel ab, das in diesem Bereich häufig zu kurzen Ausführungsgängen eingesenkt ist, und ziehen nach lateral und dorsal in die Tunica submucosa, vereinzelt bis zur Muskelschicht (Abb. 119). Das Epithel ist nach PETROWA, KARAJEWA und BERKOWSKAJA (1937) vielschichtig kubisch, die obere Zellage enthält voluminöse Zellen mit basal gelegenen Kernen. Nach den Befunden von HUFFMAN (1948) sind die Drüsen von einem kubischen bis zylindrischen Epithel mit Inseln mucicarminpositiver Schleimzellen ausgekleidet. Die Epithelbedeckung der Ausführungsgänge ist abhängig von der Höhe der Einmündung in die Urethra. Die caudal, in unmittelbarer Nachbarschaft des Orificium urethrae externum mündenden Gänge und die Ductus paraurethrales besitzen geschichtetes Plattenepithel, die weiter oberhalb gelegenen sind von Übergangsepithel ausgekleidet (Abb. 120). In den Lumina findet sich Sekret in wechselnder Menge, das gelegentlich den Prostatasteinen ähnliche, geschichtete Konkremente enthält. Die *paraurethralen Drüsen* gehören genetisch zum System der urethralen Drüsen und unterscheiden sich lediglich durch ihre relativ langen beiderseits des Orificium urethrae externum mündenden Ausführungsgänge. Diese ektopische Ausmündung ist Folge einer sekundären Einbeziehung distaler Urethralschleimhautpartien in das Gebiet des Vestibulum vaginae.

VIII. Altersabhängige Veränderungen der äußeren weiblichen Geschlechtsorgane

Die postnatale Entwicklung des Genitale zu einem funktionstüchtigen Organsystem kommt erst in der Pubertät zum Abschluß. Im *Neugeborenenalter* wird die pubertale Reifung unter dem Einfluß der mütterlichen Hormone kurzzeitig und abortiv vorweggenommen (Puberté en miniature). Darin dokumentiert sich die frühe Bereitschaft des kompetenten Organmaterials zur Ausreifung, die unter physiologischen Bedingungen erst nach einer mehrjährigen Latenzzeit voll realisiert wird. Das äußere Genitale des Neugeborenen ist durchsaftet und blutreich. Die Labia minora sind stark entwickelt und geschwollen, sie drängen die großen Schamlippen auseinander, so daß die Vulva klafft. Dadurch werden auch die Clitoris und der hyperämische, verdickte Hymen sichtbar, der sich in manchen Fällen wie ein gestautes papillomatöses Gebilde aus der Schamspalte vorwölbt. Die klaffende Vulva des Neugeborenen ist also kein Kriterium der Unreife, sondern Folge der erhöhten Turgescenz von Labia minora, Hymen und Vestibularschleimhaut (PETER 1964). Die geschilderten Veränderungen können mehr oder weniger stark ausgebildet sein, sie gehören aber nicht zu den sog. Reifemerkmalen des Neugeborenen (KONDZIELLA 1956). Die großen Labien zeigen beim Neugeborenen im Hinblick auf die Haar- und Drüsenentwicklung den Grad der altersentsprechenden epidermalen Differenzierung. Talgdrüsen entstehen im späten Fetalalter, und ihre Ausführungsgänge rücken im Laufe der Entwicklung mehr und mehr nach der Oberfläche, um schließlich dort frei zu münden. Die Terminalhaare der Labia majora und des Mons pubis erscheinen erst in der Präpubertät.

Die Entwicklung der Anhangsgebilde des Integumentes unterliegt dem regulativen Einfluß der Geschlechtshormone. Das Wachstum der Haare und Talgdrüsen wird durch Androgene gefördert (HAMILTON 1947). Zeitpunkt und Tempo der Drüsen- und Haarentwicklung sind aber keine einfache Funktion der aktuellen Androgenmengen, sondern werden vom Grad der lokalen Hormonsensitivität des Gewebes bestimmt.

HAMILTON und MONTAGNA (1950) haben im Tierversuch den Androgeneffekt auf die Entwicklung der Talgdrüsen studiert. Ein geeignetes Objekt sind umschriebene Hautareale beim *Hamster (pigmented costovertebral spots)*, die auf Grund ihrer Androgensensitivität zu den sekundären männlichen Geschlechtsmerkmalen gezählt werden können (KUPPERMAN 1944). In diesen Hautbezirken wird die Entwicklung und Vergrößerung der Talgdrüsen bei experimenteller Androgenzufuhr stark angeregt.

Beim Neugeborenen ist die Vaginalseite des Hymen von hochgeschichtetem lockeren Plattenepithel mit hellen blasigen Zellen bedeckt, das am freien Rand in das niedrige Vestibularepithel übergeht und erst im Sulcus nympho-hymenalis wieder an Höhe gewinnt, wo es zur Verhornung neigt. Der aus zarten Fasern bestehende Bindegewebskörper dringt auf der vaginalen Seite mit hohen Papillen gegen das Epithel vor, auf der vestibularen Seite ist er nahezu papillenfrei. In den seitlichen Anteilen des Hymen findet R. MEYER (1901) beim Neugeborenen neben echten Schleimdrüsen nicht selten Rudimente des *Wolffschen* bzw. *Gartner-*

schen Ganges. Die Gangreste sind von kubischem oder geschichtetem Plattenepithel ausgekleidet und können auf der Vestibularseite ausmünden.

Die *Bartholinschen Drüsen* sind bei der Geburt gut entwickelt und funktionsfähig, beginnen jedoch erst nach dem ersten Jahrzehnt in der Präpubertalphase stärker zu wachsen. *Präurethrale Schleimdrüsen (Glandulae vestibulares minores)* finden sich beim Neugeborenen und im Kindesalter in etwa entsprechender Menge, vorwiegend zwischen Urethramündung und Praeputium clitoridis, z.T. auch auf der Innenfläche der Labia minora. Häufig sind unterhalb der Mündung der Bartholinschen Drüse ein oder mehrere weitere, von schleimbildendem Epithel ausgekleidete Gänge vorhanden (GRÄPER 1938). Die *Skeneschen Gänge (Ductus paraurethrales)*, die bei der Frau in der Regel beiderseits der Harnröhrenmündung liegen, münden beim Neugeborenen noch innerhalb der Urethra. Sie werden erst im Kindesalter nach der Oberfläche verlagert, dabei wird ein Teil der Urethralschleimhaut in das Vestibulum einbezogen.

Die *Bulbi vestibuli* imponieren als Konvolute kleiner Venen, die noch nicht scharf durch eine bindegewebige Hülle gegen die Umgebung abgegrenzt sind. Die *Clitoris* hat schon beim Neugeborenen gut ausgebildete Schwellkörper. Das Epithel der Glans clitoridis ist häufig noch mit dem darüberliegenden Epithel des Praeputium flächenhaft verklebt. Die Clitoris und die übrigen Anteile des äußeren Genitale werden in relativ frühem Fetalalter innerviert (LINKOVICH 1961). Die nervöse Versorgung entspricht aber beim Neugeborenen noch nicht der Differenziertheit des reifen Genitale. YAMADA (1951a, b) findet bei neugeborenen Mädchen freie Nervenendigungen im Epithel der Glans clitoridis und des Praeputium, reichlicher in der Urethralschleimhaut. Er beobachtet in der Subcutis Pacinische Lamellenkörperchen und verschiedene corpusculöse Endorgane im subepithelialen Bindegewebe, die aber an Zahl und individueller Ausbildung den differenzierten Endkörperchen älterer Kinder und Erwachsener nicht vergleichbar sind. OIKAWA (1954) und KIMURA (1930) finden Pacinische Körperchen schon bei 4—5 Monate alten Feten in der Subcutis des Praeputium, vereinzelt auch im Corpus cavernosum. Im 5. Monat sind auch sog. Genitalnervenkörperchen vorhanden, während Meissnersche Körperchen erst bei 7 Monate alten Feten im Praeputium clitoridis nachweisbar sind.

Der Größenzuwachs der Clitoris im Kindesalter erfolgt ungleichmäßig. Während die Länge des Corpus clitoridis bei Neugeborenen bereits der eines 14jährigen Mädchens entsprechen kann, wächst die Glans bis zur Pubertät etwa auf das Doppelte. Die Crura clitoridis müssen, um mit dem Beckenwachstum Schritt zu halten, nahezu auf das Dreifache an Größe zunehmen (GRÄPER 1938).

Auf die hormoninduzierten Veränderungen am inneren Genitale und Brustdrüsenkörper des Neugeborenen (Follikelreifung, Stimulation der Scheidenhaut, Genitalblutung, Intumescentia mammarum) soll an dieser Stelle nicht näher eingegangen werden (s. bei PHILIPP 1938, PETER 1964).

Nach Ausschwemmung der placentaren Oestrogene aus dem kindlichen Organismus unterliegen auch die Teile des äußeren Genitale der postnatalen Involution.

Die Zeitspanne der *kindlichen Entwicklung bis zur Pubertät* kann im Hinblick auf die Veränderungen des Genitale in drei Perioden eingeteilt werden. Die *frühkindliche Periode* beginnt nach Abklingen der maternen hormonalen Einflüsse und dauert bis zum Einsetzen einer wirksamen körpereigenen Sexualhormonproduktion. Während dieser Zeit sind Haut und cutane Schleimhäute des äußeren Genitale dünn und von geringer Turgescenz; die Hymenalmembran ist dünnwandig, aber sehr gefäßreich. Die fettarmen Labia minora bilden eine unvollkommene Bedeckung des Scheideneinganges. In der frühkindlichen Ruheperiode beschränken sich die Entwicklungsvorgänge aber nicht auf einen proportionalen Größenzuwachs; bestimmte Differenzierungsprozesse (z. B. Ausbildung der epidermalen Anhangsgebilde, Innervation) gehen auch in dieser Phase weiter voran. Die Talgdrüsen der Labia minora werden in den ersten Lebensmonaten angelegt, aber erst im Kindesalter — nach LEBRAM (1903) bis zum 6. Lebensjahr — schrittweise zu funktionsfähigen Drüsen umgewandelt. HECHT (1914) findet bei Kindern bis $1^3/_4$ Jahren überhaupt keine Talgdrüsen an den Nymphen. Sie entstehen nach seinen Befunden bei $2^1/_2$—3jährigen Mädchen aus zapfenförmigen Proliferationen des Stratum basale. Zahlreiche sog. „freie"

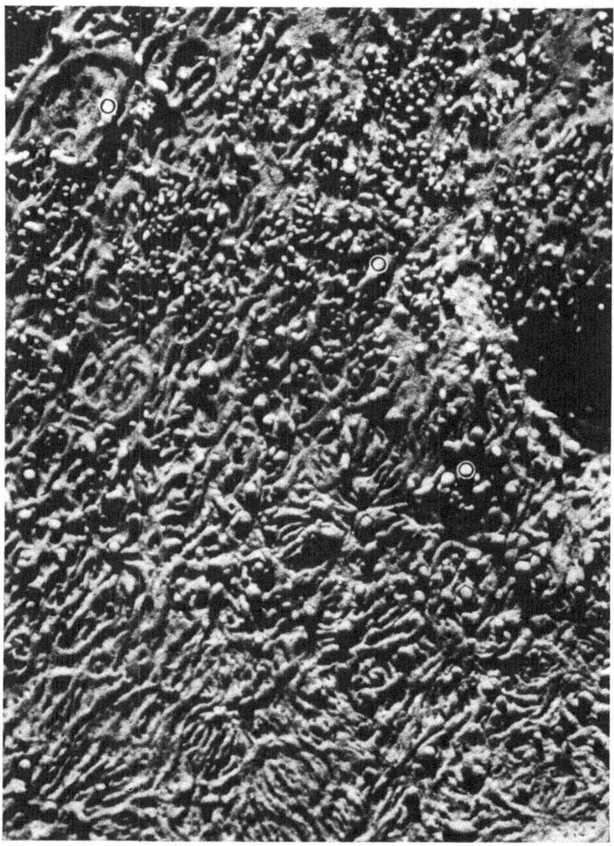

Abb. 121. Stark atrophierte Grenzfläche am Labium minus einer 70 Jahre alten Frau. Macerationspraparat Epithelunterseite, ○ Talgdrusenreste. Vergr. 5,5fach. Aus BUTTGE (1959)

Talgdrüsen sind Reste einer ursprünglich kompletten Haaranlage. Die *spätkindliche* Periode ist die Zeit der beginnenden endogenen hormonellen Stimulation. Die Epithelien der Scheiden- und Vestibularschleimhaut reagieren sehr früh auf die ersten hormonalen Impulse. Gleichzeitig werden auch durch lokale Wachstumsvorgänge der Introitus vaginae und die Hymenallichtung erweitert. Die Länge des Scheidenrohres vergrößert sich von durchschnittlich 5,0 cm in der frühkindlichen Periode auf 7,0—8,5 cm (HUFFMAN 1959). Die letzte Phase der kindlichen Entwicklung, die *prämenarchale Periode*, dehnt sich über einen Zeitraum von 3—18 Monaten. Während dieser Zeit gewinnt das äußere Genitale durch verstärkte Kongestion, erhöhten Gewebsturgor und höhere Elastizität die funktionsfähige Reife.

Die Rückbildungsvorgänge im *Postmenopausealter* führen zur Abflachung des Epithels und zur Nivellierung des Papillarkörpers (Abb. 121). Die Hautdrüsen der kleinen und großen Labien und die vestibulären Schleimdrüsen werden reduziert. Die circumgenitalen Fettpolster schwinden. Reduktion der epithelialen und mesenchymalen Bestandteile kann zum völligen Schwund der Labia minora führen. Die Bindegewebslager werden verdichtet und z.T. hyalinisiert; auch die Gefäße zeigen Hyalinose der Wandungen und Obliteration. Die Rückbildung der subepithelialen elastischen Netze ist ein geläufiger Befund am äußeren Genitale der Greisin, die bei Kraurosis vulvae besonders ausgeprägt ist. Durch die Verdichtung der bindegewebigen Komponente treten im Alter die eingekapselten Nervenendkörperchen mehr hervor. Dadurch kann eine Vermehrung der corpusculären Endformationen vorgetäuscht werden (KANTNER 1954). Bei der *Kraurosis vulvae* finden KANTNER und SALEH (1963) eine relative Vermehrung der intraepithelialen Nervenfasern in Clitoris und Labius minus. Die sensiblen Endkörperchen zeigen dabei regressive Veränderungen verschiedenen Grades.

Literatur

Abel, St., Ch. Farmer, and **J. Doucette:** Observations on vaginal absorption of penicilline. Amer. J. Obstet. Gynec. **55,** 461—468 (1948). — **Aberle, S. B. D.:** Continual cornified vaginal cells as an index of avitaminosis-A in rats. J. Nutr. **6,** 1—10 (1933). — **Abraham, G.:** Untersuchungen über die Biologie der Scheide bei Säuglingen. Arch. Kinderheilk. **86,** 211—226 (1929). — **Ackeren, F. van:** Beiträge zur Entwicklungsgeschichte der weiblichen Sexualorgane des Menschen. Z. wiss. Zool. **48,** 1—46 (1889). — **Adler, K.:** Die Veränderungen des Scheidenepithels während des Menstruationszyklus und der Gestationsperiode. Arch. Gynäk. **134,** 504—518 (1928). — **Aeppli, H.,** u. **H. Rosenmund:** Vaginalabstrich und Oestrogenbestimmung. Gynaecologia (Basel) **131,** 404—406 (1951). — **Aitken, W. A.:** Some observations on the oestrus cycle and reproductive phenomena of the mare. J. Amer. vet. med. Ass. **70,** 481—491 (1927). — **Alamanni, V.:** La fosfatasi alcalina nella salpinge di donna. Riv. Ostet. Ginec. **11,** 496—522 (1956). — **Albertini, A. v.:** Histologische Geschwulstdiagnostik. Stuttgart: Georg Thieme 1955. — **Alden, R. H.:** The periovarical sac in the albino rat. Anat. Rec. **83,** 421—435 (1942a). ~ The oviduct and egg transportation in the albino rat. Anat. Rec. **84,** 137—169 (1942b). ~ The utero-tubal junction in the albino rat. Anat. Rec. **85,** 290—291 (1943). — **Alexiu, M.:** Über die Physiologie der Vaginalschleimhaut bei Neugeborenen. Arch. Gynäk. **167,** 240—251 (1938). — **Allen, E.:** The oestrus cycle in the mouse. Amer. J. Anat. **30,** 297—371 (1922). ~ The time of ovulation in the menstrual cycle of the monkey, *Macacus rhesus.* Proc. Soc. exp. Biol. (N.Y.) **23,** 381—383 (1926). — **Allen, E.,** and **E. A. Doisy:** An ovarian hormone, a preliminary report on its localization, extraction, and partial purification, and action in test animals. J. Amer. med. Ass. **81,** 819—821 (1923). — **Allen, E., B. F. Francis, L. L. Robertson, C. E. Colgate, C. G. Johnston, E. A. Doisy, W. B. Kountz,** and **H. V. Gibson:** The hormone of the ovarian follicle, its localization and action in test animals, and additional points bearing upon the internal secretion of the ovary. Amer. J. Anat. **34,** 133—181 (1924). — **Allen, E., G. M. Smith,** and **W. U. Gardner:** Accentuation of the growth effect of theelin on genital tissues of the ovariectomized mouse by arrest of mitosis with colchicine. Amer. J. Anat. **61,** 321—341 (1937). — **Allende, J. L. C. de:** Symposium on the cytological effects of administered estrogens. Acta cytol. (Philad.) **2,** 384—386 (1958). — **Allende, J. L. C. de,** and **O. Orias:** Cytology of the human vagina. New York: Hoeber 1950. — **Allende, J. L. C. de, E. Shorr,** and **C. G. Hartman:** Comparative study of vaginal smear cycle of rhesus monkey and human. Contr. Embryol. Carneg. Instn **31,** 1—26 (1945). — **Altschule, M. D.:** The changes in the mesonephric tubules of human embryos ten to twelve weeks old. Anat. Rec. **46,** 81—91 (1930). — **Andersen, D. H.:** Lymphatics of the fallopian tube of the sow. Contr. Embryol. Carneg. Instn **380,** 135—147 (1927). ~ Zur Frage des Eitransportes durch die Tube. Schweiz. med. Wschr. **71,** 364—437 (1941). — **Anderson, N.:** The mass isolation of whole cells from rat liver. Science **117,** 627—629 (1953). — **Andersson, L. G.:** Untersuchungen über die Entstehung der äußeren Genitalorgane bei den Nagetieren. Ark. zool. (Stockh.) **5,** 1—230 (1909). — **Andrew, W.,** and **N. V. Andrew:** Lymphocytes in the normal epidermis of the rat and of man. Anat. Rec. **104,** 217—241 (1949). — **Andrews, M. C.:** Epithelial changes in the puerperal fallopian tubes. Amer. J. Obstet. Gynec. **62,** 28—37 (1951). — **Anopolsky, D.:** Cyclic changes in the size of muscle fibers of the fallopian tube of the sow. Amer. J. Anat. **40,** 459—470 (1927/28). — **Arenas, N.,** et **R. Sammartino:** Le cycle sexuel de la chienne. Etude histologique. Bull. histol. appl. physiol. et pathol. et tech. microscop. **16,** 229—259 (1939). — **Arhelger, S. W.,** and **R. A. Huseby:** Estrogen-androgen antagonism: histology of mammary glands and vaginal grafts of male mice receiving estrogens. Proc. Soc. exp. Biol. (N.Y.) **76,** 811—817 (1951). — **Artner, J.,** u. **A. Koller:** Zur Beurteilung von Scheidenabstrichen in der gynäkologischen Endokrinologie. Ciba-Symp. **1,** 147—160 (1953). — **Aschoff, L.:** Ein Beitrag zur normalen und pathologischen Anatomie der Schleimhaut der Harnwege und ihrer drüsigen Anhänge. Virchows Arch. path. Anat. **138,** 119—220 (1894). ~ Das untere Uterinsegment. Z. Gynäk. Geburtsh. **58,** 328—332 (1906). ~ Über die Berechtigung und Notwendigkeit des Begriffes Isthmus uteri. Verh. dtsch. Ges. Path. **12,** 314—322 (1908). — **Asdell, S. A.:** Patterns of mammalian reproduction. London: Academic Press 1946. — **Ashley-Montagu, M. F.:** Note on the external genitalia in three female Old World primates. Anat. Rec. **69,** 389—405 (1937). — **Ashworth, C. T., F. J. Luibel,** and **E. Sanders:** Epithelium of normal cervix uteri studied with electron microscopy and histochemistry. Amer. J. Obstet. Gynec. **79**, 1149—1160 (1960). — **Asscher, A.W.**, and **C.J. Turner:** Vaginal sulphydryl and disulfide groups during the oestrous cycle of the mouse. Nature (Lond.) **175**, 900—901 (1955). — **Asscher, A.W., C.J.Turner**, and **C.H. de Boer:** Cornification of the human vaginal epithelium. J. Anat. (Lond.) **90**, 547—552 (1956). — **Astbury, W.T.:** Fundamentals of fibre structure. London: Humphrey Milford; Oxford: University Press 1933. ~ The molecular structure of skin, hair and related tissues. Brit. J. Derm. **62**, 1—15 (1950). — **Atkinson, W.B.**, and **H.Elftman:** Mobilization of alkaline phosphatase in the uterus of the mouse by estrogen. Endocrinology **39**, 30—36 (1947). — **Atkinson, W.B.**, and **E.T.Engle:** Studies on endometrial alkaline phosphatase during the human menstrual cycle and in the hormone-treated monkey. Endocrinology **40**, 327—333 (1947). — **Augustin, E., O.Heidenreich** u. **A.Thilo:** Vorkommen und Aktivität der Phosphomonoesterasen im Genitaltrakt der weiblichen Ratte und im Blutserum und ihre Beeinflussung durch Ovarialhormone. Arch. Gynäk. **184**, 281—323 (1954). — **Augustin, E.**, u. **R.Huwald:** Vorkommen und Aktivität der alkalischen Phosphatase im Eileiter des Weibes. Arch. Gynäk. **187**, 406—425 (1956). — **Augustin, E.**, u. **A.Moser:** Vorkommen und Aktivität von alkalischer Phosphatase im Eileiter der Ratte und in unbefruchteten und befruchteten Eiern während der Tubenwanderung. Arch. Gynäk. **185**, 759—780 (1955). — **Austin, C.R.**, and **J.E.Lovelock:** Permeability of rabbit, rat and hamster egg membranes. Exp. Cell Res. **15**, 260—261 (1958). — **Ayre, W.B.:** The glycogen-estrogen relationship in the vaginal tract. J. clin. Endocr. **11**, 103—110 (1951). — **Ayre, W.B.**, and **J.E.Ayre:** Vaginal smear: limitations as an index of estrogenic activity. J. clin. Endocr. **9**, 1359—1361 (1949).

Bahr, G.F., u. **G.Moberger:** Beitrag zur Kenntnis der Feinstruktur des Vaginalepithels des Menschen. Z. Geburtsh. Gynäk. **146**, 33—42 (1956). — **Baker, D.D.:** Absorption from the vagina of the albino rat at various periods of the oestrus cycle. Anat. Rec. **39**, 339—342 (1928). — **Baker, J.R.:** The structure and chemical composition of the Golgi element. Quart. J. micr. Sci. **85**, 1—71 (1945). — **Balboni, G.:** Ulteriori ricerche istochimiche sull'epitelio tubarico della donna. Boll. Soc. ital. Biol. sper. **29**, 1394—1396 (1953). ~ Ricerche istochimiche sull'epitelio tubarico della donna. Riv. Ostet. Ginec. **9**, 164—194 (1954). — **Bargmann, W.:** Weitere histologische Untersuchungen am Nierenkörperchen. Z. Zellforsch. **18**, 166—191 (1933). ~ Histologie und mikroskopische Anatomie des Menschen, 5. Aufl. Stuttgart: Georg Thieme 1964. — **Bargmann, W., K.Fleischhauer**, u. **A.Knoop:** Über die Morphologie der Milchsekretion. II. (Zugleich eine Kritik am Schema der Sekretionsmorphologie.) Z. Zellforsch. **53**, 545—568 (1961). — **Barr, M.C., E.C.Shaver, O.H.Carr**, and **E.R.Plunkett:** Males and females with two chromatin bodies in buccal mucosa cell nuclei. J. ment. Defic. Res. **3**, 78 (1959). — **Barrington, F.J.F.:** The variations in the mucin content of the bulbourethral glands. Internat. Mschr. Anat. Physiol. **30**, 1—20 (1941). — **Barrnett, R.J.:** The histochemical distribution of protein-bound sulfhydryl groups. J. nat. Cancer Inst. **13**, 905—926 (1953). — **Barrnett, R.J.**, and **A.M.Seligman:** Histochemical demonstration of protein-bound sulfhydryl groups. Science **116**, 323—327 (1952). — **Barrnett, R.J.**, and **R.F.Sognnaes:** Histochemical distribution of protein-bound sulfhydryl and disulfide groups in vertebrate keratins. In: Fundamentals of keratinization (E.O. BUTCHER and R.F. SOGNNAES, eds.), No 70, p. 27—43. Amer. Ass. Advance. Sci. Washington 1962. — **Bartelmez, G.W.:** Some effects of fixation and other insults on uterine epithelial cells in primates. Anat. Rec. **77**, 509—527 (1940). — **Bartoszewicz, W.**, and **K.Dux:** Effect of estrogens on the basement membrane of normal and neoplastic vaginal epithelium in mice. Anat. Rec. **140**, 167—182 (1961). — **Bayer, H.:** Uterus und unteres Uterinsegment. Arch. Gynäk. **54**, 13—71 (1897). — **Behrens, B.**, u. **H.Naujoks:** Der Säuregrad des Scheidensekretes. Z. ges. exp. Med. **47**, 178—182 (1925). — **Beilly, J.S.:** Hydrogen ion concentration changes in the vaginal fluid of the rat during an estrous cycle. Endocrinology **25**, 275—277 (1939). — **Bejdl, W.:** Die saure Phosphatase in Haut und Vagina des Menschen und ihre Bedeutung für die Verhornung. Z. Zellforsch. **40**, 389—400 (1954). — **Belonoschkin, B.:** Der gegenwärtige Stand der Spermatozoenforschung. Arch. Gynäk. **158**, 345—363 (1934). ~ Biologie und Klinik der Spermatozoen. Experimentelle Untersuchungen am menschlichen Sperma außerhalb des Körpers und im weiblichen Organismus. Arch. Gynäk. **169**, 151—183 (1939a). ~ Ist das Vorkommen von Vater-Pacinischen Körperchen in der menschlichen Tube pathologisch? Zbl. Gynäk. **63**, 890—891 (1939b). ~ Zeugung beim Menschen im Licht der Spermatozoenlehre. Stockholm: Sjöberg 1948. ~ Einiges zur Biologie der Cervix uteri im Befruchtungsvorgang. Arch. Gynäk. **189**, 280—285 (1957). — **Beltermann, R.:** Elektronenmikroskopische Untersuchungen am Epoophoron des Menschen. Arch. Gynäk. **200**, 275—284 (1965). — **Bengmark, S.**, and **J.G.Forsberg:** On the development of the rat vagina. Acta anat. (Basel) **37**, 106—125 (1959). — **Bengtsson, L.Ph.:** Absorption of phosphorus-32 from the rabbit vagina under various hormonal conditions. Nature (Lond.) **173**, 954—955 (1954). — **Berger, J.**, u. **M.Keller:** Oestrogenwirkung in der Menopause. Gynaecologia (Basel) **137**, 250—255 (1954). — **Berger, J., J.A.Neititsch** u. **E.Mumprecht:** Elektronenmikroskopische Untersuchungen von Plattenepithelveränderungen der Portio vaginalis uteri. Geburtsh. u. Frauen-

heilk. **18**, 510—516 (1958). — **Bermann, A.B.:** Verlauf und Verzweigung der Arteria cervico-
vaginalis. Samml. wiss. Arbeiten des Med. Institutes zu Dnjepropetrowsk **2**, 15—18 (1956)
[Russisch]. — **Bern, H.A.:** Histology and chemistry of keratin formation. Nature (Lond.)
174, 509—511 (1954). — **Bern, H.A., M.Alfert,** and **S.M.Blair:** Cytochemical studies of
keratin formation and of epithelial metaplasia in the rodent vagina and prostata. J. Histochem. Cytochem. **5**, 105—119 (1957). — **Bern, H.A., J.J.Elias, P.B.Pickett, T.R.Powers,**
and **M.N.Harkness:** The influence of vitamine A on the epidermis. Amer. J. Anat. **96,** 419—477
(1955). — **Bern, H.A., D.R.Harkness,** and **S.M.Blair:** Radioautographic studies of keratin
formation. Proc. nat. Acad. Sci. (Wash.) **41**, 55—60 (1955). — **Bern, H.A.,** and **R.S.Levy:**
Effects of castration, estrogen administration and methylcholanthrene carcinogenesis on
phosphatase activities in genital tract of male rats, guinea-pigs and rabbits. Amer. J. Anat.
90, 131—165 (1952). — **Bernard, C.:** De la matière glycogène considérée comme condition
de développement de certains tissus, chez le fetus, avant l'apparition de la fonction glyco-
gènique du foie. C. R. Acad. Sci. (Paris) **48**, 673—684 (1859). — **Bernhart, F.:** Welche Muskeln
vermögen den Eileiter aktiv zu bewegen? Zbl. Gynäk. **65**, 18—21 (1941). — **Biggers, J.D.:**
The carbohydrate components of the vagina of the normal and ovariectomized mouse during
oestrogenic stimulation. J. Anat. (Lond.) **87**, 327—336 (1953). — **Biggers, J.D.,** and **P.J.
Claringbold:** Mitotic activity in the vaginal epithelium of the mouse following local oestrogenic stimulation. J. Anat. (Lond.) **89**, 124—131 (1955). — **Biggers, J.D., P.J.Claringbold,**
and **M.H.Hardy:** The action of oestrogens on the vagina of the mouse in tissue culture.
J. Physiol. (Lond.) **131**, 497—515 (1956). — **Bignardi, G.:** Sull'anatomia microscopica della
tuba uterina dei mammiferi domestici. Biol. lat. (Milano) **1**, 651—687 (1949). — **Billich, R.:**
Permeabilitätsuntersuchungen an der Scheidenwand der Frau mit radioaktiv markiertem
anorganischem Phosphat (P³²). Ein Beitrag zur Biologie der Vagina. Arch. Gynäk. **194**,
470—492 (1961). — **Billingham, R.E.,** and **P.B.Medawar:** A study of the branched cells
of the mammalian epidermis with special reference to the fate of their division products.
Phil. Trans. B **237**, 151—171 (1953). — **Bischoff, T.L.W.:** Entwicklungsgeschichte des
Kanincheneies. Braunschweig: F.Vieweg & Sohn 1842. — **Björkman, N.,** and **B.Fredriesson:**
The ultrastructural organization and the alkaline phosphatase activity of the epithelial
surface of the bovine fallopian tube. Z. Zellforsch. **51**, 589—596 (1960). — **Blandau, R.J.,**
and **E.S.Jordan:** The effect of delayed fertilization on the development of the rat ovum.
Amer. J. Anat. **68**, 275—291 (1941). — **Blandau, R.J.,** and **W.L.Money:** Observations on
the rate of transport of spermatozoa in the female genital tract of the rat. Anat. Rec. **90**,
255—260 (1944). — **Blandau, R.J.,** and **D.L.Odor:** The total number of spermatozoa reaching
various segments of the reproductive tract in the female albino rat at intervals after insemination. Anat. Rec. **103**, 93—109 (1949). — **Blömer, E.,** u. **L.Keller:** Entwicklung der Becken-
form und Lageentwicklung des weiblichen Genitalapparates um die Mitte der Fetalzeit.
Arch. Gynäk. **192**, 192—207 (1959). — **Bloomfield, A.,** and **J.E.Frazer:** The development
of the lower end of the vagina. J. Anat. (Lond.) **62**, 9—12 (1927). — **Blumberg, M.,** u. **B.Hey-
mann:** Über den Ursprung, den Verlauf und die Bedeutung der glatten Muskulatur in den
Ligamenta lata beim Menschen und bei den Säugetieren. Arch. Anat. 1898, 263—290. —
Bock, A., u. **L.Wolf:** Untersuchungen über die Säurestufe des vaginalen und des zervikalen
Sekretes. Arch. Gynäk. **152**, 501—516 (1933). — **Boeke, J.:** Die Beziehungen der Nervenfasern zu den Bindegewebselementen und Tastzellen. Das periterminale Netzwerk der moto-
rischen und sensiblen Nervenendigungen, seine morphologische Bedeutung, Entwicklung
und Regeneration. Z. mikr.-anat. Forsch. **4**, 448—509 (1926). — **Bolk, L.:** Beiträge zur
Affenanatomie. 6. Zur Entwicklung und vergleichenden Anatomie des Tractus urethro-
vaginalis der Primaten. Z. Morph. u. Anthrop. **10**, 250—316 (1907). — **Bompiani, A.** e
A.Casarini: Contributo allo studio del ricambio nucleoproteico dell'epitelio vaginale umano.
Osservazioni con la tecnica dell'assorbimento nell'ultravioletto. Folia hered. path. (Milano)
5, 181—193 (1956). — **Borell, U., N.Gustafsson, O.Nilsson,** and **A. Westman:** The structure
of the epithelium lining the fallopian tube of the rat in oestrus. An electron-microscopical
study. Acta obstet. gynec. scand. **38**, 203—208 (1959). — **Borell, U., O.Nilsson, J.Wersäll,**
and **A.Westman:** Electronmicroscope studies of the epithelium of the rabbit fallopian tube
under different hormonal influences. Acta obstet. gynec. scand. **35**, 35—41 (1956). —
Borell, U., O.Nilsson u. **A.Westman:** Untersuchungen über die Schlagfrequenz der Cilien
in der Tuba uterina des Kaninchens. Verh. anat. Ges. (Jena) **53**, 81—91 (1956). — **Boschann,
H.-W.:** Cytologische Untersuchungen über die Wirkung von Androgenen am atrophischen
Vaginalepithel in Abhängigkeit von Dosierung und Applikationsart. Arch. Gynäk. **187**,
39—64 (1955). ~ Disk.-Bem. zu H.E.Nieburgs u. H.J.Zucker, Cytoplasmic granules and
estrogen effect. Acta cytol. (Philad.) **2**, 367—369 (1958). ~ Praktische Zytologie. Gynäkologische Zytodiagnostik für Klinik, Laboratorium und Praxis. Berlin: W. de Gruyter & Co.
1960. — **Botella-Llusía, J.,** u. **F.Nogales:** Die Oberflächenmuzifizierung des Epithels der
Portio und der Scheide. Arch. Gynäk. **189**, 382—386 (1956). — **Botella-Llusía, J., F.Nogales,**
and **L.M.Ruiz:** The polysaccharide content of the human vagina as a criterion of action

of sex hormones. Acta cytol. (Philad.) **2**, 363—366 (1958). — **Bourg, R.**: Modifications experimentales au niveau de l'oviducte de la rate adulte et notamment la metaplasic dégénération kystique ou M.D.K. C. R. Ass. Anat. Strasbourg 1948. ~ Lymphaticographie d'origine tubaire. Gynéc. et Obstét. **51**, 264—270 (1952). — **Bovensiepen, F. G.**: Studien über den Eiabnahmemechanismus beim Menschen. Untersuchungen an Salpingogrammen. Zbl. Gynäk. **66**, 1101—1104 (1942). — **Bracher, F.**: Der Zyklus des Goldhamsterepoophorons. Z. Anat. Entwickl.-Gesch. **120**, 201—210 (1957). — **Brachet, J.**: La détection histochimique des acides pentosenucléiques. C. R. Soc. Biol. (Paris) **133**, 88—90 (1940). ~ La localisation des acides pentosenucléiques dans les tissus animaux et les œufs d'amphibians en voie de développement. Arch. Biol. (Liège) **53**, 207—257 (1941). ~ Ribonucleinsäure und Proteinsynthese. In: Handbuch der Histochemie, Bd. III, Nucleoproteide. Stuttgart: Gustav Fischer 1959. — **Brachet, J., A. Dalcq** et **P. Gerard**: Traité d'embryologie des vertébrés. Paris: Masson & Cie. 1935. — **Bradfield, J.R.G.**: Glycogen of vertebrate epidermis. Nature (Lond.) **167**, 40—41 (1951). ~ Fine pattern in animal flagella and cilia. Symp. Soc. exp. Biol. 9, 306—334 (1955). — **Braun-Falco, O.**: Über die Verteilung von Polysacchariden in der Epidermis bei Dermatosen, die mit Akanthose einhergehen. Derm. Wschr. **128**, 1021—1029 (1953). ~ Histochemische und morphologische Studien an normaler und pathologisch veränderter Haut. Arch. Derm. Syph. (Berl.) **198**, 111—198 (1954). — **Braus, H.**, u. **C. Elze**: Anatomie des Menschen, Bd. II. Eingeweide. Berlin-Göttingen-Heidelberg: Springer 1956. — **Breipohl, W.**: Experimentelle Untersuchungen über Bewegungen menschlicher Eileiter in verschiedenen Phasen des Zyklus und der Schwangerschaft. Z. Geburtsh. Gynäk. **118**, 1—27 (1939). — **Bremer, J.L.**: The interrelations of the metanephros, kidney and placenta in different classes of mammals. Amer. J. Anat. **19**, 179—209 (1916). — **Bremicker, W.**: Vergleichende Studien über die Biologie der Vagina. Arch. Gynäk. **129**, 807—843 (1927). — **Brentnall, C.Ph.**: A case of arrhenoblastoma complicating pregnancy. J. Obstet. Gynaec. Brit. Emp. **52**, 235—240 (1945). — **Bridges, L.B.**: Non-disjunction of the sex chromosomes in Drosophila. J. exp. Zool. **15**, 587—592 (1913). — **Brody, J.**: The keratinization of epidermal cells of normal guinea pig skin as revealed by electron microscopy. J. Ultrastruct. Res. 2, 482—511 (1959a). ~ An ultrastructural study on the rôle of the keratohyalin granules in the keratinization process. J. Ultrastruct. Res. 3, 84—104 (1959b). — **Brown, J.B.**: Chemical method for determination of oestriol, oestrone and oestradiol in human urine. Biochem. J. **60**, 185—193 (1955). — **Brown, J.B., A.J. Klopper**, and **J.A. Loraine**: The urinary excretion of oestrogens, pregnandiol and gonadotropin during the menstrual cycle. J. Endocr. **17**, 401—410 (1958). — **Brown, W.E.**, and **J.T.Bradbury**: Use of human vaginal smear in assay of estrogens. J. clin. Endocr. 9, 725—735 (1949). — **Bruner, J.A.**, and **E. Witschi**: Testosterone-induced modifications of sex development in female hamsters. Amer. J. Anat. **79**, 293—320 (1946). — **Bruni, A.C.**: L'intima struttura delle trombe uterine e il transito dell'ovulo. Monit. zool. ital. **69**, Suppl. 1—36 (1950). — **Brunner, C.**: Glykogen in der Haut. Arch. Derm. Syph. (Berl.) **82**, 309 (1906a). ~ Über Glykogen in der gesunden und kranken Haut. Verh. dtsch. derm. Ges. 9, 521—535 (1906b). — **Brux, J. de**: Do administered estrogens stimulate growth and maturation of the epithelium directly and indirectly through stimulation of the nervous system and enzyme system? Acta cytol. (Philad.) **2**, 343—346 (1958a). ~ Histological criteria of estrogenic effect. Acta cytol. (Philad.) **2**, 357—362 (1958b). ~ Disk.-Bemerk. zu H.E.Nieburgs u. H.S.Zucker. Acta cytol. (Philad.) **2**, 367 (1958c). — **Buccellato, T.**: Studio sperimentale sulla permeabilità e sulla velocità di assorbimento della parete vaginale in condizioni normali e sull'azione della ialuronidasi: assorbimento della penicillina. G. Ostet. Ginec. **16**, 157—169 (1952). — **Bucher, O.**: Histologie und mikroskopische Anatomie des Menschen. Bern u. Stuttgart: Huber 1948. — **Bucura, C.**: Nachweis von chromaffinem Gewebe und wirklichen Ganglienzellen im Ovarium. Wien. klin. Wschr. **20**, 695—699 (1907). — **Bullough, W.S.**: The embryo relation of mitotic activity. Biol. Rev. City Coll. N.Y. **27**, 133—168 (1952). — **Bullough, W.S.**, and **G.J. van Oordt**: The mitogenic actions of testosterone propionate and of oestrone on the epidermis of the adult male mouse. Acta endocr. (Kbh.) **4**, 291—305 (1950). — **Bulmer, D.**: The development of the human vagina. J. Anat. (Lond.) **91**, 490—509 (1957). ~ The epithelium of the urogenital sinus in female human foetuses. J. Anat. (Lond.) **93**, 491—498 (1959). ~ The epithelia of the developing female genital tract in the sheep. Acta anat. (Basel) **57**, 349—366 (1964). — **Burdick, H.O.**, and **G.Pincus**: The effect of oestrin injections upon the developing ova of mice and rabbits. Amer. J. Physiol. **111**, 201—208 (1935). — **Burdick, H.O.**, and **R.Whitney**: Fate of ova accelerated in their rate of passage through the Fallopian tubes of mice by massive injections of progynon-B. Endocrinology **22**, 631—638 (1938). — **Burger, H.**, u. **W.Kunz**: Über die Beeinflussung des Endometriumstoffwechsels durch Progesteron. Arch. Gynäk. **179**, 660—671 (1951a). ~ Der Einfluß des Progesterons auf die Atmung verschiedener Organe der Maus und auf menschliches Myometrium. Arch. Gynäk. **179**, 672—676 (1951b). — **Burgos, M.H.**, and **G.B.Wislocki**: The cyclical changes in the guinea pig's uterus, cervix and sexual skin, investigated by histological and histochemical means. Endocrinology **59**, 93—118 (1956). ~ The cyclical changes in the mucosa of the guinea pig's uterus, cervix and in the sexual skin, investigated by the electron microscope. Endocrinology **63**, 106—121 (1958). — **Burkl, W.,** u. **G. Politzer:** Über die genetischen Beziehungen des Müllerschen Ganges zum Wolffschen Gang beim Menschen. Z. Anat. Entwickl.-Gesch. **116**, 552—572 (1952). — **Buruiana, L. M.:** L'action de l'héparine sur les phosphatases. Naturwissenschaften **44**, 306—307 (1957). — **Buruiana, L. M.,** et **E. Hadarag:** La nature de l'inhibition de l'héparine sur la phosphatase acide érythrocytaire. Naturwissenschaften **45**, 293—294 (1958). — **Butenandt, A.,** u. **G. Schramm:** Steroide. In: Flaschenträger-Lehnartz, Physiologische Chemie, Bd. I, S. 421. Berlin-Göttingen-Heidelberg: Springer 1951. — **Butomo, W.:** Zur Frage von den zyklischen Veränderungen in den Tuben. (Über Tubenlipoide.) Arch. Gynäk. **131**, 307—322 (1927). — **Buttge, U.:** Die Morphologie der Grenzfläche zwischen Epithel und Bindegewebe der weiblichen Genital- und Analregion sowie der Vagina. Z. Zellforsch. **50**, 598—631 (1959).

Caesar, R., and **G. A. Edwards:** The physiologic significance of the basement membrane. Anat. Rec. **128**, 530 (1957). — **Caffier, P.:** Studien zum Eitransport beim Menschen. I. Mitt.: Der Eiabnahmemechanismus. Zbl. Gynäk. **60**, 1873—1882 (1936). ~ Über die hormonale Beeinflussung der menschlichen Tubenschleimhaut und ihre therapeutische Ausnutzung. Zbl. Gynäk. **62**, 1024—1033 (1938). — **Caffier, P.,** u. **H. Kolbow:** Anatomisch-physiologische Genitalstudien an Fledermäusen zur Klärung der therapeutischen Sexualhormonwirkung. Z. Geburtsh. Gynäk. **108**, 185—235 (1934). — **Calvery, H. O., J. H. Draize,** and **E. P. Laug:** Metabolism and permeability of normal skin. Physiol. Rev. **2b**, 495—540 (1946). — **Carrington, G. L., M. A. Hannak,** and **C. Bradford:** Sulfanilamide and sulfathiozole absorption via rectum and vagina. Amer. J. Obstet. Gynec. **51**, 90—96 (1946). — **Carsten, P.-M., H.-J. Merker** u. **C. Moslener:** Elektronenmikroskopische Untersuchungen am menschlichen Portioepithel. Arch. Gynäk. **197**, 72—92 (1962). — **Casperson, T.:** Pentose-nucleotides in the cytoplasma of growing tissues. Nature (Lond.) **143**, 602—603 (1939). ~ Ribonucleic acids in both nucleus and cytoplasm and the function of the nucleolus. Proc. nat. Acad. Sci. (Wash.) **26**, 507—515 (1940a). ~ Die Eiweißverteilung in den Strukturen des Zellkernes. Chromosoma (Berl.) **1**, 562—604 (1940b). ~ Studien über den Eiweißumsatz der Zelle. Naturwissenschaften **29**, 33—43 (1941). ~ Cell growth and cell function. New York: W. W. Norton Co. 1950. — **Cateula, J.:** Les lymphatiques du vagin. Ann. Anat. path. **8**, 1137 (1931). — **Cella, C.,** u. **J. D. Georgescu:** Experimentelle Untersuchungen über die Physiologie und Pharmakodynamik des Eileiters. Arch. Gynäk. **165**, 36—57 (1938). — **Cembrowicz, H. J.:** Studies on the Fallopian tubes in the bovine with special reference to the problem of sterility. Dissertation Cambridge 1945/46. Zit. nach Lombard, Morgan u. McNutt 1950. — **Chambon, Y.,** et **H. Lefrien:** De l'action des antihistaminiques sur la réalisation de la réaction déciduale et de maintain de l'ovoimplantation chez la lapine. C. R. Soc. Biol. (Paris) **147**, 1950—1954 (1953). — **Chèvremont, M.:** Notions de cytologie et histologie. Liège: Desoer 1956. Zit. nach Bargmann, Fleischhauer u. Knoop 1961. — **Chlopin, N. G.:** Über einige Wachstums- und Differenzierungserscheinungen an der embryonalen menschlichen Epidermis im Explantat. Arch. Entwickl.-Mech. Org. **126**, 69—89 (1932). — **Chwalla, R.:** Über die Entwicklung der Harnblase und der primären Harnröhre des Menschen mit besonderer Berücksichtigung der Art und Weise, in der sich die Ureteren von den Urnierengängen trennen, nebst Bemerkungen über die Entwicklung der Müllerschen Gänge und des Mastdarms. Z. Anat. Entwickl.-Gesch. **83**, 615—733 (1927). — **Ciulla, U.:** Contenuto in glicogeno delle cellule vaginali e funzionalità ormonica genitale. Ann. Ostet. Ginec. **74**, 147—162 (1952). — **Clara, M.:** Über das Vorkommen von Atraktosomen in den Schleimzellen der menschlichen Drüsen. Z. Zellforsch. **25**, 655—693 (1937). — **Clauberg, C.:** Genitalcyclus und Schwangerschaft bei der weißen Maus. (Anatomische Studien an Ovarium, Uterus und Scheide.) Dauer des Genitalcyclus. Arch. Gynäk. **147**, 549—596 (1931). ~ Der unvollständige und der vollständige Genitalcyclus der weißen Maus. Klin. Wschr. **11**, 373—376 (1932). — **Cohnen, K.:** Über den Mechanismus der Eiwanderung durch den Eileiter mit besonderer Berücksichtigung der zyklischen Veränderungen am Eileiterepithel des Kaninchens. Z. mikr.-anat. Forsch. **11**, 472—497 (1927). — **Cole, H. H.:** A study of the mucosa of the genital tract of the cow, with special reference to the cyclic changes. Amer. J. Anat. **46**, 261—301 (1930). — **Cole, H. H.,** and **R. F. Miller:** Changes in the reproductive organs of the ewe with some data bearing on their control. Amer. J. Anat. **57**, 39—97 (1935). — **Conti, M., U. Sbernardori** e **P. Taddia:** Assorbimento e passaggio vaginale dello iodio nella ratta studiato con ^{131}J. Ann. Ostet. Ginec. **78**, 820—826 (1956). — **Corner, G. W.:** Cyclic variation in uterine and tubal contraction waves. Amer. J. Anat. **32**, 345—350 (1923). — **Cortés, G. J.:** Investigaciones sobre la histofisiologia clínica de la mucosa des las trompas de Falopio. Acta ginec. (Madr.) **1**, 503—504 (1950). — **Cotte, G.:** Troubles functionelles de l'appareil génitale de la femme. Paris: Masson & Cie. 1949. — **Cotte, G., A. Mileff** et **C. Meyer:** Sur l'action de la folliculine sur la muqueuse vaginale de la femme. Rev. franç. Gynéc. **32**, 683—702 (1937). — **Coujard, R.:** Quelques considérations sur le système nerveux autonome utéro-vaginal. Gynéc. et Obstét. **50**, 270—296 (1951). — **Courrier, R.**: Le cycle sexual chez la femelle des mammifères. Arch. Biol. (Liège) **34**, 369—477 (1924). ~ Endocrinologie de la gestation. Paris: Masson &Cie. 1945. — **Courrier, R., et G. Poumeau-Delille:** Action comparée de quelques stéroides sur le tractus génital male. C. R. Soc. Biol. (Paris) **136**, 360—361 (1942). — **Couteaux-Bargeton, M.**: Mode de répartition de glycogène dans le cytoplasme de divers types cellulaires. C. R. Soc. Biol. (Paris) **144**, 880—882 (1950). — **Cruickshank, R., and A. Sharman:** The biology of the vagina in the human subject. J. Obstet. Gynaec. Brit. Emp. **41**, 190—207 (1934). — **Curtis, J. M., and E. A. Doisy:** Bioassay of theelol. J. biol. Chem. **91**, 647—651 (1931).

Dahl, W.: Die Innervation der weiblichen Genitalien. Z. Geburtsh. **78**, 539—601 (1916). — **Danesino, V., e F. Panini:** Particolarità strutturali della rete vascolare della vagina umana. Arch. Ostet. Ginec. **56**, 115—124 (1951). — **Danesino, V., e G. Tesauro:** Sull'istogenesi delle pliche tubariche. Arch. Ostet. Ginec. **57**, 328—334 (1952). — **Danforth, D. N.**: The fibrous nature of the human cervix and its relation to the isthmic segment in gravid and nongravid uteri. Amer. J. Obstet. Gynec. **53**, 541—560 (1947). ~ The distribution and functional activity of the cervical musculature. Amer. J. Obstet. Gynec. **68**, 1261—1270 (1954). — **Danforth, D. N., and J. C. F. Chapman:** The incorporation of the isthmus uteri. Amer. J. Obstet. Gynec. **59**, 979—988 (1950). — **Daniel, C., J. J. Nitzescu, A. Soimaru et J. D. Georgescu:** Recherches experimentales sur la motilité de la trompe utérine de la femme. (Physiologie et pharmacodynamic.) C. R. Soc. Biol. (Paris) **120**, 54—56 (1935). — **Dantschakoff, V.**: Der Aufbau des Geschlechts beim höheren Wirbeltier. Jena: Gustav Fischer 1941. — **Davies, J.**: Correlated anatomical and histochemical studies on the mesonephros and placenta of the sheep. Amer. J. Anat. **91**, 263—300 (1952). — **Davies, J., and H. Kusama:** Development of the human cervix. Ann. N.Y. Acad. Sci. **97**, 534—550 (1962). — **Davies, J., and S. A. Pearl:** Biology of the human vagina in pregnancy. Amer. J. Obstet. Gynec. **35**, 77—97 (1938). — **Davis, M. E., and C. G. Hartman:** Changes in vaginal epithelium during pregnancy in relation to the vaginal cycle. J. Amer. med. Ass. **104**, 279—285 (1935). — **Deane, H. W.**: Histochemical observations on the ovary and oviduct of the albino rat during the estrous cycle. Amer. J. Anat. **91**, 363—413 (1952). — **Deanesly, R.**: The reproductive cycle of the golden hamster (Cricetus auratus). Proc. zool. Soc. Lond. A **108**, 31—37 (1938). — **Decker, A.**: Culdoscopic observations on the tubo-ovarian mechanism of ovum reception. Fertil. and Steril. **2**, 253—259 (1951). — **Delbanco, E.**: Zur Anatomie des Praeputiums. Mh. prakt. Derm. **39**, 652—663, 687—703 (1904). — **Delsol, M., et R. Chaux:** Les localisations histochimiques des phosphatases acides dans le tractus génital femelle de la souris. Modifications expérimentales. C. R. Soc. Biol. (Paris) **148**, 1180—1182 (1954). — **Demme, R.**: Bakteriologisch-biologische Studien der in der Vagina vorkommenden Mikroorganismen und ihre Beziehungen zum Selbstreinigungsvermögen der Scheide. Arch. Gynäk. **129**, 913—928 (1927). — **Demme, R., u. U. Baltzer:** Biologisch-chemische und bakteriologische Studien des Scheidensekretes im Verhältnis zur Menstruation. Arch. Gynäk. **129**, 900—912 (1927). — **Diczfalusy, E., u. Ch. Lauritzen:** Oestrogene beim Menschen. Berlin-Göttingen-Heidelberg: Springer 1961. — **Dierks, K.**: Der normale menstruelle Zyklus der Vaginalschleimhaut. Arch. Gynäk. **130**, 46—69 (1927). ~ Experimentelle Untersuchungen an menschlicher Vaginalschleimhaut. Arch. Gynäk. **137**, 1024—1026 (1929a). ~ Experimentelle Untersuchungen an menschlicher Vaginalschleimhaut. Arch. Gynäk. **138**, 111—130 (1929b). ~ Zur Frage des menstruellen Zyklus der menschlichen Vagina. Zbl. Gynäk. **54**, 1882—1883 (1930). — **Dierks, K., u. C. Münster:** Polarisationsoptische Studien am menschlichen Vaginalepithel. Arch. Gynäk. **152**, 1—12 (1932). — **Dobrosserdow, N. W.**: Das Lymphgefäßsystem der weiblichen Genitalien. Sammlg wiss. Arbeiten Waronesk, **1949**, 167—171 [Russisch]. — **Dobszay, L.**: Hormonal reactions of pregnancy. Amer. J. Dis. Child. **56**, 1280—1293 (1938). — **Döderlein, A.**: Das Scheidensekret und seine Bedeutung für das Puerperalfieber. Leipzig: Besold 1892. Zbl. Bakt., I. Abt. Ref. **11**, 699—701 (1892). — **Dogiel, A. S.**: Die Nervenendigungen in der Haut der äußeren Genitalorgane des Menschen. Arch. mikr. Anat. **41**, 585—612 (1893). — **Dohrn, R.**: Über die Entwicklung des Hymens. Schriften zur Förderung der gesamten Naturwissenschaften zu Marburg **10**, Suppl. H. 1 (1875). — **Dorfman, R. J.**: Métabolisme de la testostérone. In: La fonction endocrine du testicule. Paris: Masson & Cie. 1957. — **Dougherty, C. M., and F. M. Low:** The fine structure of the basement membrane of the uterine cervical epithelia. Amer. J. Obstet. Gynec. **76**, 839—850 (1958). — **Doyle, J. B.**: Exploratory culdotomy for observation of tubo-ovarian physiology at ovulation time. Fertil. and Steril. **2**, 475—486 (1951). — **Drochmans, P.**: Mise en évidence du glycogène dans la cellule hépatique par microscopie électronique. J. biophys. biochem. Cytol. **8**, 553—558 (1960). — **Druckrey, H.**: Über Bedingungen der oestrogenen Wirkung. Naunyn-Schmiedebergs Arch. exp. Path. Pharmak. **192**, 85—89 (1939). — **Dubrauszky, V.**: Wieviel Muskelgewebe enthält die Uteruswand (Corpus/Cervix)? Vortrag III. Akad. Tagg dtschspr. Prof. und Priv.-Doz. für Geburtsh. und Gynäkol., Hamburg, 4.—7. Juni 1962. Geburtsh. u. Frauenheilk. **22**, 1022—1026 (1962). — **Dubreuil, G.**: Les trompes de Fallope chez la femme. Paris:

Vigot Frères 1946. — **Dupré, A.:** Contribution à l'étude histochimique des glucides de la peau humaine (glycogène et polysaccharides acides) mis en évidence principalement par la réaction d'Hotchkiss-McManus. Thèse Toulouse 1952. ~ Études histochimiques de la peau humaine. II. Les espaces intercellulaires (E.I.C.). Ann. Derm. Syph. (Paris) **80**, 490—500 (1953). — **Duran-Reynals, F., H. Bunting,** and **G. van Wagenen:** Studies on the sex skin of Macaca mulatta. Ann. N. Y. Acad. Sci. **52**, 1006—1014 (1950). — **Dux, K.:** Direct and indirect mechanism of estrogen action. I. Intern. Congr. Endocr. (Kbh.) **9**c, 498 (1960a). ~ Sur les tumeurs transplantables du vagin chez la souris. Acta Un. int. Cancr. **15**, 172—176 (1960b). — **Dworzak, H.:** Experimentelle Untersuchungen über die Physiologie der Scheidenmuskulatur des Kaninchens. Zugleich ein Beitrag zur Histologie der Scheidenwand in den verschiedenen Phasen der Ovarialfunktion. Arch. Gynäk. **167**, 86—107 (1938). — **Dychno, M. A.,** u. **G. D. Dertschinsky:** Untersuchungen der Vaginalmikroflora in verschiedenen Perioden des Kindesalters und in der Periode der Geschlechtsreife. Arch. Gynäk. **142**, 551—560 (1930). — **Dyke, H. B. van,** and **G. Ch'en:** Observations on the biochemistry of the genital tract of the female macaque particularly during the menstrual cycle. Amer. J. Anat. **58**, 473—499 (1936). — **Dyroff, R.:** Disk.-Bemerk. zum Vortrag Pankow, 90. Vers. Ges. Dtsch. Naturforsch. u. Ärzte, Hamburg 1928. Ref. Zbl. Gynäk. **52**, 2780 (1928). ~ Der Mechanismus der Eiabnahme beim Menschen und seine Störungen. Mschr. Geburtsh. Gynäk. **91**, 287—306 (1932).

Ebner, H. v.: Weibliche Geschlechtsorgane. In: Köllikers Handbuch der Gewebelehre des Menschen, 6. Aufl., Bd. III. Leipzig: Wilhelm Engelmann 1902. — **Ebner, H.:** Zytotopochemie. Möglichkeit und Grenzen der Anwendung histochemischer Reaktionen in der Zytologie. In: H. Runge, Gynäkologische Zytologie, S. 77—108. 1954. — **Eckstein, P.,** and **S. Zuckerman:** Changes in the accessory reproductive organs of the non-pregnant female. In: Marshall's Physiology of Reproduction. London: Longmans, Green & Co. Ltd. 1960. — **Egea-Esteban, A.:** Aportaciones a la innervación vaginal. An. Anat. **2**, 355—372 (1953). — **Egren, R. A.:** The modification of estrogen-induced changes in rat vaginas with steroids and related agents. Ann. N.Y. Acad. Sci. **83**, 160—184 (1959). — **Eichenberger, E.:** Die diagnostische Bedeutung der Vaginalabstrichtechnik nach Papanicolaou für die gynäkologische Endokrinologie. Schweiz. med. Wschr. **81**, 1007—1012 (1951). — **Eichenlaub, F. J.,** and **R. A. Osbourn:** Studies in the histogenesis of the epidermis. Arch. Derm. **64**, 700—716 (1951). — **Elert, R.:** Der Mechanismus der Eiabnahme im Laparoskop. Zbl. Gynäk. **69**, 38—43 (1947). — **Elsner, P.,** u. **H. Tischer:** Zytologische Veränderungen des Scheidenepithels bei kontra-sexueller Hormontherapie weiblicher Genitalkarzinome. Gynaecologia (Basel) **136**, 208—221 (1953). — **Emmens, C. W.:** The oral activity of certain androgens, oestrogens and augmenting substances. J. Physiol. (Lond.) **94**, 22 P (1939a). ~ Duration of action of certain natural and synthetic oestrogens when administered orally and by injection. J. Endocr. **1**, 142—146 (1939b). ~ The intravaginal assay naturally occurring oestrogens. J. Endocr. **6**, 302—307 (1949/50). — **Ernst, M.:** Vergleichende Untersuchungen über die Urnierensekretion. Z. Anat. Entwickl.-Gesch. **79**, 228—262 (1926). — **Espinasse, P. G.:** The oviducal epithelium of the mouse. J. Anat. (Lond.) **69**, 363—368 (1935). — **Evans, E. J.:** The transport of spermatozoa in the dog. Amer. J. Physiol. **105**, 287—293 (1933). — **Evans, H. M.,** and **K. S. Bishop:** On the relations between fertility and nutrition. I. The ovulation rhythm in the rat on a standard nutritional regime. J. metab. Res. **1**, 319 (1922). — **Evans, H. M.,** and **H. C. Cole:** An introduction to the study of the oestrous cycle in the dog. Mem. Univ. Calif. **9** (1931).

Falin, L. J.: Glycogen in the epithelium of mucous membranes and skin and its significance. Acta anat. (Basel) **46**, 244—276 (1961). — **Farkas, K.:** Pale cells in the uterine mucosa. Acta morph. Acad. Sci. hung. **2**, 253—258 (1952). — **Farris, E. J.:** Human fertility and problems of the male. New York: The Authors Press 1950. — **Fasske, E.,** u. **K. Morgenroth:** Vergleichende stomatoskopische und histochemische Untersuchungen am Zahnfleischrand des Menschen. Dtsch. zahnärztl. Z. **13**, 562—567 (1958). — **Fasske, E., K. Morgenroth, H. Themann** u. **A. Verhagen:** Elektronenmikroskopische Untersuchungen menschlicher Collumcarcinome und ihres Stromas. Arch. Gynäk. **192**, 571—590 (1960). — **Fasske, E.,** u. **H. Themann:** Über das Deckepithel der menschlichen Mundschleimhaut. Licht- und elektronenmikroskopische Untersuchungen. Z. Zellforsch. **49**, 447—463 (1959). — **Faulconer, R. J.:** Observations on the origin of the Müllerian groove in human embryos. Contr. Embryol. Carneg. Instn **34**, 159—164 (1951). — **Fawcett, D. W.,** and **K. R. Porter:** A study of the fine structure of ciliated epithelia. J. Morph. **94**, 221—281 (1954). — **Fawcett, D. W.,** and **G. B. Wislocki:** Histochemical observations of the human Fallopian tube. J. nat. Cancer Inst. **12**, 213—214 (1950). — **Fekete, E.,** and **F. Duran-Reynals:** Hyaluronidase in fertilization of mammalian ova. Proc. Soc. exp. Biol. (N.Y.) **52**, 119—121 (1943). — **Feldmann, N. G.:** Experimentell-morphologische Studien der Innervation der weiblichen Genitalorgane. Arch. Russ. Anat. **14**, 698—699 (1935). — **Felicissimo de Paula Xavier, J.,** e **M. de Abreu-Junqueira:** Sobre un caso de arrhenoblastoma e gravidez topica simultanea. Virilisacâo da gestante e do feto feminino. Rev. Ginec. Obstet. (Rio de J.) **1**, 356—377 (1938). — **Felix, W.:** Die

Entwicklung der Harn- und Geschlechtsorgane. In: Keibel u. Mall, Handbuch der Entwicklungsgeschichte des Menschen, Bd. II. Leipzig: S. Hirzel 1911. — **Fell, H.B.:** The effect of excess vitamin A of embryonic chicken skin explanted at different stages of differentiation. Proc. roy. Soc. B **146**, 242—256 (1957). — **Fell, H.B.,** and **J.F.Danielli:** The enzymes of healing wounds. I. The distribution of alkaline phosphomonoesterase in experimental wounds and burns in the rat. Brit. J. exp. Path. **24**, 196—203 (1943). — **Fell, H.B.,** and **E.Mellanby:** Metaplasia produced in cultures of chick ectoderm by high vitamine A. J. Physiol. (Lond.) **119**, 470—488 (1953). — **Fels, E.:** Disk.-Bemerk. zum Vortrag von Pankow. Zbl. Gynäk. **52**, 2778 (1928). — **Feremutsch, K.:** Der praegravide Genitaltrakt und die Praeimplantation. Rev. suisse Zool. **55**, 567—622 (1948). — **Feremutsch, K.,** u. **F.Strauss:** Beitrag zum weiblichen Genitalzyklus der madagassischen Centetinen. Rev. suisse Zool. **56**, Suppl. 1, 1—10 (1949). — **Férin, J.M.:** Étude du frottis vaginal chez la femme. I. Le frottis vaginal chez la femme castrée. II. Le cycle vaginal. III. Les effets des substances oestrogènes et progestogènes sur le frottis vaginal de la femme en carence oestrogène. Ann. Endocr. (Paris) **6**, 213 (1945); **8**, 297 (1947). ~ Effets de la méthyloestrénolone sur la croissance staturale. Ann. Endocr. (Paris) **19**, 568—571 (1958). — **Férin, J.M.,** et **R.Demol:** Corrélations et discordances entre le frottis vaginal et l'image endométriale. Ann. Endocr. (Paris) **11**, 668—676 (1950). — **Ferrer y Jiménez de Anta, D.:** Observaciones complementarias en la inervación del aparato genital de oveja. Arch. Méd. exp. **12**, 87 (1949). — **Fettig, O.,** u. **W.Oehlert:** Autoradiographische Untersuchungen der DNS- und Eiweiß-Neubildung im gynäkologischen Untersuchungsmaterial. Arch. Gynäk. **199**, 649—662 (1964). — **Feyrter, F.:** Über den Bauplan der nervösen Peripherie. Virchows Arch. path. Anat. **318**, 1—22 (1950). ~ Über das urogenitale Helle-Zellen-System des Menschen. Z. mikr.-anat. Forsch. **57**, 324—344 (1951). ~ Zur Frage der Hellen Zellen der menschlichen Gebärmutterschleimhaut. Virchows Arch. path. Anat. **321**, 134—137 (1952a). ~ Zum Begriff der Helle-Zellen-Systeme. Frankfurt. Z. Path. **63**, 259—266 (1952b). ~ Über die peripheren endokrinen (parakrinen) Drüsen des Menschen. Wien u. Düsseldorf: Wilhelm Maudrich 1953. — **Finger, E.:** Über die Endigungen der Wollustnerven. Z. ration. Med. **28**, 222 (1866). — **Finkbeiner, J.A.:** Disk.-Bemerk. zum Vortrag E.J.Plotz. Acta cytol. (Philad.) **1**, 71—72 (1957). — **Firket, H.:** Recherches sur la régénération de la peau des mammifères. II. Étude histochimique. Arch. Biol. (Liège) **62**, 335—351 (1951). — **Fischel, A.:** Lehrbuch der Entwicklung des Menschen. Berlin-Göttingen-Heidelberg: Springer 1929. — **Fischer, R.:** Über den histochemischen Nachweis oxydativer Enzyme in Onkozyten verschiedencr Organc. Virchows Arch. path. Anat. **334**, 445—452 (1961). — **Fisher, N.F.:** II. The absorption of insulin from the intestine, vagina and scrotal sac. Amer. J. Physiol. **67**, 65—71 (1923/24). — **Fishman, W.H.,** and **J.R.Baker:** Cellular localization of β-glucuronidase in rat tissues. J. Histochem. Cytochem. **4**, 570—591 (1956). — **Fishman, W.H.,** and **G.W.Mitchell jr.:** Studies on vaginal enzymology. Ann. N.Y. Acad. Sci. **83**, 105—121 (1959). — **Flerkó, B.:** Einfluß experimenteller Hypothalamusläsion auf das Eileiterepithel. Acta morph. Acad. Sci. hung. **1**, 5—14 (1951). ~ Die Epithelien des Eileiters und ihre hormonalen Reaktionen. Z. mikr.-anat. Forsch. **61**, 99—118 (1954). — **Flesch, P.:** Inhibition of keratin formation with unsaturated compounds. J. invest. Derm. **19**, 353—363 (1952). ~ Studies on the mode of action of vitamin A. J. invest. Derm. **21**, 421—435 (1953). — **Fluhmann, C.F.:** The nature and development of the so-called glands of the cervix uteri. Amer. J. Obstet. Gynec. **74**, 753—768 (1957). ~ The glandular structures of the cervix uteri. Surg. Gynec. Obstet. **106**, 715—723 (1958). — **Foix, A.,** y **G.E.Bur:** Desarollo y estudio histoquímico del canal cérvico-vaginal. Obstet. Ginec. lat.-amer. **13**, 55—69 (1955). — **Foote, C.L.:** Modification of sex development in the marbled salamander by administration of synthetic sex hormones. J. exp. Zool. **86**, 291 (1941). — **Foraker, A.G.,** and **D.L.Brawner:** Quantitative exfoliative cytology, differential counting of cervical smears stained for glycogen in cases of pregnant and non-pregnant women. Arch. Path. **51**, 201—204 (1951). — **Foraker, A.G.,** and **S.W.Denham:** Succinic dehydrogenase as an indicator of cellular metabolism in the cervices of pregnant and nonpregnant women. Surg. Gynec. Obstet. **96**, 259—264 (1953). — **Ford, C.E.:** Die Zytogenese der Intersexualität des Menschen. In: C.Overzier, Die Intersexualität, S. 90—119. Stuttgart: Georg Thieme 1961. — **Ford, C.E., K.W.Jones, P.E.Polani, J.C. de Almeida,** and **J.H.Briggs:** A sex-chromosome anomaly in a case of gonadal dysgenesis (Turner's syndrome). Lancet **1959 I**, 711—713. — **Ford, D.H.:** A study of the changes in vaginal alkaline phosphatase activity during the estrous in adult and in young "first-estrous" rats. Anat. Rec. **125**, 261—277 (1956). — **Forsberg, J.G.:** On the development of the hamster vagina. Acta anat. (Basel) **41**, 16—37 (1960). ~ Derivation and differentiation of the vaginal epithelium. Lund: H.Ohlsson 1963. — **Fraccaro, M., K.Kaijser,** and **J.Lindsten:** A child with 49 chromosomes. Lancet **1960 II**. 899—902. — **Fraenkel, L.,** and **G.N.Papanicolaou:** Growth. desquamation and involution of the vaginal epithelium of fetuses and children with a consideration of the related hormonal factors. Amer. J. Anat. **62**, 427—452 (1938). — **Franqué, O.v.:** Über Urnierenreste im Ovarium, zugleich ein Beitrag zur Genese der cystoiden Gebilde in der Umgebung der Tube.

Z. Geburtsh. Gynäk. **39**, 499—524 (1898). — **Frazer, J. E.**: A manual of embryology. London: Baillière, Tindall & Cox 1931. ~ The terminal part of the Wolffian duct. J. Anat. (Lond.) **69**, 455—468 (1935). — **Fredricsson, B.**: Histochemical studies on the epithelium in the human fallopian tubes and comparison between different animal species. Ark. Zool. (Stockh.) **11**, 110—111 (1957). ~ Histochemical observations on the epithelium of human fallopian tubes. Acta obstet. gynec. scand. **38**, 109—134 (1959a). ~ Studies on the morphology and histochemistry of the fallopian tube epithelium. Acta anat. (Basel), Suppl. 37 zu Bd. **38**, 3—23 (1959b). — **Fredricsson, B.**, and **N. Björkman**: Studies on the ultrastructure of the human oviduct epithelium in different functional states. Z. Zellforsch. **58**, 387—402 (1962). — **Freud, J.**: Preliminary data about an antiluteogen hormone in the anterior pituitary. Acta brev. neerl. Physiol. **7**, 115—117 (1937). — **Freund, R.**: Die Lehre von den Blutgefäßen der normalen und kranken Gebärmutter. Jena: Gustav Fischer 1904. — **Freundlich, G.**: Über die Polsterarterien des kindlichen Uterus und der Vagina. Inaug.-Diss. Kiel 1948. — **Friedländer, F. v.**: Über einige Wachstumsveränderungen des kindlichen Uterus und ihre Rückwirkung auf die spätere Funktion. Arch. Gynäk. **56**, 635—655 (1898). — **Friz, M.**: Experimenteller Beitrag zur Frage der Milieubeziehungen frühester Entwicklungsstadien des Säugereies. (Autoradiographische Untersuchungen an Kanincheneiern.) Gynaecologia (Basel) **148**, 215—224 (1959). — **Friz, M.**, u. **R. Mey**: Ist das Ei während seiner Wanderung autark? Z. Geburtsh. Gynäk. **154**, 1—8 (1960). — **Frommel, O.**: Beitrag zur Histologie der Eileiter. Verh. dtsch. Ges. Gynäk. **1**, 95—102 (1886). — **Fuente, F. de la**: La motilité de la trompe de Faloppe „in-vitro". Rev. franç. Gynéc. **46**, 256—264 (1951).

Gallien, L.: Action des hormones sexuelles dans la différenciation du sexe chez Rana temporaria L. Bull. Biol. **72**, 269—296 (1938). — **Galstjan, S.**: Experimentell-histologische Untersuchungen über das Eileiterepithel. Arch. exp. Zellforsch. **17**, 231—280 (1935). — **Gansler, H.**: Phasenkontrast und elektronenmikroskopische Untersuchungen zur Morphologie und Funktion der glatten Muskulatur. Z. Zellforsch. **52**, 60—92 (1960). — **Gardner, G. H.**, **R. R. Green**, and **B. M. Peckham**: Normal and cystic structures of the broad ligament. Amer. J. Obstet. Gynec. **55**, 917—939 (1948). — **Gatenby, J. B.**: The electron microscopy of centriole, flagellum and cilium. J. roy. micr. Soc. **79**, 299—317 (1961). — **Gaudefroy, M.**: Is there a condition known or is there a time period known in which the vaginal epithelium does not respond with marked proliferation to administered estrogen. Acta cytol. (Philad.) **2**, 380 (1958). — **Gaudefroy, M.**, **W. Korte**, and **J. P. Pundel**: Cytological criteria of estrogen effect. Acta cytol. (Philad.) **2**, 347—356 (1958). — **Gedigk, P.**: Histochemische Methoden. In: H. M. Rauen, Biochemisches Taschenbuch, S. 855—891. Berlin-Göttingen-Heidelberg: Springer 1956. — **Geist, S. H.**: Cyclical changes in vaginal mucous membrane. Surg. Gynec. Obstet. **51**, 848—851 (1930). — **Geist, S. H.**, **W. J. Salmon**, **J. A. Gaines**, and **R. I. Walter**: The biologic effects of androgen (testosterone propionate) in women. J. Amer. med. Ass. **114**, 1539—1544 (1940). — **Geist, S. H.**, **W. J. Salmon**, and **M. E. Mintz**: Effect of progesteron on fallopian tube contractility. Proc. Soc. exp. Biol. (N.Y.) **38**, 783—785 (1938). — **Geist, S. H.**, **J. S. Udall**, and **M. E. Mintz**: The effect of estrogenic hormone upon the contractility of the fallopian tube. Amer. J. Obstet. Gynec. **36**, 67—77 (1938). — **Geller, F. Chr.**: Untersuchungen zur Biologie der Vagina. Arch. Gynäk. **125**, 408—414 (1925). — **Genell, S.**: Uterin- och vaginalmuskulaturens funtionella uppgifter i den icke-gravida organismen. Experimentella undersökningar på ratta med sarskild hänsyn till hormonala faktorers inflytande. Inaug.-Diss. Lund 1937. ~ Experimental investigations on the muscular functions of the vagina and the uterus in rat. Acta obstet. gynec. scand. **19**, 113—175 (1939). — **Gersh, J.**: The correlation of structure and function in the developing mesonephros and metanephros. Contr. Embryol. Carneg. Instn **26**, 35—58 (1937). — **Gersh, J.**, and **H. R. Catchpole**: The organization of ground substance and basement membrane and its significance in tissue injury disease and growth. Amer. J. Anat. **85**, 457—463 (1949). — **Geyer, G.**: Vergleichende topochemische Untersuchungen mit der Reaktion nach Hale und ihrer Modifikation von G. Müller an einigen Organen und Geweben der weißen Ratte. Acta histochem. (Jena) **5**, 62—78 (1957). — **Gianelli, L.**: Ricerche istologiche sull'ovidutto dei mammiferi. Arch. ital. Anat. Embriol. **6**, 1—39 (1907). — **Gieseking, R.**, u. **N. Schümmelfeder**: Die cyclischen Veränderungen der Vaginalschleimhaut beim Goldhamster. Klin. Wschr. **28**, 552—553 (1950). — **Gillman, J.**: The cyclical changes in the external genital organs of the baboon (P. percarius). S. Afr. J. med. Sci. **32**, 342 (1935). — **Giroud, A.**, and **C. P. Leblond**: The keratinization of epidermis and its derivates, especially the hair, as shown by x-ray diffraction and histochemical studies. Ann. N.Y. Acad. Sci. **53**, 613—629 (1951). — **Gisbertz, H.**: Zur Frage der periodischen Veränderungen des menschlichen Schleimhautepithels. Arch. Gynäk. **136**, 362—378 (1929). — **Glatthaar, E.**, u. **A. Vogel**: Elektronenmikroskopische Studien am Portioepithel und Portiocarcinom. Geburtsh. u. Frauenheilk. **18**, 502—509 (1958). ~ Zur Ultrastruktur des Plattenepithelkarzinoms der Portio. Gynaecologia (Basel) **151**, 212—226 (1961). — **Goerttler, K.**: Die Architektur der Muskelwand des menschlichen Uterus und ihre funktionelle Bedeutung. Morph. Jb. **65**, 45—128 (1931). — **Goeters, N.**: Die Vaginalflora des Neugeborenen. I. Mitt.: Die qualitative Zusammensetzung und die Physiologie der Scheidenflora des Neugeborenen. Mschr. Kinderheilk. **83**, 200—212 (1940a). ~ Die Vaginalflora des Neugeborenen. II. Mitt.: Zur Systematik der Vaginalbazillen. Mschr. Kinderheilk. **84**, 21—35 (1940b). — **Goff, B.H.:** An histological study of the perivaginal fascia in a nullipara. Surg. Gynec. Obstet. **52**, 32—42 (1931). — **Goldberg, B., and H.W. Jones:** Acid phosphatase in human female genitale tract. A histochemical and biochemical study. Proc. Soc. exp. Biol. (N.Y.) **83**, 45—50 (1953). — **Goldberger, M.A., J.Rock, R.H. Barker, and W.B.Bacon:** Vaginal absorption of penicillin. Science **105**, 13 (1947). — **Goldberger, M.A., I.Walter, and L.S.Lapid:** Absorption of penicillin from the vagina. Amer. J. Obstet. Gynec. **53**, 529—531 (1947). — **Gomori, G.:** Distribution of acid phosphatase in tissues under normal and under pathologic condition. Arch. Path. **32**, 189—199 (1941). — **Gompper, H.-J.:** Das Sekret des Eileiters. Anat. Anz. **97**, 391—406 (1950). — **Graaf, R. de:** De mulierum organis generationi inservientibus tractatus novus. Lugd. Bat. 1672. — **Gräfenberg, E.:** Die zyklischen Schwankungen des Säuretiters im Scheidensekret. Arch. Gynäk. **108**, 628—656 (1918). — **Gräper. L.:** II. Weibliche kindliche Geschlechtsorgane. In: K.Peter, G.Wetzel u. F.Heidenreich, Handbuch der Anatomie des Kindes. München: J.F.Bergmann 1938. — **Gragert, O.:** Über das Glykogen in der fetalen Vagina. Arch. Gynäk. **128**, 43—47 (1926). — **Grant, F.:** Studies on the physiology of reproduction in the ewe. II. Changes in the vagina and cervix. Trans. roy. Soc. Edinb. **58**, 16 (1934). — **Granzow, J.:** Die biologischen Grundlagen der konservativen Tubenchirurgie und ihre Nutzanwendung für die Behandlung der Unfruchtbarkeit durch Tubeneinpflanzung. Arch. Gynäk. **164**, 133—188 (1937). — **Grassmann, W., F.Schneider u. J.Trupke:** Aminosäuren und Peptide. In: B.Flaschenträger, Physiologische Chemie, Bd. I, S. 489—584. Berlin-Göttingen-Heidelberg: Springer 1951. — **Grassmann, W., u. J.Trupke:** Chemie der Haut unter besonderer Berücksichtigung der Proteine. In: Handbuch der Gerbereichemie und Lederfabrikation, Bd. I/1, S. 359—510. Wien: Springer 1944. — **Graumann, W.:** Polysaccharide. In: W.Graumann u. K.Neumann, Handbuch der Histochemie, Bd. II. Stuttgart: Gustav Fischer 1964. — **Green, C.L.:** Identification of alpha-amylase as a secretion of the human fallopian tube and "tube-like" epithelium of mullerian and mesonephric duct origin. Amer. J. Obstet. Gynec. **73**, 402—408 (1957). — **Green, J.A.:** Effect of steroid hormones on the epithelium tunica propria and their junction in the mouse vagina. Anat. Rec. **135**, 247—259 (1959). — **Green, W.W., and L.M.Winters:** Studies on the physiology of reproduction in the sheep. Anat. Rec. **61**, 457—467 (1935). — **Greene, R.R., M.W.Burill, and A.C.Ivy:** Experimental intersexuality: the production of feminized male rats by antenatal treatment with estrogens. Science **88**, 130—131 (1938). — **Greenwald, G.S.:** Interruption of pregnancy in the rabbit by the administration of estrogen. J. exp. Zool. **135**, 461—462 (1957). ~ The role of the mucin layer in development of the rabbit blastocyst. Anat. Rec. **142**, 407—415 (1962). — **Gregoire, A.T.:** The qualitative identification of free amino acids in human vaginal fluid. Ann. N.Y. Acad. Sci. **83**, 185—188 (1959). — **Grimstone, A.V.:** Cilia and flagella. Brit. med. Bull. **18**, 238—241 (1962). — **Grohe, F.:** Über Bau und Wachstum des menschlichen Eierstocks. Virchows Arch. path. Anat. **26**, 271—291 (1863). — **Groodt, M. de, F. de Rom, A. Lagasse, M.Sebruyns et M.Thiery:** Détails de l'ultrastructure de l'épithélium cilié de la trompe. Bull. Soc. roy. belge Gynéc. Obstét. **30**, 347—349 (1960). — **Grosser, O.:** Entwicklung des Urogenitalsystems. In: Seitz und Amreich, Biologie und Pathologie des Weibes, Bd. I, S. 640 bis 712. Berlin-Innsbruck-München-Wien: Urban & Schwarzenberg 1953. — **Gruenagel, H.H.:** Die Plattenepithel-Cylinderepithelgrenze an der Portio vaginalis uteri bei unreifen und reifen Neugeborenen, Säuglingen und Kindern bis zu neun Jahren. Frankfurt. Z. Path. **68**, 465—496 (1957). — **Gruenwald, P.:** The relation of the growing Müllerian duct to Wolffian duct and its importance for the genesis of malformation. Anat. Rec. **81**, 1—20 (1941). ~ Development of the excretory system. Ann. N.Y. Acad. Sci. **55**, 142—146 (1952). — **Grumbach, M.M., and J.R.Ducharme:** The effects of androgens on fetal sexual development. Fertil. and Steril. **2**, 157—180 (1960). — **Gruner, W.:** Zur Anatomie und Klinik des intraneuralen Abschnittes der Tuba uterina. Z. Geburtsh. Gynäk. **126**, 245—364 (1944). — **Grusdew, W.:** Zur Histologie der Fallopischen Tuben. Zbl. Gynak. **21**, 257—264 (1897). — **Guerriero, C.:** Ricerche istofisiologiche e citologiche sull'epitelio dell'ovidutto di coniglia. Boll. Soc. nat. Napoli **42**, 25—128 (1931). — **Guest, M.:** Conference on the biology of sperm and the vagina. National Committee on Maternal Health, New York 1940. — **Guthmann, H., u. M.Koch:** Der Säuregrad des Vaginalepithels. Arch. Gynäk. **150**, 57—77 (1932). — **Gyllensten, L.:** Contributions to the embryology of the urinary bladder. I. The development of the definitive relation between the openings of the Wolffian ducts and the ureters. Acta anat. (Basel) **7**, 305—344 (1949).

Haam, E.v.: Terminology of cytological smears in regard to estrogen effect. Acta cytol. (Philad.) **4**, 59—64 (1960). — **Hale, C.W.:** Histochemical demonstration of acid polysaccharides in animal tissues. Nature (Lond.) **157**, 802 (1946). — **Hamilton, J.B., and W.Montagna:** The sebaceous glands of the hamster. I. Morphological effects of androgens on integu-

mentary structures. Amer. J. Anat. 86, 191—232 (1950). — Hamilton, W. J.: Masculinizing
effect of male hormone substance upon female reproductive tract. Anat. Rec. 67, Suppl.-Bd. 3,
22 (1937). ~ Growth changes induced by androgens in the connective tissues, sebaceous
glands, hairs, muscel and melanoblasts of the skin. Anat. Rec. 97, 340 (1947). — Hamilton, W.
J., J. D. Boyd, and H. W. Mossman: Human embryology. Cambridge: W. Heffer & Sons Ltd.
1962. — Hamilton, W. J., and W. U. Gardner: Effects in female young born of pregnant rats
injected with androgens. Proc. Soc. exp. Biol. (N.Y.) 37, 570—573 (1937). — Hamilton, W. J.,
and J. M. Wolfe: Prostatic type of paraurethral glands induced in female rats by administration
of male sex hormone. Proc. Soc. exp. Biol. (N.Y.) 36, 465—468 (1937). ~ The effect of
male hormone substances upon birth and prenatal development in the rat. Anat. Rec. 70,
433—440 (1938). — Hamperl, H.: Über das Vorkommen von Onkocyten in verschiedenen
Organen und ihren Geschwülsten. Virchows Arch. path. Anat. 298, 327—375 (1936). ~
Über die „hellen" Flimmerepithelzellen der menschlichen Uterusschleimhaut. Virchows
Arch. path. Anat. 319, 265—281 (1950). ~ Die Verteilung des elastischen Gewebes in der
Cervix uteri. Virchows Arch. path. Anat. 334, 81—94 (1961). ~ Onkocyten und Onko-
cytome. Virchows Arch. path. Anat. 335, 452—483 (1962). — Hanschke, H. J., u. H. Schulz:
Elektronenmikroskopische Befunde an Zellen von Vaginal- und Portioabstrichen. Arch. Gynäk. 192, 393—411 (1960). — Hansen, P.: Die glatte Muskulatur des Mesovarium und seiner Umgebung. Arch. Gynak. 188, 299—328 (1957). — Hardy, H. M., J. D. Biggers, and
P. J. Claringbold: Vaginal cornification of the mouse produced by oestrogens in vitro. Nature (Lond.) 172, 1196—1197 (1953). — Harmsen, H., u. G. Fromm: Physiologische Moglich-
keiten einer zeitweiligen Beschränkung der Empfängnisfähigkeit. 1. Mitt. Med. Welt 1960,
354—359. — Harris, R. S., and S. L. Cohen: The influence of ovarian hormones on the enzy-
matic activities of tissues. Endocrinology 48, 264—272 (1951). — Harting, K.: Über die feinere
Innervation der Tube. Z. Zellforsch. 9, 544—560 (1929). — Hartman, C. G.: The permeability
of the vaginal mucosa. Ann. N.Y. Acad. Sci. 83, 318—327 (1959). — Hartman, C. G., and
J. Ball: On the almost instantaneous transport of spermatozoa through the cervix and the
uterus in the rat. Proc. Soc. exp. Biol. (N.Y.) 28, 312—314 (1930). — Hartmann, H.: Zur
Anatomie der Geschlechtsorgane Neugeborener. Arch. Gynäk. 148, 708—723 (1932). —
Hartmann, M.: Die Sexualität. Stuttgart: Gustav Fischer 1956. — Haselhorst, G.: Weibliche Sterilität. Arch. Gynäk. 161, 81—122 (1936). — Hasse, C.: Die Wanderung des mensch-
lichen Eies. Z. Geburtsh. Gynäk. 22, 406—412 (1891). — Hauser, G. A.: Testikuläre Feminisierung. In: C. Overzier, Die Intersexualität, S. 261—282. Stuttgart: Georg Thieme 1961. —
Hausmann, A.: Über das Verhalten der Samenfäden in den Geschlechtsorganen des Weibes,
S. 1—54. Berlin: August Hirschwald 1879. — Hayashi, M., and W. H. Fishman: Enzymorphologic observations in uterus and vagina of castrate rats receiving ovarian hormones.
J. Histochem. Cytochem. 8, 315 (1960). ~ Enzymorphologic observations in the uterus
and vagina of castrate rats receiving ovarian hormones. Acta endocr. (Kbh.) 38, 107—120
(1961). ~ Endocrinology of rat vagina during the oestrus cycle; glucuronidase. Acta endocr.
(Kbh.) 39, 154—162 (1962). — Hayes, E. R.: A rigorous re-definition of the plasmal reaction.
Stain Technol. 24, 19—23 (1949). — Heape, W.: The "sexual season" of mammals and the
relation of the "post oestrum" to menstruation. Quart. J. micr. Sci. 44, 1—71 (1900). —
Hecht, P.: Ein Beitrag zur Kenntnis von den Talgdrüsen der Labia minora. Anat. Anz.
47, 401—416 (1914). — Hechter, O., L. Krohn, and J. Harris: Effects of oestrogens and other
steroids on capillary permeability. Endocrinology 30, 598—608 (1942). — Hechter, O.,
M. Lev, and S. Soskin: The relation of hyperemia to the action of estrin. Endocrinology
26, 73—79 (1940). — Hedberg, G. T.: Squamous epithelium of vaginal type in the female
urethra. Gynaecologia (Basel) 128, 254—260 (1949). — Hellman, L. M.: The morphology
of the human Fallopian tube in the early puerperium. Amer. J. Obstet. 57, 154—165 (1949). —
Henin, A.: Étude des modifications de l'oviducte au cours du cycle oestral (Souris). Arch.
Biol. (Liège) 52, 97—115 (1941). — Henle, J.: Handbuch der Eingeweidelehre, 2. Aufl., Bd. II,
S. 460. Braunschweig: Vieweg & Sohn 1873. — Henneberg, B.: Beitrag zur Entwicklung
der äußeren Genitalorgane beim Säugetier. Anat. H. (Wiesbaden) 55, 235—409 (1918). —
Herovici, C.: Histo- and cytochemistry of basal and parabasal cells. Acta cytol. (Philad.)
4, 51—53 (1960a). ~ Histo- and cytochemistry of intermediate cells. Acta cytol. (Philad.)
4, 54—55 (1960b). ~ Superficial cells and anucleated squamous cells. Acta cytol. (Philad.)
4, 56—57 (1960c). — Herrligkoffer, K. M.: Eiwanderung und Konzeptionsoptimum. Beitr.
med. Mschr. 7, 201 (1949). ~ Die Muscularis des menschlichen Eileiters. Z. Geburtsh. Gynäk.
138, 63—79 (1953). — Herrnberger, K., u. F. H. Horstmann: Der Glykogengehalt des kindlichen Vaginalepithels und seine Veränderungen nach Follikelhormongaben. Arch. Gynäk.
168, 451—458 (1939). — Herzog, G.: Veränderungen des elastischen Gewebes der Scheide. Zbl.
Path. 37, Erg.-H. 552ff. (1926). — Heurlin, Maunu af: Bakteriologische Untersuchungen der
Genitalsekrete der nichtschwangeren und nichtpuerperalen Frau vom Kindes- bis zum
Greisenalter unter physiologischen und gynäkologisch-pathologischen Verhältnissen. Berlin:
S. Karger 1914. — Heynemann, Th.: Diskussionsbemerkungen zum Vortrag von Pankow.

Zbl. Gynäk. **52**, 2780 (1928). — **Hillarp, N.A.,** u. **T.Reinand:** Versuch einer Analyse der Einwirkung des Oestrons auf transplantierte Plattenepithelien. Morph. Jb. **86**, 287—334 (1941). — **Hinrichs, R.:** Die Art und Bedeutung der in der Scheide lebenden Keime. Arch. Gynäk. **125**, 400—408 (1925). — **Hintzsche, E.:** Über Beziehungen zwischen Placentarbau, Urniere und Allantois nach Untersuchungen an Microcebus municrus und an Centetidae. Z. mikr.-anat. Forsch. **48**, 54—107 (1940). — **Hisaw, F.L., R.O.Greep,** and **H.L.Fevold:** The effects of oestrin-progestin combinations on the endometrium, vagina and sexual skin of monkeys. Amer. J. Anat. **61**, 483—504 (1937). — **Hörmann, E.:** Über das Bindegewebe der weiblichen Geschlechtsorgane. Arch. Gynäk. **86**, 404—433 (1908). — **Hohlweg, W.:** Über die Hemmung der Oestrusreaktion durch Vitamin-A-Überdosierung. Klin. Wschr. **29**, 193—195 (1951). — **Hølund, T.:** Tuba-og Uterinslimkindens Epithel morfologiske og cytologiske undersøgelser. København: A. Busek 1946. — **Horstmann, E.:** Über die funktionelle Struktur der mesenterialen Lymphgefäße. Morph. Jb. **91**, 483—510 (1951). ~ Die Muskel- und Gefäßarchitektur des menschlichen Eileiters. Z. Zellforsch. **37**, 415—454 (1952a). ~ Über die Bedeutung der Epoophoronmuskulatur. Arch. Gynäk. **182**, 314—317 (1952b). ~ Über den Papillarkörper der menschlichen Haut und seine regionalen Unterschiede. Acta anat. (Basel) **14**, 23—42 (1952c). ~ Die Haut. In: Handbuch der mikroskopischen Anatomie des Menschen, herausgeg. von W.Bargmann. Berlin-Göttingen-Heidelberg: Springer 1957. ~ Die Anatomie der Haut und ihrer Anhangsorgane. In: Gottron-Schönfeld, Dermatologie und Venerologie, Bd. I, S.42—103. Stuttgart: Georg Thieme 1961a. ~ Die Struktur der Stereocilien des Nebenhoden-Epithels. Dtsch. med. Wschr. **86**, 2484—2485 (1961b). ~ Elektronenmikroskopie des menschlichen Nebenhodenepithels. Z. Zellforsch. **57**, 692—718 (1962). — **Horstmann, E.,** u. **A.Knoop:** Elektronenmikroskopische Studien an der Epidermis. I. Rattenpfote. Z. Zellforsch. **47**, 348—362 (1958). — **Hotchkiss, R.D.:** A microchemical reaction resulting in the staining of polysaccharide structures in fixed tissue preparations. Arch. Biochem. **16**, 131—141 (1948). — **Howard, L., C.C.Erickson,** and **L.D.Stoddard:** A study of the histogenesis of endocervical metaplasia and intraepithelial carcinoma. Amer. J. Path. **25**, 794—795 (1949). ~ A study of the incidence and histogenesis of endocervical metaplasia and intraepithelial carcinoma. Cancer (N.Y.) **4**, 1210—1223 (1951). — **Huber, H.:** Die multizentrische Karzinomentstehung am weiblichen Genitale und ihre klinische Bedeutung. Z. Geburtsh. Gynäk. **131**, 1—46 (1949). — **Huber, H.,** u. **G.Besserer:** Über den cytologischen Nachweis oestrogener Funktion bei alten Frauen mit gut- und bösartigen Proliferationen am Genitalsystem. Geburtsh. u. Frauenheilk. **12**, 708—723 (1952). — **Huber, R.:** Die uterovaginale Koordination. Gynaecologia (Basel) **141**, 278—298 (1956). — **Huber, R., E.-L. Nölke** u. **H.Beck:** Über die Bewegungsrichtung der menschlichen Vagina. Z. Geburtsh. Gynäk. **145**, 225—233 (1956). — **Huffman, J.W.:** The detailed anatomy of the paraurethral ducts in the adult human female. Amer. J. Obstet. Gynec. **55**, 86—101 (1948). ~ The structure and bacteriology of the premenarchal vagina. Ann. N.Y. Acad. Sci. **83**, 227—236 (1959) — **Huguier,P.:** Mémoire sur les appareils sécréteurs des organes génitaux externes chez la femme et chez les animaux. Ann. Sci. nat., Sér. III, Zoologie **13** (1850). — **Hummon, O.J.:** Cellular changes occurring in the internal female genitalia of Bos taurus during oestrum. Unveröffentlicht. Zit. nach Lombard, Morgan u. McNutt 1950. — **Hunter, C.A.,** and **K.R.Long:** A study of the microbiological flora of the vagina. Amer. J. Obstet. Gynec. **75**, 865—871 (1958). — **Hunter, C.A., K.R.Long,** and **R.R.Schumacher:** A study of Döderlein's vaginal bacillus. Ann. N.Y. Acad. Sci. **83**, 217—226 (1959). — **Hunter, Ch.A.,** and **J.Nicholas:** A study of vaginal acids. Amer. J. Obstet. Gynec. **78**, 282—284 (1959). — **Hunter, R.H.:** Observations on the development of human female genital tract. Contr. Embryol. Carneg. Instn **22**, 91—108 (1930). ~ The development of the human vagina and the foetal cervix uteri. J. Anat. (Lond.) **65**, 163—164 (1934). — **Husemann, E.,** u. **H.Ruska:** Versuche zur Sichtbarmachung von Glykogenmolekülen. J. prakt. Chem. **156**, 1—10 (1940).

    Igel, H.: Gynakologische Zytodiagnostik. Atlas und Leitfaden. Berlin: W. de Gruyter & Co. 1959. — **Isojima, Sh.,** and **Y.Ashitaka:** Absorption of sperm antigen from the vagina in guinea pig. Amer. J. Obstet. Gynec. **88**, 433—438 (1964). — **Iwata, M.:** Beiträge zur Morphologie der menschlichen Tube. Mschr. Geburtsh. Gynäk. **81**, 283—299 (1929). — **Iwata jr., M.,** u. **H.-E.Stegner:** Unveröffentlicht.

    Jacobj, W.: Über das rhythmische Wachstum der Zellen durch Verdopplung ihres Volumens. Arch. Entwickl.-Mech. Org. **106**, 124—192 (1925). ~ Die Zellkerngröße beim Menschen. Z. mikr.-anat. Forsch. **98**, 161—240 (1935). — **Jacobs, P.A., A.G.Baikie, W.M. Brown, N.MacLean,** and **D.G.Harnden:** Evidence for the existence of the human "superfemale". Lancet **1959** II, 423—425. — **Jacobs, P.A.,** and **J.A.Strong:** A case of human intersexuality having a possible XXY sex-determining mechanism. Nature (Lond.) **183**, 302—303 (1959). — **Jaeger, J.,** u. **G.Pohlmann:** Zur Ultrastruktur der menschlichen Uterusmuskelzelle. Beitr. path. Anat. **126**, 113—126 (1962). — **Jägeroos, B.H.:** Zur Kenntnis der Veränderungen der Eileiterschleimhaut wahrend der Menstruation. Z. Geburtsh. Gynäk. **72**, 28—40 (1912). — **Jakovlev, I.:** Einige Mitteilungen uber die Biopsie der Scheidenwand

[Russisch]. Ref. in Ber. ges. Gynäk. Geburtsh. **15**, 781 (1929). — **Jastreboff, N. W.:** Über die Contraction der Vagina bei Kaninchen. Arch. Physiol. **1884** 90—126. — **Jayle, M. F., Ph. Genet, J. Pujol,** and **Veyrin-Forrer:** The relationship between the appearance of vaginal smears and the rate of excretion of urinary steroids. Acta cytol. (Philad.) **4**, 16—25 (1960). — **Jeener, R.:** Cytochemical effects of oestradiol. Nature (Lond.) **159**, 578 (1947). ~ Acides nucléiques et phosphatases au cours de phénomènes de croissance provoqués par l'oestradiol et la prolactine. Biochim. biophys. Acta (Amst.) **2**, 439—453 (1948). — **Joachimovits, R.:** Studien zur Menstruation, Ovulation, Aufbau und Pathologie des weiblichen Genitales bei Mensch und Affe (Pithecus fascicularis mordax), Eileiter und Ovar. Biol. generalis (Wien), Liefg 1, **11**, 281—348 (1935). — **Joel, Ch. A.:** Zur Histologie und Histochemie der menschlichen Eileiter während des Zyklus und Schwangerschaft. Mschr. Geburtsh. Gynäk. **110**, 252—265 (1940). ~ Studien am menschlichen Sperma. Basel: Benno Schwabe & Co. 1953. — **Joel, K.:** The glykogen content of the tubes during the menstrual cycle and during pregnancy. Brit. J. Obstet. Gynec. **46**, 721—733 (1939 a). ~ The lipoid contents of the tube during the menstrual cycle and during pregnancy. Brit. J. Obstet. Gynec. **46**, 734—742 (1939 b). — **Jost, A.:** La contrôle hormonal de la différenciation du sexe. Biol. Rev. **23**, 201—236 (1948). — **Jung:** Zit. bei Krantz 1958.

Kaemmerer, K., u. **W. Gründler:** Studien über Bau und Funktion von Scheide und Cervix uteri. Z. Tierzüchtg **58**, 410—415 (1950). — **Kahn, R. H.:** Effects of locally applied vitamin A and estrogen on the rat vagina. Amer. J. Anat. **95**, 309—336 (1954). ~ Vaginal keratinization in vitro. Ann. N.Y. Acad. Sci. **83**, 347—355 (1959). — **Kamell, S. A.,** and **W. B. Atkinson:** Effects of ovarian hormones on certain cytoplasmic reactions in the vaginal epithelium of the mouse. Proc. Soc. exp. Biol. (N.Y.) **68**, 537—540 (1948). — **Kantner, M.:** Studien über den sensiblen Apparat in der Glans penis. Anat. Anz. **99**, 159—179 (1952/53). ~ Studien über den sensiblen Apparat in der Glans clitoridis. I. Die Clitoris der Greisin. Z. mikr.-anat. Forsch. **60**, 388—398 (1954). — **Kantner, M.,** u. **A. Saleh:** Über die Nervenausbreitungen am äußeren weiblichen Genitale mit einem Beitrag über Kraurosis vulvae. Z. Anat. Entwickl.-Gesch. **123**, 523—537 (1963). — **Karrer, H.-E.:** Cell interconnections in normal human cervical epithelium. J. biochem. biophys. Cytol. **7**, 181—184 (1960). — **Kaufmann, C., M. Weber,** u. **J. Zander:** Das Problem der hormonalen Behandlung drohender Fehlgeburten. Dtsch. med. Wschr. **84**, 347—360 (1959). — **Kaulla, K. N.,** and **L. B. Shettles:** Relationship between human seminal fluid and the fibrinolytic system. Proc. Soc. exp. Biol. (N.Y.) **83**, 692 (1953). ~ Beitrag zur Kenntnis des proteolytischen Fermentsystems im menschlichen Spermaplasma, Mucus cervicalis, Tubarschleimhaut und Liquor folliculi. Klin. Wschr. **19**, 468—472 (1954). — **Kehrer, E.:** Physiologische und pharmakologische Untersuchungen an den überlebenden und lebenden inneren Genitalien. Arch. Gynäk. **81**, 160—210 (1907). ~ Die Vulva und ihre Erkrankungen. In: Handbuch der Gynäkologie, Bd. V (ed. W. Stoeckel). München: J. F. Bergmann 1929. — **Keibel, F.:** Zur Entwicklungsgeschichte des menschlichen Urogenitalapparates. Arch. Anat. Physiol. **1896**, 55—156. — **Keiffer, W. H.:** Le système nerveux végétatif de l'uterus humain. La trompe utérine. Bull. Acad. roy. Méd. Belg. **3**, 419—434 (1938). — **Keith, A.:** Human embryology and morphology. London: E. Arnold 1923. — **Keller, F.:** Über den Menstruationszyklus der menschlichen Scheide. Zbl. Gynäk. **54**, 641—655 (1930). — **Kellog, M. P.:** The postnatal development of the oviduct of the rat. Anat. Rec. **93**, 377—397 (1945). — **Kelly, G. L.:** Effect of opening the ovarian bursa on fecundity on the albino rat. Anat. Rec. **73**, 401—405 (1939). — **Kelly, G. L.,** and **G. N. Papanicolaou:** The mechanism of the periodical opening and closing of the vaginal orifice in the guinea pig. Amer. J. Anat. **40**, 387—411 (1928). — **Kempermann, C. Th.:** Beitrag zur Frage der Genese der menschlichen Vagina. Morph. Jb. **66**, 485—531 (1931). ~ Beitrag zur Entwicklung des Genitaltraktus der Säuger. III. Das Schicksal der caudalen Enden der Wolffschen Gänge beim Weibe und ihre Bedeutung für die Genese der Vagina. Morph. Jb. **75**, 151—171 (1935). — **Kent jr., G. C.,** and **R. A. Smith:** Study of estrous cycle in the golden hamster, Cricetus (Mesocricetus) auratus Waterhouse. Anat. Rec. **92**, 263—271 (1945). — **Kessler, R.,** u. **H. D. Röhrs:** Scheidenbiologische Studien an Neugeborenen, Säuglingen und Kleinmädchen. Arch. Gynäk. **129**, 856—877 (1927). — **Kessler, R.,** u. **E. Uhr:** Biologie und Chemismus der Scheide bei Schwangeren. Arch. Gynäk. **129**, 844—855 (1927). — **Kienlin, H.:** Die Reaktion des Vaginalsekretes Neugeborener. Zbl. Gynäk. **50**, 644—646 (1926). — **Kiesselbach, A.:** Anatomie und Physiologie der Sexualorgane. In: Die Sexualität des Menschen, Handbuch der medizinischen Sexualforschung, S. 19—68. Stuttgart: Ferdinand Enke 1953. — **Kimura, S.:** Embryological investigation of the nerve-endings distributed in the external genital of the human fetus. Especially in the clitoris and the labium minus pudendi. Jap. J. Obstet. Gynec. **13**, 90—101 (1930). — **King, L. S.:** Effects of podophyllin on mouse skin. III. A study of epidermal fibrils. J. nat. Cancer Inst. **10**, 689—709 (1949). — **Kipfer, K.:** Das Muskelsystem des menschlichen Eileiters. Schweiz. med. Wschr. **78**, 65—68 (1948). ~ Die Muskulatur der Tuba uterina als funktionelles System. Acta anat. (Basel) **9**, 35—56 (1950). — **Kislowa, T. A.:** Die abführenden

Lymphgefäße der weiblichen Harnröhre. Samml. wiss. Arbeiten zu Ehren der 50jährigen wissenschaftlichen, pädagogischen und öffentlichen Tätigkeit von W.N.Tonkow, **38**, 258—265 (1947) [Russisch]. — **Klaften, E.:** Vascularisation der weiblichen Geschlechtsorgane. Zbl. Gynäk. **58**, 468—476 (1934). — **Klein, M.:** The mucification of the vaginal epithelium in rodents. Proc. roy. Soc. B **124**, 23—29 (1938a). ~ Réactions de l'épithélium vaginal du Hamster doré sous l'influence de divers facteurs expérimentaux. C. R. Ass. Anat. Bâle **33**, 247—260 (1938b). — **Knaus, H.:** Die Physiologie der Zeugung des Menschen. Wien: Wilhelm Maudrich 1950. — **Kneer, M.:** Anatomie und Funktion der Muskulatur des menschlichen Eileiters. Arch. Gynäk. **176**, 156—220 (1948). — **Kneer, M., H.Burger u. H.Simmer:** Über die Atmung der Schleimhaut menschlicher Eileiter. Arch. Gynäk. **181**, 561—574 (1952). — **Kneer, M., u. H.Cless:** Flimmerung und Strömung im menschlichen Eileiter. Geburtsh. u. Frauenheilk. **11**, 233—239 (1951). — **Knoche, H.:** Untersuchungen über die Endigungsweise cerebrospinaler und vegetativer Nervenfasern. Z. Zellforsch. **40**, 162—198 (1954). — **Koch, W.:** Das Verhalten der Plasmalreaktion im Genitaltraktus der weiblichen weißen Maus. Z. mikr.-anat. Forsch. **50**, 465—494 (1941). — **Koester, H.:** Tierexperimentelle Untersuchungen zur Frage der Tubensekretion. Beitr. Fertil. Steril. Suppl. ad **162**, 63—67 (1964). — **Koff, A. K.:** Development of the vagina in the human fetus. Contr. Embryol. Carneg. Instn **24**, 59—91 (1933). — **Kok, F.:** Bewegungen des muskulösen Rohres der Fallopischen Tube. Arch. Gynäk. **127**, 384—430 (1926). ~ Über die Versorgung der Fallopischen Tube mit motorischen Nerven. Arch. Gynäk. **130**, 171—191 (1927). — **Kolbow, H.:** Die Reaktionsfähigkeit der menschlichen Tube auf Hypophysenhinterlappenextrakt in den verschiedenen Zyklusphasen. Arch. Gynäk. **173**, 613—614 (1942). — **Koller, A., u. J.Artner:** Zur Cytologie der normalen Schwangerschaft. Gynaecologia (Basel) **136**, 137—151 (1953). — **Kondziella, W.:** Das äußere Genitale des weiblichen Neugeborenen unter Berücksichtigung der übrigen Reifezeichen. Inaug.-Diss. Halle-Wittenberg 1956. — **Kopsch, F.:** Rauber-Kopsch, Lehrbuch und Atlas der Anatomie des Menschen, Bd. II. Leipzig: Georg Thieme 1948. — **Korenchevsky, V., and M. Dennison:** The histology of the sex organs of ovariectomized rats treated with male or female sex hormone alone or with both simultaneously. J. Path. Bact. **42**, 91—104 (1936). — **Kotcher, E., K.Kellar, and L.A.Gray:** A microbiological study of pediatric vaginitis. J. Pediat. **53**, 210—220 (1958). — **Kozlik, F., u. B.Erben:** Die Form und die histologische Differenzierung menschlicher Urnierenkanälchen. Z. mikr.-anat. Forsch. **38**, 483—502 (1935). — **Krantz, K. E.:** The anatomy of the urethra and anterior vaginal wall. Amer. J. Obstet. Gynec. **62**, 374—386 (1951). ~ Innervation of the human vulva and vagina. A microscopic study. Obstet. and Gynec. **12**, 382—396 (1958). ~ The gross and microscopic anatomy of the human vagina. Ann. N.Y. Acad. Sci. **83**, 89—104 (1959). — **Krause, R.:** Mikroskopische Anatomie der Wirbeltiere in Einzeldarstellungen. III. Amphibien. Berlin u. Leipzig: W. de Gruyter & Co. 1923. — **Krause, W.:** Über die Nervenendigungen in den Geschlechtsorganen. Z. ration. Med. **28**, 86—88 (1866). — **Kreutzer, H.:** Über die Reste der weiblichen Urogenitalverbindung (Epoophoron und Rete ovar) bei einigen Säugetieren. Arch. néerl. Zool. **3**, 1—63 (1937). — **Krumm, J.F.:** Variations in glycogen content of vaginal mucosa as relative index to quantitative amount of ovarian hormone available in organism. Amer. J. Obstet. Gynec. **31**, 1035—1037 (1936). — **Kubota, K.:** Supplementary studies on sensory nerve termination of the clitoris. Acta anat. Nipp. **30**, 391—397 (1955). — **Kückens, H.:** Zur Frage der cyclischen Veränderungen der Mamma und des menschlichen Scheidenepithels. Z. Geburtsh. Gynak. **96**, 55—76 (1929). — **Künkel, H.A., u. H.J.Schmermund:** Clearance-Untersuchungen mit Na^{24} in der Haut und im subcutanen Gewebe. Klin. Wschr. **31**, 380—384 (1953). — **Küntzel, A.:** Histologie der tierischen Haut. In: Handbuch der Gerbereichemie und Lederfabrikation. Bd. I/1, S. 183—358. Wien: Springer 1944. — **Kundrat, H., u. G.J. Engelmann:** Untersuchungen über die Uterusschleimhaut. Med. Jb. (Wien) **1878**, 135—177. — **Kupperman, H.:** Hormone control of a dimorphic pigmentation area in the golden hamster. Anat. Rec. **88**, 26—35 (1944). — **Kupperman, H.S., J.Seidl, and J.A.Epstein:** The use of progestins in habitual abortion. Notes on salvage and foetal abnormalities. Acta endocr. (Kbh.) **35**, 673 (1960). — **Kurbskaja, R.A.:** Zu der Anatomie der Abflußlymphgefäße des Rectums. Samml. wiss. Arbeiten des sanitätshygienischen Med. Institutes zu Leningrad. Fragen der Anatomie, Leningrad **1949**, 169—172 [Russisch]. — **Kurnick, N.D.:** Histochemistry of nucleic acids. Int. Rev. Cytol. **4**, 221—268 (1955).

Lajos, L., and K.Pali: Histochemical observations on genital cancer. Nature (Lond.) **167**, 821—827 (1951a). ~ A new method for the recognition of precancer and of early cancer of the portio vaginalis. J. Obstet. Gynaec. Brit. Emp. **58**, 780—783 (1951b). ~ New data in the biochemistry of neoplasm of the female genitals. Acta morph. Acad. Sci. hung. **2**, 231—238 (1952). — **Lamond, D.R.:** Infertility associated with extirpation of the olfactory bulbs in female albino mice. Aust. J. Biol. med. Sci. **36**, 103—108 (1958). ~ Effect of stimulation derived from other animals of the same species on oestrus cycles in mice. J. Endocr. **18**, 343—349 (1959). — **Landau, E.:** Contribution à l'étude de l'innervation de l'appareil génital féminin. Gynéc. et Obstét. **51**, 107—114 (1952). — **Landau, R.:** Der ovariale und tubale Abschnitt des Genitaltraktes beim nicht-graviden und beim früh-graviden Hemicentetes-Weibchen. Biomorphosis (Basel) **1**, 228—264 (1938). — **Lang, W. R.:** Pediatric vaginitis. New Engl. J. Med. **253**, 1153—1160 (1955). — **Lang, W. R., A. E. Rakoff,** and **B. A. M. Gross:** Alkaline phosphatase in vaginal biopsies. Amer. J. Obstet. Gynec. **68**, 815—818 (1954). — **Lange, K. H.:** Über den Zyklus am Genitalschlauch der weißen Ratte. Z. Zellforsch. **29**, 115—127 (1939). — **Lange, W.:** Beiträge zur Frage der Deciduabildung in der Tube bei tubarer und intrauteriner Gravidität. Mschr. Geburtsh. Gynäk. **15**, 48—71 (1902). — **Langerhans, P.:** Über die Nerven der menschlichen Haut. Virchows Arch. path. Anat. **44**, 325—337 (1868). — **Langreder, W.:** Zur Morphologie und Funktion des Isthmus-Cervix-Bandapparates im Parametrium. Habil.-Schr. Freiburg 1951. — **Langreder, W.,** u. **G. Zimmerer:** Zur Cyclusdiagnostik vermittels Vaginalabstrich und Cytometrie insbesondere bei körpereigener und künstlicher Androgenwirkung. Arch. Gynäk. **184**, 1—31 (1953). — **Lapan, B.,** and **M. M. Friedman:** Glykogen and reducing substances in vaginal mucus. Gestational and cyclical variations. Amer. J. Obstet. Gynec. **59**, 921—923 (1950). — **Lash, A. F.,** and **B. Kaplan:** A study of Döderlein's vaginal bacillus. J. infect. Dis. **38**, 333—340 (1926). — **Lasnitzki, I.:** The effect of excess vitamin A on mitosis in chick heart fibroblasts in vitro. Exp. Cell Res. **8**, 121—125 (1955). ~ The effect of 3-4 benzopyrene on human foetal lung grown in vitro. Brit. J. Cancer **10**, 510—516 (1956). — **Lataste, F.:** Rhythme vaginal des mammifères. Mem. Soc. Biol. Paris **45**, 135 (1893). — **Lauritzen, Ch.:** Zit. nach Diczfalusy u. Lauritzen 1961. — **Lebram, F.:** Über die Drüsen der Labia minora. Z. Morph. u. Anthrop. **6**, 182—189 (1903). — **Lee, S. van der,** and **L. M. Boot:** Acta physiol. pharmacol. neerl. **4**, 442 (1955). (Nach folgendem Zitat.) ~ Spontaneous pseudopregnancy in mice. II. Acta physiol. pharmacol. neerl. **5**, 213—215 (1956/57). — **Leeson, T. S.,** and **J. S. Baxter:** The correlation of structure and function in the mesonephros and metanephros of the rabbit. J. Anat. (Lond.) **91**, 383—390 (1957). — **Leisewitz, T.:** Reste des Wolff-Gärtnerschen Ganges im paravaginalen Bindegewebe. Z. Geburtsh. Gynäk. **53**, 269—279 (1904). — **Lemberg-Siegfried, S.,** u. **O. Stamm:** Der Vaginalabstrich am Schwangerschaftsende und seine diagnostische Verwendung zur Bestimmung des Geburtstermins. Geburtsh. u. Frauenheilk. **15**, 885—898 (1955). — **Lenz, W.:** Störungen der primären Geschlechtsentwicklung. Mschr. Kinderheilk. **109**, 131—139 (1960). — **Lenz, W., H. Nowakowski, A. Prader** u. **C. Schirren:** Die Ätiologie des Klinefelter-Syndroms. Ein Beitrag zur Chromosomenpathologie beim Menschen. Schweiz. med. Wschr. **89**, 727—731 (1959). — **Leonard, S. L.,** and **R. Kurzrok:** A study of hyaluronidase effects on the follicle cells of ovulated rat ova. Endocrinology **37**, 171—176 (1945). — **Leonard, S. L.,** and **P. L. Perlman:** A study on the utero-tubal junction in the rat. Anat. Rec. **103**, 67 (1949). — **Leonard, S. L., P. L. Perlman,** and **R. Kurzrok:** Relation between time of fertilization and follicle cell dispersal in rat ova. Proc. Soc. exp. Biol. (N.Y.) **66**, 517—518 (1947). — **Leuchtenberger, C.,** and **H. Z. Lund:** The chemical nature of the so-called keratohyaline granules of the stratum granulosum of the skin. Exp. Cell Res. **2**, 150—152 (1951). — **Lewis, W. H.:** Die Entwicklung des Muskelsystems. In: Keibel-Mall, Handbuch der Entwicklungsgeschichte des Menschen. Leipzig: S. Hirzel 1910. — **Lewis, W. H.,** and **E. S. Wright:** On the early development of the mouse egg. Contr. Embryol. Carneg. Instn **25**, 115—143 (1935). — **Lichtfus, L., J. P. Pundel** et **R. Gandar:** Le frottis vaginal à la fin de la grossesse. Gynéc. et Obstét. **57**, 380—398 (1958). — **Lierse, W.:** Nachweis von Venenklappen im Plexus utero-vaginalis. Z. Zellforsch. **49**, 209—214 (1958). ~ Untersuchungen über die Anordnung und den Einbau der Gefäße im Gebärmutterkörper. Z. mikr.-anat. Forsch. **67**, 218—232 (1960a). ~ Die Konstruktion der Nahtstelle zwischen Cervix uteri und Vagina. Z. Zellforsch. **52**, 674—685 (1960b). — **Lillie, R. D.:** The p-dimethylaminobenzaldehyde reaction for pyrroles in histochemistry: melanins, enterochromaffin, zymogen granules, lens. J. Histochem. Cytochem. **4**, 118—129 (1956). — **Limburg, H.:** Bedeutung spontaner Oestrogenbildung in der Menopause. Arch. Gynäk. **180**, 260—266 (1951). — **Lindemann, R.:** Zur Frage der zyklischen Veränderungen der menschlichen Scheide. Z. mikr.-anat. Forsch. **13**, 373—387 (1928). — **Linkovich, V. R.:** Development of nerve connections in the female external genitalia. Arkh. Anat. Gistol. Embriol. **41**, 85—94 (1961). — **Lipkow, J.:** Der Sexualzyklus und die Wasserstoffionenkonzentration in der Scheide der weißen Maus (Mus musculus L.). Z. vergl. Physiol. **40**, 593—609 (1958). — **Lippmann, R. v.:** Beitrag zur Entwicklungsgeschichte der menschlichen Vagina und des Hymens. Z. Anat. u. Entwickl.-Gesch. **110**, 264—300 (1940). — **Lipschütz, B.:** Über die Papillae genitales des Weibes. Beitrag zur Kenntnis des weiblichen Wollustapparates. Arch. Derm. Syph. (Berl.) **146**, 363—383 (1924). — **Lison, L.:** Histochimie et cytochimie animales, 2e ed. Paris: Gauthier-Villars 1953. — **Lison, L.,** et **R. Vokaer:** Sur la détection histochimique du glycogène des cellules vaginales chez la femme. Ann. Endocr. (Paris) **10**, 66—72 (1949). — **Liston, W. G.** and **L. G. Cruickshank:** Leucorrhoea in pregnancy: a study of 200 cases. J. Obstet. Gynec. **47**, 109—129 (1940). — **Loeb L.:** Further investigations on the origin of tumors in mice. VI. Internal secretion as a factor in the origin of tumors. J. med. Res. **40**, 477—496 (1919). — **Loeb, L., V. Suntzleff,** and **E. L. Burns:** Changes in nature of stroma in vagina, cervix and uterus of mouse produced by long-continued injections of estrogen and by advancing age. Amer. J. Cancer **35**, 159—174 (1939). — **Loeser, A.:** Die Resorptionskraft des Scheidengewebes für Chemikalien in ihrer Beziehung zur Konstitution. (Experimentell-klinischer Beitrag zur Scheidenbiologie und Fluor.) Zbl. Gynäk. 49, 2824—2830 (1925). — **Lombard, L., B.B.Morgan,** and **S.H.McNutt:** The morphology of the oviduct of virgin heifers in relations to the estrous cycle. Z. Morph. 86, 1—23 (1950). — **Long, J.A.,** and **H.M.Evans:** The oestrous cycle in the rat and its associated phenomena. Mem. Univ. Calif., vol. 6. Berkeley: Calif. Press 1922. — **Lucas, A.M.:** The structure and activity of the ciliated epithelium lining the vertebrate Fallopian tube. Anat. Rec. 45, 230 (1930). — **Lucchetti, G.:** Beitrag zum Studium des Absorptionsvermögens der Scheide (Sulfonamidpräparate). Ref. Ber. ges. Gynäk. Geburtsh. 45, 652 (1943). — **Ludwig, F.,** u. **I.V.Ries:** Aphrodisiaka und Brunsthormon. Schweiz. med. Wschr. 62, 401—406 (1932). — **Luschka, H.:** Die Anatomie des Menschen, Bd. II, Abt. 2, S. 326. Tübingen 1863.

Mabuchi, L.: Morphologische Studien über das Verhalten der Nerven in den weiblichen Geschlechtsorganen des Menschen mit besonderer Berücksichtigung der Veränderungen ihres Verhaltens während der Gravidität und Menstruation und in zunehmendem Alter. Mitt. med. Fak. Tokyo **31**, 385—495 (1924). — **Macht, D.I.:** On the absorption of drugs and poisons through the vagina. J. Pharmacol. exp. Ther. 10, 509—522 (1917/18). — **Mack, H.:** A new rapid method of staining vaginal smears based upon a specific color reaction for glycogen. Harper Hosp. Bull. 1, 54—56 (1942). ~ The glycogen index in the menopause. — A study of certain estrogen functions based on a new method of staining vaginal smears. Amer. J. Obstet. Gynec. 45, 402—419 (1943). — **Malczewska, A.L.:** Fluor bei Kindern (moderne Ansichten). Postepy Ginek. 4, 126—131 (1958). — **Malsch, H.:** Zyklische Veränderungen der Kerngrößen im Vaginalabstrich der Frau. Inaug.-Diss. Marburg a. d. Lahn 1951. — **Malsch, H.,** u. **A.Schmitt:** Cyclische Veränderungen der Kerngrößen im Vaginalabstrich der Frau. Klin. Wschr. 30, 15 (1952). — **Mancini, R.E.:** Histochemical study of glycogen in tissues. Anat. Rec. 101, 149—160 (1948). — **Mandl, L.:** Über den feineren Bau der Eileiter während und außerhalb der Schwangerschaft. Mschr. Geburtsh. Gynäk. 5, Erg.-H. 130 (1897). — **Mark, J.S.T.:** Uterine smooth muscle. Anat. Rec. 125, 473—493 (1956). — **Marocco, F.,** e **A.Scorta:** Valore diagnostico della determinazione del pH della vagina e del collo dell'utero. Clin. ostet. ginec. 59, 301—308 (1957). — **Maršálek, G.,** u. **L.Žemišek:** Über die Wirkung der Spasmolytica auf die Tätigkeit der Eileiter. Zbl. Gynäk. 74, 104—106 (1952). — **Martin, L.:** Growth of the vaginal epithelium of the mouse in tissue culture. J. Endocr. 18, 334—342 (1959). — **Martin, L.,** and **P.Claringbold:** High sensitive assay for oestrogens. Nature (Lond.) 181, 620—621 (1958). ~ The mitogenic action of oestrogens in the vaginal epithelium of the ovariectomized mouse. J. Endocr. 20, 173—186 (1960). — **Masin, F.:** Effect of giving large amounts of concentrated fish liver oil on the cytology of the vaginal smear in rat. Acta cient. venez. 1, 26—29 (1950). — **Masson, P.:** Les cellules de Langerhans. Leur rôle dans les échanges dermo-épidermiques. Bull. Soc. franç. Derm. Syph. 28, 7—13 (1921). ~ Mélanoblastes et cellules de Langerhans. Bull. Soc. franç. Derm. Syph. 42, 1112—1118 (1935). — **Masters, W.H.:** The sexual response cycle of the human female: vaginal lubrication. Ann. N.Y. Acad. Sci. 83, 301—317 (1959). — **Masters, W.H.,** and **V.E.Johnson:** The physiology of the vaginal reproductive function. West. J. Surg. 69, 105—120 (1961). — **Mastroianni jr., C., F.Beer, U.Shaw,** and **T.H.Clewe:** Endocrine regulation of oviduct secretions in the rabbit. Endocrinology 68, 92—100 (1961). — **Mastroianni jr., C.,** and **R.C.Wallach:** Effect of ovulation and early gestation on the oviduct secretion in the rabbit. Amer. J. Physiol. 200, 815—818 (1961). — **Matějka, M.:** Die Morphogenese der menschlichen Vagina und ihre Gesetzmäßigkeiten. Anat. Anz. 106, 20—37 (1959). ~ Studien über die Histogenese der Plattenepithel-Zylinderepithelgrenze an der Portio vaginali uteri des Menschen, unter Berücksichtigung der Bedeutung der phylogenetischen Faktoren für die Ontogenese. Anat. Anz. 112, 426—446 (1963). — **Mather, A.:** Distributions of estrogens between immiscible solvents. J. biol. Chem. 144, 617—623 (1942). — **Mathis, J.:** Das Epoophoron, ein innersekretorisches Organ. Wien. klin. Wschr. 32, 1284—1285 (1932). — **Matoltsy, A. G.,** and **S. J. Sinesi:** A study of the mechanism of keratinization of human epidermal cells. Anat. Rec. 128, 55—63 (1957). — **Matsuda, T.:** Untersuchungen über die Nervenendapparate der äußeren Geschlechtsorgane mit Hilfe einer neuen Versilberungsmethode. Jap. J. med. Sci. 6, 146 (1937). — **Matter, R.:** Über histochemische Untersuchungen der Vaginalschleimhaut. Gynaecologia (Basel) 139, 227—229 (1955). ~ Histochemische Untersuchungen an der menschlichen Vaginalschleimhaut. Z. Geburtsh. Gynäk. 151, 225—246 (1958). — **Matthews, C.H.:** The oestrous cycle and intersexuality in the female mole (Talpa europaea Linn.). Proc. zool. Soc. Lond., part I, 347—383 (1935). — **Mayer, A.:** Über die seelischen Ursachen der unfreiwilligen weiblichen Sterilität. Dtsch. Ärztebl. 74, 219—225 (1944). — **McCahey, J.F.,** and **A.E.Rakoff:** Estrogenic property of testosterone propionate; Allen-Doisy test as questionable indicator of "female" hormone in urine of men. J. Urol. (Baltimore) 42, 372—376 (1939). — **McCreight, C.E.:** Experimental studies of some cell types in the epidermis of the mouse. Anat. Rec. **121**, 338 (1955). — **McCreight, C.E.,** and **W.Andrew:** Diversity of cell types in epidermis of the mouse under normal conditions and following topical application of estrogen. Anat. Rec. **125**, 761—775 (1956). — **McGeachin, R.L., L.A.Hargan, B.A.Poher,** and **A.T.Daus jr.:** Amylase in fallopian tubes. Proc. Soc. exp. Biol. (N.Y.) **99**, 130—131 (1958). — **McLaren, H.C.:** The normal menopause. J. Obstet. Gynaec. Brit. Emp. **48**, 1—40 (1941). — **McManus, J.F.A.:** Histological demonstration of mucin after periodic acid. Nature (Lond.) **158**, 202 (1946). ~ Histological and histochemical uses of periodic acid. Stain Technol. **23**, 99—108 (1948). — **McManus, J.F.A.,** and **L.Findley:** Histochemical studies on glycogen in carcinoma in situ of the cervix uteri. Surg. Gynec. Obstet. **89**, 616—620 (1949). — **Medawar, P.B.:** The micro-anatomy of the mammalian epidermis. Quart. J. micr. Sci. **94**, 481—506 (1953). — **Meinrenken, H.:** Die Cervixveränderungen in der Schwangerschaft. Beitrag zur Frage der Epidermisation. Arch. Gynäk. **187**, 501—518 (1956). — **Mellors, R.C., A.Glassmann,** and **G.Papanicolaou:** A microfluorometric scanning method for the detection of cancer cells in smears of exfoliated cells. Cancer (Philad.) **5**, 458—468 (1952). — **Mellors, R.C., J.F.Keane,** and **G.Papanicolaou:** Nucleic acid content of the squamous cancer cell. Science **116**, 265 (1952). — **Melnikoff, A.:** Varianten der Lage der Bartholinischen Drüsen. Z. Anat. Entwickl.-Gesch. **69**, 493—520 (1923). — **Mercer, E.H.:** The electron microscopy of keratinized tissues. In: The biology of hair growth (ed. W.Montagna and R.A.Ellis), p. 91—110. New York: Academic Press 1958. — **Merker, H.-J.:** Das elektronenmikroskopische Bild der Haftstellen (Desmosomen) im Vaginalepithel der Ratte. Berl. Med. **12**, 555—568 (1961). — **Mey, R., u. H.Scheid:** Tierexperimentelle Untersuchungen zur Frage einer androgenen Wirkung von Äthinyl-nortestosteron. Geburtsh. u. Frauenheilk. **19**, 783 (1959). — **Meyer, R.:** Über die fötale Uterusschleimhaut. Z. Geburtsh. Gynäk. **38**, 234—249 (1898). ~ Über Drüsen der Vagina und Vulva bei Foeten und Neugeborenen. Z. Geburtsh. Gynäk. **46**, 17—32 (1901). ~ Zur Kenntnis der kranialen und kaudalen Reste des Wolffschen (Gartnerschen) Ganges beim Weibe, mit Bemerkungen über das Rete ovarii, die Hydatiden, Nebentuben und para-urethralen Gänge, Prostata des Weibes. Zbl. Gynäk. **31**, 203—209 (1907). ~ Zur Kenntnis des Gartnerschen (oder Wolffschen) Ganges, besonders in der Vagina und dem Hymen des Menschen. Arch. mikr. Anat. **73**, 751—792 (1909). ~ Die Entzündung als Entstehungsursache ektopischer Dezidua oder Paradezidua. Z. Geburtsh. Gynäk. **74**, 250—277 (1913). ~ Zur Frage der Entwicklung der menschlichen Vagina. Arch. Gynäk. I. **158**, 639—738 (1934); II. **163**, 205—308 (1936); III. **164**, 207—357 (1937); IV. **165**, 489—503 (1938); V. **167**, 306—338 (1938). — **Mihálik,P.v.:** Die Bildung des Flimmerapparates im Eileiterepithel. Anat. Anz. **79**, 259—268 (1934a). ~ Die Bildung des Flimmerapparates im Eileiterepithel des Menschen. Z. mikr.-anat. Forsch. **36**, 459—463 (1934b). ~ Nachtrag zur Arbeit: Die Bildung des Flimmerapparates im Eileiterepithel. Anat. Anz. **81**, 60—61 (1935/36). — **Mihálkovics, G.V.v.:** Untersuchungen über die Entwicklung des Harn- und Geschlechtsapparates der Amnioten. Int. Mschr. Anat. Physiol. **2**, 41—62, 65—106, 284—339, 348—385, 387—433, 435—485 (1885). — **Mijsberg, W.A.:** Über die Entwicklung der Vagina, des Hymen und des Sinus urogenitalis beim Menschen. Z. Anat. Entwickl.-Gesch. **74**, 684—760 (1924). ~ Über die Entwicklung der Vagina und des Sinus urogenitalis bei der Ratte (Mus decumanus) und beim Maulwurf (Talpa europaea), nebst allgemeinen Bemerkungen über die Bildung dieser Organe bei den Säugern. Z. Anat. Entwickl.-Gesch. **77**, 650—725 (1925). ~ Über die formale Genese einiger Entwicklungsfehler der weiblichen Genitalien beim Menschen. Z. Anat. Entwickl.-Gesch. **79**, 515—537 (1926). — **Mikulicz-Radecki, F.v.:** Der Eiauffangmechanismus bei der Frau und die sich daraus ergebenden Schlußfolgerungen für die operative Behandlung der Sterilität. Arch. Gynäk. **161**, 128—132 (1936). ~ Der Eiauffangmechanismus bei der Frau und seine Bedeutung für die Sterilität. Schr. Königsberger Gelehrten Ges., Nat. Kl. **13**, 185—213 (1937). ~ Befruchtung und Eitransport. In: Lehrbuch der Geburtshilfe, (Hrsg. Stoeckel), 6. Aufl., S.36—42. Jena: Gustav Fischer 1941. — **Milco, St.-M.,** et **M.Piris:** Contributions à l'étude du pH vaginal. II. The pH vaginal dans divers syndromes ovariens. Bull. Soc. roum. Endocr. **7**, 29—34 (1941). — **Millesi, H.:** Über die „hellen Zellen" der Tubenschleimhaut bei Tubargravidität. Virchows Arch. path. Anat. **324**, 221—233 (1953). — **Millonig, G.,** and **K.R.Porter:** Structural elements of rat liver cells involved in glycogen storage. European regional Conf. on electron microscopy, Delft-Den Haag, Aug./Sept. **1960** II, 655—659. — **Miura, H.:** Beiträge zum Studium über die Vaginalsekrete. Mitt. Med. Akad. Kyoto **2** (1), 1—71 (1928). — **Moberger, G.,** and **P.De:** A cytochemical study of the cellular granules of the epidermis. Exp. Cell Res. **8**, 578—582 (1955). — **Möricke, R.:** Die Uterusschleimhaut in den verschiedenen Altersperioden und zur Zeit der Menstruation. Z. Geburtsh. Gynäk. **7**, 84—137 (1881). — **Momigliano, E.:** Sopra la funzione secretoria dell'epitelio tubarico. Ric. morf. **8**, 289—321 (1928). — **Montagna,W.:** The cytology of mammalian epidermis and sebaceous glands. Int. Rev. Cytol. **1**, 165—304 (1952). ~ Structure and function of skin. New York: Academic Press 1956. — **Montagna, W., H.B.Chase,** and **J.B.Hamilton:** The distribution of glycogen and lipoids in human skin. J. invest. Derm. **17**, 147—157 (1951). — **Montagna, W., H.B.Chase,** and **W. G. Lobitz jr.:** Histology and cytochemistry of human skin. Anat. Rec. **114**, 231—247 (1952). — **Moore, C. R.:** Embryonic sex hormones and sexual differentiation. Springfield (Ill.): Ch. C. Thomas 1947. — **Moracci, E.:** Contributo allo studio del metabolismo degli estrogeni nelle portestrici di miofibroma uterino. Arch. Ostet. Ginec. **54**, 44—64 (1949). — **Moraller, F., E. Hoehl** u. **R. Meyer:** Atlas der normalen Histologie der weiblichen Geschlechtsorgane. Leipzig: Johann Ambrosius Barth 1912. — **Moreaux, R.:** Recherches sur la morphologie et la fonction glandulaire de l'épithélium de la trompe utérin chez les mammifères. Arch. Anat. micr. Morph. exp. **14**, 515—576 (1913). — **Morgan, T. H.:** Sex-limited inheritance in Drosophila. Science **32**, 120—122 (1910). — **Morgan, T. H., C. B. Bridges,** and **A. H. Sturtevant:** The genetics of Drosophila melanogaster. Bibliogr. genet. (Den Haag) **2**, 1—262 (1925). — **Moricard, R.:** Pénétration in vitro du spermatozoide dans l'ovule des mammifères et niveau du potentiel d'oxydo-réduction tubaire. C. R. Soc. franç. Gynéc. **19**, 226—230 (1949). ~ Premières observations de la pénetration du spermatozoide dans la membrane pellucide d'ovocytes de lapine fécondés in vitro niveau de potential d'oxydo-réduction de la sécrétion tubaire. C. R. Ass. Anat. Louvain **63**, 337—349 (1950). ~ Cytologie comparée en microscopie optique et électronique de l'épithelium pavimentaux cervical normal et pathologique. Gynéc. et Obstét. **57**, 453—489 (1958). — **Moricard, R.,** et **J. Bossu:** Premières études du passage du spermatozoide au travers de la membrane pellucide d'ovocytes de lapine fécondés „in vitro". Bull. Acad. nat. Méd. (Paris) **133**, 659—662 (1949). — **Moricard, R.,** et **S. Gothié:** De l'utilisation des traceurs ^{32}P et ^{35}S en physiologie sexuelle (méiose, fécondation, ovules et spermatozoïdes des mammiferès). Rev. Ginec. Obstet. (Rio de J.) **100**, 419—434 (1957). — **Moricard, R., N. Hinglais-Guillaud** et **R. Cartier:** Ultrastructures de l'épithélium pavimenteux cervical humain. Lame basale, zone de Golgi et charge en glycogène. Bull. Soc. roy. belge Gynéc. Obstét. **30**, 359—368 (1960). — **Moschino, A.:** La fosfatasi alcalina nella tuba umana: citotopografia e significato. Riv. Ostet. Ginec. **36**, 21—26 (1954). — **Müller, D.:** Die pH-Werte von Zervix und Vagina in ihrer Beziehung zur Ovarialfunktion und Konzeption. Z. Geburtsh. Gynäk. **155**, 272—284 (1960). ~ Zur Innervation des weiblichen Genitale mit besonderer Berücksichtigung der Pars intramuralis tubae. Arch. Gynäk. **194**, 395—405 (1961). — **Müller, H. G.:** Der Eiweißstoffwechsel des Follikels und der Eizelle. Wiss. Ausstellung III. Weltkongr. Int. Fed. Gyn. Geburtsh. Wien, 1961. ~ Der Eiweißstoffwechsel der unbefruchteten und befruchteten Säugereizelle. Z. ges. exp. Med. **135**, 299—311 (1962). ~ Der Zellciweißstoffwechsel während der Nidation, Plazentation und Keimesentwicklung. München u. Wien: Urban & Schwarzenberg 1964. — **Müller, T.:** The effect of estrogen on the loose connective tissue of albino rat. Anat. Rec. **111**, 355—380 (1951). — **Müller, V.:** Über die Entwicklungsgeschichte und feinere Anatomie der Bartholinischen und Cowperschen Drüsen des Menschen. Arch. mikr. Anat. **39**, 33—55 (1892). — **Müller, W.:** Die antiöstrogene Wirkung von intravaginal verabreichtem Testosteron an ovariektomierten Ratten. Acta endocr. (Kbh.) **16**, 64—68 (1954). — **Muldal, S.,** and **C. H. Ockey:** The "double male": A new chromosome constitution in Klinefelter's syndrome. Lancet **1960 II**, 492—493. — **Murray, E. G.:** Studien über Veränderungen des Zellinhaltes der Vagina. Arch. Gynäk. **165**, 635—710 (1938). — **Muschat, M.:** The effect of variation of hydrogen ion concentration on the motility of human spermatozoa. Surg. Gynec. Obstet. **42**, 778—781 (1926).

Nagel, W.: Über die Entwicklung des Uterus und der Vagina beim Menschen. Arch. mikr. Anat. **37**, 620—653 (1891). ~ Die weiblichen Geschlechtsorgane. In: Handbuch der Anatomie des Menschen (Hrsg. C. von Bardeleben), Bd. VII, S. 8—81. Jena: Gustav Fischer 1896. ~ Entwicklung und Entwicklungsfehler der weiblichen Genitalien. In: Handbuch der Gynäkologie von Veit. Wiesbaden: J. F. Bergmann 1897. — **Napp, J.-H.:** Methodische und klinisch-experimentelle Untersuchungen über die Ausscheidung der Oestrogene. Habil.-Schr. Hamburg 1955. ~ Weibliche Sexualhormone. In: Klinik und Therapie der Nebenwirkungen (Hrsg. H. P. Kuemmerle, A. Semm, P. Renschnick u. N. Goossens). Stuttgart: Georg Thieme 1960. — **Napp, J.-H.,** u. **J. Plotz:** Der Wert des Vaginalabstriches. Diagnose und Behandlung der funktionellen Amenorrhoe und der zystisch-glandulären Hyperplasie des Endometriums. Med. Klin. **47**, 104 (1952). — **Naumann, K.:** Schwangerschaftsveränderungen am menschlichen Eileiter. Zbl. Gynäk. **55**, 3618—3623 (1931). — **Nelson, W. O.,** and **C. G. Merckel:** Effect of androgenic substances in the female rat. Proc. Soc. exp. Biol. (N.Y.) **36**, 823—825 (1937). — **Neugebauer, C.:** L'influence de la capsule ovarienne pour le fécondité de la rate blanche. C. R. Ass. Anat. **30**, 400—407 (1935). — **Neuhaus, L.:** Zur Bedeutung der unteren Genitalabschnitte der Frau im Inseminationsvorgang. Zugleich ein experimenteller Beitrag zur Kenntnis der biologischen Voraussetzungen einer Superfetation beim Menschen. Habil.-Schr. Würzburg 1953. — **Neumann, K., G. Oehlert** u. **H. Hansmann:** Histochemische Lokalisation des Enzyms Phosphoamidase im weiblichen Genitaltrakt und Vaginalschleim. Z. Geburtsh. Gynäk. **141**, 109—130 (1954). — **Nicol, T.:** Studies on the reproductive system in the guinea-pig; variations in the oestrous cycle of the virgin animal, after parturition and during pregnancy. Proc. roy. Soc. Edinb. B **53**, 220—238

(1933). — **Nicol, T.,** and **R. S. Snell:** Appearances of lipoid in cells of vaginal smear of guinea-pig. J. Obstet. Gynaec. Brit. Emp. **61**, 85—86 (1954a). ~ Appearances of lipoid in genital tract of mature virgin guinea-pig during oestrus cycle. J. Obstet. Gynaec. Brit. Emp. **61**, 216—222 (1954b). — **Niderehe, W.:** Beitrag zur Glykogenhypothese. Arch. Gynak. **119**, 261—274 (1923). — **Nieburgs, H. E.,** and **H. S. Zucker:** Cytoplasmic granules and estrogen effect. Acta cytol. (Philad.) **2**, 367—369 (1958). — **Nilsson, O.:** Observations on a type of cilia in the rat oviduct. J. Ultrastruct. Res. **1**, 170—177 (1957). ~ Electron microscopy of the fallopian tube epithelium of rabbits in oestrus. Exp. Cell Res. **14**, 341—354 (1958). — **Nilsson, O.,** and **U. Rutberg:** Ultrastructure of secretory granules in postovulatory rabbit oviduct. Exp. Cell Res. **21**, 622—625 (1960). — **Nogales, F., L. Montalvo** et **J. Botella:** La mucinification superficielle du vagin humain. Rev. franç. Gynéc. **53**, 267—275 (1958). — **Novak, E.,** and **H. S. Everett:** Cyclical and other variations in the tubal epithelium. Amer. J. Obstet. Gynec. **14**, 499—530 (1928). — **Noyes, R. W., C. E. Adams,** and **A. Walton:** The transport of ova in relation to the dosage of oestrogen in ovariectomized rabbits. J. Endocr. **18**, 108—117 (1959). — **Nürnberger, L.:** Über den menstruellen Cyclus der Scheidenschleimhaut. Zbl. Gynäk. **52**, 2685 (1928). ~ Die Erkrankungen der Scheide. In: Handbuch der Gynäkologie (Hrsg. W. Stoeckel). München: J. F. Bergmann 1930. ~ Zur Eiweißchemie des Scheidensekretes. Z. Geburtsh. Gynäk. **102**, 1—11 (1932a). ~ Über den Schwefelgehalt des Scheidensekretes. Z. Geburtsh. Gynäk. **102**, 12—16 (1932b). — **Nykliček, O.:** Bestimmung der wichtigsten Abstrichtypen nach dem Scheidenzytogramm. Zbl. Gynäk. **74**, 1512—1514 (1952). ~ Die Zytologie der Spätschwangerschaft und Geburt und ihre Beziehungen zur Schwangerschaftsübertragung. Zbl. Gynäk. **80**, 259—269 (1958).

Ober, K. G., P. Schneppenheim, H. Hamperl u. **C. Kaufmann:** Die Epithelgrenzen im Bereich des Isthmus uteri. Arch. Gynäk. **190**, 346—383 (1958). — **Ober, W. B.,** and **J. Bernstein:** Observations on the endometrium and ovary of the newborn. Pediatrics **14**, 445—460 (1955). — **Obermüller, K.:** Untersuchungen über das elastische Gewebe der Scheide. Inaug.-Diss. Freiburg i. Br. 1899. — **Oberst, F. W.,** and **E. D. Plass:** The hydrogen ion concentration of human vaginal discharge. Amer. J. Obstet. Gynec. **32**, 22—35 (1936). — **Oberste-Lehn, H.:** Die Darstellung der Epidermisstruktur durch Hyaluronidase-Maceration. Z. wiss. Mikr. **60**, 463—466 (1952). — **Odland, G. F.:** The fine structure of the interrelationship of cells in the human epidermis. J. biophys. biochem. Cytol. **4**, 529—539 (1958). — **Odor, D. L.:** Electron microscopy of rat oviduct. Anat. Rec. **115**, 434—435 (1953). — **Oertel, O.:** Anatomie, Histologie und Topographie des weiblichen Urogenitalapparates. In: Halban-Seitz, Handbuch der Biologie und Pathologie des Weibes, Bd. I, S. 291—408. Berlin u. Wien: Urban & Schwarzenberg 1924. — **Ohara, K.:** Die vergleichend histologische Untersuchung der apokrinen Schweißdrüsen der weiblichen äußeren Genitalien. I. Histologische Untersuchung. Okajimas Folia anat. jap. **31**, 297—304 (1958). — **Ohta, T.:** Vergleichend anatomische Untersuchungen über die Schleimhautfalten der Eileiter. Kaibogaku Zasshi **3**, 299—307 (1930). — **Oikawa, M.:** Sensory innervation of urogenital organs of fourth month femal embryo. Tohoku J. exp. Med. **61**, 55—66 (1954). — **Okamura, Ch.:** Die zahlreichen Ganglien in der Uteruswand der Ratte und der Katze, nachgewiesen mittels der Vergoldungsmethode. Z. mikr.-anat. Forsch. **45**, 539—554 (1939). — **Olenewa, E. N.:** 1960 zit. nach Satjukowa 1961. — **Olivelli, F.:** Sull'assorbimento ed eliminazione vaginale della terromicina. Minerva ginec. **5**, 48—49 (1953). — **Orsós, F.:** Beiträge zur Morphologie der Scheide. I. Faltensystem und Verschlußeinrichtung der Vagina. Ann. Chir. Gynaec. Fenn. **46**, Suppl. **68**, 3—48 (1957). — **Overzier, C.:** Die Intersexualitat. Stuttgart: Georg Thieme 1961.

Pangalos, G.: Die Follikeleinwirkung auf den Chemismus und die Mikrobenflora der Scheide. Zbl. Gynäk. **65**, 2213—2216 (1941). — **Pankow:** Der Menstruationszyklus der menschlichen Scheide. Zbl. Gynäk. **52**, 2777—2778 (1928). — **Papanicolaou, G. N.:** The sexual cycle in the human female as revealed by vaginal smears. Amer. J. Anat. **52**, 519—637 (1933). ~ A new procedure for staining vaginal smears. Science **95**, 438—439 (1942). — **Papanicolaou, G. N., H. S. Ripley,** and **E. Shorr:** Inhibitory effects of male sex hormones on human menstruation and their evaluation by vaginal smears. Proc. Soc. exp. Biol. (N.Y.) **37**, 689—692 (1938). — **Papanicolaou, G. N., H. F. Traut,** and **A. A. Marchetti:** The epithelia of woman's reproductive organs. New York: Commonwealth Found. 1948. — **Parker, G. H.:** The passage of the spermatozoa and ova through the oviduct of the rabbit. Proc. Soc. exp. Biol. (N.Y.) **27**, 826—830 (1930). ~ The passage of sperms and eggs through the oviducts in terrestrial vertebrates. Phil. Trans. B **219**, 381—419 (1931). ~ The passage of sperms and eggs through the oviducts of the human being with consideration of Sampson's theory of hemorrhagic or chocolate cysts. Amer. J. Obstet. Gynec. **23**, 619—626 (1932). — **Parkes, A. S.:** Observations on the oestrous cycle of the albino mouse. Proc. roy. Soc. B **100**, 151 (1926). ~ The length of the oestrous cycle in the unmated normal mouse: records of one thousand cycles. Brit. J. exp. Biol. **5**, 371—377 (1928). — **Parvis, P. V.:** Modificazioni cicliche dei vasi della sex skin della scimmia. Folia angiol. (Milano) **8**, 185—192 (1961). —

Pasqualetti, R.: Contributo allo studio dei rapporti della ghiandola vulvo-vaginale (di Bartholini). Arch. ital. Anat. Embriol. **49**, 57—91 (1943). — **Patzelt, V.**: Zum Bau der menschlichen Epidermis. Z. mikr.-anat. Forsch. **5**, 371—462 (1926). ~ Histologische und biologische Probleme der menschlichen Haut. Z. mikr.-anat. Forsch. **17**, 253—302 (1929). ~ Über Tonofibrillen, Keratohyalin, Glykogen und Verhornung in der Epidermis. Acta anat. (Basel) **21**, 349—356 (1954). — **Paulsen, C. A., R. B. Leach, H. Sandberg, S. Sheinfeld,** and **W. O. Maddok**: Function of the postmenopausal ovary, comparison of urinary estrogen and gonadotropin excretion and response to administration of FSH in postmenopausal and ovariectomized women. J. Amer. Geriat. Soc. **6**, 803—813 (1958). — **Pearlman, W. H., J. Pearlman,** and **A. E. Rakoff**: Estrogen metabolism in human pregnancy; a study with the aid of deuterium. J. biol. Chem. **209**, 803—811 (1954). — **Peczenik, O.**: Actions of sex hormones on oestrous cycle and reproduction of the golden hamster. J. Endocr. **3**, 157—167 (1942). — **Pedersen-Bjergaard, K.**: Comparative studies concerning the strength of oestrogenic substances. Oxford University Press 1939. — **Pernkopf, E.,** u. **A. Pichler**: Systematische und topographische Anatomie des weiblichen Beckens. In: Biologie und Pathologie des Weibes (Hrsg. L. Seitz u. A. J. Amreich), S. 83—200. Berlin-Innsbruck-München-Wien: Urban & Schwarzenberg 1953. — **Peter, R.**: Gynäkologie des Kindesalters. In: Klinik der Frauenheilkunde und Geburtshilfe (Hrsg. H. Schwalm u. G. Döderlein), S. 261—313. München: Urban & Schwarzenberg 1964. — **Petrowa, E. N., C. S. Karajewa** u. **A. E. Berkowskaja**: Über den Bau der weiblichen Urethra. Arch. Gynäk. **163**, 343—357 (1937). — **Petry, G.**: Das elastisch-muskulöse System der Plica lata uteri und seine Bedeutung für den Lymphabfluß des Uterus. Morph. Jb. **87**, 85—115 (1942). — **Petry, G., L. Overbeck** u. **W. Vogell**: Vergleichende elektronen- und lichtmikroskopische Untersuchungen am Vaginalepithel in der Schwangerschaft. Z. Zellforsch. **54**, 382—401 (1961 a). ~ Sind Desmosomen statische oder temporäre Zellverbindungen? Naturwissenschaften **48**, 166—167 (1961 b). — **Pettit, H.,** and **C. H. Hitchcock**: Normal flora of prepuperal vagina. J. infect. Dis. **53**, 372—375 (1933). — **Philipp, E.**: Schwangerschaftsveranderungen beim Neugeborenen. Arch. Gynäk. **166**, 185—187, 242—252 (1938). ~ Der hormonelle Einfluß der Chorionzotten auf die Ausbildung der Geschlechtsorgane der Frucht. Arch. Gynäk. **180**, 231—233 (1951). — **Phillips, R. W.,** and **F. N. Andrews**: The speed of travel of ram spermatozoa. Anat. Rec. **68**, 127—132 (1937). — **Pincus, G.**: Observations on the living eggs of the rabbit. Proc. roy. Soc. B **107**, 132—167 (1930). ~ The eggs of mammals. New York: Macmillan 1936. - **Pincus, G.,** and **E. V. Enzmann**: Fertilization of the rabbit. J. exp. Biol. **9**, 403—408 (1932). — **Pincus, G.,** and **R. E. Kirsch**: The sterility in rabbits produced by injections of oestrone and related compounds. Amer. J. Physiol. **115**, 219—228 (1936). — **Pinkus, H.**: Examination of the epidermis by the strip method. II. Biometric data on regeneration of the human epidermis J. invest. Derm. **19**, 431—447 (1952). — **Pliess, G.**: Pränatale Schäden. Ergebn. inn. Med. Kinderheilk., N.F. **17**, 264—384 (1962). — **Plotz, E. J.**: Is there evidence that androgens may be metabolized substances which may have estrogenic effect on the vaginal epithelium. Acta cytol. (Philad.) **1**, 71—72 (1957). — **Pohlmann, A. G.**: The development of the cloaca in human embryos. Amer. J. Anat. **12**, 1—26 (1911). — **Polak, M.**: Transformación de la ,,barrera epitelial argentófila" de la mucosa exocervical en capa melanoblástica. (Nota previa.) Soc. argent. Anat. norm. pat. Buenos Aires 1949. — **Politzer, G.**: Über die Entwicklung des Dammes beim Menschen. Z. Anat. Entwickl.-Gesch. **95**, 734—768 (1931). ~ Über die Entwicklung des Dammes. Nebst Bemerkungen über die Bildung der äußeren Geschlechtsteile und über die Fehlbildungen der Kloake und des Dammes. Anat. Entwickl.-Gesch. **97**, 622—660 (1932). ~ Zur normalen und abnormen Entwicklung der menschlichen Scheide. Anat. Anz. **102**, 271—278 (1955). — **Polle, A.**: Die Nerven-Verbreitung in den weiblichen Genitalien bei Menschen und Säugetieren. Gottingen: E. A. Huth 1865. — **Pommerenke, W. T.,** and **P. F. Hahn**: Absorption of radioactive sodium instilled into the vagina. Amer. J. Obstet. Gynec. **46**, 853—855 (1943). — **Popoff**: Zur Morphologie und Histologie der Tuben und des Paraovariums beim Menschen wahrend des intra- und extrauterinen Lebens bis zur Pubertät. Arch. Gynäk. **44**, 275—303 (1893). — **Popper, R.**: Die Entwicklung des Praeputium clitoridis mit Bemerkungen über die Homologisierung von Praeputium penis und Praeputium clitoridis und über das Praeputium der Hypospaden. Z. Anat. Entwickl.-Gesch. **107**, 378—387 (1937). — **Porter, R.**: Observations on the submicroscopic structure of animal epidermis. Anat. Rec. **118**, 433 (1954). — **Pozzi, S.**: De la bride musculine du vestibule chez la femme et de l'origine de l'hymen à propos d'un cas d'absence du vagin, de l'utérus et des ovaires chez une jeune fille, et d'un pseudo-hermaphrodite male. Ann. Gynéc. Obstét. **21**, 268—283 (1884). — **Preisler, O.**: Über die Rückbildung der Wolffschen Gänge beim weiblichen Feten durch placentare Oestrogene. Arch. Gynäk. **196**, 475—480 (1962). — **Preissecker, E.**: Weibliche Genitalorgane. Anatomie und Pathologie der Spontanerkrankungen der kleinen Laboratoriumstiere. Berlin: Urban & Schwarzenberg 1931. — **Procopé, B.-J.**: Ein Fall von Gangliengewebe in der Vaginalschleimhaut. Gynaecologia (Basel) **152**, 385—390 (1961). — **Pundel, J. P.**: Action de la testostérone administrée à doses

massives sur la cytologie vaginale chez la femme. C. R. Soc. Biol. (Paris) **143**, 1600—1603
(1949). ~ Les frottis vaginaux et cervicaux. Paris: Masson & Cie. 1950. ~ Les frottis vaginaux
endocriniens. Paris: Masson & Cie. 1952. ~ Acquisitions récentes en cytologie vaginale
hormonale. Paris: Masson & Cie. 1957. ~ Symposium on the cytological effects of administered estrogens. Acta cytol. (Philad.) **2**, 353—356 (1958).

Quinlan, J., and **G. S. Mare:** The physiological changes in the ovary of the merino sheep
in South Africa with their practical application in breeding. 17. Rep. Dir. of Vet. Services
and animal industr. Union of South Africa 1931, p. 663—703.

Raab, E.: Zur Genese des Fluor vaginalis. Das Permeabilitätsproblem der Scheidenwand.
Arch. Gynäk. **143**, 220—235 (1930). — **Rakoff, A. E.:** Disk.-Bemerk. zu E. J. Plotz. Acta
cytol. (Philad.) **1**, 71—72 (1957). — **Rakoff, A. E., L. G. Feo,** and **L. Goldstein:** The biologic
characteristics of the normal vagina. Amer. J. Obstet. Gynec. **47**, 467—494 (1944). —
Ramsley, A. J.: Lymphatic vessels of the fallopian tube. Anat. Rec. **94**, 524 (1946). —
Rauscher, H.: Zur Differentialdiagnostik hormonal bedingter vegetativer Störungen. Wien.
klin. Wschr. **63**, 292—294 (1951). ~ Die funktionelle Diagnostik aus dem Vaginalabstrich
(Papanicolaou). In: Klinische Fortschritte der Gynäkologie (Hrsg. T. Antoine), S. 232—263.
Wien u. Innsbruck: Urban & Schwarzenberg 1954. — **Raynaud, A.:** Modifications apportées
preconment dans la structure de la vesic et de l'urète du chat par des injections de dihydro-
folliculine. C. R. Soc. Biol. (Paris) **126**, 215—218 (1937). ~ Intersexualité obtenue expéri-
mentalement chez la souris femelle par action hormonale. Bull. biol. France et Belg. **72**,
297—354 (1938). ~ Feminisation des embryons males de souris par injection de dihydro-
stilboestrol à la mère en gestation. C. R. Soc. Biol. (Paris) **131**, 218—222 (1939). ~ Variations
de la teneur en glycogène des cellules du sinus urogénital des embryons de souris sous l'effect
de l'injection d'hormones à la mère en gestation. C. R. Soc. Biol. (Paris) **135**, 491—495
(1941). ~ The histogenesis of urogenital and mammary tissues sensitive to oestrogens. In:
The ovary (ed. Zuckerman), vol. II, p. 179—230. New York: Academic Press 1962. —
Redfearn, E. R., and **D. H. Strangeways:** The distribution of protein-bound sulphhydryl and
disulphide groups in various tissues of the vitamin A-deficient rat. J. Anat. (Lond.) **91**,
391—397 (1957). — **Regelson, W.,** and **J. F. Holland:** The anionic polyelectrolyte, polyethylene
sulphonate, as a new antineoplastic agent. Nature (Lond.) **181**, 46—47 (1958). — **Reiffenstuhl,
G.:** Das Lymphsystem des weiblichen Genitale. München-Berlin-Wien: Urban & Schwarzenberg 1957. — **Rein, H.,** u. **M. Schneider:** Einführung in die Physiologie des Menschen. Berlin-
Göttingen-Heidelberg: Springer 1955. — **Retterer, E.:** Sur l'origin du vagin de la femme.
C. R. Soc. Biol. (Paris) **43**, 291 (1891a). ~ Sur le développement comparé du vagin et du
vestibule des mammifères. C. R. Soc. Biol. (Paris) **43**, 321 (1891b). ~ Évolution de l'épithélium
du vagin. C. R. Soc. Biol. (Paris) **44**, 566 (1892). ~ Sur le développement et les homologies
des organes génito-urinaires externes du cobaye femelle. C. R. Soc. Biol. (Paris) **55**, 1570—1572
(1903). — **Retterer, E.,** et **A. Levièvre:** Structure et évolution de la cellule muqueuse. J. Anat.
(Paris) **50**, 342—392 (1914). — **Revel, J. P., L. Napolitano,** and **D. W. Fawcett:** Identification
of glycogen in electron micrographes of thin sections. J. biophys. biochem. Cytol. **8**, 575—591
(1960). — **Reynolds, S. R. M.:** Acetylcholine content of uteri before and after administration
of oestrin to ovariectomized rabbits. J. Physiol. (Lond.) **95**, 258—268 (1939). — **Ricci,
J. V., J. R. Lisa, C. H. Thom jr.,** and **W. L. Kron:** Relationship of vagina to adjacent organs
in reconstructive surgery; histological study. Amer. J. Surg. **74**, 387—410 (1947). ~ Vagina
in reconstructive surgery; histological study of its components. Amer. J. Surg. **77**, 547—554
(1949). — **Riehm, H.:** Das Bindegewebe der Vagina während und nach der Geburt. Arch.
Gynäk. **179**, 145—158 (1951). — **Ring, J. R.:** Changes in alkaline phosphatase activity of
rat vaginal epithelium during the oestrus cycle. Anat. Rec. **107**, 121—131 (1950). — **Roberts,
M.,** and **J. M. Robson:** The histaminase content of the rat uterus and its relation to the decidua.
J. Physiol. (Lond.) **119**, 286—291 (1953). — **Robertson, D. C., W. P. Maddux,** and **E. Allen:**
Ovarian hormone effects in ovariectomized monkeys. Endocrinology **14**, 77—88 (1930). —
Robinson, G. D.: Absorption from the human vagina. J. Obstet. Gynaec. Brit. Emp. **32**,
496—504 (1925). ~ Absorption from the human vagina. J. Pharmacol. exp. Ther. **32**, 81—88
(1927). — **Robson, J. M.:** Inhibition of oestrus and the vaginal response to oestrone by testosterone. Proc. Soc. exp. Biol. (N.Y.) **35**, 49 (1936). ~ Antagonism of vaginal action of triphenyl ethylene by progesterone and testosterone. Quart. J. exp. Physiol. **28**, 71—75
(1938a). ~ Antagonism between progesterone and synthetic oestrogenic substance, triphenyl
ethylene. J. Physiol. (Lond.) **92**, 401—405 (1938b). — **Rösger, P.:** Zur fetalen Entwicklung
des menschlichen Uterus, insbesondere seiner Muskulatur. Festschr. 50jähr. Jubiläum Ges.
Geburtsh. u. Gynäk. Berlin, 1894. — **Rogosa, M.,** and **M. E. Sharpe:** Species differentiation
of human vaginal lactobacilli. J. gen. Microbiol. **23**, 197—201 (1960). — **Roith, O.:** Zur
Anatomie und klinischen Bedeutung der Nervengeflechte im weiblichen Becken. Arch.
Gynäk. **81**, 495—553 (1907). — **Romanini, M. G.:** Caratteristiche istochimiche dell'epitelio
esofageo dei vertebrati. R. C. Ist. Lomb. Sci. **86**, 163—177 (1953a). ~ Caratteristiche istochimiche dei desmosomi cutanei de vertebrati. Arch. ital. Anat. Embriol. **59**, 201—223

(1953 b). — **Rosa, C. G.,** and **J.T.Velardo:** Histochemical observations of oxidative enzyme systems in the uterus and vagina of the rat. Ann. N.Y. Acad. Sci. **75,** 491—503 (1959). — **Rosenthal, A.H., L.M.Hellman,** and **N.Y.Brooklyn:** The epithelial changes in the fetal cervix including the role of the "reserve cells". Amer. J. Obstet. Gynec. **64,** 260—270 (1952). — **Rosenzweig, M.,** and **M.Walzer:** Absorption of protein from the vagina and uterine cervix. Amer. J. Obstet. Gynec. **45,** 286—290 (1943). — **Rossenbeck, H.:** Über den Nachweis von anorganischer Phosphorsäure im Sekret der menschlichen Vagina. Zbl. Gynäk. **49,** 2641—2644 (1925). — **Rossman, J.:** Uterine contractions and the transport of sperm in the rat. Anat. Rec. **69,** 133—149 (1937). — **Roth, L.E.:** Observations on division stages in the protozoan hypotrich Stylonychia. Vierter Intern. Kongr. für Elektronenmikroskopie, S. 241—244 (1960), Verh. Bd. II (Hrsg. W.Bargmann, D.Peters u. C.Wolpers. Göttingen-Berlin-Heidelberg: Springer 1960. — **Roth, O.A.:** Über die Bedeutung des Vaginalabstrichverfahrens (Vaginalsmear) nach Papanicolaou zur Zyklusdiagnose. Dtsch. med. Wschr. **75,** 1719—1722 (1950). ~ Das Kolpopyknogramm als Kontrollmethode der Follikelhormonwirkung. Zbl. Gynäk. **74,** 1489—1500 (1952). — **Rother, P.:** Zur Zytologie und Zytochemie der Onkozyten. Z. mikr.-anat. Forsch. **71,** 207—228 (1964). — **Rother, W.:** Der Bacillus vaginae „Döderlein" und der Abbau des Glykogens im Genitaltraktus. Zbl. Gynäk. **49,** 1357—1360 (1925). — **Rothman, S.:** Physiology and biochemistry of the skin. Chicago: Chicago University Press 1954. — **Rothschild, L.:** X- and Y-spermatozoa. Nature (Lond.) **187,** 253—254 (1960). — **Rotter, W.:** Über die Polsterarterien der kindlichen Gebärmutter und der Scheide. Virchows Arch. path. Anat. **315,** 557—572 (1948). ~ Zur Genese der Polsterarterien und arterio-venösen Anastomosen des kindlichen Genitale. Ärztl. Forsch. **3,** 73—78 (1949). — **Rouget, Ch.:** Recherches sur les organes érectiles de la femme. J. Physiol. (Lond.) **1,** 320 (1858). — **Roux, W.:** Über die Verzweigungen der Blutgefäße des Menschen. Eine embryologische Studie über die Bedeutung der Ablenkung des Arterienstammes bei der Astabgabe. Ges. Abhandlg. über Entwicklungsmechanik der Organismen, Bd. I. Leipzig: Wilhelm Engelmann 1895. — **Rowlands, J.W.,** and **A.S.Parkes:** The reproductive processes of certain mammals. VIII. Reproduction in foxes (Vulpes sp.). Proc. zool. Soc. Lond., Part II, 823—841 (1935). — **Rubenstein, B.D.:** Estimation of ovarian activity by the consecutive-day; study of basal body temperature and basal metabolic. Endocrinology **22,** 41—44 (1938). — **Rubenstein, B.D.,** and **D.R.L.Duncan:** A technic for assay of estrogen by evaluation of human vaginal smears and comparison with urinary estrogen assay on the mouse uterus. Endocrinology **28,** 911—914 (1941). — **Rubenstein, B.D., H.Strauss, M.L.Lazarus,** and **H.Hawkins:** Sperm survival in women. Motile sperm in the fundus and tubes of surgical cases. Fertil. and Steril. **2,** 15—19 (1951). — **Runge, H.:** Die plastische Geburtsdehnung der Vagina. Arch. Gynäk. **122,** 603—631 (1924). ~ Gynäkologische Cytologie. Dresden u. Leipzig: Theodor Steinkopff 1954. — **Runge, H., W.Beck** u. **E.Hunt:** Methode zur Prüfung wehenerregender Substanzen an der Scheide des Kaninchens. Arch. Gynäk. **167,** 184—290 (1938). — **Russell, W.L., L.B.Russell,** and **J.S.Gower:** Exceptional inheritance of a sex-linked gene in the mouse, explained on the basis that the X/O sex-chromosome constitution is female. Proc. nat. Acad. Sci. (Wash.) **45,** 554—560 (1959). — **Rutenburg, A.M.,** and **A.M.Seligman:** Histochemical demonstration of acid phosphatase by post-incubation coupling technique. J. Histochem. Cytochem. **3,** 455—470 (1955).

Sacchi, S.: Osservazioni sull'istochimica dei cosidetti noduli del Ranvier o di Bizzozero o desmosomi di Schaffer. Dermatologica (Basel) **105,** 158—162 (1952). — **Salerno, E.V.:** La „barrera epitelial argentófila" de Polak en la vagina de la mujer durante el cielo genital normal. Obstet. Ginec. lat.-amer. **2,** 913—926 (1944). — **Salmon, W.J., R.J.Walter,** and **S.H.Geist:** Effect of testosteron propionate on glycogen content of human vaginal smears. Proc. Soc. exp. Biol. (N.Y.) **39,** 467—470 (1938). — **Salpeter, M.M.,** and **M. Singer:** Differentiation of the submicroscopic adepidermal membrane during limb regeneration in adult triturus, including a note on the use of the term basement membrane. Anat. Rec. **136,** 27—39 (1960). — **Salvatore, C.A.:** Action of estrone and progesterone on nuclear volume. Biol. Bull. **99,** 112—119 (1950). — **Sampson, J.A.:** The lymphatics of the mucosa of the fimbriae of the fallopian tube. Amer. J. Obstet. Gynec. **33,** 911—930 (1937). — **Sandberg, F., A.Ingelman-Sundberg,** and **G.Rydén:** The effect of prosoglandin E 1 on the human uterus and the fallopian tubes in vitro. Acta obstet. gynec. scand. **42,** 269—278 (1963). — **Sandritter, W.:** Ultraviolett-mikrospektrophotometrische Untersuchungen am Plattenepithel . Frankf. Z. Path. **64,** 520—530 (1953). ~ Das ultraviolette Absorptionsspektrum der Proteine. Mikrospektrometrische Methodik. Acta histochem. (Jena) **4,** 276—303 (1957). ~ Ultraviolettmikrospektrophotometrie. In: Handbuch der Histochemie, Bd. I (Hrsg. W.Graumann u. K.H.Neumann), S. 120—318. Stuttgart: Gustav Fischer 1958. — **Sandritter, W., H.Cramer** u. **W.Mondorf:** Zur Krebsdiagnostik an vaginalen Zellausstrichen mittels cytophotometrischer Messungen. Arch. Gynäk. **192,** 293—303 (1960). — **Sani, G.:** Le fibre elastiche dell'ovidutto umano e loro modificazione nelle varie età. Riv. ital. Ginec. **33,** 313—328 (1950). ~ Studio istochimico della fosfatasi alcalina nella vagina

umana in rapporto con gli ormoni sessuali. Quad. Clin. ostet. ginec. 7, 247—272 (1952a). ~
La fosfatasi alcalina nella vagina umana. Minerva ginec., Suppl. 4, 73—74 (1952b). ~
La reazione di Hotchkiss-McManus nell'epitelio vaginale della specie umana durante il
climaterio e nell'età senile. Arch. Sci. biol. (Bologna) 38, 15—25 (1953). ~ Die Nukleinsäure
im Scheidenepithel der Ratte während des Brunstzyklus und unter verschiedenen experimentellen Umständen. Anat. Anz. 101, 167—172 (1955). — Sani, G., e M.Bruzzo: Ricerche
citoistochimiche sul comportamento dei desossi- e ribonucleotidi nell'epitelio della portio
e negli strisci vaginali del ratto durante il ciclo estrale. Riv. ital. Ginec. 40, 22—37 (1957). —
Sani, G., e R.Hanau: La fosfatasi alcalina nell'apparato genitale femminile del ratto in
rapporto al ciclo sessuale ed alla somministrazione di ormoni. Arch. ital. Anat. Embriol.
57, 211—224 (1952). — Sannicandro, G.: Azione del progesterone sintetico sulla mucosa
vaginale umana. Atti Soc. ital. Ostet. 35, 26—31 (1939). — Satjukowa, G.S.: Makro-mikroskopische Untersuchungen des Lymphgefäßsystems der Haut und Schleimhäute des äußeren
Genitale. Arch. Anat. (Strasbourg) 39, 66—78 (1960). ~ Makro-mikroskopische Untersuchungen am Lymphgefäßsystem der weiblichen Scheide. Anat. Anz. 110, 177—198 (1961).—
Sauramo, H.: Über die uteroovariellen Blutgefäße. Helsinki 1945. In: Acta Inst. anat.
Univ. Helsinki. 14, 1945/1949. — Scammon, R.E.: The prenatal growth and natal involution
of the human uterus. Proc. Soc. exp. Biol. (N.Y.) 23, 687—690 (1926). — Schabadasch, A.:
Untersuchungen zur Methodik der Methylenblaufarbung des vegetativen Nervensystems.
Z. Zellforsch. 10, 221—243 (1930). — Schäfer, P., u. H.E.Roloff: Histochemische Unter-
suchungen über das Vorkommen von Plasmalogen im weiblichen Genitaltraktus. Zbl. Gynäk.
72, 1583—1586 (1950). — Schaffer, J.: Über Bau und Funktion des Eileiterepithels beim
Menschen und bei Säugetieren. Mschr. Geburtsh. Gynäk. 28, 526—542 (1908). ~ Beiträge
zur Histologie menschlicher Organe. VIII. Glandula bulbourethralis (Cowperi) und vesti-
bularis major (Bartholini). S.-B. Akad. Wiss. Wien, math.-nat. Kl. 126, 1—19 (1917). ~
Das Epithelgewebe. In: Handbuch der mikroskopischen Anatomie des Menschen, Bd. II,
S. 1—231 (Hrsg. W.v.Möllendorff). Berlin: Springer 1927. ~ Lehrbuch der Histologie und
Histogenese. Berlin u. Wien: Urban & Schwarzenberg 1933. — Scheyer, H.-E.: Über die
Lipoide der Tube. Virchows Arch. path. Anat. 262, 712—734 (1926). — Schiefferdecker, P.:
Die Hautdrüsen des Menschen und der Säugetiere, ihre biologische und rassenanatomische
Bedeutung sowie die Muscularis sexualis. Biol. Zbl. 37, 543—562 (1917). — Schiele, A.:
Das Glykogen in normalen und pathologischen Epithelien. Inaug.-Diss. Bern 1880. —
Schiller, W.: Prosoplastische Veränderungen des Portioepithels und ihre Beziehungen zum
sogenannten Vaginalzyklus und zur Carcinombildung. Arch. Gynäk. 155, 415—442 (1934). —
Schilling, E.: Die nervöse und hormonale Beeinflussung funktionellen Geschehens an den
inneren Genitalorganen weiblicher Schafe. Z. Tierzüchtg 61, 159—198 (1953). — Schilling, E.,
u. E.Kordts: Zur Wanderung der Spermatozoen im Kaninchenuterus. Z. Tierzüchtg 60, 73—78
(1952). — Schlemminger, W.: Über die hellen Zellen in der Tube. Beitr. path. Anat. 108,
131—152 (1934). — Schlief, H.: Physikochemische Untersuchungen an Vaginalepithelien
während des menstruellen Cyclus. Arch. Gynäk. 184, 324—329 (1954). — Schlösser, W.:
Neue therapeutische Möglichkeiten durch die Einführung von Androgenen per vaginam.
Med. Klin. 49, 1113—1116 (1954). — Schmermund, H.J., H.A.Künkel u. H.Küchmeister:
Gewebsclearance-Untersuchungen mit Na^{24} beim Schwangerschaftsödem. Klin. Wschr. 32,
33—37 (1954). — Schmidt, W.J.: Die Bausteine des Tierkörpers im polarisierten Lichte.
Bonn: F.Cohen 1924. — Schmitt, A.: Eine Gradeinteilung für die funktionelle Zytodiagnostik
in der Gynäkologie. Geburtsh. u. Frauenheilk. 13, 593—603 (1953). ~ Zytologie des Zyklus
mit besonderer Berücksichtigung der Oestrogenwirkung. In: H.Runge, Gynäkologische
Zytologie, S. 15—19. Leipzig: Theodor Steinkopff 1954. — Schneppenheim, P., H.Hamperl,
C.Kaufmann u. K.G.Ober: Die Beziehungen des Scheidenepithels zum Plattenepithel an
der Cervix uteri im Lebenslauf der Frau. Arch. Gynäk. 190, 303—345 (1958). — Schockaert,
J.A., et G.Delrue: Stérilité et pH cervical. Rev. franç. Gynéc. 31, 725—730 (1936). —
Schott, R.G., and R.W.Phillips: Rate of sperm travel and time of ovulation in sheep. Anat.
Rec. 79, 531—540 (1941). — Schramm, B.: Glycogène et kératinisation dans différents
épithéliums malpighiens. C. R. Ass. Anat. (Bordeaux) 40, 645—647 (1953). ~ Étude critique
des critères vaginaux de l'action lutéale. In: La fonction lutéale, p. 279—283. Paris: Masson
& Cie. 1954. — Schreiber, H., u. H.Born: Zum konstruktiven Bau der menschlichen Vaginal-
wand. Morph. Jb. 88, 1—64 (1943). — Schridde, H.: Die eitrigen Entzündungen des Eileiters.
Jena: Gustav Fischer 1910. — Schröder, R.: Ergebnisse scheidenbiologischer Forschungen.
Arch. Gynäk. 125, 403—406 (1925). ~ Die weiblichen Genitalorgane. In: Handbuch der
mikroskopischen Anatomie des Menschen, S. 329—556 (Hrsg. W.v.Möllendorff). Berlin:
Springer 1930. — Schubert, G.: Anwendung der Radioisotope in der geburtshilflich-gynäko-
logischen Diagnostik. Geburtsh. u. Frauenheilk. 15, 42—59 (1955). — Schudmak, M., and
H.Hesseltine: Absorption of penicillin through the human vagina. II. 500 000 units of penicillin at one administration. Amer. J. Obstet. Gynec. 62, 669—671 (1951). — Schübel, K.,
u. W.Gehlen: Über die Kombination von Wehenmitteln. Naunyn-Schmiedebergs Arch.

exp. Path. Pharmak. **173**, 652—661 (1933). — **Schüller, E.:** Cytologie des weiblichen Genital-carcinoms. Wien u. Bonn: Wilhelm Maudrich 1955. — **Schultheiss, H.:** Zur Frage des Glyko-genabbaues in der Scheide. Arch. Gynäk. **136**, 48—65 (1929a). ~ Beiträge zur Biologie der Scheide. I. Untersuchungen über das Verhalten von Scheidenflora und Chemismus außerhalb der Schwangerschaft und deren Abhängigkeit von der Ovarialfunktion. Arch. Gynäk. **136**, 66—93 (1929b). ~ Beiträge zur Biologie der Scheide. II. Über Flora und Che-mismus des Scheidensekretes in der Schwangerschaft. Arch. Gynäk. **136**, 94—110 (1929c). — **Schultka, R.:** Der Sekretionscyklus der Flimmerzellen der menschlichen Tuba uterina auf Grund cytologischer und cytotopochemischer Untersuchungen. Acta histochem. (Jena) **15**, 285—315 (1963). — **Schultka, R.,** u. **J.H.Scharf:** Sekretionszyklus der Tubenepithelzelle in Abhängigkeit vom ovariellen Zyklus. Zbl. Gynäk. **85**, 1601—1606 (1963). — **Schultze, G. K. E.:** Die Darstellung der Eileiter im Röntgenbild. Zbl. Gynäk. **52**, 736—742 (1928). ~ Gynäkologische Röntgendiagnostik. Stuttgart: Ferdinand Enke 1939. — **Schweigger-Seidel, F.:** Anatomische Mitteilungen. 4. Vatersche Körperchen an den äußeren Genitalien des Menschen. Virchows Arch. path. Anat. **17**, 230—231 (1866). — **Scipiades, E.:** Der östrische Zyklus des Hundes. Arch. Gynäk. **171**, 383—389 (1941). — **Scott, E. van,** and **P.Flesch:** Sulfhydryl and disulfide in keratinization. Science **119**, 70—71 (1954). — **Sebastiani, E.:** Ricerche istologiche sulla struttura del tratto interstiziale della tromba in rapporto con l'existenza di uno sfintere utero-tubarico. Fol. gynaec. (Genova) **30**, 647—657 (1933). — **Seckinger, D.L.,** and **F.F.Snyder:** Cyclic changes in the spontaneous contractions of the human fallopian tube. Amer. J. Obstet. Gynec. **16**, 800 (1928). — **Segré, G.V.,** e **G.Valle:** Studi sulla fertilitá sulla biopatologia del nemasperma umano. Gynaecologia (Basel) **1**, 925—970 (1935). — **Seguy, J.,** et **J.Vinneux:** Contribution à l'étude des stérilités inexpliquées: étude de l'ascension des spermatozoides dans les voies génitales basses de la femme. Gynéc. et Obstét. **27**, 346—358 (1933). — **Seidel, F.:** Die Entwicklungsfähigkeiten isolierter Fur-chungszellen aus dem Ei des Kaninchens, Oryctolagus cuniculus. Wilhelm Roux' Arch. Entwickl.-Mech. Org. **152**, 43—130 (1960). — **Selby, C.C.:** An electron microscope study of the epidermis of mammalian skin thin sections. 1. Dermo-epidermal junction and basal cell layer. J. biophys. biochem. Cytol. **1**, 429—444 (1955). — **Selle, R.M.:** Changes in the vaginal epithelium of the guinea-pig during the oestrous cycle. Amer. J. Anat. **30**, 429—449 (1922). — **Sermann, R.,** e **A.Rigano:** Attività lipasica e metabolismo lipidico nella salpinge umana. Arch. Ostet. Ginec. **65**, 702—722 (1960). — **Shaw, W.,** and **J.O'Sullivan:** Fold in poste-rior vaginal wall; preliminary communication. Lancet **1950 I**, 306. — **Shdanow, D.A.:** Die Be-deutung der makromikroskopischen Untersuchungen bei der Entwicklung der funktionellen und pathologischen Morphologie des Lymphgefäßsystems der Eingeweide. Arch. Anat. Histol. Embryol. **35**, 3—18 (1958). — **Shelesnyak, M.C.:** Inhibition of decidual cell formation in the pseudopregnant rat by histamine antagonists. Amer. J. Physiol. **170**, 522—527 (1952). ~ Some experimental studies of the mechanism of ovarimplantation of the rat. Recent Progr. Hormone Res. **12**, 269 (1957). — **Shelesnyak, M.C.,** et **P.F.Kraiger:** Décidualisation: Une étude expéri-mentale. In: Les fonctions de nidation utérine et leur troubles (ed. Ferin et Gaudefroy). Paris: Masson & Cie. 1960. — **Sherwood, T.C., M.A.Brend,** and **E.A.Roper:** Changes in the vaginal epithelium of the rat on an excessive vitamin A diet. J. Nutr. **11**, 593—597 (1936). — **Sherwood, T.C., O.R.Depp, G.P.Birge,** and **H.P.Dotson:** Further studies on the effect of excessive vitamin A on the oestrous cycle of the rat. J. Nutr. **14**, 481—486 (1937). — **Shettles, L.B.:** Observations on human follicular and tubal ova. Amer. J. Obstet. Gynec. **66**, 235—247 (1953). ~ Early human development. Bull. Sloane Hosp. Wom. N.Y. **1**, 12—18 (1955a). ~ Further observations on living human oocytes and ova. Amer. J. Obstet. Gynec. **69**, 365—371 (1955b). — **Shorr, E.:** A new technic for staining vaginal smears. I. Science **91**, 321—322 (1940a). ~ A new technic for staining vaginal smears. II. Science **91**, 579—580 (1940b). — **Shorr, E., G.N.Papanicolaou,** and **B.F.Stimmel:** Neutralization of ovarian follicular hormone in women by simultaneous administration of male sex hormone. Proc. Soc. exp. Biol. (N.Y.) **38**, 759—762 (1938). — **Siegler, S.L.:** Fertility in women. Philadelphia: J.B.Lippincott Co. 1944. — **Siegmund, H.:** Zum Problem der Übernahme des Ovulats aus dem Follikel in die Tube. Z. Geburtsh. Gynäk. **141**, 1—17 (1954). — **Sievers, K.:** Vergleichende Untersuchungen über die Wirkung wehenerregender Substanzen auf Uterus und Scheide des Kaninchens. Arch. Gynäk. **170**, 422—428 (1940). — **Simmer, H.:** Sauerstoffverbrauch der Schleimhaut menschlicher Eileiter. Inaug.-Diss. Tübingen 1951. ~ Hormonbehandlung während der Schwangerschaft als Ursache eines Pseudohermaphroditismus femininus externus Neugebo-rener. Dtsch. med. Wschr. **86**, 173—178 (1961). — **Simonnet, J.:** Mechanisme et l'action de quelques hormones. Paris: Masson & Cie. 1955. — **Sims, J.M.:** On the microscope as an aid in the diagnosis and treatment of sterility. N.Y. J. Med. **8**, 393 (1868). — **Sinéty, de:** Sur quelques points de l'anatomie de l'ovaire et de l'utérus chez les nouveaux-nés. C. R. Ass. franç. l'avance. ses. 1875. ~ Histologie de la glande de Bartholin. C. R. Soc. Biol. (Paris) **61**, 339—340 (1906). — **Sloughton, R.,** and **G.Wells:** A histochemical study on poly-saccharides in normal and diseased skin. J. invest. Derm. **14**, 37—51 (1950). — **Smith, A.U.:**

Fertilization in vitro of the mammalian egg. Biochem. Soc. Sympos. 7, 3—10 (1951). — **Smith, B. G.:** Histological changes in the epithelium of the human vagina correlated with the menstrual cycle. Anat. Rec. 43, 317—343 (1929). — **Smith, B. G.,** and **E. K. Brunner:** The structure of the human vaginal mucosa in relation to the menstrual cycle and to pregnancy. Amer. J. Anat. 54, 27—76 (1934). — **Smolka, H.,** u. **L. Kosch:** Über zytologische Veränderungen am Vaginalepithel des Neugeborenen. Geburtsh. u. Frauenheilk. 14, 337—483 (1954). — **Smolka, H.,** u. **H.-J. Soost:** Grundriß und Atlas der gynäkologischen Cytodiagnostik, 2. Aufl. Stuttgart: Georg Thieme 1964. — **Snyder, F. F.:** Changes in the fallopian tube during the ovulation cycle and early pregnancy. Bull. Johns Hopk. Hosp. 34, 121—124 (1923). ~ Changes in the human oviduct during the menstrual cycle and pregnancy. Bull. Johns Hopk. Hosp. 35, 141—146 (1924). — **Sobotta, J.:** Zur Frage der Wanderung des Säugetiereies durch den Eileiter. Anat. Anz. 47, 448—464 (1914). ~ Über den Mechanismus der Aufnahme der Eier der Säugetiere in den Eileiter und des Transportes durch diesen in den Uterus. Anat. Hefte 54, 361—444 (1916). ~ Die Funktion des Eileiters bei Menschen und Säugetieren in Beziehung zu den Erscheinungen der Aufnahme, Befruchtung und Wanderung des Eies. Med. germ. hisp. amer. 2, 3—6 (1924). Ref. in Ber. ges. Gynäk. Geburtsh. 7, 475 (1925). — **Soeken, G.:** Die Vaginalflora im Kindes- und Pubertätsalter. Z. Kinderheilk. 40, 727—734 (1926). ~ Beitrag zur Physiologie der Pubertät. Der Umschlag der chemischen Reaktion im Vaginalsekret. Z. Kinderheilk. 46, 27—37 (1929). — **Sora, P.:** Il comportamento dei lipidi endocellulari nell'epitelio vaginale della donna in condizioni normali e patologiche. Ann. Ostet. Ginec. 77, 1145—1156 (1955). — **Spaulding, M. H.:** The development of the external genitalia in the human embryo. Contr. Embryol. Carneg. Instn 13, 67—88 (1921). — **Speiser, M.:** Über das elastische Gewebe der Vagina. Zbl. Gynäk. 50, 1874—1896 (1926). — **Spuler, A.:** Entwicklungsgeschichte des weiblichen Genitalapparates. In: Stoeckel's Handbuch der Gynäkologie, 3. Aufl., Bd. I. München: J. F. Bergmann 1930. — **Stange, H.-H.:** Zur funktionellen Morphologie des Fimbrienendes der menschlichen Tube und des Epoophoron. Arch. Gynak. 182, 77—103 (1952a). ~ Vergleichende morphologische Untersuchungen an der menschlichen Tube in extremen Funktionszuständen zur Klärung der Frage: „Gibt es einen Sphinkter infundibuli?" Zbl. Gynäk. 74, 1176—1182 (1952b). — **Starck, D.:** Embryologie. Stuttgart: Georg Thieme, 2. Aufl. 1965. — **Stavorski, J.,** and **C. G. Hartman:** Pressure fluctuations in uterotubal insufflation. Fertil. and Steril. 8, 555—557 (1958a). ~ Uterotubal insufflation; a study to determine the origin of fluctuations in pressure. Obstet. and Gynec. 11, 622—639 (1958b). — **Stegner, H.-E.:** Das Epithel der Tuba uterina des Neugeborenen. Elektronenmikroskopische Befunde. Z. Zellforsch. 55, 247—262 (1961). ~ Elektronenmikroskopische Untersuchungen uber die Sekretionsmorphologie des menschlichen Tubenepithels. Arch. Gynäk. 197, 351—363 (1962). — **Stemshorn, W.:** Zur Frage des mensuellen Zyklus der menschlichen Vaginalschleimhaut. Zbl. Gynäk. 52, 2387—2392 (1928). — **Stieve, H.:** Das Schwangerschaftswachstum und die Geburtserweiterung der menschlichen Scheide. Z. mikr.-anat. Forsch. 3, 307—366 (1925). ~ Über angebliche zyklische Veranderungen des Scheidenepithels. Zbl. Gynäk. 55, 194—201 (1931a). ~ Verhornungserscheinungen im Epithel der menschlichen Speiseröhren- und Scheidenschleimhaut. Z. mikr.-anat. Forsch. 24, 213—236 (1931b). — **Stockard, C. R.,** and **G. N. Papanicolaou:** The existence of a typical oestrous cycle in the guinea pig — with a study of its histological and physiological changes. Amer. J. Anat. 22, 225—283 (1917). ~ The vaginal closure membrane, copulation and the vaginal plug in the guinea-pig, with further consideration of the oestrous rhythm. Biol. Bull. 37, 222—245 (1919). — **Stöhr jr., Ph.:** Die peripherische Nervenfaser. In: Handbuch der mikroskopischen Anatomie des Menschen, Bd. IV, S. 143—447, herausgeg. von W. v. Mollendorff. Berlin: Springer 1928. ~ Lehrbuch der Histologie und der mikroskopischen Anatomie des Menschen. Berlin-Göttingen-Heidelberg: Springer 1951. — **Stoll, P.:** Zelluläre Differenzierungsstufen im Vaginalsekret und ihre Bedeutung für die gynäkologische Zytologie. Z. Geburtsh. Gynäk. 141, 130—179 (1954). — **Stoll, P., H. Ebner** u. **W. Lindenschmidt:** Die Bedeutung histochemischer Methoden für die gynäkologische Histo- und Zytodiagnostik. Geburtsh. u. Frauenheilk. 14, 1065—1080 (1954). — **Stoll, P., H. Ebner** u. **H. Strecker:** Vergleichende histochemische, histologische und cytologische Untersuchungen am weiblichen Generationstrakt. Arch. Gynäk. 180, 76—84 (1951). — **Strauss, F.:** Die Befruchtung und der Vorgang der Ovulation bei Ericulus aus der Familie der Centetiden. Biomorphosis 1, 281—312 (1938). ~ Das Problem des Befruchtungstransportes des Säugetiereies. Bull. schweiz. Akad. med. Wiss. 10, 239—248 (1954). ~ The time and place of fertilization of the golden hamster egg. Z. Embryol. exp. Med. 4, 42—56 (1956). ~ Der Brunftzyklus der Haustiere. Z. Tierzüchtg 76, 435—464 (1962). — **Strauss, F.,** u. **F. Bracher:** Das Epoophoron des Goldhamsters. Rev. suisse Zool. 61, 494—503 (1954). — **Suchowsky, G.,** u. **K. Junkermann:** Zur Frage der Virilisierung des Fötus durch Behandlung der Mutter mit Gestagenen. Geburtsh. u. Frauenheilk. 20, 1019—1023 (1960). — **Sundberg, C.:** Das Glykogen in menschlichen Embryonen von 15, 27 und 40 mm. Z. Anat. Entwickl.-Gesch. 73, 168—247 (1924). — **Suomalainen, H. O. T.:**

Occurrence and significance of metachromatic substances in growing tissues. Ann. zool. Soc. zool.-bot. fenn. „Vanamo" **16**, 1—37 (1954). — **Suzuki, K.:** Pacinian corpuscules in a fallopian tube. Zbl. Gynäk. **63**, 57—60 (1939). — **Swanberg, H.:** Histaminase in pregnancy with special reference to its origin and formation. Acta physiol. scand. **23**, Suppl., 79 (1950). — **Swiecicki, H.v.:** Über die Innervation der Vagina bei Kaninchen. Z. Geburtsh. Gynäk. **10**, 301—321 (1884). — **Swyer, G.J.M.:** A tubal factor concerned in the denudation of rabbit ova. Nature (Lond.) **159**, 873—874 (1947). — **Szenes, A.:** Über die Geschlechtsunterschiede am äußeren Genitale menschlicher Embryonen nebst Bemerkungen über die Entwicklung des inneren Genitale. Morph. Jb. **54**, 65—136 (1924). — **Szirmai, J.A.:** Studies on the connective tissue of the cock comb. I. Histochemical observations on the ground substance. J. Histochem. Cytochem. **4**, 96 (1956).

Takamura, K., K.Ishida, and **T.Sakata:** On the histological figures and the glycogen in the mucous epithelium of the hymen during the period of pregnancy. Okajimas Folia anat. jap. **27**, 373—381 (1955). — **Takamura, K.,** and **T.Sakata:** On the attachment between the lamina propria mucosae and the epithelium in hymen. Okajimas Fol. anat. jap. **27**, 328—333 (1955). — **Themann, H.:** Elektronenoptische Untersuchungen über das Glykogen im Zellstoffwechsel. Stuttgart: Gustav Fischer 1963. — **Thiery, M.:** Les variations de la teneur en acide désoxyribonucléique (DNA) des noyaux de l'épithélium vaginal de la souris au cours du cycle oestral. Arch. Biol. (Liège) **71**, 389—406 (1960). — **Thomas, J.:** Die Glandula vestibularis maior (Bartholini) beim Menschen. Inaug.-Diss. Göttingen 1905. — **Thomas, St.:** Döderlein's Bacillus: Lactobacillus acidophilus. J. infect. Dis. **43**, 218—227 (1928). — **Thomsen, K.,** u. **J.H.Napp:** Nebenwirkungen bei hochdosierter Nortestosteronmedikation in der Gravidität. Geburtsh. u. Frauenheilk. **20**, 508—513 (1960). — **Thorborg, J.V.:** On the influence of oestrogenic hormones on the male accessory genital system. Kopenhagen: E. Munksgaard 1948. — **Thuringer, J.M.:** Regeneration of stratified squamous epithelium. Anat. Rec. **28**, 31—43 (1924). ~ Studies on cell division in the human epidermis. II. A rate of cell division in the prepuce. B. Influence of various factors on cell division. Anat. Rec. **40**, 1—13 (1928). ~ The mitotic index of palmar and plantar epidermis in response to stimulation. J. invest. Derm. **2**, 313—320 (1939). — **Thuringer, J.M.,** and **Z.K.Cooper:** The mitotic index of the human epidermis, the site of maximum cell proliferation, and the development of the epidermal pattern. Anat. Rec. **106**, 255 (1950). — **Tietze, K.:** Zur Frage nach den zyklischen Veränderungen des menschlichen Tubenepithels. Zbl. Gynäk. **53**, 32—38 (1929). ~ Histologische Tubenveränderungen in den einzelnen Lebensphasen und bei Ovarialtumoren. Arch. Gynäk. **148**, 724—737 (1932). — **Törö, E.:** Bedeutung und Entstehung der Zellgranula in der Darmresorption. Z. Anat. Entwickl.-Gesch. **94**, 1—38 (1931). — **Toji, Y.:** Electron microscope studies on ciliary apparatus of oviduct (I). J. Electronmicroscopy (Chiba) **5**, 43—46 (1957). — **Toldt, C.:** Lehrbuch der Gewebelehre. Stuttgart: Ferdinand Enke 1877. — **Toni, G.,** e **A.Maccaferri:** Il comportamento della muscolatura liscia delle trombe uterine nelle varie età. Boll. Soc. ital. Biol. sper. **27**, 1115—1116 (1951a). ~ Spessore e densità delle fibre muscolari liscie delle trombe uterine nelle varie età. Boll. Soc. ital. Biol. sper. **27**, 1117—1119 (1951b). ~ Il comportamente della muscolatura liscia delle trombe uterine umane nelle varie età. Atti Soc. ital. anat. **13**, 1—6 (1952). — **Tourneux, F.:** Sur le développement et l'évolution du tubercule génital chez le foetus humain (gland. prostatique). J. Anat. (Paris) **25**, 229—263 (1889a). ~ Précis d'embryologie humaine. Paris: O. Doin 1889b. — **Tourneux, F.,** et **C.Legay:** Mémoire sur le développement de l'uterus et du vagin envisagé principalement chez le foetus humain. J. Anat. (Paris) **20**, 330—380 (1884). ~ Développement de l'uterus et du vagin depuis la fusion des conduits de Müller jusqu'à la naissance. C. R. 8. Congr. periodique internat. Sciences médicales, Section d. Anat., Copenhague 1885, p. 4—7. — **Traut, H.F., P.W.Bloch,** and **A.Kuder:** Cyclical changes in the human vaginal mucosa. Surg. Gynec. Obstet. **7**, 7—15 (1936). — **Tribby, C.L.:** The intracellular lipin, mucoid, and glycogen of the vaginal epithelium of the guinea pig. Anat. Rec. **86**, 425—451 (1943). — **Tröscher, H.:** Über den Bau und die Funktion des Tubenepithels beim Menschen. Mschr. Gynäk. **45**, 205—220 (1917). — **Trussell, R.E.,** and **R.F.McDougal:** Vaginal acidity (in vivo glass electrode measurements) in late pregnancy and its relation to the vaginal flora. Amer. J. Obstet. Gynec. **39**, 17—81 (1940). — **Tsu, T.Z.:** Le rhythme vaginal chez la lapine et ses rélations avec le cycle oestrien de l'ovaire. Strasbourg 1924.

Uhlenhuth, E., and **G.W.Nolley:** Vaginal fascia, a myth? J. Obstet. Gynec. **10**, 349—358 (1957). — **Unna, P.G.:** Histochemie der Haut. Leipzig u. Wien: Franz Deuticke 1928. — **Unna, P.G.,** u. **L.F.Goldetz:** Neue Studien uber die Hornsubstanz. Mschr. prakt. Derm. **44**, 339—442, 459—468 (1907). — **Unna, P.G.,** u. **J.Schumacher:** Lebensvorgänge in der Haut der Menschen und Tiere. Leipzig u. Wien: Franz Deuticke 1925.

Váczy, L., T.Sándor u. **D.Juhos:** Die histochemische Untersuchung des Östruszyklus. Acta endocr. (Kbh.) **18**, 87—98 (1955). — **Vandekerkhove, D.:** Effets de hautes doses d'oestrogènes sur l'épithélium vaginal de la femme enceinte normale. Bull. Féd. Soc. Gynéc. Obstét. franç. **6**, 457—458 (1954). — **Varangot, J.,** et **M.Labatut:** Utilisation des frottis vaginaux quantitatifs dans la standardisation des oestrogènes chez la femme. Gynéc. et Obstét. **47**, 540—543 (1948). — **Vassiljewa, N. N.**: The glycogen content of the skin in normal and pathological condition [Russisch]. Arkh. Pat. **17**, 50—55 (1955). — **Venanzi, F. de, y J. Montenegro**: Intribición estral y luteinización ovárica en la rata determinados por la administración de vitamin A. Ann. Inst. Med. exp. Caracas (Venezuela) **3**, 140—154 (1945). — **Vendrely, C., et R. Vendrely**: Localisation de l'acide ribonucléique dans les différents tissus et organes de vertébrés. In: Handbuch der Histochemie, Bd. III, Nucleoproteide. Stuttgart: Gustav Fischer 1959. — **Vereby, K.**: Über die Lymphgefäße der menschlichen Vagina. Arch. Gynak. **174**, 576—583 (1943). — **Verne, J., M. Gabe et B. Schramm**: Modifications histochimiques du vagin de la ratte impubère sous l'action des oestrogènes. Ann. Histochim. **2**, 187—196 (1957). — **Vignes, H., et E. Boros**: La période de fécondation et les périodes de stérilité physiologique. Presse méd. **42**, 1002—1006 (1934). — **Vilas, E.**: Über die Entwicklung des Müllerschen Hügels und des Hymen beim Menschen. Z. Anat. Entwickl.-Gesch. **101**, 752—767 (1933). ~ Die Entwicklung der menschlichen Scheide. Anat. Anz. **79**, 150—151 (1934). — **Vinos, A. R.**: Weitere Untersuchungen zur Frage des Cyclus der menschlichen Vaginalschleimhaut. Arch. Gynak. **148**, 351—359 (1932). — **Vogel, A.**: Zelloberfläche und Zellveränderungen im elektronenmikroskopischen Bild. Verh. dtsch. Ges. Path. **41**, 284—298 (1957). ~ Zum Feinbau der Interzellularbrücken nach Kontrastierung mit Phosphorwolframsäure. 4. Internat. Kongr. für Elektronenmikroskopie, S. 286—289. Berlin-Göttingen-Heidelberg: Springer 1960. — **Vokaer, R.**: La teneur en glycogène des cellules vaginales chez la femme est-elle un test de l'activité oestrogénique? Ann. Endocr. (Paris) **13**, 500—504 (1952). — **Vokaer, R., et Y. Vanderbeken**: Étude histophysiologique des trompes de fallope pendant la grossesse et post-partum. Bull. Soc. roy. belge Gynéc. Obstét. **30**, 55—69 (1960). — **Voss, H. E.**: Die angebliche oestrogene Wirkung des Yohimbins. Naunyn-Schmiedebergs Arch. exp. Path. Pharmak. **192**, 570—572 (1939).

Wachtel, E., and J. A. Plester: Hormonal assessment by vaginal cytology. J. Obstet. Gynaec. Brit. Emp. **61**, 155—161 (1954). — **Wagenen, G. v.**: The effects of oestrin on the urogenital tract of the male monkey. Anat. Rec. **63**, 387—403 (1935). — **Wallart, J.**: Über die glatte Muskulatur des Eierstockes und deren Verhalten wahrend der Schwangerschaft und beim Myom des Uterus. Z. Geburtsh. Gynäk. **69**, 319—330 (1911). — **Walter, A.**: Gibt es zyklische Veränderungen in der weiblichen Vaginalschleimhaut? Zbl. Gynäk. **53**, 459—462 (1929). — **Walter, J. G. W.**: Betrachtungen über die Geburtstheile des weiblichen Geschlechts. Berlin 1776. — **Walz, W.**: Über die Genese der sogenannten indirekten Metaplasie im Bereich des Müllerschen Gangsystems. Z, Geburtsh. Gynak. **151**, 1—21 (1958). — **Warbritton, W., F. F. McKenzie, V. Berliner, and F. N. Andrews**: Sperm survival in the genital tract of the ewe. Proc. Amer. Soc. Animal Production, **1937**, 142—145. — **Ward, M. C.**: A study of the oestrous cycle and the breeding of the golden hamster, Cricetus auratus. Anat. Rec. **94**, 139—161 (1946). — **Warren, M. R.**: Observations on the uterine fluid of the rat. Amer. J. Physiol. **122**, 602—608 (1938). — **Watzka, M.**: Über Gefäßsperren und arteriovenöse Anastomosen. Z. mikr.-anat. Forsch. **39**, 521—544 (1936). ~ Kritische Betrachtungen zum System der „Hellen Zellen". Anat. Anz. **99**, Ergänzungsband, 24—34 (1952). — **Webster, J. C.**: The nerve-endings in the labia minora and clitoris. Edinb. med. J. **1891**. Ref. Mschr. Geburtsh. Gynäk. **1**, 616 (1895). — **Weeth, H. J., and H. A. Herman**: A histological and histochemical study of the bovine oviduct, uterus and placenta. Res. Bull. Rissouri agric. exp. Stat. **501**, 1—54 (1952). — **Weinmann, J. P., J. Meyer, D. Mardfin, and M. Weiss**: Occurrence and role of glycogen in the epithelium of the alveolar mucosa and of the attached gingiva. Amer. J. Anat. **104**, 381—402 (1959). — **Weinstein, L.**: Bacterial flora of human vagina. Yale J. Biol. Med. **10**, 247—260 (1938). — **Weinstein, L., M. Bogin, J. H. Howard, and B. B. Finkelstone**: A survey of the vaginal flora at various ages, with special reference to the Döderlein bacillus. Amer. J. Obstet. Gynec. **32**, 211—218 (1936). — **Weinstein, L., and J. H. Howard**: Incidence of Döderlein vaginal bacillus during post-climacterium. Yale J. Biol. Med. **10**, 185—190 (1937). ~ Effect of estrogenic hormone on H-ion concentration and bacterial content of human vagina, with special reference to Döderlein bacillus. Amer. J. Obstet. Gynec. **37**, 698—703 (1939). — **Wendeler, P.**: Die fötale Entwicklung der menschlichen Tuben. Arch. mikr. Anat. **45**, 167—199 (1895). — **Werth, R., u. W. Grusdew**: Untersuchungen über die Entwicklung und Morphologie der menschlichen Uterusmuskulatur. Arch. Gynäk. **55**, 325—413 (1898). — **Wertheimer, E.**: Note sur le développement des glandes sébacées de la petite lèvre et du mamelon par le clocheur. C. R. Soc. Biol. (Paris) **34**, 713—714 (1882). — **Westin, B.**: Experimental studies on the disappearance of radiosodium ions from local deposits in the cavity and in the wall of the vagina of the rat. Acta radiol. (Stockh.), Suppl. **144**, 5—87 (1957). — **Westman, A. E.**: Secernierende Zellen im Epithel der Tuba uterina Falloppii. Anat. Anz. **49**, 335—342 (1916). ~ Untersuchungen über die Physiologie der Tuba uterina bei Macacus-Rhesus-Affen. Acta obstet. gynec. scand. **8**, 307—356 (1929). ~ Studies of the function of the mucous membrane of the uterine tube. Acta obstet. gynec. scand. **10**, 288—298 (1930). ~ Studies of the function of the mucous membrane of the uterine tube. Ref. Ber. Geburtsh. ges. Gynäk. **19**, 303—304 (1931). ~ Studien über den Sexual-zyklus bei Makakus-Rhesus-Affen, nebst einigen Bemerkungen über den menstruellen Blu-tungsmechanismus. Acta obstet. gynec. scand. **12**, 282—328 (1932). ~ Einige Bemerkungen aus Anlaß des Aufsatzes von Jägeroos: Die sexualzyklischen Umwandlungen in der Tuba uterina beim Menschen und bei den niedrigen Primaten. Acta obstet. gynec. scand. **13**, 263—268 (1934). ~ Investigations into the transit of ova in man. J. Obstet. Gynaec. Brit. Emp. **44**, 821—838 (1937). ~ Über den Eiauffangmechanismus bei der Frau, beobachtet während einer Laparotomie. Schweiz. med. Wschr. **37**, 145—147 (1943). — **Westman, A.E., E. Jorpes** u. **G. Widström:** Untersuchungen über den Schleimhautzyklus in der Tuba uterina, seine hormonale Regulierung und die Bedeutung des Tubensekretes für die Vitalität der befruchteten Eier. Acta obstet. gynec. scand. **11**, 279—292 (1931). — **Whitelaw, M.J.:** Tubal contractions in relation to estrus cycle as determined by uterotubal insufflation. Amer. J. Obstet. Gynec. **25**, 475—484 (1933). — **Whitney, R.,** and **H. O. Burdick:** Tube-locking of ova by oestrogenic substances. Endocrinology **20**, 643—647 (1936). ~ Acccle-ration of the rate of passage of fertilized ova through the Fallopian tubes of rabbits by massive injections of progynon-B. Endocrinology **22**, 639—642 (1938). — **Whitten, W.R.:** The effect of removal of the olfactory bulbs on the gonads of mice. J. Endocr. **14**, 160—163 (1954). ~ Effect of exteroceptive factors on the oestrus cycle of mice. Na-ture (Lond.) **180**, 1436 (1957). — **Wichmann, S.E.:** Über die Entstehung der Urogenital-verbindung und die Bedeutung der Müllerschen Genitalgänge bei den Säugetieren. Anat. H. **45**, 629—698 (1912). ~ Das Epoophoron, seine Anatomie und Entwicklung beim Menschen von der Embryonalzeit bis ins Greisenalter. Ann. Acad. Sci. fenn. A 9, **3**, 1—224 (1916). — **Wied, G.L.:** Beitrag zur androgenen Hormonwirkung auf das Vaginal-epithel und das Epithel der Blase. Ärztl. Wschr. **7**, 844—849 (1952). ~ Der zytologische Ausstrichtyp der Patientin mit klimakterischen Ausfallbeschwerden. Zbl. Gynäk. **75**, 1578—1586 (1953). ~ Zytologie der Gravidität und der Menopause. — Bakteriell bedingte Veränderungen im zytologischen Ausstrich. In: H. Runge, Gynäkologische Zytologie, S. 24—37. Dresden u. Leipzig: Theodor Steinkopff 1954. — **Wied, G.L.,** and **M.E. Davis:** Synergism and antagonism of sex steroids as determined on the vaginal epithelial cells. Ann. N.Y. Acad. Sci. **83**, 207—216 (1959). — **Wieger, G.:** Über die Entstehung und Entwicklung der Bänder des weiblichen Genitalapparates beim Menschen. Arch. Anat. Physiol. **1885**, 349—360. — **Wilkins, L., H.W. Jones, G.H. Holman,** and **R.S. Stempfel:** Masculinization of the female fetus associated with administration of oral and intramuscular progestins during gestation: nonadrenal female pseudohermaphrodism. J. clin. Endocr. **18**, 559—585 (1958). — **Willier, B.H.:** The embryonic development of sex. In: W.Young, Sex and internal secretion, 3. ed. Baltimore: Williams & Wilkins Co. 1961. — **Willson, J.R.,** and **M.L. Goforth:** Effect of an excess of ingested carbohydrate upon the glycogen content of vaginal epithelium. J. clin. Endocr. **2**, 223—225 (1942). — **Wilson, G.S.,** and **A.A. Miles:** In: Topley and Wilson's principles of bacteriology and immunology. Baltimore: Williams & Wilkins Co. 1946. — **Wilson, K.M.:** Histological changes in the vaginal mucosa of the sow in relation to the oestrus cycle. Amer. J. Anat. **37**, 417—432 (1926). — **Winter, G.F.:** Histochemische Untersuchungen (Phosphoamidase) an gut- und bosartigen Veränderungen des Portioplattenepithels. Acta histochem. (Jena) **1**, 303—318 (1954/55). — **Wislocki, G.B.:** On the female reproductive tract of the gorilla with a comparison of that of other primates. Contr. Embryol. Carneg. Instn **23**, 163 (1932). ~ The staining of the intercellular bridges of the stratified squamous epithelium of the oral and vaginal mucosa by sudan black B and Baker's hematein method. Anat. Rec. (Abstr.) **109**, 128—129 (1951). — **Wislocki, G.B., H. Bunting,** and **E.W. Dempsey:** The chemical histology of the human uterine cervix with supplementary notes on the endometrium. In: Menstruation and its disorders (ed. E. T. Engle). Springfield (Ill.): Ch. C. Thomas 1950. — **Wislocki, G.B., D.W. Fawcett,** and **E.W. Dempsey:** Staining of stratified squamous epithelium of mucous membranes and skin of man and monkey by the periodic acid-Schiff method. Anat. Rec. **110**, 359—375 (1951). — **Witschi, E.,** u. **J.M. Opitz:** Grundlagen der Intersexualitat. In: L. Overzier, Die Inter-sexualitat, S. 17 35. Stuttgart: Georg Thieme 1961. — **Wohnlich, H.:** Zur Glykogen-synthese durch die Haut in vivo. Arch. Derm. Syph. (Berl.) **188**, 1—19 (1949). — **Wolff, E.,** et **A. Ginglinger:** Sur l'action de l'hormonale mâle (androstérone) injectée à l'embryon de poulet. Production expérimentale d'intersexués. C. R. Soc. Biol. (Paris) **120**, 1312—1314 (1935). — **Wolf-Heidegger, G.:** Zur Frage der Lymphocytenwanderung durch das Darm-epithel. Z. mikr.-anat. Forsch. **45**, 90—103 (1939). — **Wyder, Th.:** Beiträge zur normalen und pathologischen Histologie der menschlichen Uterusschleimhaut. Arch. Gynäk. **13**. 1—55 (1878).

Yamada, F.: Studies on the ciliary movement of the oviduct. Jap. J. Physiol. **2**, 194—197 (1952). — **Yamada, K.:** Studies on the innervation of clitoris in 10th month human embryo. Tohoku J. exp. Med. **54**, 151—157 (1951a). ~ On the sensory nerve terminations in clitoris in human adult. Tohoku J. exp. Med. **54**, 164—173 (1951b). — **Yamaoka, H.:** Beitrag zur

Kenntnis der Muskelschicht der menschlichen Eileiter. Mitt. jap. Ges. Gynak. **28**, V (1933). Ref. Ber. ges. Gynäk. Geburtsh. **25**, 398 (1934). — **Yasuzumi, G.**, and **J. Wakisaka:** A comparative study of kino-cilia and stereo-cilia as revealed by electron microscopy. Cytologia (Tokyo) **21**, 157—164 (1956). — **Yoshiwara, K.:** Über die Nervenfasern in den weiblichen Genitalien, insbesondere im Uterus, Eileiter und Ovarium [Japanisch]. Osaka Igh. Z. **29**, 3855—3862 (1930). Ref. Jap. J. med. Sci. I, **3**, 137 (1933). — **Young, W.C.:** The vaginal smear picture, sexual receptivity and the time of ovulation in the guinea pig. Anat. Rec. **67**, 305—322 (1937). — **Young, W.C., E.W.Dempsey, C.W.Hagquist,** and **J.L.Boling:** Sexual behavior and sexual receptivity in the female guinea pig. J. comp. Psychol. **27**, 49—68 (1939). — **Young, W.R.:** Association of masculinizing tumor of the ovary and pregnancy. Illinois med. J. **100**, 263—265 (1951).

Zacharescu-Karaman, N., M.Alexiu u. **A.Ursu:** Der Sexual-Scheidenzyklus der Neugeborenen während der „Genitalkrise". Arch. Gynäk. **165**, 116—128 (1937). — **Zachariae, F.:** Autoradiographic (35 S) and histochemical studies of sulphomucopolysaccharides in the rabbit uterus, oviducts and vagina. Variations under hormonal influence. Acta endocr. (Kbh.) **29**, 118—134 (1958). — **Zander, J.,** u. **H.A.Müller:** Über die Methylandrostendiol-behandlung während einer Schwangerschaft. Geburtsh. u. Frauenheilk. **13**, 216—222 (1953).— **Zeiger, K.:** Über Äquivalentbilder und Äquivalentwerte in der Elektrohistologie des fixierten Präparates. Z. wiss. Mikr. **54**, 279—294 (1936). ~ Physikochemische Grundlagen der histologischen Methodik. Dresden u. Leipzig: Theodor Steinkopff 1938. ~ Haftpunkttheorie und histologische Fixation. Z. Zellforsch. **34**, 230—256 (1949). — **Zidovsky, J.:** Die zytologische Bestimmung des Geburtstermins. Zbl. Gynäk. **84**, 1065 (1962). — **Zidovsky, J.,** and **St.Kazda:** The influence of the synthetic estrogens on vaginal mucous membrane and cervix in the early stage of pregnancy. Čs. Gynek. **25/39**, 516—521 (1960). — **Zimmermann, W.:** Untersuchungen über den Ort der Besamung transplantierter und nicht transplantierter Kanincheneier. Verh. dtsch. Zool. Ges., Munster 1959. — **Zinser, H.K.:** Die Zytodiagnostik in der Gynäkologie. Jena: VEB Gustav Fischer 1957. — **Zinser, H.K.,** u. **A.K.Rosenbauer:** Untersuchungen über die Angioarchitektonik der normalen und pathologisch veränderten Cervix uteri. Arch. Gynäk. **194**, 73—112 (1960). — **Zondek, B.,** u. **S.Aschheim:** Der Scheidenzyklus der weißen Maus als Testobjekt zum Nachweis des Ovarialhormones. Klin. Wschr. **5**, 979—985 (1926). — **Zondek, B.,** and **M.Friedmann:** Are there cyclic changes in the human vaginal mucosa. J. Amer. med. Ass. **106**, 1051—1054 (1936). — **Zuckerman, S.:** The histogenesis of tissues sensitive to oestrogens. Biol. Rev. **15**, 231—271 (1940). ~ The histogenetic potency of the cloacal region. Arch. Anat. micr. **39**, 608—617 (1950). — **Zuckerman, S., G. van Wagenen,** and **R.H.Gardiner:** The sexual skin of the rhesus monkey. Proc. zool. Soc. Ser. A **108**, 385—401 (1938). — **Zweifel, P.:** Der Scheideninhalt Schwangerer. Secretio vaginalis gravidarum, chemisch untersucht. Arch. Gynäk. **86**, 564—601 (1908). — **Zwillenberg, L.O.:** Beiträge zur Kenntnis des geschichteten Pflasterepithels. Acta anat. (Basel), Suppl. **35** zu **37**, 1—127 (1959).

Namenverzeichnis

Die *kursiv* gedruckten Seitenzahlen beziehen sich auf die Literatur

Abel, St., Ch. Farmer u. J. Doucette 149, *170*

Aberle, S. B. D. 114, *170*

Abraham, G. 125, *170*

Abreu-Junqueira, M. de s. Felicissimo de Paula Xavier, J. 34, *176*

Ackeren, F. van 5, 157, *170*

Adams, C. E. s. Noyes, R. W. 65, *188*

Adler, K. 136, *170*

Aeppli, H, u. H. Rosenmund 137, *170*

Aitken, W. A. 134, *170*

Alamanni, V. 50, *170*

Albertini, A. v. 26, *170*

Alden, R. H. 57, 66, *170*

Alexiu, M. 103, 124, 142, *170*

— s. Zacharescu-Karaman, N. 124, 141, 142, *198*

Alfert, M. s. Bern, H. A. 107, 110, 111, *172*

Allen, E. 59, 113, 129, *170*

— u. E. A. Doisy 128, *170*

— B. F. Francis, L. L. Robertson, C. E. Colgate, C. G. Johnston, E. A. Doisy, W. B. Kountz u. H. V. Gibson 128, *170*

— G. M. Smith u. W. U. Gardner 138, *170*

— s. Robertson, D. C. 103, 113, *190*

Allende, J. L. C. de 143, *170*

— u. O. Orias 136, 139, *170*

— E. Shorr u. C. G. Hartman 135, *170*

Almeida, J. C. de s. Ford, C. E. 31, *177*

Altschule, M. D. 8, *170*

Andersen, D. H. 35, 65, 83, *170*

Anderson, N. 99, *170*

Andersson, L. G. 25, *170*

Andrew, N. V. s. Andrew, W. 51, 97, *170*

Andrew, W., u. N. V. Andrew 51, 97, *170*

— s. McCreight, C. E. 97, *186*

Andrews, F. N. s. Phillips, R. W. 67, *189*

— s. Warbritton, W. 66, *196*

Andrews, M. C. 56, *170*

Anopolsky, D. 74, *170*

Arenas, N., u. R. Sammartino 135, *170*

Arhelger, S. W., u. R. A. Huseby 139, *170*

Artner, J., u. A. Koller 137, 143, *170*

— s. Koller, A. 143, *183*

Aschheim, S. s. Zondek, B. 128, *198*

Aschoff, L. 15, 164, *170*

Asdell, S. A. 58, 128, 134, *170*

Ashitaka, Y. s. Isojima, Sh. 149, *181*

Ashley-Montagu, M. F. 145, *170*

Ashworth, C. T., F. J. Luibel u. E. Sanders 93, 97, 101, *170*

Asscher, A. W., u. C. J. Turner 111, *171*

— — u. C. H. de Boer 90, 91, 92, 105, *171*

Astbury, W. T. 111, *171*

Atkinson, W. B., u. H. Elftman 55, *171*

— u. E. T. Engle 55, *171*

— s. Kamell, S. A. 107, *182*

Augustin, E., O. Heidenreich u. A. Thilo 107, *171*

— u. R. Huwald 50, 55, *171*

— u. A. Moser 55, 58, *171*

Austin, C. R., u. J. E. Lovelock 35, *171*

Ayre, J. E. s. Ayre, W. B. 138, *171*

Ayre, W. B. 103, 138, *171*

— u. J. E. Ayre 138, *171*

Bacon, W. B. s. Goldberger, M. A. 149, *179*

Bahr, G. F., u. G. Moberger 97, *171*

Baikie, A. G. s. Jacobs, P. A. 31, *181*

Baker, D. D. 148, *171*

Baker, J. R. 105, *171*

— s. Fishman, W. H. 108, *177*

Balboni, G. 40, 49, 50, 54, *171*

Ball, J. s. Hartman, C. G. 66, *180*

Baltzer, U. s. Demme, R. 146, *175*

Bargmann, W. 12, 35, 88, 164, *171*

— K. Fleischhauer u. A. Knoop 46, *171*

Barker, R. H. s. Goldberger, M. A. 149, *179*

Barr, M. C., E. C. Shaver, O. H. Carr u. E. R. Plunkett 31, *171*

Barrington, F. J. F. 157, *171*

Barrnett, R. J. 111, *171*

— u. A. M. Seligman 91, 115, *171*

— u. R. F. Sognnaes 111, *171*

Bartelmez, G. W. 100, *171*

Bartholin, C. S. 5, 156

Bartholin, T. 156

Bartoszewicz, W., u. K. Dux 113, *171*

Baxter, J. S. s. Leeson, T. S. 12, *184*

Bayer, H. 7, *171*

Beck, H. s. Huber, R. 121, *181*

Beck, W. s. Runge, H. 121, *191*

Beer, F. s. Mastroianni jr., C. 37, *185*

Behrens, B., u. H. Naujoks 146, *171*

Beilly, J. S. 132, *171*

Bejdl, W. 108, 112, *171*

Belonoschkin, B. 66, 82, 147, 148, *171*

Beltermann, R. 10, 11, 12, *171*

Bengmark, S., u. J. G. Forsberg 25, *171*

Bengtsson, L. Ph. 148, *171*

Berger, J., u. M. Keller 144, 145, *171*

— J. A. Neititsch u. E. Mumprecht 97, *171*

Berkowskaja, A. E. s. Petrowa, E. N. 164, 165, *189*

Berliner, V. s. Warbritton, W. 66, *196*

Bermann, A. B. 122, *172*

Bern, H. A. 114, *172*

— M. Alfert u. S. M. Blair 107, 110, 111, *172*

Bern, H. A., J. J. Elias, P. B. Pickett, T. R. Powers u. M. N. Harkness 115, *172*
— D. R. Harkness u. S. M. Blair 112, *172*
— u. R. S. Levy 112, *172*
Bernard, C. 102, *172*
Bernhart, F. 70, *172*
Bernstein, J. s. Ober, W. B. 20, *188*
Besserer, G. s. Huber, H. 37, *181*
Best 40
Bielschowsky 160, 161
Biggers, J. D. 128, *172*
— u. P. J. Claringbold 138, *172*
— — u. M. H. Hardy 113, *172*
— s. Hardy, H. M. 113, *180*
Bignardi, G. 57, *172*
Billich, R. 149, *172*
Billingham, R. E., u. P. B. Medawar 97, *172*
Birge, G. P. s. Sherwood, T. C. 115, *193*
Bischoff, T. L. W. 56, 66, *172*
Bishop, K. S. s. Evans, H. M. 114, *176*
Bjorkman, N., u. B. Fredricsson 45, 58, 59, *172*
— s. Fredricsson, B. 42, 43, 46, 48, *178*
Blair, S. M. s. Bern, H. A. 107, 110, 111, 112, *172*
Blandau, R. J., u. E. S. Jordan 66, *172*
— u. W. L. Money 66, *172*
— u. D. L. Odor 66, *172*
Bloch, P. W. s. Traut, H. F. 92, *195*
Blömer, E., u. L. Keller 7, 8, *172*
Bloomfield, A., u. J. E. Frazer 23, 25, *172*
Blumberg, M., u. B. Heymann 21, *172*
Bock, A., u. L. Wolf 147, *172*
Bodian-Ziesmer 162
Boeke, J. 161, *172*
Boer, C. H. de s. Asscher, A. W. 90, 91, 92, 105, *171*
Bogin, M. s. Weinstein, L. 146, *196*
Boling, J. L. s. Young, W. C. 131, *198*
Bolk, L. 25, *172*
Bompiani, A., u. A. Casarini 106, *172*
Boot, L. M. s. Lee, S. van der 127, *184*
Borell, U., N. Gustafsson, O. Nilsson u. A. Westman 57, *172*
— O. Nilsson, J. Wersäll u. A. Westman 38, 45, 57, *172*
— — u. A. Westman *172*

Born, H. s. Schreiber, H. 116, 117, 118, 119, 120, 125, 162, 165, *192*
Boros, E. s. Vignes, H. 147, *196*
Boschann, H.-W. 95, 136, 138, 139, *172*
Bossu, J. s. Moricard, R. 39, *187*
Botella, J. s. Nogales, F. 105, *188*
Botella-Llusía, J., u. F. Nogales 105, *172*
— — u. L. M. Ruiz 103, 105, 143, *172*
Bourg, R. 44, 83, *173*
Bovensiepen, F. G. 64, *173*
Boyd, J. D. s. Hamilton, W. J. 1, *180*
Bracher, F. 8, 10, *173*
— s. Strauss, F. 11, *194*
Brachet, J. 106, *173*
— A. Dalcq u. P. Gerard 3, *173*
Bradbury, J. T. s. Brown, W. E. 137, *173*
Bradfield, J. R. G. 45, 102, 104, 112, *173*
Bradford, C. s. Carrington, G. L. 149, *174*
Braun-Falco, O. 102, 112, 113, *173*
Braus, H., u. C. Elze 164, *173*
Brawner, D. L. s. Foraker, A. G. 143, *177*
Breipohl, W. 67, *173*
Bremer, J. L. 12, *173*
Bremicker, W. 102, *173*
Brend, M. A. s. Sherwood, T. C. 115, *193*
Brentnall, C. Ph. 34, *173*
Bridges, C. B. s. Morgan, T. H. 31, *187*
Bridges, L. B. 31, *173*
Briggs, J. H. s. Ford, C. E. 31, *177*
Brody, J. 111, *173*
Brooklyn, N. Y. s. Rosenthal, A. H. 19, *191*
Brown, J. B. 139, *173*
— A. J. Klopper u. J. A. Loraine 139, *173*
Brown, W. E., u. J. T. Bradbury 137, *173*
Brown, W. M. s. Jacobs, P. A. 31, *181*
Bruner, J. A., u. E. Witschi 33, *173*
Bruni, A. C. 39, 50, 51, 53, *173*
Brunner, C. 102, *173*
Brunner, E. K. s. Smith, B. G. 126, *194*
Brux, J. de 95, 114, *173*
Bruzzo, M. s. Sani, G. 106, *192*
Buccellato, T. 149, *173*
Bucher, O. 88, *173*
Bucura, C. 10, *173*

Bullough, W. S. 112, *173*
— u. G. J. van Oordt 112, *173*
Bulmer, D. 23, 24, 104, *173*
Bunting, H. s. Duran-Reynals, F. 150, *176*
— s. Wislocki, G. B. 106, *197*
Bur, G. E. s. Foix, A. 103, *177*
Burdick, H. O., u. G. Pincus 65, *173*
— u. R. Whitney 38, 65, *173*
— s. Whitney, R. 65, *197*
Burger, H., u. W. Kunz 48, *173*
— s. Kneer, M. 48, *183*
Burgos, M. H., u. G. B. Wislocki 108, 130, 133, 134, *173*
Burill, M. W. s. Greene, R. R. 33, *179*
Burkl, W., u. G. Politzer 4, 26, *174*
Burns, E. L. s. Loeb, L. 74, *184*
Buruiana, L. M. 97, *174*
— u. E. Hadarag 97, *174*
Butenandt, A., u. G. Schramm 128, *174*
Butomo, W. 48, 54, 55, *174*
Buttge, U. 116, 150, 152, 153, 154, 155, 158, 168, *174*

Caesar, R., u. G. A. Edwards 102, *174*
Caffier, P. 45, 46, 63, *174*
— u. H. Kolbow 63, *174*
Calvery, H. O., J. H. Draize u. E. P. Laug 102, *174*
Carr, O. H. s. Barr, M. C. 31, *171*
Carrington, G. L., M. A. Hannak u. C. Bradford 149, *174*
Carsten, P.-M., H.-J. Merker u. C. Moslener 97, 98, 100, 101, 102, *174*
Cartier, R. s. Moricard, R. 97, *187*
Casarini, A. s. Bompiani, A. 106, *172*
Casperson, T. 106, *174*
Catchpole, H. R. s. Gersh, J. 101, *178*
Cateula, J. 123, *174*
Cella, C., u. J. D. Georgescu 65, *174*
Cembrowicz, H. J. 58, *174*
Chambon, Y., u. H. Lefrien 62, *174*
Chapman, J. C. F. s. Danforth, D. N. 15, *175*
Chase, H. B. s. Montagna, W. 102, 112, *186*, *187*
Chaux, R. s. Delsol, M. 107, *175*
Ch'en, G. s. Dyke, H. B. van 113, *176*
Chèvremont, M. 46, *174*
Chlopin, N. G. 111, *174*
Chwalla, R. 4, 23, *174*
Ciulla, U. 103, *174*

Clara, M. 157, *174*
Claringbold, P. s. Martin, L. 114, 115, *185*
Claringbold, P. J. s. Biggers, J. D. 113, 138, *172*
— s. Hardy, H. M. 113, *180*
Clauberg, C. 128, *174*
Cless, H. s. Kneer, M. 37, 38, *183*
Clewe, T. H. s. Mastroianni jr., C. 37, *185*
Cohen, S. L. s. Harris, R. S. 107, 109, *180*
Cohnen, K. 57, *174*
Cole, H. C. s. Evans, H. M. 135, *176*
Cole, H. H. 134, *174*
— u. R. F. Miller 134, *174*
Colgate, C. E. s. Allen, E. 128, *170*
Conti, M., U. Sbernardori u. P. Taddia 148, *174*
Cooper, Z. K. s. Thuringer, J. M. 90, *195*
Corner, G. W. 59, *174*
Cortés, G. J. 54, *174*
Cotte, G. 40, 51, 53, 82, *174*
— A. Mileff u. C. Meyer 103, *174*
Coujard, R. 82, 122, *174*
Courrier, R. 39, *175*
— u. G. Poumeau-Delille 114, *175*
Couteaux-Bargeton, M. 100, *175*
Cowper 29, 156
Cramer, H. s. Sandritter, W. 106, *191*
Cruickshank, L. G. s. Liston, W. G. 103, *184*
Cruickshank, R., u. A. Sharman 102, 103, *175*
Curtis, J. M., u. E. A. Doisy 128, *175*

Dahl, W. 122, *175*
Dalcq, A. s. Brachet, J. 3, *173*
Danesino, V., u. F. Panini 123, *175*
— u. G. Tesauro 13, *175*
Danforth, D. N. 15, *175*
— u. J. C. F. Chapman 15. *175*
Daniel, C., J. J. Nitzescu, A. Soimaru u. J. D. Georgescu 67, *175*
Danielli, J. F. s. Fell, H. B. 112, *177*
Dantschakoff, V. 1, 32, *175*
Daus jr., A. T. s. McGeachin, R. L. 39, *186*
Davies, J. 12, *175*
— u. H. Kusama 28, *175*
— u. S. A. Pearl 103, *175*

Davis, M. E., u. C. G. Hartman 103, 135, *175*
— s. Wied, G. L. 138, *197*
De, P. s. Moberger, G. 111, *186*
Deane, H. W. 57, 58, *175*
Deanesly, R. 132, *175*
Decker, A. 64, *175*
Delbanco, E. 158, *175*
Delrue, G. s. Schockaert, J. A. 146, *192*
Delsol, M., u. R. Chaux 107, *175*
Demme, R. 146, *175*
— u. U. Baltzer 146, *175*
Demol, R. s. Férin, J. M. 137, *177*
Dempsey, E. W. s. Wislocki, G. B. 99, 104, 106, *197*
— s. Young, W. C. 131, *198*
Denham, S. W. s. Foraker, A. G. 109, *177*
Dennison, M. s. Korenchevsky, V. 33, *183*
Depp, O. R. s. Sherwood, T. C. 115, *193*
Dertschinsky, G. D. s. Dychno, M. A. 125, *176*
Diczfalusy, E., u. Ch. Lauritzen 33, 139, 142, 143, *175*
Dierks, K. 89, 92, 124, 136, *175*
— u. C. Münster 92, *175*
Dobrosserdow, N. W. 123, 124, *175*
Dobszay, L. 146, *175*
Döderlein, A. 145, *175*
Dogiel, A. S. 122, *175*
Dohrn, R. 29, *175*
Doisy, E. A. s. Allen, E. 128, *170*
— s. Curtis, J. M. 128, *175*
Dorfman, R. J. 34, *175*
Dotson, H. P. s. Sherwood, T. C. 115, *193*
Doucette, J. s. Abel, St. 149, *170*
Dougherty, C. M., u. F. M. Low 101, *175*
Doyle, J. B. 64, 65, *175*
Draize, J. H. s. Calvery, H. O. 102, *174*
Drochmans, P. 100. *175*
Druckrey, H. 114. *175*
Dubrauszky, V. 15. *175*
Dubreuil, G. 49, 59, 60, 68, *175*
Ducharme, J. R. s. Grumbach, M. M. 33, *179*
Duncan, D. R. L. s. Rubenstein, B. D. 137, *191*
Dupré, A. 99, 112, *176*
Duran-Reynals, F., H. Bunting u. G. van Wagenen 150, *176*
— s. Fekete, E. 38, *176*
Dux, K. 108, 114, 115, *176*
— s. Bartoszewicz, W. 113, *171*
Dworzak, H. 121, *176*

Dychno, M. A., u. G. D. Dertschinsky 125, *176*
Dyke, H. B. van, u. G. Ch'en 113, *176*
Dyroff, R. 64, 70, 81, 136, *176*

Ebner, H. v. 39, 116, 122, 158, *176*
Ebner, H. 105, 106, 107, *176*
— s. Stoll, P. 95, 103, 109, *194*
Eckstein, P., u. S. Zuckerman 128, *176*
Edwards, G. A. s. Caesar, R. 102, *174*
Egea-Esteban, A. 121. *176*
Egren, R. A. 139, *176*
Eichenberger, E. 144, *176*
Eichenlaub, F. J., u. R. A. Osbourn 90, *176*
Elert, R. 64, 70, *176*
Elftman, H. s. Atkinson, W. B. 55, *171*
Elias, J. J. s. Bern, H. A. 115, *172*
Elsner, P., u. H. Tischer 138, *176*
Elze, C. s. Braus, H. 164, *173*
Emmens, C. W. 128, *176*
Engelmann, G. J. s. Kundrat, H. 19, *183*
Engle, E. T. s. Atkinson, W. B. 55, *171*
Enzmann, E. V. s. Pincus, G. 66, *189*
Epstein, J. A. s. Kupperman, H. S. 34, *183*
Erben, B. s. Kozlik, F. 11, *183*
Erickson, C. C. s. Howard, L. 19, *181*
Ernst, M. 11, *176*
Espinasse, P. G. 57, 58, *176*
Evans, E. J. 66, *176*
Evans, H. M., u. K. S. Bishop 114, *176*
— u. H. C. Cole 135, *176*
— s. Long, J. A. 128, *185*
Everett, H. S. s. Novak, E. 39, 48, 51, 54, *188*

Falin, L. J. 102. *176*
Farkas, K. 51, *176*
Farmer, Ch. s. Abel, St. 149, *170*
Farris, E. J. 66, *176*
Fasske, E., u. K. Morgenroth 102, *176*
— — H. Themann u. A. Verhagen 102, *176*
— u. H. Themann 102, *176*
Faulconer, R. J. 2, *176*
Fawcett, D. W., u. K. R. Porter 45, 46, *176*
— u. G. B. Wislocki 40, 41, 50, 54, 55, *176*
— s. Revel, J. P. 100, *190*

Fawcett, D. W. s. Wislocki, G.
B. 99, 104, *197*
Fekete, E., u. F. Duran-Reynals 38, *176*
Feldmann, N. G. 121, *176*
Felicissimo de Paula Xavier,
J., u. M. de Abreu-Junqueira 34, *176*
Felix, W. 4, 5, 8, 13, 14, 25, *176*
Fell, H. B. 115, *177*
— u. J. F. Danielli 112, *177*
— u. E. Mellanby 115, *177*
Feo, L. G. s. Rakoff, A. E. 103,
132, 146, 147, *190*
Fels, E. 136, *177*
Feremutsch, K. 10, *177*
— u. F. Strauss 10, *177*
Férin, J. M. 95, 137, *177*
— u. R. Demol 137, *177*
Ferrer y Jiménez de Anta, D.
122, *177*
Fettig, O., u. W. Oehlert 90,
177
Fevold, H. L. s. Hisaw, F. L.
113, 150, *181*
Feyrter, F. 50, 51, 97, *177*
Findley, L. s. McManus, J. F. A.
101, 103, *186*
Finger, E. 122, *177*
Finkbeiner, J. A. 139, *177*
Finkelstone, B. B. s. Weinstein,
L. 146, *196*
Firket, H. 102, *177*
Fischel, A. 12, *177*
Fischer, R. 44, *177*
Fisher, N. F. 149, *177*
Fishman, W. H., u. J. R. Baker
108, *177*
— u. G. W. Mitchell jr. 107,
108, 109, *177*
— s. Hayashi, M. 108, 109, *180*
Fleischhauer, K. s. Bargmann,
W. 46, *171*
Flerkó, B. 44, 50, 51, 54, *177*
Flesch, P. 111, 115, *177*
— s. Scott, E. van 111, *193*
Fluhmann, C. F. 15, *177*
Foix, A., u. G. E. Bur 103, *177*
Foote, C. L. 32, *177*
Foraker, A. G., u. D. L. Brawner 143, *177*
— u. S. W. Denham 109, *177*
Ford, C. E. 32, *177*
— K. W. Jones, P. E. Polani,
J. C. de Almeida u. J. H.
Briggs 31, *177*
Ford, D. H. 107, 112, *177*
Forsberg, J. G. 24, 25, *177*
— s. Bengmark, S. 25, *171*
Fraccaro, M., K. Kaijser u. J.
Lindsten 31, *177*
Fraenkel, L., u. G. N. Papanicolaou 142, *177*
Francis, B. F. s. Allen, E. 128,
170

Franqué, O. v. 8, *177*
Frazer, J. E. 1, 4, *178*
— s. Bloomfield, A. 23, 25, *172*
Fredricsson, B. 39, 40, 41, 50,
54, 55, 57, *178*
— u. N. Björkman 42, 43, 46,
48, *178*
— s. Björkman, N. 45, 58, 59,
172
Freud, J. 114, *178*
Freund, R. 21, 22, *178*
Freundlich, G. 122, *178*
Friedländer, F. v. 20, *178*
Friedmann, M. s. Zondek, B.
136, *198*
Friedman, M. M. s. Lapan, B.
102, *184*
Friz, M. 35, *178*
— u. R. Mey 35, *178*
Fromm, G. s. Harmsen, H. 147,
180
Frommel, O. 12, *178*
Fuente, F. de la 63, *178*
Gabe, M. s. Verne, J. 107, 111,
196
Gaines, J. A. s. Geist, S. H.
138, *178*
Gallien, L. 32, *178*
Galstjan, S. 44, 45, *178*
Gandar, R. s. Lichtfus, L. 144,
184
Gansler, H. 21, *178*
Gardiner, R. H. s. Zuckerman,
S. 150, *198*
Gardner, G. H., R. R. Green u.
B. M. Peckham 1, *178*
Gardner, W. U. s. Allen, E. 138,
170
— s. Hamilton, W. J. 33, *180*
Gatenby, J. B. 45, *178*
Gaudefroy, M. 143, *178*
— W. Korte u. J. P. Pundel
137, *178*
Gedigk, P. 105, *178*
Gehlen, W. s. Schübel, K. 121,
192
Geist, S. H. 136, *178*
— W. J. Salmon, J. A. Gaines
u. R. I. Walter 138, *178*
— — u. M. E. Mintz 63, 65,
178
— J. S. Udall u. M. E. Mintz
67, *178*
— s. Salmon, W. J. 138, *191*
Geller, F. Chr. 103, *178*
Gendre 104
Genell, S. 66, 121, *178*
Genet, Ph. s. Jayle, M. F. 137,
182
Georgescu, J. D. s. Cella, C. 65,
174
— s. Daniel, C. 67, *175*
Gerard, P. s. Brachet, J. 3,
173

Gersh, J. 12, *178*
— u. H. R. Catchpole 101, *178*
Geyer, G. 104, *178*
Gianelli, L. 39, 57, *178*
Gibson, H. V. s. Allen, E. 128,
170
Gieseking, R., u. N. Schümmelfeder 133, *178*
Gillman, J. 150, *178*
Ginglinger, A. s. Wolff, E. 33,
197
Giroud, A., u. C. P. Leblond
111, *178*
Gisbertz, H. 136, *178*
Glassmann, A. s. Mellors, R. C.
106, *186*
Glatthaar, E., u. A. Vogel 97,
101, 102, *178*
Goerttler, K. 21, *178*
Goeters, N. 125, *178*
Goff, B. H. 88, 120, 162, 163,
179
Goforth, M. L. s. Willson, J. R.
103, *197*
Goldberg, B., u. H. W. Jones
108, *179*
Goldberger, M. A., J. Rock,
R. H. Barker u. W. B. Bacon 149, *179*
— I. Walter u. L. S. Lapid 149,
179
Goldetz, L. F. s. Unna, P. G.
110, *195*
Goldstein, L. s. Rakoff, A. E.
103, 132, 146, 147, *190*
Gomori, G. 55, 107, 108, *179*
Gompper, H.-J. 37, *179*
Gothié, S. s. Moricard, R. 35,
187
Gower, J. S. s. Russell, W. L.
31, *191*
Graaf, R. de 165, *179*
Gräfenberg, E, 147, *179*
Gräper, L. 167, *179*
Gragert, O. 103, *179*
Grant, F. 134, *179*
Granzow, J. 65, *179*
Grassmann, W., F. Schneider
u. J. Trupke 111, *179*
— u. J. Trupke 111, *179*
Graumann, W. 100, *179*
Gray, L. A. s. Kotcher, E. 125,
183
Green, C. L. 38, *179*
Green, J. A. 113, 114, *179*
Green, R. R. s. Gardner, G. H.
1, *178*
Green, W. W., u. L. M. Winters
66, *179*
Greene, R. R., M. W. Burill u.
A. C. Ivy 33, *179*
Greenwald, G. S. 56, 65, *179*
Greep, R. O. s. Hisaw, F. L.
113, 150, *181*
Gregoire, A. T. 146, *179*

Grimstone, A. V. 45, *179*
Grohe, F. 6, *179*
Groodt, M. de, F. de Rom, A. Lagasse, M. Sebruyns u. M. Thiery 45, 46, 57, *179*
Gross, B. A. M. s. Lang, W. R. 107, *184*
Grosser, O. 8, *179*
Gruenagel, H. H. 15, 18, *179*
Gründler, W. s. Kaemmerer, K. 121, *182*
Gruenwald, P. 2, 12, 13, *179*
Grumbach, M. M., u. J. R. Ducharme 33, *179*
Gruner, W. 81, *179*
Grusdew, W. 12, 68, 75, *179*
— s. Werth, R. 20, *196*
Guerriero, C. 39. *179*
Guest, M. 103, 147, *179*
Gustafsson, N. s. Borell, U. 57, *172*
Guthmann, H., u. M. Koch 147, *179*
Gyllensten, L. 2, 4, *179*

Haam, E. v. 137, *179*
Hadarag, E. s. Buruiana, L. M. 97, *174*
Hagquist, C. W. s. Young, W.C. 131, *198*
Hahn, P. F. s. Pommerenke, W. T. 148, *189*
Hale, C. W. 105, *179*
Haller, A. v. 63
Hamilton, J. B., u. W. Montagna 166, *179*
— s. Montagna, W. 102, *186*
Hamilton, W. J. 33, 166, *180*
— J. D. Boyd u. H. W. Mossman 1, *180*
— u. W. U. Gardner 33, *180*
— u. J. M. Wolfe 33, *180*
Hamperl, H. 21, 40, 43, 44, 50, 54, *180*
— s. Ober, K. G. 15, 115, *188*
— s. Schneppenheim, P. 115, *192*
Hanau, R. s. Sani, G. 58, 107, *192*
Hannak, M. A. s. Carrington, G. L. 149, *174*
Hanschke, H. J., u. H. Schulz 97, *180*
Hansen, P. 5, 6, 7, 68, 69, 70, 71, 85, *180*
Hansmann, H. s. Neumann, K. 55, 109, *187*
Hardy, H. M., J. D. Biggers u. P. J. Claringbold 113, *180*
Hardy, M. H. s. Biggers, J. D. 113, *172*
Hargan, L. A. s. McGeachin, R. L. 39. *186*
Harkness, D. R. s. Bern, H. A. 112, *172*

Harkness, M. N. s. Bern, H. A. 115, *172*
Harmsen, H., u. G. Fromm 147, *180*
Harnden, D. G. s. Jacobs, P. A. 31, *181*
Harris, J. s. Hechter, O. 114, *180*
Harris, R. S., u. S. L. Cohen 107, 109, *180*
Harting, K. 82, *180*
Hartman, C. G. 148, *180*
— u. J. Ball 66, *180*
— s. Allende, J. L. C. de 135, *170*
— s. Davis, M. E. 103, 135, *175*
— s. Stavorski, J. 66, *194*
Hartmann, H. 20, *180*
Hartmann, M. 32, *180*
Haselhorst, G. 64, *180*
Hasse, C. 63, 64, *180*
Hauser, G. A. 33, *180*
Hausmann, A. 147, *180*
Hawkins, H. s. Rubenstein, B.D. 66, *191*
Hayashi, M., u. W. H. Fishman 108, 109, *180*
Hayes, E. R. 105, *180*
Heape, W. 127, *180*
Hecht, P. 168. *180*
Hechter, O., L. Krohn u. J. Harris 114. *180*
— M. Lev u. S. Soskin 114. *180*
Hedberg, G. T. 164, *180*
Heidenreich, O. s. Augustin, E. 107, *171*
Hellman, L. M. 56, *180*
— s. Rosenthal, A. H. 19, *191*
Henin, A. 57, 58, *180*
Henle, J. 157, *180*
Henneberg, B. 25, *180*
Herman, H. A. s. Weeth, H. J. 59, *196*
Herovici, C. 93, 95, *180*
Herrligkoffer, K. M. 67, 68, *180*
Herrnberger, K., u. F. H. Horstmann 103, *180*
Herzog, G. 116, *180*
Hess, H. 89
Hesseltine, H. s. Schudmak, M. 149, *192*
Heurlin, Maunu af 146, *180*
Heymann, B. s. Blumberg, M. 21, *172*
Heynemann, Th. 136, *180*
Hillarp, N. A., u. T. Reinand 113, *181*
Hinglais-Guillaud, N. s. Moricard, R. 97, *187*
Hinrichs, R. 146, *181*
Hintzsche, E. 12, *181*
Hisaw, F. L., R. O. Greep u. H. L. Fevold 113, 150, *181*
Hitchcock, C. H. s. Pettit, H. 125, *189*

Hoehl, E. s. Moraller, F. 39, *187*
Hörmann, E. 12, *181*
Hohlweg, W. 115, *181*
Holland, J. F. s. Regelson, W. 97, *190*
Holman, G. H. s. Wilkins, L. 34, *197*
Hølund, T. 44, 54, *181*
Horstmann, E. 37, 57, 65, 68, 70, 71, 72, 73, 74, 75, 77, 81, 85, 87, 97, 116, 153, *181*
— u. A. Knoop 97, 100, 111, *181*
Horstmann, F. H. s. Herrnberger, K. 103, *180*
Hotchkiss, R. D. 103, *181*
Howard, J. H. s. Weinstein. L, 146, *196*
Howard, L., C. C. Erickson u. L. D. Stoddard 19, *181*
Huber, H. 10, *181*
— u. G. Besserer 37, *181*
Huber, R. 121, *181*
— E.-L. Nölke u. H. Beck 121, *181*
Huffman, J. W. 125, 164, 165, 168, *181*
Huguier, P. 157, *181*
Hummon, O. J. 58, *181*
Hunt, E. s. Runge, H. 121, *191*
Hunter, C. A., u. K. R. Long 146, *181*
— — u. R. R. Schumacher 146, *181*
Hunter, Ch. A., u. J. Nicholas 146, *181*
Hunter, R. H. 1, 15, 25, *181*
Huseby, R. A. s. Arhelger, S. W. 139, *170*
Husemann, E., u. H. Ruska 100, *181*
Huwald, R. s. Augustin, E. 50, 55, *171*

Igel, H. 136, *181*
Ingelman-Sundberg, A. s. Sandberg, F. 65, *191*
Ishida, K. s. Takamura, K. 157, *195*
Isojima, Sh., u. Y. Ashitaka 149. *181*
Ivy, A. C. s. Greene, R. R. 33, *179*
Iwata, M. 40, 48, 54, *181*
Iwata jr., M., u. H.-E. Stegner 129, *181*

Jacobj, W. 138, *181*
Jacobs, P. A., A. G. Baikie, W. M. Brown, N. MacLean u. D. G. Harnden 31, *181*
— u. J. A. Strong 31, *181*
Jaeger, J., u. G. Pohlmann 21, *181*
Jägeroos, B. H. 46. *181*

Jakovlev, I. 48, 54, *181*
Jastreboff, N. W. 121, *182*
Jayle, M. F., Ph. Genet, J. Pujol u. Veyrin-Forrer 137, *182*
Jeener, R. 107, 112, *182*
Joachimovits, R. 59, 65, *182*
Joel, Ch. A. 48, 54, 55, 147, *182*
Joel, K. 48, 54, 55, *182*
Johnson, V. E. s. Masters, W. H. 123, *185*
Johnston, C. G. s. Allen, E. 128, *170*
Jones, H. W. s. Goldberg, B. 108, *179*
— s. Wilkins, L. 34, *197*
Jones, K. W. s. Ford, C. E. 31, *177*
Jordan, E. S. s. Blandau, R. J. 66, *172*
Jorpes, E. s. Westman, A. E. 38, *197*
Jost, A. 33, *182*
Juhos, D. s. Váczy, L. 107, *195*
Jung 122, *182*
Junkermann, K. s. Suchowsky, G. 33, *194*

Kaemmerer, K., u. W. Gründler 121, *182*
Kahn, R. H. 107, 112, 113, 115, *182*
Kaijser, K. s. Fraccaro, M. 31, *177*
Kamell, S. A., u. W. B. Atkinson 107, *182*
Kantner, M. 159, 160, 162, 169, *182*
— u. A. Saleh 169, *182*
Kaplan, B. s. Lash, A. F. 146, *184*
Kaplow 107
Karajewa, C. S. s. Petrowa, E. N. 164, 165, *189*
Karrer, H.-E. 97, 100, *182*
Kaufmann, C., M. Weber u. J. Zander 34, *182*
— s. Ober, K. G. 15, 115, *188*
— s. Schneppenheim, P. 115, *192*
Kaulla, K. N., u. L. B. Shettles 38, *182*
Kazda, St. s. Zidovsky, J. 143, *198*
Keane, J. F. s. Mellors, R. C. 106, *186*
Kehrer, E. 122, 157, *182*
Keibel, F. 14, 25, *182*
Keiffer, W. H. 82, *182*
Keith, A. 4, *182*
Kellar, K. s. Kotcher, E. 125, *183*
Keller, F. 136, *182*
Keller, L. s. Blömer, E. 7, 8, *172*
Keller, M. s. Berger, J. 144, 145, *171*

Kellog, M. P. 63, *182*
Kelly, G. L. 63, 66, *182*
— u. G. N. Papanicolaou 145, *182*
Kempermann, C. Th. 23, 24, 26, 28, *182*
Kent jr., G. C., u. R. A. Smith 133, *182*
Kessler, R., u. H. D. Röhrs 103, 146, *182*
— u. E. Uhr 103, 146, *182*
Kienlin, H. 125, 146, *182*
Kiesselbach, A. 35, *182*
Kimura, S. 167, *182*
King, L. S. 110, *182*
Kipfer, K. 12, 68, 75, 80, 81, *182*
Kirsch, R. E. s. Pincus, G. 65, *189*
Kislowa, T. A. 123, *182*
Klaften, E. 122, *183*
Klein, M. 114, 128, *183*
Klopper, A. J. s. Brown, J. B. 139, *173*
Knaus, H. 35, *183*
Kneer, M. 61, 65, 66, 68, 75, 76, 77, 80, 81, *183*
— H. Burger u. H. Simmer 48, *183*
— u. H. Cless 37, 38, *183*
Knoche, H. 160, 161, 162, *183*
Knoop, A. s. Bargmann, W. 46, — *171*
— s. Horstmann, E. 97, 100, 111, *181*
Koch, M. s. Guthmann, H. 147, *179*
Koch, W. 58, *183*
Kölliker 39
Koester, H. 37, 57, *183*
Koff, A. K. 23, 24, 28, 29, *183*
Kok, F. 67, 82, *183*
Kolbow, H. 65, *183*
— s. Caffier, P. 63, *174*
Koller, A., u. J. Artner 143, *183*
— s. Artner, J. 137, 143, *170*
Kondziella, W. 166, *183*
Kopsch, F. 162, 164, *183*
Kordts, E. s. Schilling, E. 67, *192*
Korenchevsky, V., u. M. Dennison 33, *183*
Korte, W. s. Gaudefroy, M. 137, *178*
Kosch, L. s. Smolka, H. 124, 142, *194*
Kotcher, E., K. Kellar u. L. A. Gray 125, *183*
Kountz, W. B. s. Allen, E. 128, *170*
Kozlik, F., u. B. Erben 11, *183*
Kraiger, P. F. s. Shelesnyak, M. C. 62, *193*
Krantz, K. E. 88, 120, 122, 123, 152, 154, 157, 160, 161, 162, 163, *183*

Krause, R. 56, *183*
Krause, W. 122, 154, *183*
Kreutzer, H. 8, *183*
Krohn, L. s. Hechter, O. 114, *180*
Kron, W. L. s. Ricci, J. V. 88, *190*
Krumm, J. F. 103, *183*
Kubota, K. 162, *183*
Kuder, A. s. Traut, H. F. 92, *195*
Küchmeister, H. s. Schmermund, H. J. 148, *192*
Kückens, H. 136, *183*
Künkel, H. A., u. H. J. Schmermund 148, *183*
— s. Schmermund, H. J. 148, *192*
Küntzel, A. 111, *183*
Kundrat, H., u. G. J. Engelmann 19, *183*
Kunz, W. s. Burger, H. 48, *173*
Kupperman, H. 166, *183*
Kupperman, H. S., J. Seidl u. J. A. Epstein 34, *183*
Kurbskaja, R. A. 123, *183*
Kurnick, N. D. 106, *183*
Kurzrok, R. s. Leonard, S. L. 38, 66, *184*
Kusama, H. s. Davies, J. 28, *175*

Labatut, M. s. Varangot, J. 137, *195*, *196*
Lagasse, A. s. Groodt, M. de 45, 46, 57, *179*
Lajos, L., u. K. Pali 101, 103, 151, 152, *183*
Lamond, D. R. 127, *183*
Landau, E. 82, 122, *183*
Landau, R. 10, *183*
Lang, W. R. 125, *184*
— A. E. Rakoff u. B. A. M. Gross 107, *184*
Lange, K. H. 128, *184*
Lange, W. 62, *184*
Langerhans, P. 97, *184*
Langreder, W. 74, 85, *184*
— u. G. Zimmerer 137, 138, *184*
Lapan, B., u. M. M. Friedman 102, *184*
Lapid, L. S. s. Goldberger, M. A. 149, *179*
Lash, A. F., u. B. Kaplan 146, *184*
Lasnitzki, I. 115, *184*
Lataste, F. 133, *184*
Laug, E. P. s. Calvery, H. O. 102, *174*
Lauritzen, Ch. 145, *184*
— s. Diczfalusy, E. 33, 139, 142, 143, *175*
Lazarus, M. L. s. Rubenstein, B. D. 66, *191*

Leach, R. B. s. Paulsen, C. A. 145, *189*

Leblond, C. P. s. Giroud, A. 111, *178*

Lebram, F. 168, *184*

Lee, S. van der, u. L. M. Boot 127, *184*

Leeson, T. S., u. J. S. Baxter 12, *184*

Lefrien, H. s. Chambon, Y. 62, *174*

Legay, C. s. Tourneux, F. 15, *195*

Leisewitz, T. 9, *184*

Lemberg-Siegfried, S., u. O. Stamm 144, *184*

Lenz, W. 31, 32, *184*

— H. Nowakowski, A. Prader u. C. Schirren 32, *184*

Leonard, S. L., u. R. Kurzrok 38, *184*

— u. P. L. Perlman 66, *184*

— — u. R. Kurzrok 66, *184*

Leuchtenberger, C., u. H. Z. Lund 111, *184*

Lev, M. s. Hechter, O. 114, *180*

Levièvre, A. s. Retterer, E. 128, *190*

Levy, R. S. s. Bern, H. A. 112, *172*

Lewis, W. H. 4, *184*

— u. E. S. Wright 128, *184*

Lichtfus, L., J. P. Pundel u. R. Gandar 144, *184*

Lierse, W. 20, 21, 88, 120, 123, *184*

Lillie, R. D. 105, *184*

Limburg, H. 144, 145, *184*

Lindemann, R. 136, *184*

Lindenschmidt, W. s. Stoll, P. 103, *194*

Lindsten, J. s. Fraccaro, M. 31, *177*

Linkovich, V. R. 167, *184*

Lipkow, J. 132, *184*

Lippmann, R. v. 25, 29, *184*

Lipschütz, B. 152, *184*

Lisa, J. R. s. Ricci, J. V. 88, *190*

Lison, L. 105, *184*

— u. R. Vokaer 101, 103, *184*

Liston, W. G., u. L. G. Cruickshank 103, *184*

Lobitz jr., W. G. s. Montagna, W. 112, *186*, *187*

Loeb, L. 133, *184*

— V. Suntzleff u. E. L. Burns 74, *184*

Loeser, A. 148, *185*

Lombard, L., B. B. Morgan u. S. H. McNutt 57, 58, *185*

Long, J. A., u. H. M. Evans 128, *185*

Long, K. R. s. Hunter, C. A. 146, *181*

Loraine, J. A. s. Brown, J. B. 139, *173*

Lovelock, J. E. s. Austin, C. R. 35, *171*

Low, F. M. s. Dougherty, C. M. 101, *175*

Lucas, A. M. 37, *185*

Lucchetti, G. 149, *185*

Ludwig, F., u. I. V. Ries 114, *185*

Luibel, F. J. s. Ashworth, C. T. 93, 97, 101, *170*

Lund, H. Z. s. Leuchtenberger, C. 111, *184*

Luschka, H. 69, *185*

Mabuchi, L. 82, 122, *185*

Maccaferri, A. s. Toni, G. 74, *195*

Macht, D. I. 148, *185*

Mack, H. 138, *185*

MacLean, N. s. Jacobs, P. A. 31, *181*

Maddok, W. O. s. Paulsen, C. A. 145, *189*

Maddux, W. P. s. Robertson, D. C. 103, 113, *190*

Malczewska, A. L. 146, *185*

Malsch, H. 140, *185*

— u. A. Schmitt 140, *185*

Mancini, R. E. 102, *185*

Mandl, L. 39, *185*

Marchetti, A. A. s. Papanicolaou, G. N. 39, 101, 103, 136, *188*

Mardfin, D. s. Weinmann, J. P. 102, *196*

Mare, G. S. s. Quinlan, J. 66, *190*

Mark, J. S. T. 21, *185*

Marocco, F., u. A. Scorta 147, *185*

Maršálek, G., u. L. Žemišek 67, *185*

Martin, L. 114, *185*

— u. P. Claringbold 114, 115, *185*

Masin, F. 115, *185*

Masson, P. 50, *185*

Masters, W. H. 123, *185*

— u. V. E. Johnson 123, *185*

Mastroianni jr., C., F. Beer, U. Shaw u. T. H. Clewe 37, *185*

— u. R. C. Wallach 37, *185*

Matějka, M. 19, 23, 25, 27, 28, *185*

Mather, A. 128, *185*

Mathis, J. 10, *185*

Matoltsy, A. G., u. S. J. Sinesi 114, *185*

Matsuda, T. 162, *185*

Matter, R. 101, 105, 107, 108, *185*

Matthews, C. H. 145, *185*

Mayer, A. 65, 82, *185*

McCahey, J. F., u. A. E. Rakoff 139, *185*

McCreight, C. E. 97, *185*

— u. W. Andrew 97, *186*

McDougal, R. F. s. Trussell, R. E. 147, *195*

McGeachin, R. L., L. A. Hargan, B. A. Poher u. A. T. Daus jr. 39, *186*

McKenzie, F. F. s. Warbritton, W. 66, *196*

McLaren, H. C. 103, *186*

McManus, J. F. A. 103, *186*

— u. L. Findley 101, 103, *186*

McNutt, S. H. s. Lombard, L. 57, 58, *185*

Medawar, P. B. 90, 110, *186*

— s. Billingham, R. E. 97, *172*

Meinrenken, H. 115, *186*

Mellanby, E. s. Fell, H. B. 115, *177*

Mellors, R. C., A. Glassmann u. G. Papanicolaou 106, *186*

— J. F. Keane u. G. Papanicolaou 106, *186*

Melnikoff, A. 156, 157, *186*

Mercer, E. H. 111, *186*

Merckel, C. G. s. Nelson, W. O. 33, *187*

Merker, H.-J. 98, 99, 100, *186*

— s. Carsten, P.-M. 97, 98, 100, 101, 102, *174*

Mey, R., u. H. Scheid 33, *186*

— s. Friz, M. 35, *178*

Meyer, C. s. Cotte, G. 103, *174*

Meyer, J. s. Weinmann, J. P. 102, *196*

Meyer, R. 5, 8, 9, 13, 24, 25, 27, 28, 29, 30, 62, 154, 158, 166, *186*

— s. Moraller, F. 39, *187*

Mihálik, P. v. 44, *186*

Mihálkovics, G. V. v. 5, *186*

Mijsberg, W. A. 5, 12, 23, 25, 26, 29, *186*

Mikulicz-Radecki, F. v. 63, 65, *186*

Milco, St. M., u. M. Piris 147, *186*

Mileff, A. s. Cotte, G. 103, *174*

Miles, A. A. s. Wilson, G. S. 146, *197*

Miller, R. F. s. Cole, H. H. 134, *174*

Millesi, H. 44, 51, *186*

Millonig, G., u. K. R. Porter 100, *186*

Mintz, M. E. s. Geist, S. H. 63, 65, 67, *178*

Mitchell jr., G. W. s. Fishman, W. H. 107, 108, 109, *177*

Miura, H. 102, 103, *186*

Moberger, G., u. P. De 111, *186*

— s. Bahr, G. F. 97, *171*

Möricke, R. 19, *186*

Momigliano, E. 57, *186*
Mondorf, W. s. Sandritter, W. 106, *191*
Money, W. L. s. Blandau, R. J. 66, *172*
Montagna, W. 110, 111, *186*
— H. B. Chase u. J. B. Hamilton 102, *186*
— — u. W. G. Lobitz jr. 112, *186*, *187*
— s. Hamilton, J. B. 166, *179*
Montalvo, L. s. Nogales, F. 105, *188*
Montenegro, J. s. Venanzi, F. de 115, *196*
Moore, C. R. 32, *187*
Moracci, E. 137, *187*
Moraller, F., E. Hoehl u. R. Meyer 39, *187*
Moreaux, R. 39, 51, *187*
Morgan, B. B. s. Lombard, L. 57, 58, *185*
Morgan, T. H. 31, *187*
— C. H. Bridges u. A. H. Sturtevant 31, *187*
Morgenroth, K. s. Fasske, E. 102, *176*
Moricard, R. 39, 97, *187*
— u. J. Bossu 39, *187*
— u. S. Gothié 35, *187*
— N. Hinglais-Guillaud u. R. Cartier 97, *187*
Moschino, A. 55, *187*
Moser, A. s. Augustin, E. 55, 58, *171*
Moslener, C. s. Carsten, P.-M. 97, 98, 100, 101, 102, *174*
Mossman, H. W. s. Hamilton, W. J. 1, *180*
Müller, D. 82, 147, *187*
Müller, H. A. s. Zander, J. 34, *198*
Müller, H. G. 35, *187*
Müller, T. 113, *187*
Müller, V. 5, 157, *187*
Müller, W. 139, *187*
Münster, C. s. Dierks, K. 92, *175*
Muldal, S., u. C. H. Ockey 31, *187*
Mumprecht, E. s. Berger, J. 97, *171*
Murray, E. G. 126, *187*
Muschat, M. 147, *187*

Nagel, W. 6, 13, 15, *187*
Napolitano, L. s. Revel, J. P. 100, *190*
Napp, J.-H. 34, 137, *187*
— u. J. Plotz 137, *187*
— s. Thomsen, K. 34, *195*
Naujoks, H. s. Behrens, B. 146, *171*
Naumann, K. 55, 56, *187*

Neititsch, J. A. s. Berger, J. 97, *171*
Nelson, W. O., u. C. G. Merckel 33, *187*
Neugebauer, C. 63, *187*
Neuhaus, L. 147, *187*
Neumann, K., G. Oehlert u. H. Hansmann 55, 109, *187*
Nicholas, J. s. Hunter, Ch. A. 146, *181*
Nicol, T. 133, *187*
— u. R. S. Snell 133, 134, *188*
Niderehe, W. 103, *188*
Nieburgs, H. E., u. H. S. Zucker 95, *188*
Nilsson, O. 45, 57, *188*
— u. U. Rutberg 57, *188*
— s. Borell, U. 38, 45, 57, *172*
Nitzescu, J. J. s. Daniel, C. 67, *175*
Nölke, E.-L. s. Huber, R. 121, *181*
Nogales, F., L. Montalvo u. J. Botella 105, *188*
— s. Botella-Llusía, J. 103, 105, 143, *172*
Nolley, G. W. s. Uhlenhuth, E. 88, *195*
Novak, E., u. H. S. Everett 39, 48, 51, 54, *188*
Nowakowski, H. s. Lenz, W. 32, *184*
Noyes, R. W., C. E. Adams u. A. Walton 65, *188*
Nürnberger, L. 88, 136, 146, *188*
Nykliček, O. 137, 144, *188*

Ober, K. G., P. Schneppenheim, H. Hamperl u. C, Kaufmann 15, 115, *188*
— s. Schneppenheim, P. 115. *192*
Ober, W. B., u. J. Bernstein 20, *188*
Obermüller, K. 116, 127, *188*
Oberst, F. W., u. E. D. Plass 146, 147, *188*
Oberste-Lehn, H. 99, *188*
Ockey, C. H. s. Muldal, S. 31, *187*
Odland, G. F. 97, 100, 101, *188*
Odor, D. L. 45, *188*
— s. Blandau, R. J. 66, *172*
Oehlert, G. s. Neumann, K. 55, 109, *187*
Oehlert, W. s. Fettig, O. 90, *177*
Oertel, O. 118, *188*
Ohara, K. 150, *188*
Ohta, T. 61, *188*
Oikawa, M. 167, *188*
Okamura, Ch. 82, *188*
Olenewa, E. N. 123, *188*
Olivelli, F. 149, *188*

Oordt, G. J. van s. W. S. Bullough 112, *173*
Opitz, J. M. s. Witschi, E. 32, *197*
Orias, O. s. Allende, J. L. C. de 136, 139, *170*
Orsós, F. 88, 120, *188*
Osbourn, R. A. s. Eichenlaub, F. J. 90, *176*
O'Sullivan, J. s. Shaw, W. 88, *193*
Overbeck, L. s. Petry, G. 93, 94, 96, 97, 98, 99, 100, *189*
Overzier, C. 34, *188*

Pali, K. s. Lajos, L. 101, 103, 151, 152, *183*
Pangalos, G. 146, *188*
Panini, F. s. Danesino, V. 123, *175*
Pankow 136, *188*
Papanicolaou, G. N. 89, 90, 92, 93, 95, 110, 136, 137, 138, 140, 143, 145, *188*
— H. S. Ripley u. E. Shorr 138, *188*
— H. F. Traut u. A. A. Marchetti 39, 101, 103, 136, *188*
— s. Fraenkel, L. 142, *177*
— s. Kelly, G. L. 145, *182*
— s. Mellors, R. C. 106, *186*
— s. Shorr, E. 138, *193*
— s. Stockard, C. R. 133, *194*
Parker, G. H. 37, 38, 66, *188*
Parkes, A. S. 128, *188*
— s. Rowlands, J. W. 145, *191*
Parvis, P. V. 150, *188*
Pasqualetti, R. 157, *188*
Patzelt, V. 102, 111, 112, *189*
Paulsen, C. A., R. B. Leach, H. Sandberg, S. Sheinfeld u. W. O. Maddok 145, *189*
Pearl, S. A. s. Davies, J. 103, *175*
Pearlman, J. s. Pearlman, W. H. 143, *189*
Pearlman, W. H., J. Pearlman u. A. E. Rakoff 143, *189*
Peckham, B. M. s. Gardner, G. H. 1, *178*
Peczenik, O. 133, *189*
Pedersen-Bjergaard, K. 128, *189*
Perlman, P. L. s. Leonard, S. L. 66, *184*
Pernkopf, E., u. A. Pichler 51, 77, 88, 123, 162, 164, *189*
Peter, R. 124, 166, 167, *189*
Petrowa, E. N., C. S. Karajewa u. A. E. Berkowskaja 164, 165, *189*
Petry, G. 67, 68, 84, 86, 87, *189*
— L. Overbeck u. W. Vogell 93, 94, 96, 97, 98, 99, 100, *189*

Pettit, H., u. C. H. Hitchcock 125, *189*
Philipp, E. 33, 142, 167, *189*
Phillips, R. W., u. F. N. Andrews 67, *189*
— s. Schott, R. G. 66, 67, *192*
Pichler, A. s. Pernkopf, E. 51, 77, 88, 123, 162, 164, *189*
Pickett, P. B. s. Bern, H. A. 115, *172*
Pincus, G. 38, 56, *189*
— u. E. V. Enzmann 66, *189*
— u. R. E. Kirsch 65, *189*
— s. Burdick, H. O. 65, *173*
Pinkus, H. 90, *189*
Piris, M. s. Milco, St.-M. 147, *186*
Plass, E. D. s. Oberst, F. W. 146, 147, *188*
Plester, J. A. s. Wachtel, E. 139, *196*
Pliess, G. 31, *189*
Plotz, E. J. 139, *189*
Plotz, J. s. Napp, J.-H. 137, *187*
Plunkett, E. R. s. Barr, M. C. 31, *171*
Poher, B. A. s. McGeachin, R. L. 39, *186*
Pohlmann, A. G. 4, *189*
Pohlmann, G. s. Jaeger, J. 21, *181*
Polak, M. 97, *189*
Polani, P. E. s. Ford, C. E. 31, *177*
Politzer, G. 4, 5, 24, 29, *189*
— s. Burkl, W. 4, 26, *174*
Polle, A. 122, *189*
Pommerenke, W. T., u. P. F. Hahn 148, *189*
Popoff 12, *189*
Popper, R. 29, *189*
Porter, K. R. s. Fawcett, D. W. 45, 46, *176*
— s. Millonig, G. 100, *186*
Porter, R. 97, *189*
Poumeau-Delille, G. s. Courrier, R. 114, *175*
Powers, T. R. s. Bern, H. A. 115, *172*
Pozzi, S. 28, *189*
Prader, A. s. Lenz, W. 32, *184*
Preisler, O. 34, *189*
Preissecker, E. 128, *189*
Procopé, B.-J. 122, *189*
Pujol, J. s. Jayle, M. F. 137, *182*
Pundel, J. P. 95, 104, 135, 136, 137, 138, 143, *189*, *190*
— s. Gaudefroy, M. 137, *178*
— s. Lichtfus, L. 144, *184*

Quinlan, J., u. G. S. Mare 66, *190*

Raab, E. 146, *190*
Rakoff, A. E. 139, *190*
— L. G. Feo u. L. Goldstein 103, 132, 146, 147, *190*
— s. Lang, W. R. 107, *184*
— s. McCahey, J. F. 139, *185*
— s. Pearlman, W. H. 143, *189*
Ramsley, A. J. 83, *190*
Rauscher, H. 136, 137, 138, *190*
Raynaud, A. 25, 33, 150, 155, *190*
Redfearn, E. R., u. D. H. Strangeways 111, 115, *190*
Regelson, W., u. J. F. Holland 97, *190*
Reiffenstuhl, G. 85, *190*
Rein, H., u. M. Schneider 161, *190*
Reinand, T. s. Hillarp, N. A. 113, *181*
Retterer, E. 25, 133, *190*
— u. A. Levièvre 128, *190*
Revel, J. P., L. Napolitano u. D. W. Fawcett 100, *190*
Reynolds, S. R. M. 114, *190*
Ricci, J. V., J. R. Lisa, C. H. Thom jr. u. W. L. Kron 88, *190*
Riehm, H. 125, *190*
Ries, I. V. s. Ludwig, F. 114, *185*
Rigano, A. s. Sermann, R. 55, *193*
Ring, J. R. 107, 112, *190*
Ripley, H. S. s. Papanicolaou, G. N. 138, *188*
Roberts, M., u. J. M. Robson 62, *190*
Robertson, D. C., W. P. Maddux u. E. Allen 103, 113, *190*
Robertson, L. L. s. Allen, E. 128, *170*
Robinson, G. D. 148, *190*
Robson, J. M. 139, *190*
— s. Roberts, M. 62, *190*
Rock, J. s. Goldberger, M. A. 149, *179*
Rohrs, H. D. s. Kessler, R. 103, 146, *182*
Rösger, P. 15, *190*
Rogosa, M., u. M. E. Sharpe 146, *190*
Roith, O. 122, *190*
Roloff, H. E. s. Schäfer, P. 55, *192*
Rom, F. de s. Groodt, M. de 45, 46, 57, *179*
Romanini, M. G. 99, *190*
Roper, E. A. s. Sherwood, T. C. 115, *193*
Rosa, C. G., u. J. T. Velardo 109, *191*
Rosenbauer, A. K. s. Zinser, H. K. 122, *198*

Rosenmund, H. s. Aeppli, H. 137, *170*
Rosenthal, A. H., L. M. Hellman u. N. Y. Brooklyn 19, *191*
Rosenzweig, M., u. M. Walzer 149, *191*
Rossenbeck, H. 146, *191*
Rossman, J. 66, *191*
Roth, L. E. 45, *191*
Roth, O. A. 137, 140, *191*
Rother, P. 44, *191*
Rother, W. 146, *191*
Rothman, S. 111, *191*
Rothschild, L. 147, *191*
Rotter, W. 122, 123, *191*
Rouget, Ch. 70, *191*
Roux, W. 22, *191*
Rowlands, J. W., u. A. S. Parkes 145, *191*
Rubenstein, B. D. 137, *191*
— u. D. R. L. Duncan 137, *191*
— H. Strauss, M. L. Lazarus u. H. Hawkins 66, *191*
Ruiz, L. M. s. Botella-Llusía, J. 103, 105, 143, *172*
Runge, H. 116, 125, 136, *191*
— W. Beck u. E. Hunt 121, *191*
Ruska, H. s. Husemann, E. 100, *181*
Russell, L. B. s. Russell, W. L. 31, *191*
Russell, W. L., L. B. Russell u. J. S. Gower 31, *191*
Rutberg, U. s. Nilsson, O. 57, *188*
Rutenburg, A. M., u. A. M. Seligman 108, *191*
Rydén, G. s. Sandberg, F. 65, *191*

Sacchi, S. 99, *191*
Sakata, T. s. Takamura, K. 157, *195*
Saleh, A. s. Kantner, M. 169, *182*
Salerno, E. V. 97, *191*
Salmon, W. J. s. Geist, S. H. 63, 65, 138, *178*
Salmon, W. J., R. J. Walter u. S. H. Geist 138, *191*
Salpeter, M. M., u. M. Singer 101, *191*
Salvatore, C. A. 138, *191*
Sammartino, R. s. Arenas, N. 135, *170*
Sampson, J. A. 83, 84, *191*
Sandberg, F., A. Ingelman-Sundberg u. G. Rydén 65, *191*
Sandberg, H. s. Paulsen, C. A. 145, *189*
Sanders, E. s. Ashworth, C. T. 93, 97, 101, *170*

Sándor, T. s. Váczy, L. 107, *195*
Sandritter, W. 106, 112, *191*
— H. Cramer u. W. Mondorf
106, *191*
Sani, G. 60, 103, 106, 107, *191,
192*
— u. M. Bruzzo 106, *192*
— u. R. Hanau 58, 107, *192*
Sannicandro, G. 103, 138, *192*
Satjukowa, G. S. 123, 124, 127,
152, *192*
Sauramo, H. 77, *192*
Sbernardori, U. s. Conti, M. 148,
174
Scammon, R. E. 22, *192*
Schabadasch, A. 122, *192*
Schäfer, P., u. H. E. Roloff 55,
192
Schaffer, J. 8, 39, 88, 157, *192*
Scharf, J. H. s. Schultka, R.
39, 40, 43, *193*
Scheid, H. s. Mey, R. 33, *186*
Scheyer, H.-E. 54, *192*
Schiefferdecker, P. 46, *192*
Schiele, A. 102, *192*
Schiller, W. 112 ,*192*
Schilling, E. 63, 66, 67, 82, *192*
— u. E. Kordts 67, *192*
Schirren, C. s. Lenz. W, 32,
184
Schlemminger, W. 51, *192*
Schlief, H. 137, *192*
Schlösser, W. 138, *192*
Schmermund, H. J., H. A. Kün-
kel u. H. Küchmeister 148,
192
— s. Künkel, H. A. 148, *183*
Schmidt, W. J. 111, *192*
Schmitt, A. 137, *192*
— s. Malsch, H. 140, *185*
Schneider, F. s. Grassmann, W.
111, *179*
Schneider, M. s. Rein, H. 161,
190
Schneppenheim, P., H. Ham-
perl, C. Kaufmann u. K. G.
Ober 115, *192*
— s. Ober, K. G. 15, 115, *188*
Schockaert, J. A., u. G. Delrue
146, *192*
Schott, R. G., u. R. W. Phillips
66, 67, *192*
Schramm, B. 101, 113, *192*
— s. Verne, J. 107, 111, *196*
Schramm, G. s. Butenandt, A.
128, *174*
Schreiber, H., u. H. Born 116,
117, 118, 119, 120, 125, 162,
165, *192*
Schridde, H. 39, *192*
Schröder, R. 1, 12, 21, 22, 25,
35, 37, 38, 39, 51, 53, 54,
55, 60, 63, 65, 68, 102, 116,
146, 157, 158, 161, *192*
Schubert, G. 148, *192*

Schudmak, M., u. H. Hesseltine
149, *192*
Schübel, K., u. W. Gehlen 121,
192
Schüller, E. 136, *193*
Schümmelfeder, N. s. Giese-
king, R. 133, *178*
Schultheiss, H. 147, *193*
Schultka, R. 39, *193*
— u. J. H. Scharf 39, 40, 43,
193
Schultze, G. K. E. 81, *193*
Schulz, H. s. Hanschke, H. J.
97, *180*
Schumacher, J. s. Unna, P. G.
110, *195*
Schumacher, R. R. s. Hunter,
C. A. 146, *181*
Schweigger-Seidel, F. 152, *193*
Scipiades, E. 135, *193*
Scorta, A. s. Marocco, F. 147,
185
Scott, E. van, u. P. Flesch 111,
193
Sebastiani, E. 81, *193*
Sebruyns, M. s. Groodt, M. de
45, 46, 57, *179*
Seckinger, D. L., u. F. F. Sny-
der 38, *193*
Segré, G. V., u. G. Valle 148,
193
Seguy, J., u. J. Vinneux 146,
193
Seidel, F. 56, 63, *193*
Seidl, J. s. Kupperman, H. S.
34. *183*
Selby, C. C. 97, 101, *193*
Seligman, A. M. s. Barrnett,
R. J. 91, 115, *171*
— s. Rutenburg, A. M. 108,
191
Selle, R. M. 133, *193*
Sermann, R., u. A. Rigano 55,
193
Sharman, A. s. Cruickshank, R.
102, 103, *175*
Sharpe, M. E. s. Rogosa, M.
146, *190*
Shaver, E. C. s. Barr, M. C. 31,
171
Shaw, U. s. Mastroianni jr., C.
37, *185*
Shaw, W., u. J. O'Sullivan 88,
193
Shdanow, D. A. 127, *193*
Sheinfeld, S. s. Paulsen, C. A.
145, *189*
Shelesnyak, M. C. 62, *193*
— u. P. F. Kraiger 62, *193*
Sherwood, T. C., M. A. Brend u.
E. A. Roper 115, *193*
— O. R. Depp, G. P. Birge u.
H. P. Dotson 115, *193*
Shettles, L. B. 38, *193*
— s. Kaulla, K. N. 38, *182*

Shorr, E. 137, *193*
— G. N. Papanicolaou u. B. F.
Stimmel 138, *193*
— s. Allende, J. L. C. de 135,
170
— s. Papanicolaou, G. N. 138,
188
Siegler, S. L. 146, *193*
Siegmund, H. 64, *193*
Sievers, K. 121, *193*
Simmer, H. 33, 34, 48, *193*
— s. Kneer, M. 48, *183*
Simonnet, J. 114, *193*
Sims, J. M. 147, *193*
Sinesi, S. J. s. Matoltsy, A. G.
114, *185*
Sinéty, de 5, 20, 157, *193*
Singer, M. s. Salpeter, M. M.
101, *191*
Sloughton, R., u. G. Wells 102,
193
Smith, A. U. 39, *193, 194*
Smith, B. G. 89, 136, *194*
— u. E. K. Brunner 126, *194*
Smith, G. M. s. Allen, E. 138,
170
Smith, R. A. s. Kent jr., G. C.
133, *182*
Smolka, H., u. L. Kosch 124,
142, *194*
— u. H.-J. Soost 126, 136, 138,
145, *194*
Snell, R. S. s. Nicol, T. 133,
134, *188*
Snyder, F. F. 54, *194*
— s. Seckinger, D. L. 38,
193
Sobotta, J. 38, 63, *194*
Soeken, G. 125, *194*
Sognnaes, R. F. s. Barrnett,
R. J. 111, *171*
Soimaru, A. s. Daniel, C. 67,
175
Soost, H.-J. s. Smolka, H. 126,
136, 138, 145, *194*
Sora, P. 106, *194*
Soskin, S. s. Hechter, O. 114,
180
Spaulding, M. H. 29, *194*
Speiser, M. 116, 127, *194*
Spuler, A. 20, 23, 25, *194*
Stamm, O. s. Lemberg-Sieg-
fried, S. 144, *184*
Stange, H.-H. 70, 77, 81, 83,
194
Starck, D. 1, 8, 10, 27, *194*
Stavorski, J., u. C. G. Hartman
66, *194*
Stegner, H.-E. 13, 44, 46, 47,
194
— s. Iwata jr., M. 129, *181*
Stempfel, R. S. s. Wilkins, L.
34, *197*
Stemshorn, W. 89, 92, 105, 136,
194

Stieve, H. 92, 125, 126, 136, *194*
Stimmel, B. F. s. Shorr, E. 138, *193*
Stockard, C. R., u. G. N. Papanicolaou 133, *194*
Stoddard, L. D. s. Howard, L. 19, *181*
Stöhr jr., Ph. 88, 159, 161, 164, *194*
Stoll, P. 93, 103, 105, 145, *194*
— H. Ebner u. W. Lindenschmidt 103, *194*
— — u. H. Strecker 95, 109, *194*
Strangeways, D. H. s. Redfearn, E. R. 111, 115, *190*
Strauss, F. 35, 128, *194*
— u. F. Bracher 11, *194*
— s. Feremutsch, K. 10, *177*
Strauss, H. s. Rubenstein, B. D. 66, *191*
Strecker, H. s. Stoll, P. 95, 109, *194*
Strong, J. A. s. Jacobs, P. A. 31, *181*
Sturtevant, A. H. s. Morgan, T. H. 31, *187*
Suchowsky, G., u. K. Junkermann 33, *194*
Sundberg, C. 100, *194*
Suntzleff, V. s. Loeb, L. 74, *184*
Suomalainen, H. O. T. 128, *194*, *195*
Suzuki, K. 82, *195*
Swanberg, H. 62, *195*
Swiecicki, H. v. 121, *195*
Swyer, G. J. M. 38, *195*
Szenes, A. 29, *195*
Szirmai, J. A. 113, *195*

Taddia, P. s. Conti, M. 148, *174*
Takamura, K., K. Ishida u. T. Sakata 157, *195*
— u. T. Sakata 157, *195*
Tesauro, G. s. Danesino, V. 13, *175*
Themann, H. 100, *195*
— s. Fasske, E. 102, *176*
Thiery, M. 106, *195*
— s. Groodt, M. de 45, 46, 57, *179*
Thilo, A. s. Augustin, E. 107, *171*
Thom jr., C. H. s. Ricci, J. V. 88, *190*
Thomas, J. 5, *195*
Thomas, St. 146, *195*
Thomsen, K., u. J. H. Napp 34, *195*
Thorborg, J. V. 115, *195*
Thuringer, J. M. 90, *195*
— u. Z. K. Cooper 90, *195*
Tietze, K. 13, 51, 61, *195*
Tischer, H. s. Elsner, P. 138, *176*

Törö, E. 51, *195*
Toji, Y. 45, *195*
Toldt, C. 157, *195*
Toni, G., u. A. Maccaferri 74, *195*
Tourneux, F. 5, 157, 165, *195*
— u. C. Legay 15, *195*
Traut, H. F., P. W. Bloch u. A. Kuder 89, 92, *195*
— s. Papanicolaou, G. N. 39, 101, 103, 136, *188*
Tribby, C. L. 133, 134, *195*
Tröscher, H. 54, *195*
Trupke, J. s. Grassmann, W. 111, *179*
Trussell, R. E., u. R. F. McDougal 147, *195*
Tsu, T. Z. 134, *195*
Turner, C. J. s. Asscher, A. W. 90, 91, 92, 105, 111, *171*
Udall, J. S. s. Geist, S. H. 67, *178*
Uhlenhuth, E., u. G. W. Nolley 88, *195*
Uhr, E. s. Kessler, R. 103, 146, *182*
Unna, P. G. 110, *195*
— u. L. F. Goldetz 110, *195*
— u. J. Schumacher 110, *195*
Ursu, A. s. Zacharescu-Karaman, N. 124, 141, 142, *198*

Váczy, L., T. Sándor u. D. Juhos 107, *195*
Valle, G. s. Segré, G. V. 148, *193*
Vandekerkhove, D. 143, *195*
Vanderbeken, Y. s. Vokaer, R. 49, *196*
Varangot, J., u. M. Labatut 137, *195*, *196*
Vassiljewa, N. N. 102, *196*
Velardo, J. T. s. Rosa, C. G. 109, *191*
Venanzi, F. de, u. J. Montenegro 115, *196*
Vendrely, C., u. R. Vendrely 106, *196*
Vendrely, R. s. Vendrely, C. 106, *196*
Vereby, K. 123, *196*
Verhagen, A. s. Fasske, E. 102, *176*
Verne, J., M. Gabe u. B. Schramm 107, 111, *196*
Veyrin-Forrer s. Jayle, M. F. 137, *182*
Vignes, H., u. E. Boros 147, *196*
Vilas, E. 23, 24, 27, 29, *196*
Vinneux, J. s. Seguy, J. 146, *193*
Vinos, A. R. 136, *196*

Vogel, A. 97, 100, *196*
— s. Glatthaar, E. 97, 101, 102, *178*
Vogell, W. s. Petry, G. 93, 94, 96, 97, 98, 99, 100, *189*
Vokaer, R. 103, 104, *196*
— u. Y. Vanderbeken 49, *196*
— s. Lison, L. 101, 103, *184*
Volkmann-Strauss, v. 20
Voss, H. E. 114, *196*

Wachtel, E., u. J. A. Plester 139, *196*
Wagenen, G. van 33, *196*
— s. Duran-Reynals, F. 150, *176*
— s. Zuckerman, S. 150, *198*
Wakisaka, J. s. Yasuzumi, G. 45, *198*
Wallach, R. C. s. Mastroianni jr., C. 37, *185*
Wallart, J. 71, *196*
Walter, A. 136, *196*
Walter, I. s. Goldberger, M. A. 149, *179*
Walter, J. G. W. 63, *196*
Walter, R. I. s. Geist, S. H. 138, *178*
Walter, R. J. s. Salmon, W. J. 138, *191*
Walton, A. s. Noyes, R. W. 65, *188*
Walz, W. 115, *196*
Walzer, M. s. Rosenzweig, M. 149, *191*
Warbritton, W., F. F. McKenzie, V. Berliner u. F. N. Andrews 66, *196*
Warburg 48
Ward, M. C. 133, *196*
Warren, M. R. 66, *196*
Watzka, M. 51, 83, 123, *196*
Weber, M. s. Kaufmann, C. 34, *182*
Webster, J. C. 152, 154, *196*
Weeth, H. J., u. H. A. Herman 59, *196*
Weinmann, J. P., J. Meyer, D. Mardfin u. M. Weiss 102, *196*
Weinstein, L. 146, *196*
— M. Bogin, J. H. Howard u. B. B. Finkelstone 146, *196*
— u. J. H. Howard 146, *196*
Weiss, M. s. Weinmann, J. P. 102, *196*
Wells, G. s. Sloughton, R. 102, *193*
Wendeler, P. 12, 13, *196*
Wersäll, J. s. Borell, U. 38, 45, 57, *172*
Werth, R., u. W. Grusdew 20, *196*
Wertheimer, E. 30, *196*
Westin, B. 148, *196*

Westman, A. E. 38, 39, 46, 51, 59, 63, 64, 65, 135, *196*, *197*
— E. Jorpes u. G. Widström 38, *197*
Westman, A. s. Borell, U. 38, 45, 57, *172*
Whitelaw, M. J. 66, *197*
Whitney, R., u. H. O. Burdick 65, *197*
— s. Burdick, H. O. 38, 65, *173*
Whitten, W. R. 127, *197*
Wichmann, S. E. 10, 13, *197*
Widström, G. s. Westman, A.E. 38, *197*
Wied, G. L. 137, 138, 143, 145, *197*
— u. M. E. Davis 138, *197*
Wieger, G. 5, 6, *197*
Wilkins, L., H. W. Jones, G. H. Holman u. R. S. Stempfel 34, *197*
Willier, B. H. 33, *197*
Willson, J. R., u. M. L. Goforth 103, *197*
Wilson, G. S., u. A. A. Miles 146, *197*
Wilson, K. M. 135, *197*
Winter, G. F. 109, *197*
Winters, L. M. s. Green, W. W. 66, *179*
Wislocki, G. B. 105, 145, *197*

Wislocki, G. B., H. Bunting u. E. W. Dempsey 106, *197*
— D. W. Fawcett u. E. W. Dempsey 99, 104, *197*
— s. Burgos, M. H. 108, 130, 133, 134, *173*
— s. Fawcett, D. W. 40, 41, 50, 54, 55, *176*
Witschi, E., u. J. M. Opitz 32, *197*
— s. Bruner, J. A. 33, *173*
Wohnlich, H. 102, *197*
Wolf, L. s. Bock, A. 147, *172*
Wolfe, J. M. s. Hamilton, W. J. 33, *180*
Wolff, E., u. A. Ginglinger 33, *197*
Wolf-Heidegger, G. 51, *197*
Wright, E. S. s. Lewis, W. H. 128, *184*
Wyder, Th. 20, *197*

Yamada, F. 38, *197*
Yamada, K. 30, 122, 167, *197*
Yamaoka, H. 81, *197*, *198*
Yasuzumi, G., u. J. Wakisaka 45, *198*
Yoshiwara, K. 82, *198*
Young, W. C. 131, 133, *198*
— E. W. Dempsey, C. W. Hagquist u. J. L. Boling 131, *198*
Young, W. R. 34, *198*

Zacharescu-Karaman, N., M. Alexiu u. A. Ursu 124, 141, 142, *198*
Zachariae, F. 57, *198*
Zander, J., u. H. A. Müller 34, *198*
— s. Kaufmann, C. 34, *182*
Zeiger, K. 105, 137, *198*
Žemišek, L. s. Maršálek, G. 67, *185*
Zidovsky, J. 144, *198*
— u. St. Kazda 143, *198*
Zimmerer, G. s. Langreder, W. 137, 138, *184*
Zimmermann, W. 64, *198*
Zinser, H. K. 136, 137, *198*
— u. A. K. Rosenbauer 122, *198*
Zondek, B., u. S. Aschheim 128, *198*
— u. M. Friedmann 136, *198*
Zucker, H. S. s. Nieburgs, H. E. 95, *188*
Zuckerman, S. 150, 155, *198*
— G. van Wagenen u. R. H. Gardiner 150, *198*
— s. Eckstein, P. 128, *176*
Zweifel, P. 146, *198*
Zwillenberg, L. O. 90, 97, 101, 105, *198*

Sachverzeichnis

Acidophilenindex 135, 137, 139, 141
Allen-Doisy-Test 128
Amphibien, allgemein 32
Analhöcker 29
Analmembran 29
Androgene 32ff., 138, 166

Bartholinsche Drüsen 5, 156, 167, 169
Befruchtung, Ort der 35
Bulbi vestibuli 155, 167
Bursa ovarica 35, 63

Canis procynoides 61
Cavia (Meerschweinchen) 32, 35, 45, 57, 61, 66, 102, 108, 130, 133, 145, 149
Centetinae (Borstenigel) 10, 35
Cervixdrüsen 15ff.
Chiroptera (Fledermäuse) 35, 39, 63
Chorda gubernaculi 6
— utero-inguinalis 6
Clemmys japonicus 38
Clitoris 158ff., 167, 169
—, Anatomie, makroskopische 158
—, Blutgefäßversorgung 159
—, Embryonalentwicklung 29, 31
—, Epithel 158
—, Innervation 30
—, Lymphgefäße 159
—, Nervenendapparate 30, 159ff., 167, 169
Conus vaginalis 24
Corpora cavernosa clitoridis 158
Corpus fibrosum (Labia majora pudendi) 151
Corpusdrüsen 15, 19, 20
Crista inguinalis 6

Dachs (Meles) 56
Decidua 61
Döderleinsche Stäbchen 125, 146
Ductus paraurethrales 154, 167

Eiabnahmemechanismus 63ff.
Eihülle, sekundäre 56
Eileiter, Blutgefäße 60, 70ff., 77, 83
—, deciduale Reaktionen 61

Eileiter, Eitransport 35, 38, 65
—, Engen 76
—, Embryonalentwicklung 12
—, Innervation 82
—, Lymphgefäße 83
—, Motilität 63ff.
—, Muskulatur, autochthone 12, 63, 79ff.
—, —, Embryonalentwicklung 12ff.
—, —, perivasculäre 70ff., 77
—, —, subperitoneale 67, 75ff.
—, Sauerstoffverbrauch 48
—, Schleimhautrelief 35, 59ff.
—, Spermatozoentransport 37, 65ff.
—, Tunica mucosa (vgl. auch „Tubenepithel") 13, 35ff.
—, Tunica propria 59ff.
Endometrium 13, 15ff., 19, 20
Epigenitalis 8
Epoophoron 8ff., 87
Erinaceus (Igel) 8, 61

Femininisierung, testiculäre 33
Fimbrien 13, 63ff., 79, 81, 83
Fissura urogenitalis 29
Flimmerzellen 39ff., 51ff.
Fornix vaginae 28
Fuchs (Vulpes) 35, 145

Gartnerscher Gang 8, 9, 10, 166
Genitale, äußeres 150ff.
—, —, Embryonalentwicklung 29ff.
—, —, Kind 167
—, —, Menopause 169
—, —, Neugeborenes 166
Genitoanalhöcker 29
Geomys 35
Geschlechtschromosomen 31
Geschlechtsfalten 29
Geschlechtswülste 29
Gewebekulturen 45, 115
Gll. paraurethrales 5, 165
— vestibulares majores (Bartholini) 5, 156, 167, 169
— vestibulares minores 5, 155, 167, 169
Glykogenindex 138
Goldhamster (Mesocricetus auratus) 8, 10, 33, 35, 45, 132, 166

Hartsche Leiste 152
helle Zellen 49, 50
Hemicentetes 10
Hühnchen 2, 12, 33, 115
Hund (Canis familiaris) 35, 56, 61, 66, 102, 121, 135
Hymen 28, 145, 157, 166, 167
— occlusivus 29
Hymenalscheibe 29

Intersexformen 31

Karyopyknoseindex 135, 137, 139, 141
Kaninchen 10, 12, 33, 35, 37, 38, 45, 49, 56, 57, 61, 63, 64, 65, 66, 120, 121, 127, 134, 148, 149
Katze 33, 35, 61, 102, 127
Keimdrüsenligamente 5ff., 68
Keulenzellen 49, 51ff.
Kinocilien 45
Kloakenmembran 4, 29
Kolpocytodiagnostik s. Scheidenabstrich
Kraurosis vulvae 169

Labia majora pudendi 150ff., 166
— — —, Anatomie, makroskopische 150
— — —, Anhangsgebilde der Epidermis 150, 166, 169
— — —, Blutgefäßversorgung 151
— — —, Embryonalentwicklung 29
— — —, Epidermis 150, 169
— — —, Lymphgefäße 152
— — —, Nervenendapparate 152, 169
— — —, Nervenversorgung 152
— — —, Subcutis 30, 151, 169
Labia minora pudendi 152ff., 166, 167, 169
— — —, Anatomie, makroskopische 152
— — —, Anhangsgebilde der Epidermis 30, 152ff., 166, 168, 169
— — —, Blutgefäßversorgung 154

Labia minora pudendi,
Embryonalentwicklung 29
— — —, Epidermis 30, 152,
169
— — —, Nervenendorgane
154, 169
Lactobacilli acidophili 125, 146
Lageverschiebung, embryonale,
der Genitalorgane 7
Lepus (Hase) 56, 61
Lig. infundibulo-ovaricum 70
— infundibulo-pelvicum 5
— latum uteri 5 ff., 68, 75, 85
— ovarii proprium 6, 68, 70
— rotundum uteri 68
— sacro-uterinum 7, 68
— suspensorium ovarii 5, 68
Lutreola (Nerz) 127

Macacus fuscatus 61
Mammalia, allgemein 51, 150
Marder (Martes) 35
Maskulinisierung, hormonelle
34
Maus 25, 33, 35, 38, 45, 55, 57,
58, 61, 106, 107, 111, 113,
115, 128, 131, 138, 139
Mesonephridialfalte 1, 3, 5
Mesosalpinx 67, 85
Mesovar 67
Microcebus 12
Mons pubis 152
Morgagnische Hydatiden 9
Müllersche Grube 1
Müllerscher Gang 1, 4, 10, 12,
22, 26, 33
— Hügel 22
Mus decumanus 61
Muskulatur, subperitoneale,
des inneren weiblichen
Genitale 6, 67 ff.
M. adductor ovarii 6
— attrahens tubae 79
— tensor ovarii 6
Muttermund, äußerer, Defini-
tion 15
Myometrium, Embryonal-
entwicklung 20

Nymphen s. Labia minora
pudendi

Oestrogene 32, 34, 37, 38, 56,
57, 63, 65, 66, 103, 105, 106,
107, 108, 109, 113, 115, 124,
128 ff., 137, 139, 141, 143,
144
Oestruscyclus der Mammalia
127 ff. (s. „Vaginalcyclus")
Onkocyten 44
Orificium urogenitale 29

Paragenitalis 8
Paroophoron 9
Parovarialcysten 9

Pferd (Equus) 121, 134, 145
Phallus 29
Pithecus fascicularis mordax
(Java-Makak) 59, 65
Plexus ovaricus 82
— uterinus 82
Plica genitalis 8
— inguinalis 6
— mesonephridica 5, 8
Plicae palmatae uteri 15
Portiokern 21
Portiomantel 21
Portio vaginalis uteri, Motilität
148
— — —, Muskulatur 21
Prägungsfaktoren, chromo-
somale, der Geschlechts-
merkmale 31
—, exogene, der Geschlechts-
merkmale 32
—, hormonale, der Geschlechts
organe 32 ff.
Primaten (Affen), allgemein
55, 102, 103, 112, 127, 145,
150
Progesteron 34, 37, 62, 63, 66,
103, 107, 114, 121, 138
Pseudohermaphroditismus 34
Putorius spec. (Iltis) 61

Rana esculenta 56
— nigra maculata 38
Ratte 25, 33, 35, 38, 45, 55, 57,
63, 66, 102, 106, 107, 108,
109, 111, 112, 113, 114, 115,
128, 131, 138, 139, 148
Rete ovarii 8
Rhesusaffe 59, 61, 63, 65, 135
Rind (Bos taurus) 45, 58, 61,
102, 134, 145
Rodentia (Nagetiere), allgemein
102, 110, 115, 131
Ruminantia (Wiederkäuer),
allgemein 57

Schaf 12, 24, 63, 66, 82, 102, 134
Schambehaarung 150
Scheidenabstrich, Goldhamster
132
—, gravide Frau 143
—, Hormonwirkungen 137
—, Hund 135
—, Kind 142
—, Maus 131
—, Meerschweinchen 133
— in Menopause 144
—, Mensch 135, 136 ff.
—, Neugeborenes 141
—, Ratte 131
—, Rhesusaffe 135
—, Typen 143 ff.
—, Wochnerin 144
Scheidensekret 145
Scheidenverschluß 119, 145
Schildkroten (Testudines) 38

Schwein 12, 57, 61, 74, 102, 121,
134, 145
Sciuridae (Eichhornchen) 145
Sekretzellen 39, 46 ff., 51 ff.
Septum recto-vaginale 120
— urethro-vaginale 162
— urorectale 4
— vesico-urethro-vaginale 120
Sinus urogenitalis 4 ff., 22
Skenesche Gänge 154, 167
Sorex (Spitzmaus) 35
Spatium recto-vaginale 120
— vesico-urethro-vaginale 120
Spermatozoen im Scheiden-
milieu 147
— in der Tuba uterina 37,
65 ff.
Sphincter infundibuli tubae
79
Stiftchen- oder Stachelzellen
39, 49, 51
Sulcus nympho-labialis 29
— praeputio-labialis 29

Talpa (Maulwurfe) 35, 145
Tuba uterina 35 ff. s. auch „Ei-
leiter"
Tubargravidität 62
Tubenengen 36, 76 ff.
Tubenepithel 39 ff.
—, cyclische Veränderungen
51 ff.
—, embryonales 13
—, Flimmerschlag 37, 38
— in Gravidität 55
—, Histochemie 40, 50, 54
— im Klimakterium 56
—, Sekret 37
—, Sekretion 13, 46 ff., 56
— bei Vertebraten 56 ff.
—, Zelltypen 39 ff.
—, —, Flimmerzellen 39 ff.,
51 ff.
—, —, helle Zellen 49, 50
—, —, Keulenzellen 49, 51 ff.
—, —, Onkocyten 44
—, —, Sekretzellen 46 ff., 51 ff.
—, —, Stiftchen- oder Stachel-
zellen 39, 49, 51
Tubenperistaltik 35

Ureterknospen 4
Urethra 162 ff.
—, Drüsen 5, 165
—, Krypten 164
—, Schleimhaut 163 ff.
—, Topographie 162
—, Tunica muscularis 165
Urethralfurche 29
Urethralplatte 29
Urogenitalfalte 1, 3, 5
Urogenitalmembran 29
Uterus, Blutgefäße 21
—, Embryonalentwicklung
13 ff.

Vagina 88 ff.
—, Blutgefäßversorgung 122, 126
—, Embryonalentwicklung 22 ff.
—, Epithel s. ,,Vaginalepithel''
—, Graviditätsveränderungen 125
—, Innervation 121
—, kindliche 124
—, Lamina propria mucosae 115 ff.
—, Lymphgefäße 123, 127
—, Menopause 126
—, Motilität 121
—, Muskelzüge 117 ff.
—, Neugeborenes 124
—, Tunica muscularis 117 ff., 125
Vaginalcyclus 127 ff.
—, Goldhamster 132
—, Hund 135
—, Kaninchen 134
—, Maus 128

Vaginalcyclus, Meerschwein-chen 133
—, Mensch 136 ff.
—, Pferd 134
—, Primaten 135
—, Ratte 128
—, Rhesusaffe 135
—, Rind 134
—, Schaf 134
—, Schwein 134
Vaginalepithel 89 ff., 136
—, Basalmembran 101
—, Cytologie 93 ff., 110
—, Elektronenmikroskopie 97 ff.
—, Enzymlokalisation 107 ff.
—, Fermente 106 ff.
—, Glykogen 92, 95, 100, 102, 112, 124, 125, 133, 143, 146
—. Histochemie 93 ff., 99 ff., 102 ff.
—, Histologie 89 ff., 124 ff., 136
—, Infektabwehr, biologische 145

Vaginalepithel, Lipoide 105
—, Mucopolysaccharide 105
—, Nucleinsäuren 106
—, Phosphatasen 106 ff.
—, Resorptionsleistung 148
—, Verhornung 92, 110 ff., 128, 131, 133, 134, 135
—, Zelldifferenzierung 27
—, Zelltypen 89, 93 ff.
—, Zellverbindungen 94, 97 ff.
Vaginalsmear s. ,,Scheiden-abstrich''
Vestibulum vaginae 154 ff., 166, 167, 169
— —, Embryonalentwicklung 5, 29

Wolffscher Gang 1 ff., 23, 26, 33, 34, 166
— Kamm 23
— Körper 1

Zona radiata 38